口腔と全身疾患
歯科医療は医学を補完する

中原　泉・鴨井久一 編著

クインテッセンス出版株式会社　2009

Tokyo, Berlin, Chicago, London, Paris, Barcelona, Istanbul, Milano, São Paulo, Moscow, Prague, Warsaw, New Delhi, Beijing, and Bukarest

目次

|1| **医学を補完する歯科医学**　　8
　　　　　　　　　中原　泉

|2| **消化器官の作用機序** 　　12
　　口腔から肛門までのプロセス
　　　　　　　石野祐三子、菅野健太郎

|3| **呼吸器官の作用機序** 　　18
　　口腔から見た呼吸器との関わり
　　　　　坂東政司、杉山幸比古、高久史麿

|4| **感覚器官の作用機序** 　　24

　1）**口腔のしくみ** 　　24
　　　　　　　　　松本茂二

　2）**眼のしくみ** 　　30
　　　　　吉野真未、ビッセン宮島弘子

　3）**耳・鼻のしくみ** 　　36
　　　　　　　　　五十嵐文雄

　4）**皮膚のしくみ** 　　42
　　　　　　　　　上出良一

5 口腔の作用機序　48

1) 歯の機能・形態と口全体のしくみ　48
歯はなぜ2回生えるのか
　　下野正基

2) 咀嚼のしくみ　66
消化器系内の機能的連携を中心に
　　服部佳功、水戸祐子、渡邉　誠

3) 味覚のしくみ　74
①口腔と舌との関連　松本茂二　74
②大脳・歯根膜との関連　　　80
　　松本茂二

4) においのしくみ　86
①においの受容機構とその情報処理　86
　　井上　誠
②口臭(生理的・病的・自臭症)との関連　90
　　上田雅俊

5) 口腔内バイオフィルムとの戦い　98
口腔細菌のしくみ　奥田克爾

6) 口腔の疾患　106
①う蝕　桃井保子　106
②歯周病　島内英俊　110
③咬合障害　加藤　熙、網川健一　116
④口腔腫瘍　熊澤康雄　122

6 口腔が引き金となる全身疾患との関連　126

1) 糖尿病　126
稲垣幸司、林　潤一郎、
石原裕一、野口俊英

2) 誤嚥性肺炎　140
その予防と口腔ケア
　　米山武義

3) 心冠動脈疾患　148
　　石原和幸

4) 早産・低体重児出産　156
和泉雄一、古市保志、
野口和行、長谷川　梢

5) 骨粗鬆症　164
　　竹内　宏

7 歯科医学と生命の結びつき　176

1）医歯の分水嶺　176
—医科と歯科は如何に分かれたか
中原　泉

2）口腔科学を知る　180
鴨井久一

3）歯科医療の再生（iPS、GTR、エムドゲイン®、インプラント、全身疾患への応用）　188
山田陽一、上田　実

4）医療の質・安全の取り組み　194
海野雅浩

5）歯科医師の倫理・職業倫理　200
①歯科医師の法とコンプライアンス　200
郷原信郎
②歯科医師の境位　204
須藤文弘

8 どう変わる歯科医療の未来　210

1）大学での取り組みと未来像　210
花田信弘

2）大学での取り組みと未来像　212
樋口勝規

3）学会での取り組み
歯科における「歯」、「口腔」、「全身」の位置づけ　216
瀬戸皖一

4）トランスレーショナルリサーチ（TR）と歯科医療との関わり　222
鴨井久一

5）厚生労働省での取り組み　228
日髙勝美

6）厚生労働省での取り組み　230
小椋正之

7）日本歯科医師会での取り組み　234
①歯科医師会での取り組み　234
箱崎守男
②新しい成人歯科保健への取り組み　236
深井穫博
③医療計画への取り組み　240
角町正勝

9 歯科医療の変革　246

1）アンチエイジングと歯科との関わり　246
王　宝禮

2）介護保険と今後のあり方　250
尾崎哲則

3）国際医療貢献の現状と展望　254
宮田　隆

10 歯科保健医療の課題と展望　258
宮武光吉

編集後記　264

索引　266

執筆者一覧

五十音順

網川健一
笠間市開業

五十嵐文雄
日本歯科大学新潟生命歯学部耳鼻咽喉科教授

石野祐三子
日産自動車健康保険組合栃木地区診療所院長

石原和幸
東京歯科大学微生物学講座教授

石原裕一
愛知学院大学歯学部歯周病学講座准教授

和泉雄一
東京医科歯科大学大学院医歯学総合研究科歯周病学分野教授

稲垣幸司
愛知学院大学短期大学部歯科衛生学科教授

井上　誠
新潟大学医歯学総合研究科口腔生命科学摂食・嚥下リハビリテーション学教授

上田雅俊
大阪歯科大学歯周病学講座教授

上田　実
名古屋大学大学院医学系研究科頭頚部・感覚器外科学講座・顎顔面外科学教授

海野雅浩
東京医科歯科大学大学院医歯学総合研究科麻酔・生体管理学教授

王　宝禮
松本歯科大学歯科薬理学講座・附属病院口腔内科教授

奥田克爾
東京歯科大学名誉教授

小椋正之
厚生労働省医政局歯科保健課歯科保健医療調整官

尾崎哲則
日本大学歯学部医療人間科学教室教授

加藤　熙
北海道大学名誉教授

上出良一
東京慈恵会医科大学附属第三病院皮膚科教授

鴨井久一
日本歯科大学名誉教授

熊澤康雄
日本歯科大学附属病院口腔外科教授

郷原信郎
名城大学教授・コンプライアンス研究センター長

島内英俊
東北大学大学院歯学研究科歯内歯周治療学分野教授

下野正基
東京歯科大学病理学講座教授

菅野健太郎
自治医科大学内科学講座消化器内科学部門教授

杉山幸比古
自治医科大学内科学講座呼吸器内科学部門教授

須藤文弘
NPO法人歯科保健機構理事長（歯科医師）

瀬戸皖一
鶴見大学歯学部特命教授

高久史麿
自治医科大学学長

竹内　宏
朝日大学口腔病態医療学口腔病理学分野教授・副学長

角町正勝
長崎県歯科医師会専務理事

中原　泉
日本歯科大学学長

野口和行
鹿児島大学大学院医歯学総合研究科歯周病学分野教授

野口俊英
愛知学院大学歯学部歯周病学講座教授

箱崎守男
（社）岩手県歯科医師会会長

長谷川　梢
鹿児島大学大学院医歯学総合研究科歯周病学分野助教

服部佳功
東北大学大学院歯学研究科口腔機能形態学講座加齢歯科学分野准教授

花田信弘
鶴見大学歯学部探索歯学講座教授

林　潤一郎
愛知学院大学歯学部歯周病学講座講師

坂東政司
自治医科大学内科学講座呼吸器内科学部門准教授

樋口勝規
九州大学病院口腔総合診療部教授

日髙勝美
厚生労働省医政局歯科保健課長

ビッセン宮島弘子
東京歯科大学水道橋病院眼科教授

深井穫博
深井歯科医院・深井保健科学研究所

古市保志
北海道医療大学歯学部歯周歯内治療学分野教授

松本茂二
日本歯科大学生命歯学部生理学講座教授

水戸祐子
東北大学大学院歯学研究科口腔機能形態学講座加齢歯科学分野助教

宮田　隆
（特活）歯科医学教育国際支援機構理事長

宮武光吉
財団法人　口腔保健協会理事

桃井保子
鶴見大学歯学部第一歯科保存学教室教授

山田陽一
名古屋大学医学部附属病院遺伝子再生医療センター

吉野真未
東京歯科大学水道橋病院眼科

米山武義
米山歯科クリニック

渡邉　誠
東北大学理事、同・名誉教授、客員教授、日本学術会議会員

1 医学を補完する歯科医学

日本歯科大学学長
中原　泉

I　生命体への医学的侵襲行為

　30年も前のことだが、その総合病院の同僚の医師は犬猿の仲だった。外科医は整形外科医を"骨接ぎ屋"と嘲けり、整形外科医のほうは外科医を"殺し屋"と罵っていた。その場に居合わせた私は、両先生に抱いていた畏敬の念が瞬時に冷めた。

　その延長線になるのだが、私は以前、外科医が歯科診療など"飯事"と軽侮する声を仄聞した。たしかに外科の大手術からみれば、う蝕の治療など些事であろう。けれども、骨折した人には整形外科医、胃癌に罹った人には外科医が必要なのと同じに、歯痛に悩まされればその外科医も歯科医院に行くだろう、と私は内心その浅薄を笑った。

　世の人はとかく医療を生命への遠近度で計る傾向がある。癌医は格段に偉く、生命に関わりの少ない医者ほど評価は低い。しかしながら本来、医者に軽重はないはずである。骨折の人には癌医は要らないし、癌の人には整形外科医は要らない。歯科医も同然である。そのとき罹った病気によって、それを専門とする医者が必要とされるのだ。つまり、医療は患者さんの必要性に応じて成り立つ行為なのである。したがって、専門の異なる医者をランクづけする偏見は、払拭されなければならない。それは、愚かにも医療を貶めることにほかならないからである。

　本来、医療は生命への遠近度に関わらず、人体という至上の生命体を扱っている。歯科医学は生命体に関わる学問であり、また歯科医療は生命体への医行為である、という本質を再認識すべきである。医者は患者さんという生命体に対し、尊厳の念をもって医学的侵襲を行う。それは外科医であっても歯科医であっても同様である。患者さんは胃でも骨でも歯でも、自らの身体臓器に最善の治療を施してほしいと願って医者に身を委ねる。そこには、医者への軽重が入り込む余地はない。

II　歯科と口歯科、歯科医学と歯学

　顧みれば、明治7年(1874)に発布された医制では医歯一元制であったが、徐々に二元制に移行し、明治39年(1906)に医師法と並んで歯科医師法という身分法が制定された。

　同じ生命体の一部分であるにもかかわらず、耳鼻咽喉科や眼科は医科に包含され、歯科のみが除外された。その理由の1つは、歯科はその手法が医科と異なるため、医に似て非なるものと見なされたためである。歯科の"填めて""被せて"と、"抜いて""入れ歯"という診療行為が、歯硬組織を知らない医師に馴染まなかった。とりわけ、補綴という人工物による治療は、リハビリテーション扱いされたことは否めない。

　医制発布までは、もっぱら口中科、口科、口歯科が用いられていた。歯科や口腔科という呼び方はまだなかった。明治8年(1875)に洋風かぶれの先人が、「歯科」という名称を独善的に主張し、初めて歯科医術開業免状を得た。その名称は口腔という認識を欠いていたが、当時は名は体を表わすネーミングとして認知された。

　歯という人体の一部分を命名した診療科名は、歯科は歯のみというイメージを定着させ、その後、歯科医師は百数十年間にわたって、この局所に限局した狭小な名称に悩まされることになる。歴史に、もし…は禁句とはいえ、せめて「口歯科」であったら斯界は様変わりしていたであろう。

それにもかかわらず後年、私どもは前者の轍を踏んでしまう。

昭和40年代に入って、国立歯学部が増設されると、それまで用いてきた「歯科医学」を「歯学」に塗りかえはじめた。国立大学にあって医学部と独立した学部として、歯学部の存在意義を誇示する必要があったからだ。国立歯学部は、歯科医学では医学部に吸収されてしまうと危惧したのである。

私は、それなら「歯科医療」ではなく、「歯療」に改めるべきではないかと皮肉った。歯科医学が具現するものは歯科医療であるから、歯学が具現するものは歯療であろう、と。

この歯学の隆盛の時代は20年足らずで終息した。平成に入ると、歯学は医学と乖離する名称であると覚知し、ふたたび歯科医学に回帰していった。医学は、歯科医学を排除しては、人という生命体を対象とする学問として完全性を欠くことは否めない。あくまで歯科医学は医学の一分野であって、医学と対峙する学問ではない、という本質に立ち返ったのである。私は便宜的に歯学を用いることはあるが、医学は歯科医学によって補完される存在であることを忘れてはいない。歯科医療もまた医療の一領域であって、それ以上でもそれ以下でもない。

III 歯科医師による死亡の証明

口腔と全身の関わりを考えるとき、2つの歴史的な認証を確認しておく必要がある。

第1は、歯科医師による死亡診断書問題である。

大正7年(1918)、歯科医師が治療中の患者さんが死亡した事件に端を発した。その論点は、歯科医師法第5条に定める「歯科医師は自ら診察せずして診断書、処方箋を交付し又は治療を為すことを得ず」（傍点著者）にいう診断書には、死亡診断書を含むか否かであった。

賛否両論あったが、日本歯科医学専門学校校長の中原市五郎は、歯科医師に作成・交付の権限があると論駁し、一応の決着をみた。これを歯科医師の業務権に関わる重大問題と捉えた中原は、ふたたび混乱が生じないように翌年、東京府知事宛に疑義伺書を提出した。

「歯科医師が歯牙並に口腔疾患治療中、直接若くは間接に右疾患が原因となりて患者の死亡したる場合に於いては、歯科医師法第5条の診断書は、死亡診断書を含むの意義にして、歯科医師は死亡診断書を交付し得るものと心得候間、此段及御伺候也」

これについて同府知事は、「伺出の通り診断書には死亡診断書をも包含する義と被思料候」と内務省に照会した。折り返し同衛生局長よりもたらされた回答は、簡潔な内容であった。「御照会に係る標記の件は、御意見の通り」

実際には、死亡診断書を作成・交付するのは口腔外科専門の歯科医師に限られるが、この業務権は数量の問題ではない。口腔癌で死亡した患者さんの死亡の証明は、担当医である歯科医師の業務上の責務であり、それを他者に委ねることはできない。

この問題で認定されたことは、死亡診断書の作成・交付という業務権にとどまらない。歯科医師は歯・口腔疾患を起因とする患者さんの全身状況を診断し、治療し、その死亡を判定する。すなわち、人の生命体において死亡という現象は、局所に止まる事態ではなく、当然、全身に関わる事態なのである。歯・口腔疾患による死亡は、局所的なものか全身的なものか、それは自明の理であったのだ。

IV 歯科医師による全身関連治療

第2は、歯科医師による静脈注射問題である。

昭和11年(1936)、臼歯に原因する下顎骨骨膜炎、上顎骨骨膜炎、急性歯槽膿瘍の炎症化膿性疾患の患者さん3名に、歯科医師が局所治療とあわせて、消炎鎮痛を目的として、上膊部にクロールカルシウムの静脈注射を行った。これが医師法違反に問われたことから、前述の中原市五郎らは歯科医師の業務権に関わる重大問題として、その歯科医師を全面的に支援して訴訟を起こした。

1年半におよぶ係争を経て13年、東京地裁は歯科医業の内容範囲について法律は明定せず、その決定を社会の通年に委ねていると前置きして、「而して現今の社会通念に依れば、少くとも歯牙の疾患又は歯牙に関連する疾病の治療を目的とする行為を、歯科医の行為と認むべきは疑なきところにして、其の治療方法に付ても亦、治療の対象が口腔内疾患にあるが故に、直接口腔内に治療を施すこと多かるべきも、必ずしも之に限るものにあらず。前叙の目的の為にする以上、口腔外より治療を為すも、其の歯科医の行為たることに敢えて妨なきものと謂ふべし」と、歯科医師側の勝訴とした。

これによって、歯科医師は口の中だけを治療する医者という通念を覆し、口腔外からの侵襲をも容認

し、歯科診療の概念を根本から改革することになった。すなわち、対象となる"場所"で律する従来の概念を脱却して、病気を治すという本来目的に立って、疾病治療の"手段"という観点から捉えることを認定したのだ。それは、歯科医師は全身的かつ系統的に、もっとも妥当で有効な手段を選択しうることを意味し、それによって、歯科医行為は必然的に全身関連治療へ拡大した。実は、生体に一線を画することはでき得ないという自明の理を是認したと言える。

V　全身麻酔と歯科麻酔科医

翌14年(1939)、兵庫県知事から厚生省に対し、歯科医師の皮下注射、静脈注射、全身麻酔の可否について、「歯科医師として領域を超ゆるものと認めらるるも聊か疑義有之」(傍点著者)と照会された。

これに対し同衛生局長は、「個々の事実に於て是等治療法に依るに非らざれば、他に治療方法なき場合にして、具つその方法が全身的に大なる影響を来さざるものに限り、歯科医師に於て実施するも差えなきものと存じ候」と回答した。この通牒は、クロールカルシウム静脈注射判決を、所管庁として追認した公式見解であった。

近時、麻酔科の医師が不足していることから、歯科麻酔科専門の歯科医師を転用する案が論議されている。しかし、この代用は歯科麻酔科医の望むところではない。日本歯科麻酔学会によれば、歯科麻酔科医は年間約2万件の全身麻酔や鎮静法を担っている。その歯科医療における麻酔を遂行するのが、歯科医師である歯科麻酔科医の使命であり責務である。麻酔科の医師の需給問題は、歯科医師には埒外のことなのである。

付言すれば、法制上、医師は医業として全身麻酔等を行う。また、歯科医師は歯科医業として全身麻酔等を行う。それゆえに、両者は医師法と歯科医師法の同じ第17条の業務独占に抵触しない。

VI　口腔感染と全身疾患

歯・口腔と全身の関わりについては、昭和初期より歯性病巣感染として研究されてきた。近年、歯・口腔疾患に原因する全身の臓器の病変が解明されつつある。その点、口腔感染は医歯にとって古くて新しいテーマなのである。

とりわけ、歯周病原性細菌の同定(PCR法)が確立され、菌種の解析とともに、歯周病原生細菌が各臓器に及ぼす影響が明らかになってきた。さらに、糖尿病、肺疾患(誤嚥性肺炎)、心冠状血管障害、早産・低体重児症、骨粗鬆症等、全身疾患との関連性も注目されている。

終わりに、長らく歯科医療は金属、合成樹脂、セラミックス等、人工材料による置換医療に依存してきた。次世代の歯科医療は全身との関わりを究明しながら、遺伝子解析による遺伝子診断、バイオマテリアルやティシュ・エンジニアリングによる再生医療が主流となり、歯科医療における患者国民のQOLを高めることになるだろう。

参考文献
1．中原　泉．現代医歯診療圏―Grenzgebietの構図―．書林，1981.
2．中原　泉．現代医歯原論―歯科医師へのアプローチ―．書林，1979.

2 消化器官の作用機序

口腔から肛門までのプロセス

日産自動車健康保険組合栃木地区診療所院長
石野祐三子

自治医科大学内科学講座消化器内科学部門教授
菅野健太郎

I はじめに

　消化管は口腔から肛門までつらなる約10m位の1本の管腔臓器である。ここに肝臓、胆嚢、膵臓が付属し、これらもまた管腔を通じて、消化管につながっている。管腔全体は体腔内に存在するが、口唇および肛門括約筋を介してその内腔は外界と交通している。この空間的特徴により、消化管の内腔は体内でありながら体外であり、消化管は物理的にも機能的にも体表組織の1つであるともいえる。消化管は体外環境と情報や物質を交換し、生命維持に必要なものを体内へ伝達し、不要なものを体外へ排出するはたらきを担っている。消化管粘膜は皮膚同様に外界との接触面であり、その主な役割には分泌、吸収、バリア作用、免疫防御などがある（図1）。

II 口腔

　口腔は鼻腔の下に位置し、咽頭へ通じている（図2）。このため、消化管の起始部であると同時に、呼吸器の入口部にもなっている。口腔には舌、歯、唾液腺、扁桃などが存在し、口唇部とは歯で境界され、上方には硬口蓋、軟口蓋があり、下方は舌および口腔底がある。口腔粘膜は皮膚同様に重層扁平上皮細胞に覆われている。

　主要な唾液腺は左右一対で存在し、耳下腺、顎下腺、舌下腺の3種類からなる。このうち、最大の分泌腺である耳下腺は側頭下部にあり、口腔内の耳下腺乳頭（上顎第一あるいは第二大臼歯対側）に開口する。顎下腺は頸部の顎下三角にあり、口腔底に開口する。また舌下腺は舌の下にあって比較的短い導管で口腔内に通じ、一部は顎下腺と交通している。

　舌は3方向の横紋筋線維から構成され、非常に多彩な運動機能を有する。この機能により消化、嚥下および発声が可能となっている。その表面は重層扁平上皮で覆われているが、その間に小さな開口部をもつ味蕾と呼ばれる特殊な感覚器が散在している。味蕾にある味覚細胞には5種類の味覚（甘味、鹹味、苦味、酸味、旨味）を感知する受容体があり、それらは舌の上で固有の分布をしている（「口腔のしくみ」の項 P.24参照）。

　口腔の奥には扁桃と呼ばれるリンパ組織があり、咽頭の両側にあるものを口蓋扁桃、舌根部にある小型のものを舌扁桃という。口腔から咽頭に至ると、前方に呼吸器系へとつながる喉頭が分かれ、その両側後方は梨状陥凹（梨状窩）と食道入口部へと続いている。

　消化管の入口としての口腔の機能は、外界から取り込んだ食物の一次処理である。味覚を感じる味蕾（顔面神経支配）を多数有する舌、知覚神経（三叉神経、舌咽神経、迷走神経）の分布する口腔粘膜からの情報により、摂取したものが食物として適当かどうかの検証が行われる。食物として適当であるとの判断が下されれば、その情報は視床下部から延髄を経由、迷走神経を介して消化管に伝達され、消化活動や運動の準備状態が整えられるが、不適当と判断されると直ちに吐き出され、以後の処理は中止される。一次選別を通過した食物は主として歯によって細かく咬断・咀嚼されるとともに、分泌された唾液や舌によって撹拌され、嚥下に適した泥状の状態に変えられる。唾液は成人で1日約1〜1.5ℓ分泌され、口腔内を湿潤に保ち、乾燥した食物を飲み込みやすくし、食物の味に関する情報を味蕾に伝えるための溶媒となる。また、口腔内の酸塩基環境を保ち、糖質を分解し、口腔内細菌叢をコントロールすると

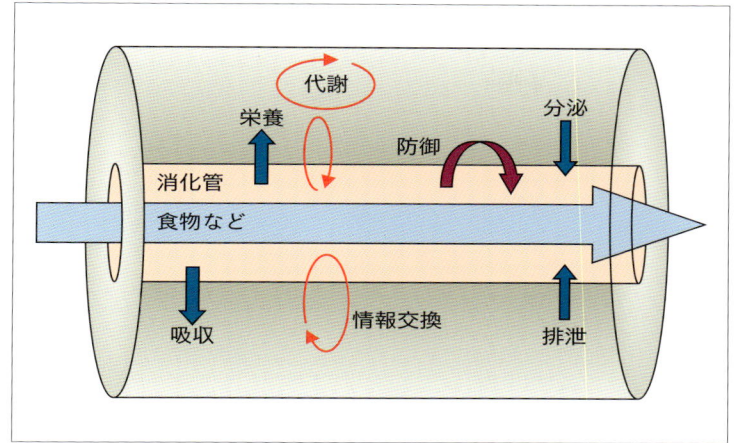

図1 体外環境との情報交換システムとしての消化管。

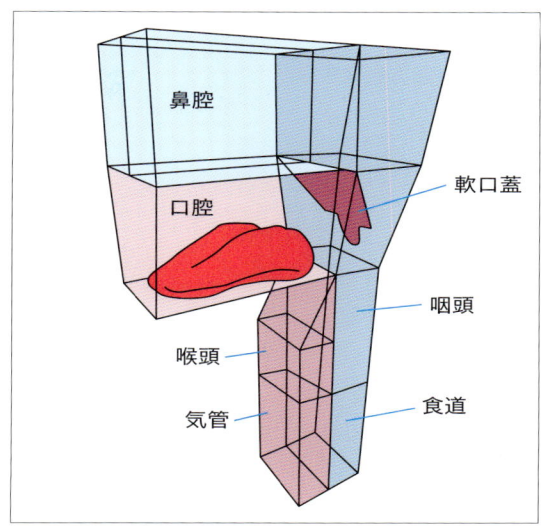

図2 口腔、咽頭、喉頭、気管、食道の位置関係(参考文献2より改変引用)。

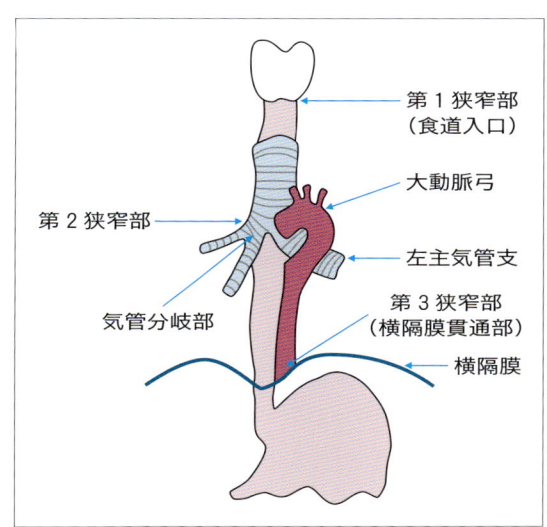

図3 食道の走行と気管、大動脈、横隔膜の関係。

いうはたらきももっている。唾液にはデンプンを分解するアミラーゼのほか、抗菌作用をもつリゾチームやペルオキシダーゼなどの物質や歯の強化に重要なヒスチジンリッチタンパク(HRP)などの活性物質を含んでいる。唾液はpH7.0でほぼ中性であり、その99.5％は水である。唾液が中性のとき、唾液中のカルシウムは飽和状態で、歯のカルシウムは溶出しないが、酸性に傾くと(う蝕、歯周病、口内炎、発熱時、糖尿病など)、カルシウムが溶け出し、歯に悪影響が現れる。口腔内で吟味され、適当な大きさと軟らかさに整えられた食塊は、舌の作用によって食道に送り込まれる。このとき、誤嚥を防ぐため、きわめて複雑な反射活動が営まれる。この嚥下活動(「味覚のしくみ」の項 P.74参照)では、食塊が鼻腔に逆行しないように鼻咽喉が塞がれ、気道への誤入を防ぐとともに、通常は閉じている上部食道括約筋が開かれ、円滑に食道内へと食物が送り込まれている。(「誤嚥性肺炎」の項 P.140参照(介護・寝たきり患者の口腔管理と嚥下運動の補助介入が必要である))。

III 食道

食道は筋組織からなる管腔で、頸部の咽頭部から腹腔内の胃までつながり、長さは約25cmである。この管腔は非常に柔軟であるため、周囲の臓器から圧迫を受けており、生理的に4か所の狭窄部がある。すなわち、頸部の咽頭接合部(第1狭窄部)、上縦隔内で大動脈弓と交差する部、後縦隔内で左主気管支に圧排される部(この2つを合わせて第2狭窄部)、そして横隔膜の食道裂孔部(第3狭窄部)の4か所である(図3)[*1]。生理的狭窄部では嚥下物の通過が緩徐となるため、粘膜傷害性のある物質を嚥下した場合にはこれらの狭窄部の損傷が大きい。食道から胃へ移行する部位の平滑筋はその口側に比べ厚みが増し、内圧も高くなっており、この部位を下部食道括約帯(Lower Esophageal Sphincter, LES)と呼んでいる。食道胃移行部は、横隔膜脚による締め込みや食道から胃への急角度の折れ曲がり(His角)によって狭小化しているうえ、平滑筋の緊張も加わり、通常は閉じており、そのため胃酸の逆流が生じにくい構造と

[*1] 食べ物の停滞の訴え
　口腔から見た場合の症例
　・器質的なもの‐炎症、腫瘍
　・機能的なもの‐食道アカラシア、機能性胃腸症

2 消化器官の作用機序

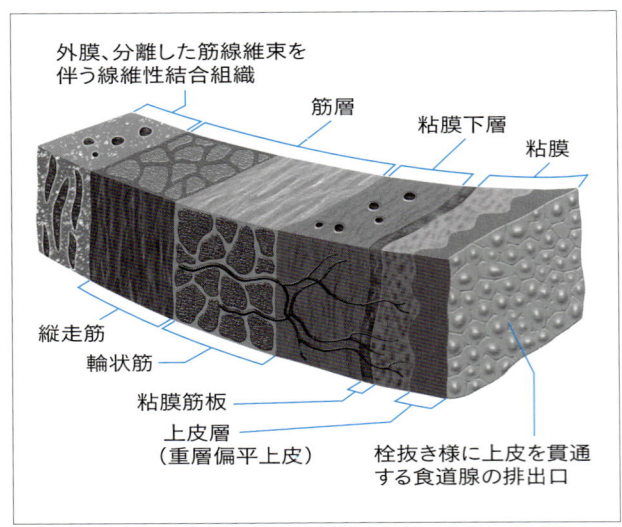

図4 食道の構造。

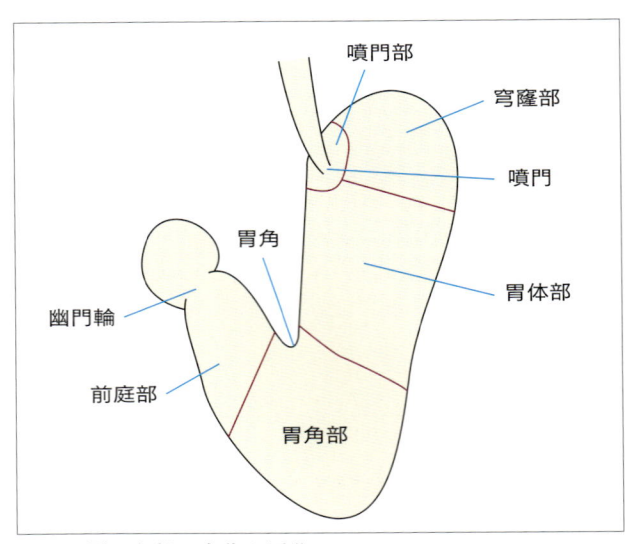

図5 胃の各部の名称と区分。

なっている。食道内腔は通常、虚脱しており、縦走するヒダをもち、食塊の通過時には伸展し、通過にともなう粘膜傷害を防止する。食道粘膜は重層扁平上皮で覆われ、その外側には粘膜下層、筋層がある。食道の上部3分の1は横紋筋、中部3分の1は横紋筋と平滑筋の混在、下部3分の1は平滑筋から構成されている。筋層は2層からなり、内側は輪状筋、外側は縦走筋となっている。食道の最外層は漿膜を欠き、結合組織で被覆されている（図4）。

食道には2種類の分泌腺があり、それぞれ食道固有腺、食道噴門腺と呼ばれている。食道固有腺は上部2分の1の粘膜下層に多く存在し、分泌物は弱酸性で粘膜の潤滑性を高めるはたらきをしている。一方、食道噴門腺は胃の噴門腺と類似しており、食道末端の粘膜固有層に見られることが多く、その分泌物は中性で、胃から逆流する胃酸から粘膜を防御するはたらきをもつとされている。

食道は食塊の移動にともなって収縮と弛緩を順番に繰り返すことによって食物の逆流を防ぎ、円滑な嚥下活動を営む[*2]。嚥下によって食塊が食道に送り込まれると、下部食道括約筋帯の圧が低下し、送られた食物は速やかに胃内へ流入する。

IV 胃

胃は消化管の中でもっとも管腔径の大きい部分で、アルファベットのJ型をしている臓器である。食道と十二指腸の間に位置し、解剖学的には4つの部分に分けられる（図5）。すなわち、噴門部（胃の入口部で食道と接続する部分）、穹窿部（噴門よりも上に位置する部分）、体部、幽門部（幽門前庭部と幽門に分かれる）である。幽門輪は分厚い輪状筋から構成され、胃の出口となっている。また、解剖学的に大網がつく側を大彎、小網がつく側を小彎と呼ぶ。肉眼的には胃内部には皺襞と呼ばれるヒダがあり、胃内容の増大にともなって広がる。胃は空腹時には約50mℓの容積であるが、食事摂取後にはほぼ1.8ℓまで広がる。

胃は粘膜、粘膜筋板、粘膜下層、固有筋層、漿膜から構成されている。粘膜に分布する分泌腺の種類により、組織学的には胃は3分割され、それぞれ、噴門部（噴門腺を有する部分）、胃底部（胃底腺を有する部分）、幽門前庭部（幽門腺を有する部分）となる。噴門部近傍の粘膜は噴門腺をもつが、その分布範囲は狭い。噴門腺は食道噴門腺と同様、粘液が主体で、胃酸逆流による食道粘膜の障害を防御している。胃底腺は噴門腺、幽門腺の分布する部位を除く、胃のすべての部位に存在する。胃底腺からは1日約2ℓに及ぶ胃液が分泌されている。胃液には水、電解質以外に、塩酸（HCl）、ペプシン、粘液、内因子が含まれている。塩酸濃度は150～160mmol/ℓで、これにより胃酸のpHは2以下に保たれている。この強い酸性環境下で、不活性型のペプシノーゲンは活性型のペプシンになり、また口から食物と一緒に侵入してくる細菌のほとんどを殺菌できる。ペプシンはタンパク分解酵素であり、酸性状態で食物中のタ

[*2] 蠕動運動　口側から肛門側へと向かう腸管の収縮運動を蠕動運動という。

ンパクを分解する。また粘液は胃酸や食物に対する胃壁の防御となっている。内因子はビタミンB_{12}に結合する糖タンパクであり、回腸末端でのビタミンB_{12}の吸収に重要なはたらきをしている。胃底腺は粘液細胞、主細胞、壁細胞、内分泌細胞などから構成されている。主細胞は胃底腺の深部にあり、ペプシノーゲンとリパーゼを分泌する。壁細胞は胃底腺頸部にあり、胃酸と内因子を分泌する。壁細胞の細胞膜にはガストリン受容体、ヒスタミンH_2受容体、アセチルコリンM_3受容体の3種類の受容体が存在する。内因子の分泌も胃酸分泌と同一の受容体刺激によって起こる。腸管内分泌細胞は主細胞や壁細胞とは異なり、その分泌物を胃内腔へは放出せず、毛細血管へ分泌する。胃底腺に存在する内分泌細胞としては、強力な酸分泌刺激物質であるヒスタミンを分泌する細胞(ECL細胞)や、最近発見された摂食刺激ペプチド、グレリンを含有するX-like cell、酸分泌抑制作用をもつソマトスタチン細胞など重要な生理活性をもつ細胞が含まれている。幽門前庭部には幽門腺粘膜が存在する。この幽門腺には壁細胞や主細胞は存在しないが、酸分泌を刺激するホルモンであるガストリンを分泌するG細胞やその抑制作用をもつソマトスタチンを産生するD細胞などの腸管内分泌細胞が含まれている。

　胃の筋層は従来、最外層の縦走筋、中間の輪状筋、内側の斜走筋からなるとされていたが、実際にはその3層を明確に区別することは難しい。筋層の平滑筋は「層状」というよりむしろ不規則に走行しているからである。さらに、胃の前後壁には縦走筋は少なく、噴門部では輪状筋はほとんど発達していない。胃の筋群のはたらきにより、食物の撹拌、小腸への送り込みが可能となっている。食物は通常、胃内に3時間あまり滞留するが、この間、胃体部から幽門部へ向かう蠕動運動などにより食塊はさらに細かく破砕され、約1～2mm程度の細かいサイズの粥状になってから、少量ずつ十二指腸へ送られる。

V　十二指腸、空腸、回腸

　小腸は消化管の中で最長の部分であり、幽門輪から回盲襞まで続き、長さは約6～7mに及ぶ。解剖学的に、この部分は十二指腸、空腸、回腸の3つに分けられる。小腸壁の構造を図6に示す。

　十二指腸は小腸の最初の部分で、アルファベットのCの形をしており、膵頭部に接し、20～25cmの

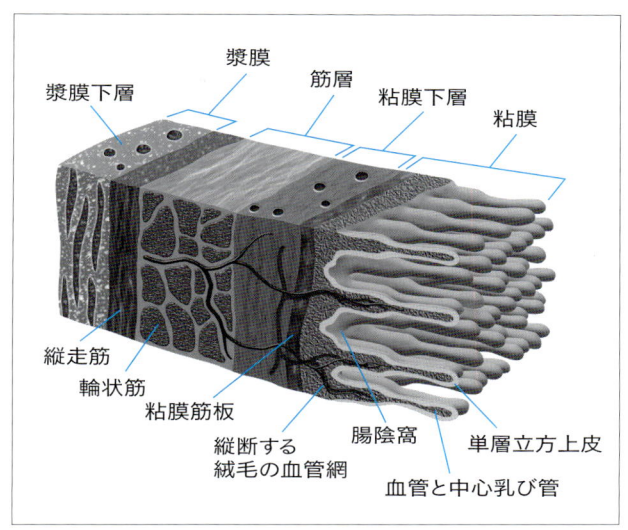

図6　小腸の構造。

長さを有する。十二指腸は球部、下行脚、水平脚、上行脚の4つに分けられる。十二指腸球部には十二指腸腺(Brunner腺)と呼ばれる固有の粘液腺が粘膜下層に多く存在し、輪状襞も認められない。十二指腸腺からの分泌物はpH8.1～9であり、中性およびアルカリ性の糖タンパクや重炭酸イオンが含まれている。こうしたアルカリ性の分泌物は胃酸により酸性化した食物を中和して小腸粘膜を守り、膵液酵素の示適pHを維持するのに役立っている。幽門輪から5～6cm肛側付近からKerckring襞と呼ばれる特有の輪状襞が出現する。これは空腸の口側までは顕著に見られるが、回腸では次第に疎となる。下行脚には胆管、膵管の開口部があり、胆嚢からの胆汁や膵臓からの膵液が管腔内へ分泌される。上行脚はTreiz靱帯と呼ばれる結合織により腹壁に固定されている。

　空腸は小腸の近位5分の2を占め、長さは約2.5mである。回腸は空腸に続く小腸部分で、遠位5分の3を占め、約3.5mの長さをもつ。空腸と回腸は特に明瞭な境界はなく、回腸の方が壁が薄く、直血管(Vasa Recta)が短く、腸間膜脂肪が多いなどの特徴はあるが、肉眼的に区別は困難である。

　小腸は食物の消化や消化産物の吸収において主要な役割を担っている。胃から十二指腸へ送りこまれた食物は強力な消化液である胆汁や膵液と混和され、分解され、小腸で吸収される。澱粉の多くはアミラーゼによってマルトースやデキストリンに、タンパク質は膵の種々のトリプシン、キモトリプシン、エラスターゼ、カルポキシペプチダーゼ等のタンパク質

分解酵素によってアミノ酸やペプチドにまで分解され、腸管上皮の刷子縁(Brush Border)に存在する膜酵素でさらに分解されて、糖輸送体、アミノ酸やペプチド輸送体によって細胞内に取り込まれ、血管内に送り込まれる。中性脂肪は胆汁酸や膵酵素リパーゼ、膵コリパーゼの作用によって脂肪酸とモノグリセリドに分解された後、腸細胞内で再びトリグリセリドに合成され、アポタンパクと結合してカイロミクロンとしてリンパ管に運ばれる。コレステロールはやはり輸送体によって細胞内に運ばれ、種々のアポタンパクと結合してリポタンパクとして血中に運ばれる。吸収された糖質やエネルギー代謝の調節には、小腸に分布するL細胞から分泌されるグルカゴン様ペプチドや、K細胞から分泌されるGIPなども重要なはたらきをしている。脂溶性ビタミン(A、E)や水溶性ビタミンは主に小腸からそれぞれの輸送体により吸収される。鉄やカルシウムは胃酸の作用によってイオン化され、2価イオン輸送体によって十二指腸から吸収される。回腸末端部はビタミンB_{12}の吸収とともに、腸細胞に備わった有機胆汁酸輸送体を介して腸管内に分泌された胆汁酸を回収し、肝で再利用するはたらきを有している(腸肝循環)。このようにそれぞれの栄養素は小腸の特定の部位でもっとも効率よく吸収される。

　小腸粘膜には絨毛(Vili)と呼ばれる指状、木の葉状の微細な突起状構造が見られる。この絨毛は小腸粘膜全体に見られ、肉眼でも確認できる。この絨毛上皮には微絨毛(Microvili)があって管腔内の吸収面積の増大に役立っている。また、腸分泌細胞はLieberkün腺と呼ばれ、管腔へ開口している。小腸粘膜には、腸細胞(Enterocyte)、杯細胞(Goblet Cell)、パネート細胞(Paneth Cell)、腸管内分泌細胞(Enteroendocrine Cell)、M細胞(M Cell)がある。腸細胞は吸収上皮細胞であり、微絨毛をもつ。微絨毛にある刷子縁(Brush Border)に含まれる酵素により、糖やペプチドは単糖、アミノ酸やジペプチドに分解され、糖輸送体、アミノ酸やペプチド輸送体によって細胞内へ取り込まれ、血管内へ送り込まれる。腸細胞は水、電解質を管腔内へ分泌し、腸管内容物の消化吸収を促進している。一方、杯細胞は粘液を分泌する。杯細胞の数は十二指腸から回腸にかけて増加する。パネート細胞の分泌顆粒にはリゾチーム(Lysozyme)、α-ディフェンシン(α-defensin)、その他の糖タンパクや富アルギニンタンパク(Arginine-rich Protein)、亜鉛が含まれている。リゾチームはある種の細菌の細胞壁を溶解し、α-ディフェンシンやその同族体はサイトトキシンCD8＋T細胞への伝達物質としてはたらく。これらの分泌物質の作用から、パネート細胞は小腸内の正常細菌叢の調節に寄与していると考えられている。小腸内の腸管内分泌細胞は胃にあるものと類似している。主な分泌物質はCCK、セクレチン(Secretin)、GIP、モチリン(Motilin)などである。CCKとセクレチンは膵臓と胆嚢を刺激し、胃酸分泌と胃運動を抑制する。GIPは膵臓からインスリンを分泌させ、モチリンは胃および小腸の運動を促進する。また腸管内分泌細胞はパラクリンホルモンとして作用するソマトスタチンやヒスタミンも分泌する。また粘膜下層や筋層の神経細胞からはVIP、ボンベシン(Bombesin)、エンケファリンなどの神経性ホルモンも分泌される。M細胞はパイエル板やリンパ小節(これらを総称してGALT(Gut-Associated Lymphoid Tissue)と呼ぶ)にある上皮細胞である。M細胞表面には微絨毛ではなく微細襞(Microfold)があり、管腔から微生物などを取り込み、抗原輸送細胞として機能している。M細胞によって運ばれた抗原は粘膜下の樹状細胞やマクロファージに取り込まれ、T細胞やB細胞の活性化をもたらす。B細胞の一部はさらに増殖してプラズマ細胞となり、IgAを分泌する。このIgAは腸細胞の分泌片(Secretory Component)と結合し、管腔内へ放出され、抗原や毒素、微生物と結合する。

　小腸の運動には局所性収縮と伝搬性収縮がある。局所性収縮には分節運動と振子運動がある。分節運動は主として輪状筋による横軸方向の収縮・弛緩の繰り返しで、1分間に約10回、約30分継続する。振子運動は主として縦走筋による長軸方向の収縮・弛緩の繰り返し運動で、収縮部と弛緩部が隣り合い長さが変化する。1分間に10〜20回起こり、すぐに消失する。この2つの運動によって食塊と消化液が十分混和され、消化と吸収が促進される。伝搬性収縮は蠕動運動であり、これにより腸内容は大腸側へ移送される。

VI　大腸

　大腸は回腸遠位端から肛門に至る、長さ約1.5mの管腔臓器である。回腸末端から大腸への移行部分は回盲弁(Bauhin弁)と呼ばれ、括約筋様の機能をもち、回腸内容物の大腸への輸送調節や逆流を防ぐはたらきをしていると考えられている。大腸は盲腸、

上行結腸、横行結腸、下行結腸、S状結腸、直腸に分けられる(図7)。盲腸には約10cmの細長い管腔をもつ虫垂が付属し、その遠位端は盲端となっている。虫垂の粘膜下層には多数のリンパ濾胞があり、一種の免疫装置と考えられている。

大腸では縦走筋層が3列のひも状構造を取り、結腸ヒモと呼ばれている。大腸粘膜は絨毛がなく平滑である。大腸粘膜上皮は単層の円柱上皮からなるが、陥凹した腺構造部では杯細胞が多数を占めている。大腸粘膜には小腸以上に杯細胞が存在し、ムチンを分泌し、腸管内を潤滑にして便の通過を容易にしている。大腸の粘膜層の外側には、小腸と同様に粘膜筋板、粘膜下層、輪状筋、縦走筋、漿膜下層、漿膜層が認められる。

直腸では、結腸ヒモと呼ばれる縦走筋の肥厚した構造は見られず縦走筋は直腸周囲に一様に分布する。肛門部には内肛門括約筋と外肛門括約筋があり、肛門を排便時以外はつねに閉じた状態に保っている。内肛門括約筋は平滑筋であるが、外肛門括約筋は横紋筋である。肛門管の粘膜は、肛門から連続する重層扁平上皮であり、いわゆる歯状線(dentate line)と呼ばれる境界線を形成して直腸上皮へと移行する。肛門管には肛門腺が開口している。肛門部には通常の皮膚と同様、汗腺が見られる。

大腸では栄養物の吸収はほとんど行われず、水分と電解質の再吸収が主として行われる。消化管には食物や種々の分泌液による水分が毎日約10ℓ程度流入するが、そのほとんどは小腸で吸収され、大腸に流入する残りの約1ℓ程度の水分の大半が大腸で再吸収される。この大腸のはたらきにより、便として排出される水分量は約100mℓにすぎない。小腸における水分の再吸収量が著しく減少したり、逆に水分の分泌量が増加し大腸での水分の再吸収能を越えると下痢が起きる。大腸には数にしておよそ10^{14}個(100兆個)の細菌が生息しているといわれているが、その詳細な生態系と生理的役割についてはいまだにすべてが解明されていない。しかし腸内細菌は大腸に送られてくるさまざまな未利用の有機物をさらに分解し有効利用することで、腐敗や異常発酵など生体にとって不都合な事態を防いでいると考えられている。また腸内細菌は低分子の有機酸(酪酸など)を

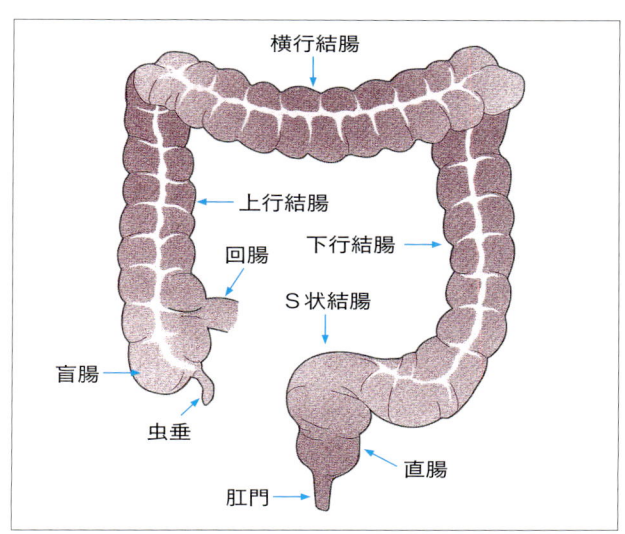

図7　大腸各部の名称。

産生し、その一部は大腸上皮細胞の重要なエネルギー源として利用されている。こうした腸内細菌群により大腸内環境は正常に保たれていると考えられている[*3]。

食物の最終処理段階としての排便は大腸の重要な機能の1つである。再吸収や細菌による食物などの最終処理を円滑かつ十分に時間をかけて行い、適当なタイミングで排便できるように、大腸には特殊な運動機能が備わっている。すなわち上行結腸では収縮運動の方向は通常逆行性に起き、重力の作用も加わって液状の内容物が比較的長く停留し、吸収活動や処理活動が十分に行われる仕組みになっている。横行結腸や下行結腸では蠕動は順行性であるが、分節運動により間欠的に便塊は緩やかに肛門側に送られていく。この例外は胃・結腸反射で、胃に食物が送り込まれると大蠕動が起き、便塊が大きく移動する。便塊が直腸に到達すると反射的に内肛門括約筋は弛緩し、その情報が脳に便意として伝達されるが、状況的に適当と判断されると、随意筋である外肛門括約筋が弛緩し大蠕動波にともなって便塊が排出される。

[*3] 腸内細菌　正常な腸内細菌叢により免疫機能が賦活化されると歯周病菌(P.g菌、T.f菌など)が抑制され、生体防御機能が高まるといわれている。

参考文献
1．菅野健太郎．講義消化器学．東京：Medical View, 2005.
2．Richard L. Drake, Wayne Vogl, Adam W. M. Mitchell. Gray's anatomy for students. Elsevier Inc, 2005.
3．Michael H. Ross, Wojciech Pawlina. Histology a text and atlas with correlated cell and molecular biology fifth edition. philadelphia：Lippincott Williams & Wilkins, 2006.

3 呼吸器官の作用機序

口腔から見た呼吸器との関わり

自治医科大学内科学講座呼吸器内科学部門准教授[*]
自治医科大学内科学講座呼吸器内科学部門教授[**]
自治医科大学学長[***]
坂東政司[*]、杉山幸比古[**]、高久史麿[***]

I 呼吸器官の構造と機能

　口腔は消化器官の入口であるとともに、呼吸器官の入口でもあり、口峡や咽頭・喉頭・声帯を介して気道領域(気管・気管支・細気管支)、移行領域(呼吸細気管支)および肺胞領域(肺胞道・肺胞嚢)と交通している。鼻閉などで鼻呼吸ができない状態では、口腔は呼吸器官(気道)としてはたらき、せき、くしゃみ、あくびなどにも重要な役割を果たしている。また口腔および咽頭・喉頭は、嚥下時に軟口蓋が鼻腔への通路を、喉頭蓋が気管への通路をふさぐことにより、食物の逆流・誤嚥防止機構にも関与している。嚥下反射の咽頭期では、呼吸抑制により声門を閉鎖し、弱い呼気圧を発生することにより食塊の侵入を阻止し、梨状陥凹は食塊残渣を迂回させる空間として重要である。

　近年、口腔の健康状態が糖尿病や冠動脈疾患、感染性心内膜炎などの全身性疾患に影響を及ぼすことが明らかとなり、口腔ケアが誤嚥性肺炎や人工呼吸器関連肺炎の予防に有効であることも認識されてきている。また、種々の呼吸器疾患の発症や増悪の危険因子である喫煙は口腔癌や歯周疾患における危険因子でもある。さらに肺は口腔癌の遠隔転移の好発臓器としても重要である。

　以上の点から、呼吸器領域の診療においても医科歯科連携(Periodontal Medicine；歯周医学)はきわめて重要であり、歯科医療者は呼吸器官の構造と機能を熟知することが必要かつ不可欠である。本章では、口腔からつながる呼吸器官の構造と機能について解説する。

II 呼吸器官の構造(図1)

　呼吸器官の構造は、主に空気の流通路の役割を担う管腔構造をした気道系と、酸素(O_2)摂取や二酸化炭素(CO_2)排出を行うガス交換の場としての肺胞系から成り立っている。

1．咽頭

　咽頭(のど)は、上咽頭・中咽頭・下咽頭に分けられる(図1)。上咽頭は咽頭鼻部(鼻腔の奥)で、後鼻孔から軟口蓋までの領域である。耳管の開口部が上咽頭側壁に位置するため、中耳と交通している。粘膜上皮は線毛円柱上皮である。中咽頭は咽頭口腔部(口腔の奥)で、軟口蓋から第3頸椎までの領域である。下咽頭は咽頭喉頭部(食道の入口部)で、第3頸椎から第6頸椎までの領域である。下咽頭は前方では喉頭、後方では食道につながっている。中・下咽頭粘膜上皮は重層扁平上皮である。咽頭は空気、食物・飲水の通り道であるとともに、加温・加湿、味覚、嚥下・生体防御にも関与している。

2．喉頭

　喉頭は舌根部と舌骨から気管上部までの領域で、甲状軟骨・輪状軟骨・披裂軟骨、軟骨をつなぐ靱帯、平滑筋や線維性組織で囲まれた筒状構造をしている(図2)。通常、外鼻腔から喉頭部までを上気道という。舌根部には食事や飲水の際に喉頭上部をふさぐ喉頭蓋が存在する。喉頭蓋の奥には左右の声帯が形成されており、声帯のすき間を声門という(図3、4)。声帯は迷走神経の枝である反回神経により支配され、肺癌や食道癌などによる反回神経麻痺では嗄声(させい)が生じる。喉頭は加温、加湿、発声、誤嚥防止などにも関与している。

口腔から見た呼吸器との関わり

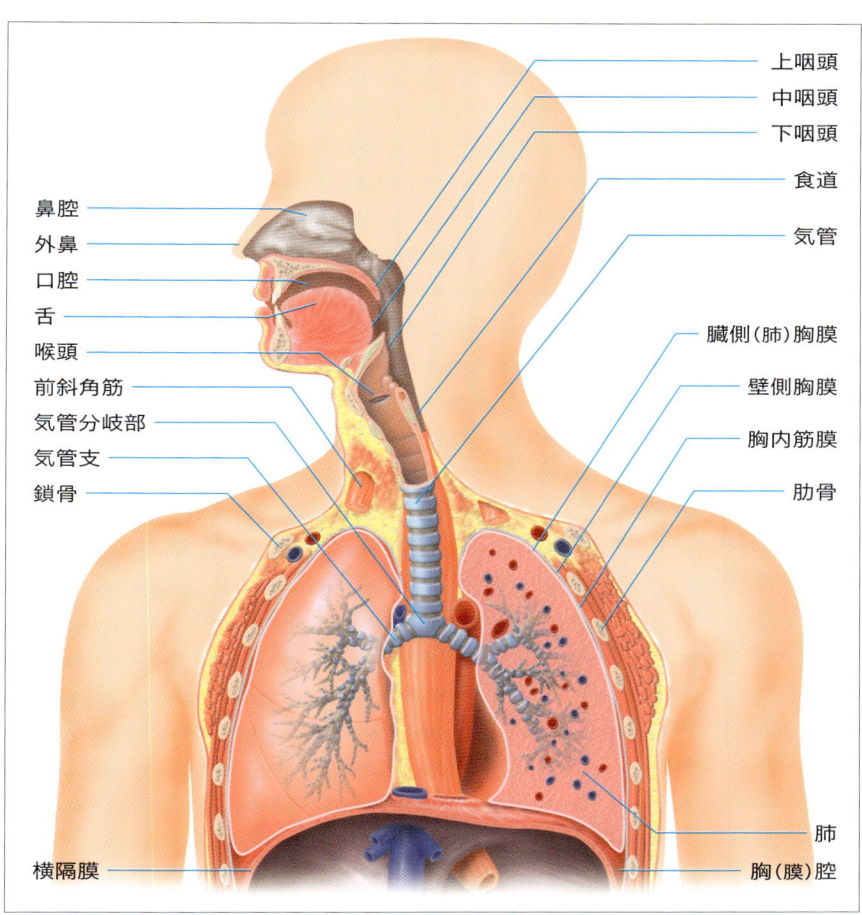

図1　呼吸器の全体像。

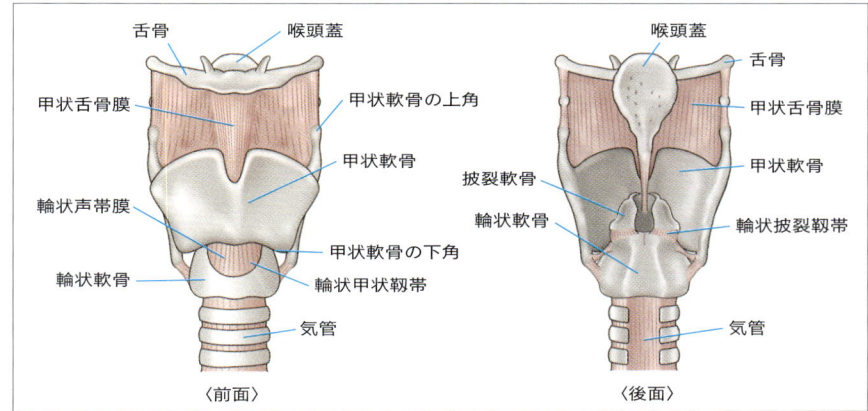

図2　喉頭の前面と後面(立山義郎．呼吸の機構．コアテキスト人体の構造と機能．東京：医学書院．2003, 199より引用)。

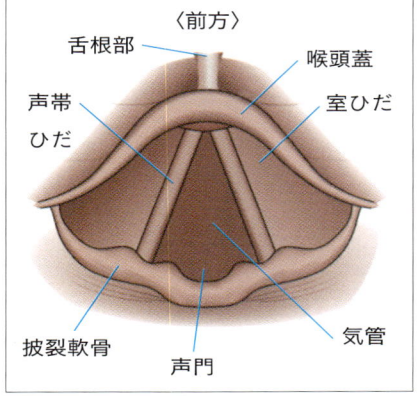
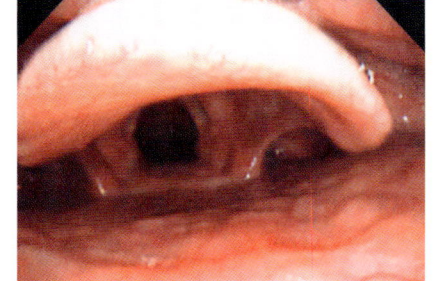

図3　上から見た喉頭内部呼吸時(立山義郎．呼吸の機構．コアテキスト人体の構造と機能．東京：医学書院．2003, 200より引用)。
図4　気管支内視鏡で観察した喉頭蓋、声帯および声門。

19

3 呼吸器官の作用機序

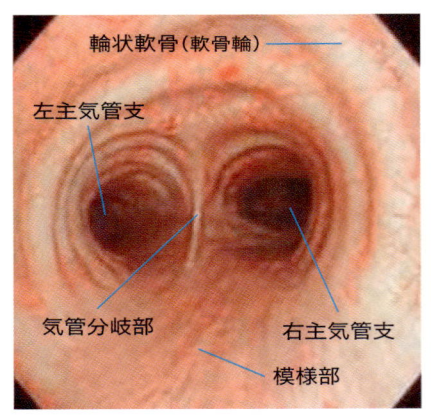
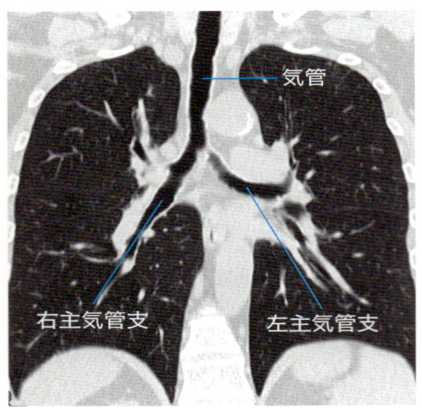

図5 気管支内視鏡で観察した気管・気管支。
図6 多列検出器CT（マルチディテクターCT；MD-CT）による気管・気管支所見（冠状断）。

5 | 6

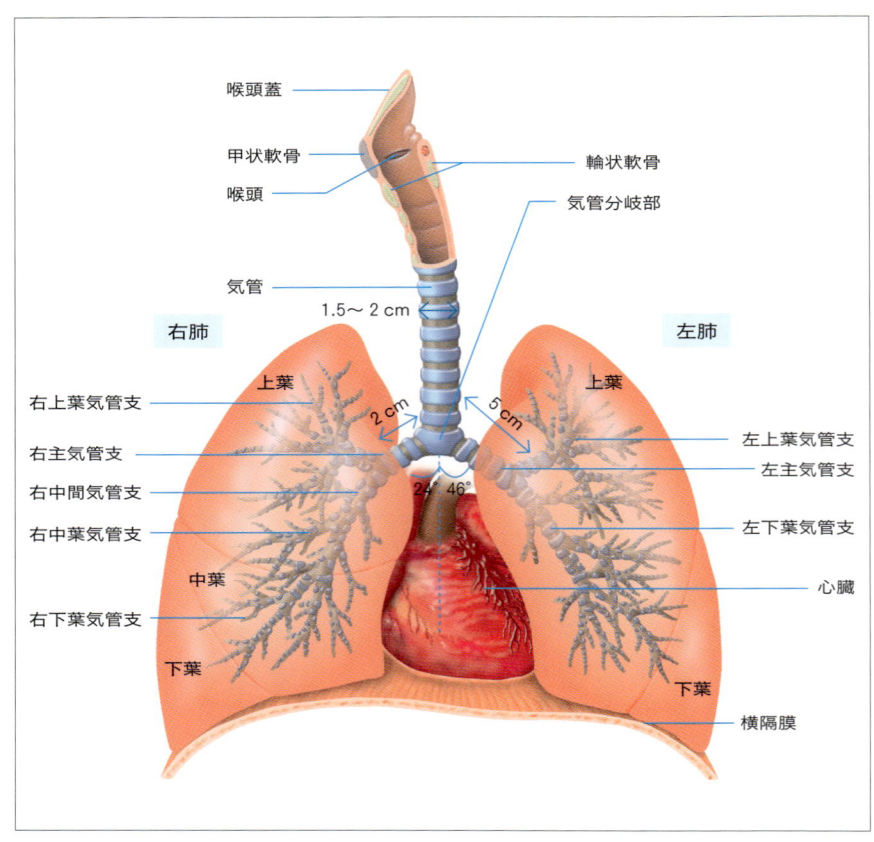

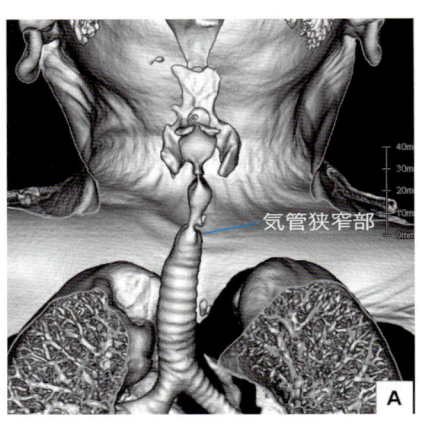

7 | 8

図7 気管・気管支の構造。
図8 気道狭窄症例の三次元CT。

3．気管・気管支

　気管は喉頭から続く肺への空気の流入路であり、第6～7頸椎の高さで喉頭から移行する。気管は長さ10～12cm、直径1.5～2cmで、第4～5胸椎の高さで左右の主気管支に分岐する。図5に気管支内視鏡で観察した気管・気管支を示す。気管・気管支は馬蹄形（C字型）リング状の輪状軟骨（気管・気管支軟骨）が、壁の前面および側面を覆っており、支持組織としてはたらいている。気管後壁は膜様部と呼ばれ、その中を平滑筋が走行している。図6に多列検出器CT（マルチディテクターCT；MD-CT）による気管・気管支所見（冠状断）を示す。右主気管支は太く短く、また、その分岐角（約24°）は左主気管支の分岐角（約46°）よりも小さいため（図7）、気道異物や気管挿管チューブは右主気管支に入りやすい。近年では、三次元CTによる気道の詳細な評価が可能である。図8に気道狭窄症例の三次元CTを示す。左右主気管支は、5つ（右3葉、左2葉）の肺葉につながる葉気管支に分岐し、さらに右10区域、左8区域を支配する区域気管支となり、その後も不規則な2分岐を繰り返す。

　気管・気管支壁の組織構造は粘膜上皮層、基底膜、

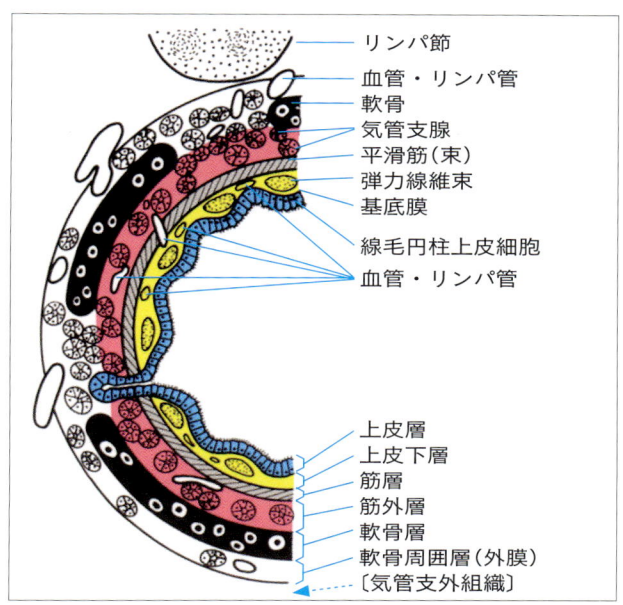

図9 気管支壁の層構造(肺癌取扱い規約(改訂第6版). 日本肺癌学会(編). 東京：金原出版, 2003, 86より引用)。

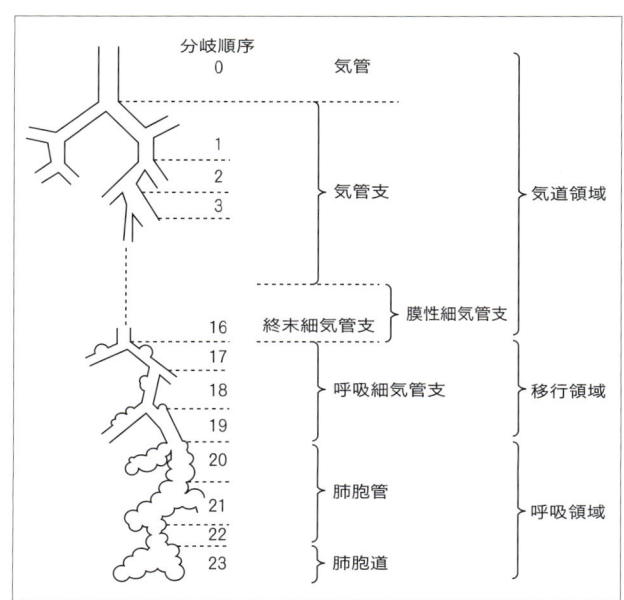

図10 気道～呼吸領域の構築(Weibel ER：The Lung, Crystal RG et al eds, Lippincott-Raven, 2nd ed, P1061-1071, 1997より改変、青柴和徹：呼吸器の構造. 呼吸器専門医テキスト. 東京：南江堂, 2007, 9より引用)。

粘膜固有層(粘膜上皮下層、平滑筋層、筋外層)、軟骨層、軟骨周囲層(外膜)からなる(図9)。気道粘膜上皮は、細胞表面に200～250本の線毛(Cilia)が存在する線毛上皮、気道粘液分泌に関与する杯細胞(Goblet細胞)、基底膜に接して存在する基底細胞および刷子細胞からなる。喫煙により杯細胞は過形成し、気道分泌が亢進するため、喀痰量が増加する。粘膜固有層には、粘液および漿液を分泌する気管支腺があり、漿液細胞は気道防御に重要な物質である分泌型IgAやリゾチーム、ラクトフェリンなどを産生する。その外側には軟骨が存在する。近年、気管支超音波検査法(EBUS)により気管支粘膜の詳細な観察が可能となっている。EBUSとは、気管支鏡を用い気管支腔内に細径超音波プローブを挿入し、気道壁および壁外の組織の断層像を得る検査法で、肺門部早期肺癌の気道壁浸潤の評価や内視鏡的治療の適応判定などに用いられている。

4. 細気管支・終末細気管支

気管支は不規則な2分岐を繰り返し、11分岐付近で直径2mm以下の細気管支へと移行する(図10)。16分岐付近では直径が0.5～1mm程度となり、終末細気管支と呼ばれる。細気管支壁では軟骨と気管支腺が消失し、平滑筋束と弾性線維で囲まれている。また円柱上皮の丈は低くなり、線毛細胞や杯細胞、基底細胞は減少し、立方状のクララ(Clara)細胞が出現する。

5. 呼吸細気管支

終末細気管支はガス交換領域である呼吸細気管支、肺胞道、肺胞につながる。1本の終末細気管支より末梢領域の5～7mm大の区画を細葉(Acinus、一次小葉)、細葉が数個集まって隔壁で境された領域を小葉(lobule、二次小葉)と呼ぶ(図11)。喘息や慢性閉塞性肺疾患(COPD)では呼吸細気管支領域における杯細胞の増生が見られる。

6. 肺および肺胞

肺は円錐形で、胸郭内の中央にある心臓を包み込むように存在している(図7)。胸郭とは、脊柱、肋骨、肋軟骨、胸骨の骨格とそれらを連結する筋肉によって形成される空間である。胸郭底面は横隔膜によって腹腔と境されている。肺の上方を肺尖部、下方を肺底部という。肺は前述のように、気管支の分岐に対応して、5つの肺葉(右：上葉・中葉・下葉、左：上葉・下葉)に分けられる。各肺葉はさらに肺区域に分けられ、右肺では上葉3区域、中葉2区域、下葉5区域の計10区域、左肺では上葉4区域、下葉4区域の計8区域に分けられる。右肺中葉に相当する左肺の区域は舌区と呼ばれ、左上葉の2区域を占める。両側の肺胞数は成人で約3～5億個、総表面積は100～140m²程度と推定されている。肺胞領域は、肺胞道壁を頂点とし五角形をした直径0.1～0.2mm

3 呼吸器官の作用機序

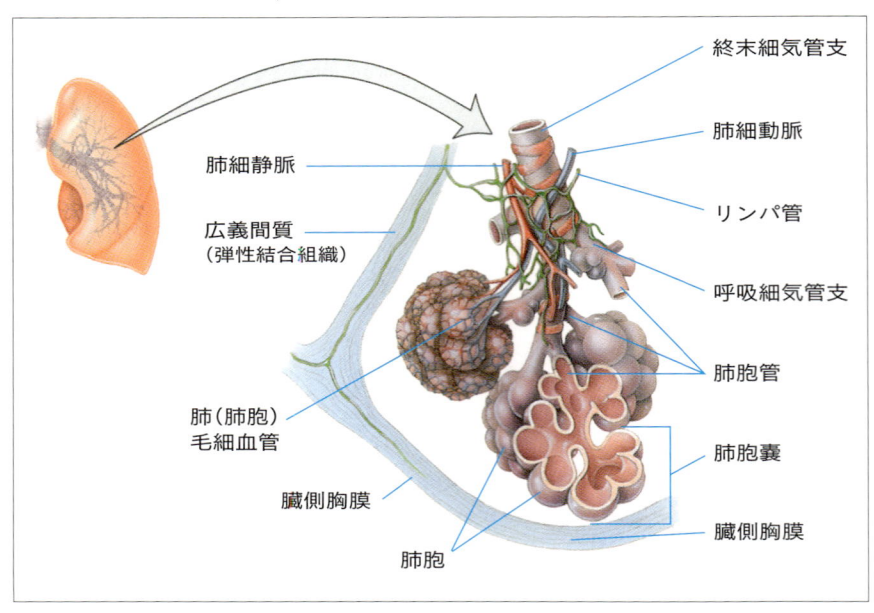

図11 肺小葉(参考文献4より改変引用)。

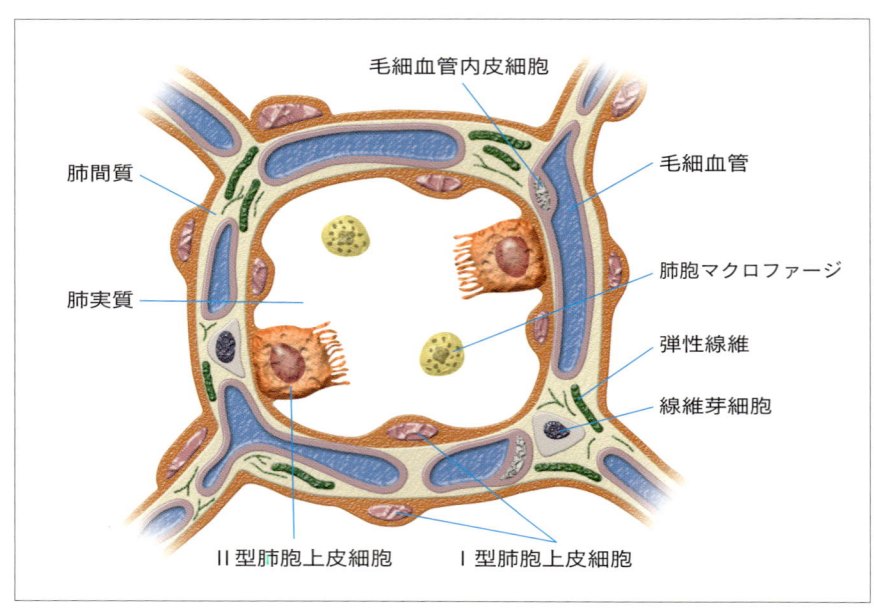

図12 肺実質と間質の微細構造。

の袋状の肺胞がアコーデオンカーテン状に配列した構造となっており、肺実質と間質とに分かれる(図11、12)。肺実質を炎症の主座とする疾患が肺炎(主に細菌感染などで発症)であり、誤嚥性肺炎も肺実質を中心とした炎症である。一方、間質を病変の主座とする炎症は間質性肺炎(膠原病や過敏性肺炎、原因不明(特発性)など)と呼ばれ、肺炎とは異なる疾患群である。肺胞壁は、肺胞表面の90%を覆う扁平のⅠ型肺胞上皮と細胞質にサーファクタント(表面活性物質)を貯蔵した立方形のⅡ型肺胞上皮に覆われている(図12)。サーファクタントとは、肺胞の表面張力を発生させる液層物質で、肺胞被覆層を形成し、呼気時の肺胞の虚脱防止や乾燥防止の役割をもつ。

間質には肺胞を支える膠原線維や弾性線維とともに、肺動脈系からつながる毛細血管やリンパ管が存在する。肺胞‐毛細血管膜(血液空気関門)を介した拡散(濃度勾配による移動)により、O_2は肺胞腔から血中に移行し、CO_2は血中から肺胞腔へと放出される。肺胞被覆層、肺胞上皮細胞、基底膜、血管内皮細胞を介した拡散距離は、約0.5〜1 μmである(図12)。

7．肺の血管系

肺内の血管系には、ガス交換に関わる機能血管としての肺動脈系と気管支の栄養血管である気管支動脈系がある。肺動脈系は、右心室からでた血流が気管支に随伴しながら分岐し、肺胞毛細血管を通過し、肺静脈、左心房へ還流する。一方、気管支動脈系は、

胸部大動脈（一部は肋間動脈）から分岐し、気管支壁内に小枝を出しながら、肺内に分布する。還流経路は2系統あり、奇・半奇静脈から右心房への還流と肺静脈から左心房への還流である。血痰・喀血（下気道からの出血）を認める場合には、口腔や上気道からの出血および消化器官からの出血（吐血）との鑑別が重要であり、また、肺動脈系からの出血と気管支動脈からの出血とを区別することが病態や治療戦略を考えるうえで重要である。

8．肺のリンパ管系

肺のリンパ管系には胸膜に分布するリンパ管叢と肺内に分布するリンパ管叢がある。肺内リンパ管叢は間質（小葉間結合織）・肺静脈、気管支・肺動脈に沿って分布し、肺門・縦隔リンパ節を経て静脈系に流入する。肺癌では、リンパ行性進展により、肺門、縦隔リンパ節や鎖骨上リンパ節の腫大が認められる。

9．縦隔と胸腔

縦隔とは、気管・心臓・大動脈・大静脈・食道・胸腺・胸管などが存在する空間である。また、胸腔とは、臓側胸膜（肺を覆っている胸膜）と壁側胸膜（胸郭内面を覆っている胸膜）の間の空間である（図1）。呼吸運動は、胸郭の挙上と横隔膜の沈下（横隔膜の収縮）により、胸腔容積が拡大することにより、受動的に肺に空気が流入することで行われている。吸息時には横隔膜と外肋間筋の収縮、呼息時には両者の弛緩と内肋間筋の収縮がおこる。横隔膜収縮による換気を腹式呼吸、肋間筋収縮による換気を胸式呼吸という。

10．呼吸調節

呼吸調節は主に延髄にある呼吸中枢と延髄および末梢（頸動脈分岐部と大動脈弓部）にある化学受容器により行われている。呼吸中枢は呼息中枢と吸息中枢とに分けられる。吸息中枢刺激により吸息筋の収縮が、呼息中枢刺激により呼息筋の収縮がおこる。末梢化学受容器では血漿のO_2、CO_2、pHの化学的条件をモニターし、血漿のO_2分圧低下、CO_2分圧上昇、pH低下（酸性）に対して反応する。特にO_2分圧低下に敏感である。頸動脈小体からのインパルスは舌咽神経、大動脈小体からのインパルスは迷走神経を介し呼吸中枢を刺激する。延髄化学受容器は、主として血漿のCO_2分圧の上昇にともなう脳脊髄液のCO_2分圧の上昇と脳脊髄液のpH低下に反応し、CO_2の呼出により血漿および脳脊髄液のCO_2分圧異常を是正する。

III　呼吸器官の機能

呼吸器官のもっとも重要な機能は、呼吸機能である。呼吸機能は、換気、肺胞でのガス交換および血流によるO_2やCO_2の運搬（血液循環）の3段階に分けられる。換気とは、口腔・鼻腔、咽頭、喉頭、気管・気管支、細気管支、肺（肺胞）を通過する空気の入れ換えであり、ガス交換とは、O_2とCO_2の物質移動である。また呼吸には血液と外気とのガス交換（肺胞でのガス交換）である外呼吸と、血液と細胞との間のガス交換（組織内ガス交換）である内呼吸とがある。

また呼吸機能以外の呼吸器官の機能として、肺実質（肺胞腔）への異物や有害物質の進入を阻止する防御機能、循環系に影響を与える化学物質の産生・代謝機能などが重要である。

参考文献

1．工藤翔二，中田紘一郎，永井厚志，大田健．呼吸器専門医テキスト．東京：南江堂，2007．
2．工藤翔二（編）．呼吸器疾患診療マニュアル，日本医師会雑誌第137巻特別号（2）．東京：日本医師会，2008．
3．杉山幸比古（編）．講義録呼吸器学．東京：メジカルビュー社，2004．
4．Tortora G, Derrickson B. Introduction to the Human Body 7th ed, The essentials of Anatomy and Physiology. London：John Wiley & Sons, 2006.

4 感覚器官の作用機序

1) 口腔のしくみ

日本歯科大学生命歯学部生理学講座教授
松本茂二

I 感覚器官としての口腔

われわれは、感覚器官をはたらかせて自分の身体の状態に与えられたいろいろな情報ならびに体外の環境情報を的確に受け取り、判断し、素早く対応している。このように外部環境をとらえるセンサーとその情報を判断するシステムの役割が感覚系のはたらきといえる。人間の感覚系は五感であり、口腔との関わり深い感覚が特殊感覚の中の味覚であることはよく知られている。そのほかの感覚には体性感覚があり、表面感覚(触覚、圧覚、温覚、冷覚、痛覚)と深部感覚(筋、腱、関節)に分けられている。口腔は多くの器官から構成されおり、口腔内の感覚受容器は受容する刺激の種類によって、機械的受容器、温度的受容器、化学的受容器に大別される。顔面皮膚・舌・口腔粘膜・口唇を含めて、口腔領域の体性感覚を支配しているのは主に三叉神経であるが、舌の後方1/3と口峡粘膜は舌咽神経によって支配されている。口腔は口唇粘膜・頬粘膜・顎堤粘膜・歯肉・口蓋粘膜・舌粘膜・口峡粘膜・口腔底粘膜によって囲まれている。体性感覚の鋭さは感覚受容器の数と密度によって異なるが、口腔前方部が後方部に比較して鋭敏である。咽頭腔の入り口でも鋭敏となり、舌は非常に鋭い表在性の感覚のほかに舌筋筋紡錘をもっている。顎関節の感覚は閉口筋の筋紡錘(筋の伸張受容器)と同様に下顎運動の調節に重要である。受容器細胞は、受けた刺激によって、インパルス(活動電位)を発生し、それが感覚神経を伝わって中枢神経系を通り、最後に大脳の感覚中枢に伝達されて、初めて感覚としてわれわれが感じることができる。とりわけ味覚、歯根膜感覚と筋感覚について述べる。

II 味覚

1．味覚

飲食物などを口に入れた時、その特有な味が生じる。味覚受容において水や唾液に溶けた化学物質が舌表面にある味覚器(味蕾)の味細胞を興奮させる。味覚は接触性化学感覚である。味細胞の興奮はシナプスを介して味覚神経線維にインパルスを生じさせ、脳に味覚情報を伝える。一般に動物は、栄養源やエネルギー源となる好ましい味と、そうでない味(たとえば、腐敗物や有毒物質)を識別し、食物を選んでいる。いわゆる味覚は、体内に入る化学物質をモニターする役目を果たしている。また味覚物質は胃液や膵液あるいは関連ホルモンの分泌を一部促している。食物からの匂いによる嗅覚と味覚によって風味が生じる。とりわけ嗅覚がはたらかないと味覚の質も劣ることは経験上よくわかる。

2．味質

Henning(1916)[1]は甘味、塩味、酸味および苦味の4つの味を基本味とし、多くの複雑な味はこの四基本味の混合により作られることを提唱した。これを四基本味という。甘味は砂糖をなめた時の甘い感覚で、アミノ酸、タンパク質、人口甘味料などでも感じる。塩味(辛味)は塩をなめた時の感覚である。酸味はレモンをなめたときのすっぱい感覚であり、H^+濃度に関係する。苦味はキニン、ニコチン、カフェインなどアルカロイドでよって生じる感覚である。最近は四基本味にうま味(Umami Taste)を加えて五基本味説が唱えられている。うま味はグルタミン酸ナトリウム、イノシン酸ナトリウム、グアニル酸ナトリウムに代表される味の感覚で四基本味にはない独特の味である。

1) 口腔のしくみ

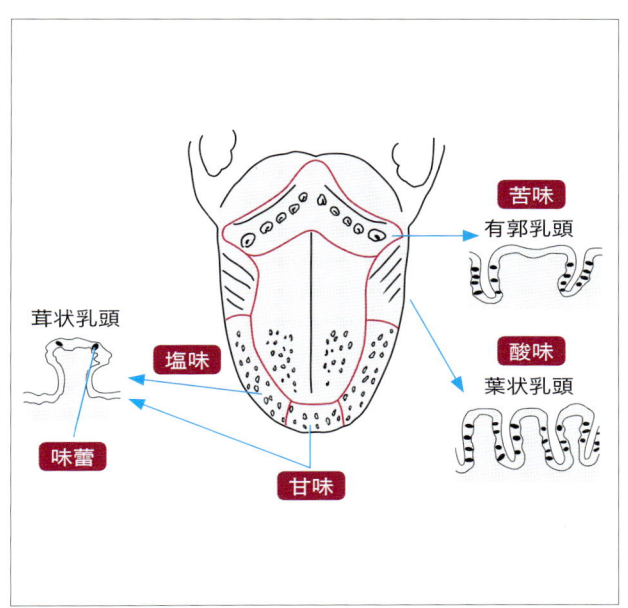

図1　舌表面の味蕾をもつ乳頭。

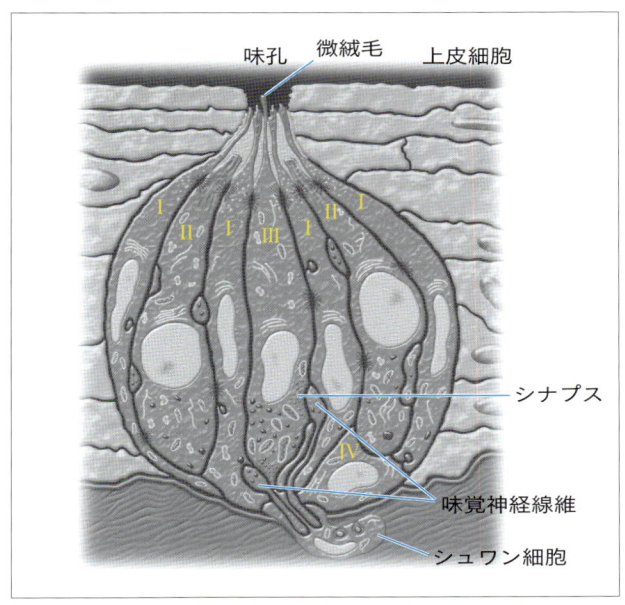

図2　味蕾の微細構造（参考文献3より改変引用）。Ⅰ型細胞、Ⅱ型細胞、Ⅲ型細胞、Ⅳ型細胞。

3．閾値

水とは異なり、何らかの味が感じられる最小の濃度を検知閾値という。四基本味物質の検知閾値をモル濃度で表すと次のようになる。

塩酸キニーネ ＜ 　塩酸　 ＜ ショ糖 ＜ 　食塩
　（0.00003M）　　（0.0009M）　（0.01m）　（0.01M）

最近、甘味受容器に関与するイオンチャネル（TRPM5）の濃度感受性が報告されている。

4．味覚受容器

味覚の受容器は味蕾内の味細胞である。舌の茸状乳頭、葉状乳頭ならびに有郭乳頭には味蕾があるが、糸状乳頭には味蕾はない。ヒトの舌表面の味蕾の数は約5000個といわれており、味蕾数の比較は茸状乳頭（約30％）、葉状乳頭（約30％）、有郭乳頭（40％）である。また味蕾は軟口蓋、咽頭、喉頭部にも存在する（図1）。味を感じるには、食物の中にある味覚を感じさせる化学物質が味を感じる細胞に作用することが必要である。味蕾は長さ60～80μm、幅約50μmの蕾状の構造で、細胞の先端は多数の微絨毛になっていて、味蕾の先端の味孔と呼ばれる小さな開口部（直径5～7μm）に集まっている（図2）。味をよく感じさせるため約10日の寿命で上皮細胞から分化新生され、味蕾としての機能が維持される。新生された味細胞と味覚神経線維の終末でのシナプス結合がどのようになるか、また味覚応答特性がどのように維持されるのかについてはまだ解決されていない。味覚神経切断後に数日で味蕾は消失するが、神経線維の再生があれば味蕾も再生される。

味蕾を構成する細胞は形態学的特徴から、電子密度の高い暗細胞（Ⅰ型細胞）、電子密度の低い明細胞（Ⅱ型細胞）、電子密度の中間細胞（Ⅲ型細胞）および基底細胞（Ⅳ型細胞）である（図2）。Ⅰ型細胞は味覚受容に関わらない。Ⅳ型細胞は突起が味孔まで伸びていない。Ⅲ型細胞は神経終末とシナプス構造がある。Ⅱ型細胞はシナプス結合をもたないが、Gタンパク質共役型の味覚受容体の発現がある。Ⅱ、Ⅲ型の細胞が味覚受容に関わっているか、今のところ判明していない。最近ATPが味細胞の伝達物質であろうとされている。

5．基本味における味覚受容機構

塩味、酸味、甘味、苦味において、いずれも味細胞内の脱分極応答があるいは味細胞内のCa^{2+}濃度上昇により伝達物質が放出される。

塩味　Na^+（アミロライド感受性）チャネルを介して直接Na^+イオンが先端受容膜から細胞内に流入し、味細胞を脱分極させる。しかし、アミロライド非感受性食塩応答も報告されている。その際、Na^+チャネルを介しているか否かはいまだ不明である（図3）。

酸味　H^+は先端受容膜のアミロライド感受性

4 感覚器官の作用機序

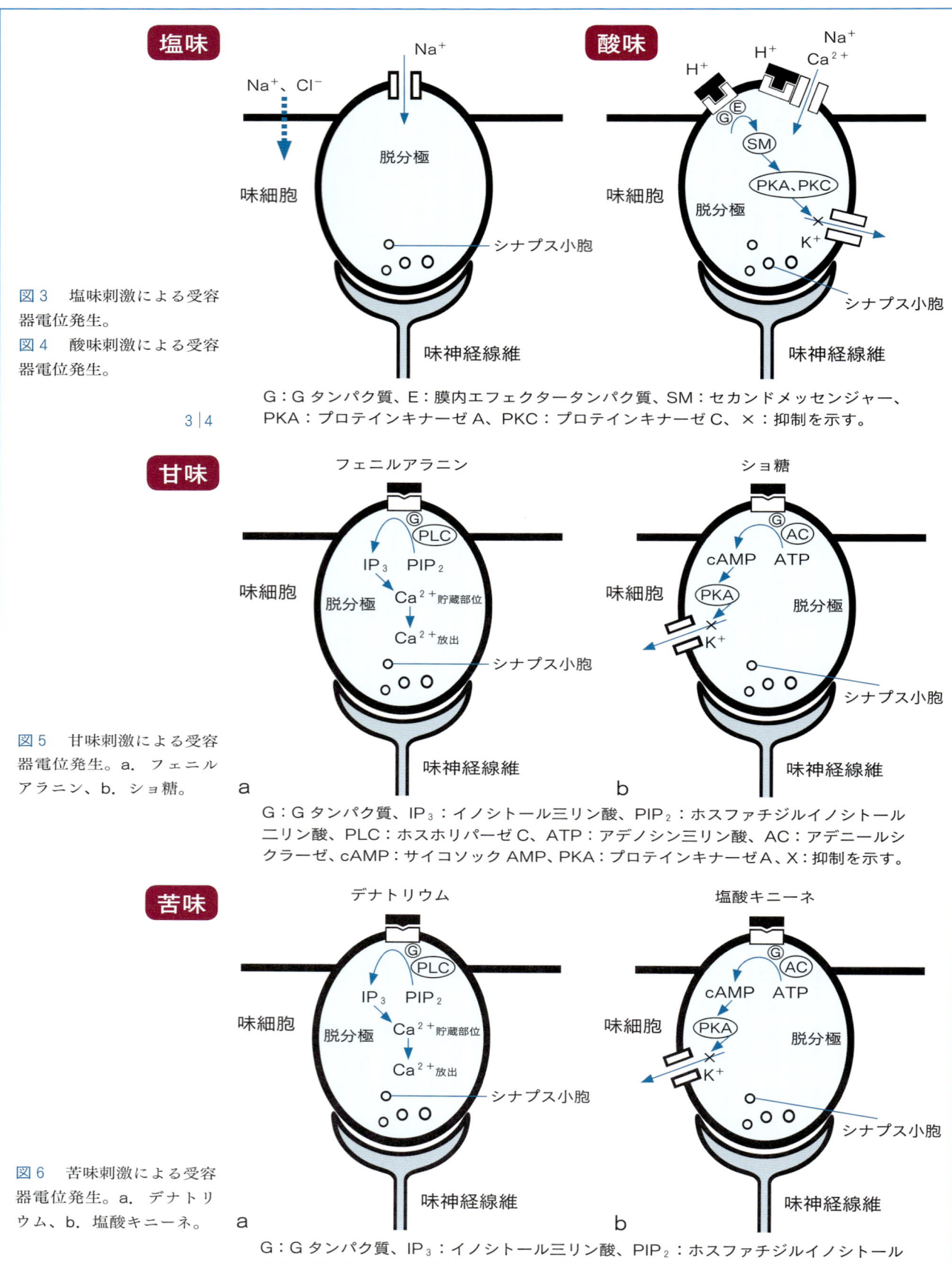

図3 塩味刺激による受容器電位発生。
図4 酸味刺激による受容器電位発生。

G：Gタンパク質、E：膜内エフェクタータンパク質、SM：セカンドメッセンジャー、PKA：プロテインキナーゼA、PKC：プロテインキナーゼC、×：抑制を示す。

図5 甘味刺激による受容器電位発生。a．フェニルアラニン、b．ショ糖。

G：Gタンパク質、IP_3：イノシトール三リン酸、PIP_2：ホスファチジルイノシトール二リン酸、PLC：ホスホリパーゼC、ATP：アデノシン三リン酸、AC：アデニールシクラーゼ、cAMP：サイコソックAMP、PKA：プロテインキナーゼA、×：抑制を示す。

図6 苦味刺激による受容器電位発生。a．デナトリウム、b．塩酸キニーネ。

G：Gタンパク質、IP_3：イノシトール三リン酸、PIP_2：ホスファチジルイノシトール二リン酸、PLC：ホスホリパーゼC、ATP：アデノシン三リン酸、AC：アデニールシクラーゼ、cAMP：サイコソックAMP、PKA：プロテインキナーゼA、×：抑制を示す。

図3～6 味細胞受容器電位の発生モデル。

Na$^+$チャネルを介して、あるいは H$^+$ は G タンパク質を介して PKA を活性化し K$^+$ チャネル開口を抑制し、味細胞を脱分極させる。(図4)。

甘味 フェニルアラニン受容体につくと G タンパク質・ホスホリパーゼ C(PLC)の活性化を生じ、イノシトール三リン酸(IP$_3$)の産生を促し、細胞内貯蔵部位からの Ca^{2+} 放出を促す(図5a)。ショ糖受容体につくと cAMP が増加し、PKA が活性化され、K$^+$ チャネル開口を抑制し味細胞を脱分極させる(図5b)。

苦味 デナトリウム受容体への結合、G タンパク質・ホスホリパーゼ C(PLC)の活性化を生じ、イノシトール三リン酸(IP$_3$)の産生を促し、細胞内貯蔵部位からの Ca^{2+} 放出を促す(図6a)。塩酸キニーネ受容体につくと cAMP が増加し、PKA が活性化され K$^+$ チャネル開口を抑制し味細胞を脱分極させる(図6b)。

III 歯根膜感覚

1．歯根膜感覚

歯根膜は歯に加えられた機械的刺激に応答し、触・圧感覚と振動感覚を感じる。炎症時、つまり歯根膜炎時には痛覚を引き起こす。食片の大きさ、硬さなどを検知し上下歯の接触状態を感じとっている。歯の触覚はきわめて敏感であり、厚さ数μm の箔片をも感じとる。歯根膜は意識にのぼらない感覚(自己固有感覚)にも関与し、咀嚼筋・顎関節の感覚情報とも協力して、咬合力・咀嚼運動などを調節している。また近年咀嚼運動そのものが脳血流に与える影響が多大であることが報告されている。

2．歯根膜の受容器

歯根膜の受容器は、細胞体が三叉神経節にあるものと三叉中脳路核にあるものに分けられる。触・圧感覚を感受する受容器はクラウゼ小体、ルフィニ小体および自由神経終末である。歯根膜受容器の分布密度は前歯、小臼歯、大臼歯の順に低くなり、感受性は中切歯がもっとも高い。また犬歯では、三叉神経支配受容器は歯根中央部付近にあり、三叉中脳路核支配受容器は根尖で密になっている。伝導速度の分類からは Aβ、Aδ、C 線維がある。

3．歯根膜の役割

上下の歯の間に食べ物が介在するとその硬さに応じて効率よく咀嚼する。しかし、歯根膜に麻酔をかけると最大咬合圧が約35％減少する。硬い食べ物では咀嚼というより側方運動が多くなる。歯の喪失にともなう咀嚼障害が脳機能に変化をもたらし、認知症などの症状も引き起こす。これらは歯根膜機能的受容器からの求心性情報の減少が長く続くと引き起こす器質的変化とも指摘されている。歯の喪失部に補綴物を入れて咀嚼させると、大脳皮質での脳血流が増加することが知られている。三叉神経系の運動を含めたいわゆる嗅覚系、視覚系ならびに聴覚系からの側枝によって、網様体賦活系が活性され覚醒状態を保っている。咀嚼はいろいろな意味で脳機能の発達や維持に関与し、重要な役割を担っている。近年、軟らかい食物の摂取で顎骨の発育不全あるいは不正歯列などが増加しているのは確かである。

4．歯根膜を含めた咀嚼機能と脳機能

近年、残っている歯が少ない高齢者は、記憶を司る大脳の海馬で容積が減少しているという。これはアルツハイマー病患者で海馬が萎縮することと一致する。高年齢者を MRI(磁気共鳴画像化装置)で調べた結果、残存歯の数が少ないほど海馬の容積が少なくなっている。さらに意思や思考などの高次の脳機能を担う前頭葉などの容積も減少している。つまり、噛むことで脳は刺激される。歯根膜受容器、歯髄神経、歯の周囲の痛みなどの神経が失われると脳が刺激されなくなる。海馬は大脳の側頭葉の内側にあり、記憶や学習のメカニズムに重要なはたらきをしている。海馬に入って来た情報は一時保存され、「長期増強」(記憶ならびに学習過程で見られる海馬でのニューロン特有の興奮機序)といったニューロンの機能がはたらき、その情報が忘れないで記憶として保存される。

さらに、一般に歯根膜はモグラやネズミでいえばヒゲに相当する感覚器で、上下の歯の間にはさまった髪一本をも感知できる鋭敏なものである。その感覚器の喪失は信号が脳に入らないことを意味する。咀嚼中ヒトで大脳の一次感覚運動領野で25〜28％、補足運動野・島(味覚中枢)で9〜17％、小脳では8〜11％も血流量増加するという。下顎の歯を全歯抜去したとしても噛むといった行為があれば、さらに義歯でもよく噛むことができれば、脳の広い領域でも脳血流の増加に基づくニューロンの活性化につながるものと考えられている。

4 感覚器官の作用機序

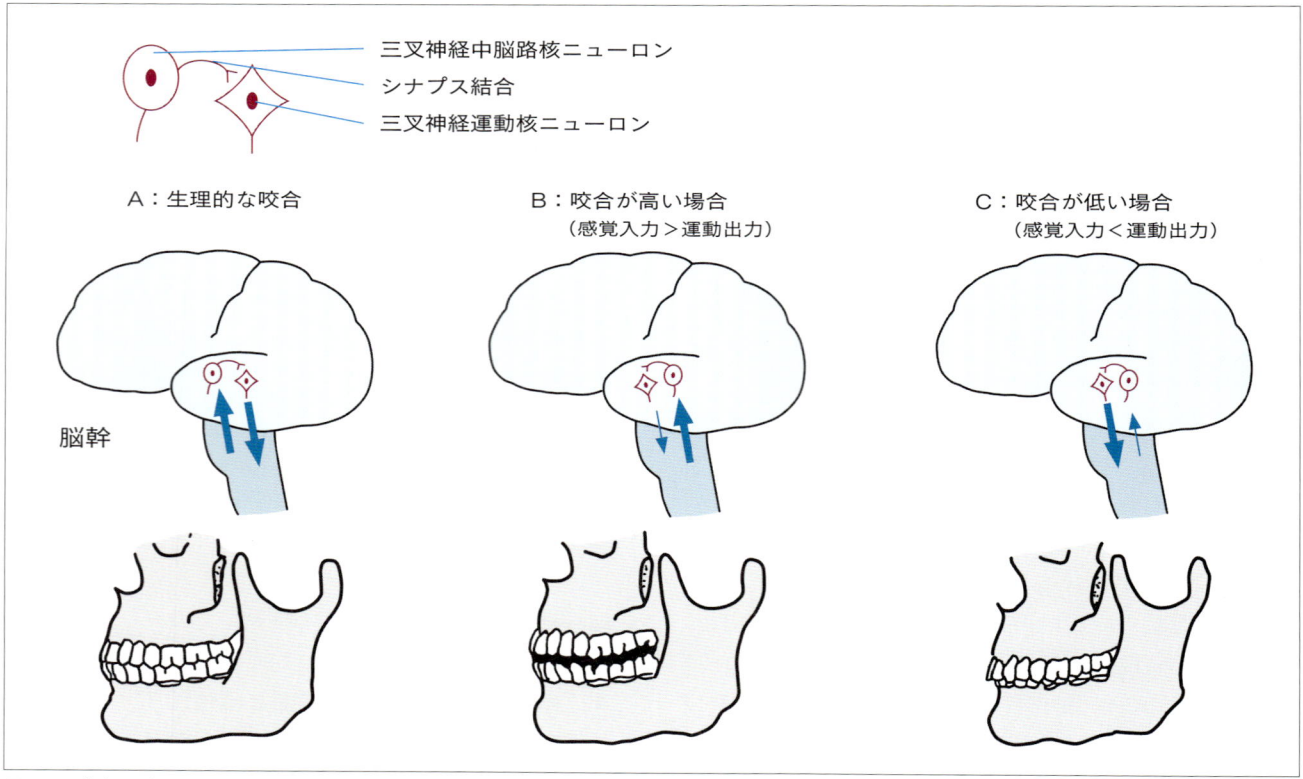

図7 咬合の高さと脳の感覚入力・運動出力の関係。◉：三叉神経中脳路核ニューロン、⌒：シナプス、◇：三叉神経運動核ニューロン（咬筋運動ニューロン）、↑：GIa線維活動（筋紡錘の伸張）、↓：α-運動線維活動。

IV 筋感覚

1．筋感覚

咀嚼する際、閉口筋の筋紡錘由来の三叉神経中脳路核ニューロンは、開口相のみならず閉口筋が収縮する閉口相でもスパイク発射活動を示す。咀嚼中は食物が上下の歯の間にあるため、それが抵抗となって下顎の閉じる状態が減り、食物がないときと比べて閉口筋が引き伸ばされ、筋紡錘からの求心性神経の活動は増える。このように閉口筋筋紡錘からも食物の硬さの情報が中枢に伝わる。

麻酔したウサギで、咀嚼野電気刺激で誘発されたリズミカルな運動中に、ポリウレタンの小片を噛ませたときの咬筋活動の増大効果は、上顎神経と下顎神経を局所麻酔しても減弱するが残っている。ウサギの中脳路核をあらかじめ破壊すると、ポリウレタンの小片を噛ませても咬筋活動の増大効果は見られない。つまり閉口筋の感覚情報も咀嚼時の閉口筋活動を増大させる固有反射として役立っていると考えられる[8〜10]。したがって、総義歯の際の咬合採得は筋紡錘の長さを決定し、咬合の高さと脳への感覚入力の運動出力の関係を生理的な正常なときの咬合にあわせているのである（図7）。

参考文献

1. Henning H. Die Qualitatenreihe des Geshmacks. Z Phsychol 1916 ; 74 : 203-219.
2. Pfaffmann C. The sense of taste. In : Handbook of Physiology (Magoun HWed.). Washington DC : American Physiological Society 1959, 507-534.
3. Murray RG. The mammalian taste but type III cell : a critical analysis. J Ultrastruct Mol Struct Res 1986 ; 95 : 175-188.
4. 佐藤昌康，小川尚（編）．最新味覚の科学．東京：朝倉書店，1997．
5. 森本俊文，山田好秋（編）．基礎歯科生理学．東京：医歯薬出版，2008．
6. 和泉博之執筆代表者．ビジュアル口腔生理学．東京：学建書院，2008．
7. Sato T, Miyamoto T, Okada Y. Comparison of gustatory transduction mechanism in vertebrate taste cells. Zool Sci 1994 ; 11 : 767-780.
8. Hidaka O et al. Regulation of masticatory force during cortically induced rhythmic jaw movements in the anesthetized rabbit. J Neurophysiol 1997 ; 77 : 3168-3179.
9. Inoue T et al. Modification of masticatory behavior after trigeminal deafferentation in the rabbit. Exp Brain Res 1989 ; 74 : 579-591.
10. Morimoto T et al. Sensory component focelitating jaw-closing muscle activation in the rabbit. Exp Brain Res 1989 ; 76 : 424-440.

2）眼のしくみ

東京歯科大学水道橋病院眼科*
東京歯科大学水道橋病院眼科教授**
吉野真未[*]、ビッセン宮島弘子[**]

I　はじめに

　眼は外界からの情報の取り入れ口であり、われわれの日常生活は視覚情報に80％以上が依存しているといわれている。視覚の障害や損失は日常生活にとって重大である。また、眼は容貌の中心でもあり、「明眸皓歯」ともいわれ、澄んだひとみと白い歯は美人の形容にいわれ、コミュニケーションを取るうえでも重要な役割を果たす。

II　目のしくみ

　眼は、眼球と視神経から成り立ち、さらに眼球付属器と呼ばれる眼瞼、結膜、眼筋、涙器、眉毛と眼窩が加わって視覚器を構成している。
　眼球は約24mm、重さ8gのほぼ球体で、左右の眼窩の中に入っていて、視神経によって脳とつながっている。

III　眼球の構造（図1）

1．角膜（図2）

　角膜は強膜とともに眼球壁を構成して、眼球の形を保ち保護している。血管のない透明な組織で、外から眼球内に入った光線を屈折させて、眼内に光を送る。外側の涙と内側の房水などによって代謝が維持されている。組織学的に上皮、ボーマン膜、実質、デスメ膜、内皮の5層からなる。

2．強膜

　眼球の一番外側を覆っている白く不透明な硬い膜である。角膜とは連続した組織で、厚さは約1mmであるが、外眼筋の付着部と赤道部では薄い。

3．ぶどう膜

　ぶどう膜は虹彩、毛様体、脈絡膜の3つからなる。色素と血管に富んだ組織で、瞳孔以外から光が入ってくるのを防ぎ、眼内に栄養を供給する。

（1）虹彩

　角膜を通して外から茶色に見える（日本人の多くの場合）茶目の部分で、その中心に瞳孔がある。虹彩にある2つの筋肉のはたらきによって瞳孔の大きさを調節し、外から眼球内に入る光の量を加減している。

（2）毛様体

　虹彩から続いている組織で、血管と筋肉に富んでいる。毛様体筋という筋肉が収縮弛緩することによって、チン小帯を通じて水晶体の厚さを変え、ピント合わせ（調節）を行っている。毛様体は角膜と水晶体の栄養に必要な房水の産生にもかかわっている。

（3）脈絡膜

　強膜と網膜に挟まれた膜で、血管と色素に富んだ組織。その血管を通して網膜や眼球内に栄養を補給する。色素のために黒く、瞳孔以外から余分な光が眼球内に入らないよう防ぐはたらきもしている。

4．網膜

　組織学的には10層からなる（図3a）。網膜には2種類の視細胞（錐体と杆体）があり、異なったはたらきにより非常に広い範囲の明るさのもとで視覚が成立する。網膜に光が当たると化学反応が起こって光のエネルギーを電気的なエネルギーに変化させ、脳に伝える。眼底における視神経の部分を視神経乳頭という。その耳側にある円形の部分が黄斑で、その中心が中心窩であり、ここが健常眼の固視点、つまりものを見るときにもっとも重要な部分である（図3b）。

2）眼のしくみ

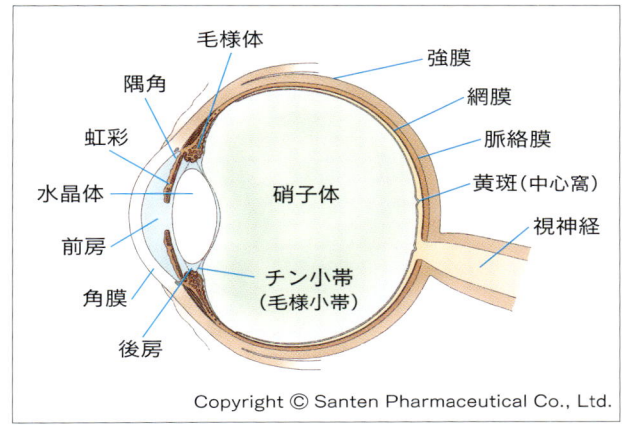

図1　眼球の構造。

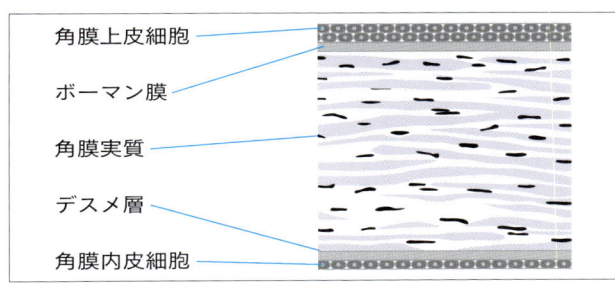

図2　角膜の構造。

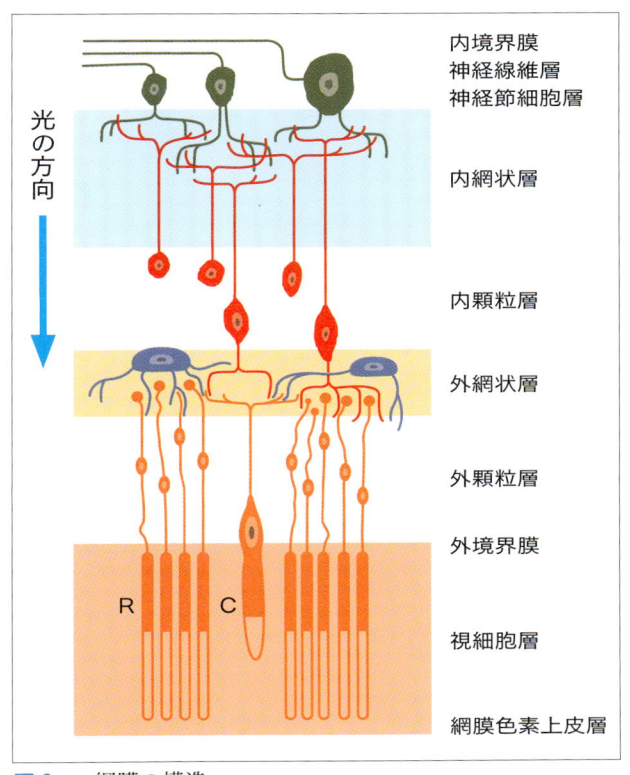

図3a　網膜の構造。

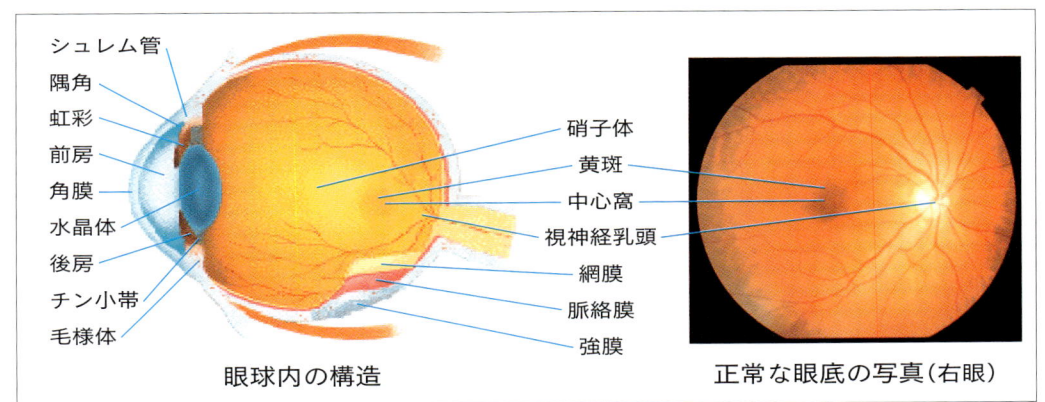

図3b　眼球内の構造と眼底写真。

5．水晶体

　水晶体は両凸レンズの形をしていて、毛様体筋によって厚さを変え、網膜に映る像のピントを合わせるはたらきをする。水晶体は透明で、血管がなく、房水から栄養を供給されている。水晶体の成分は水分66％、タンパク質33％、ミネラル1％で構成されている。加齢により水分は減少し、総タンパク質は増加する。水晶体の混濁が白内障である。

　水晶体はチン小帯によって毛様体から吊られている。チン小帯は、毛様体から水晶体赤道部に向かう多数の細い透明な繊維である。毛様体筋のミュラー筋が収縮するとチン小帯は弛緩して、水晶体は厚みを増す。これを調節という。

6．硝子体

　眼球内容の大部分を占める透明なゲル様組織である。眼球の形と弾性を維持し、水晶体で屈折された光線を網膜まで通過させる。

7．隅角と房水（図4）

　隅角は、角膜、強膜、ぶどう膜の連絡部分で、解剖学的にはデスメ膜の終わりであるシュワルベ線から虹彩根部までをいう。角膜と水晶体の間を眼房といい、前房と後房がある。前房および後房は房水で満たされている。房水は毛様体で産生され眼房内を循環し、無血管組織である水晶体および角膜に栄養を与え、眼球内の圧力（眼圧）の維持調整をする。房水は隅角の繊維柱帯を通って眼球外へ排出される。

4 感覚器官の作用機序

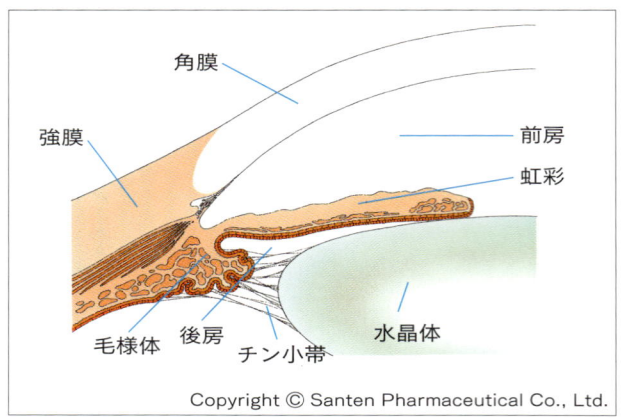

図4　隅角。

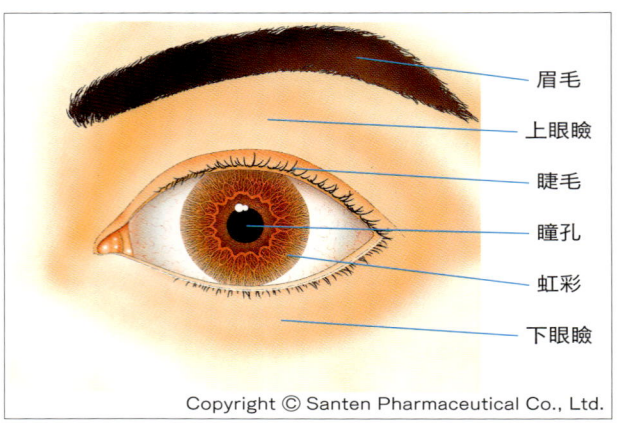

図5　眼球付属器。

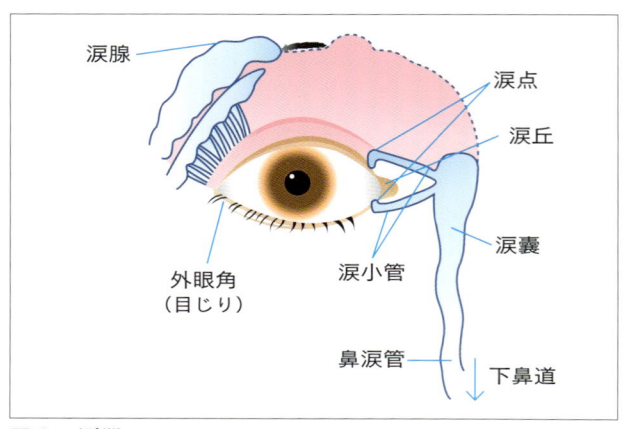

図6　涙器。

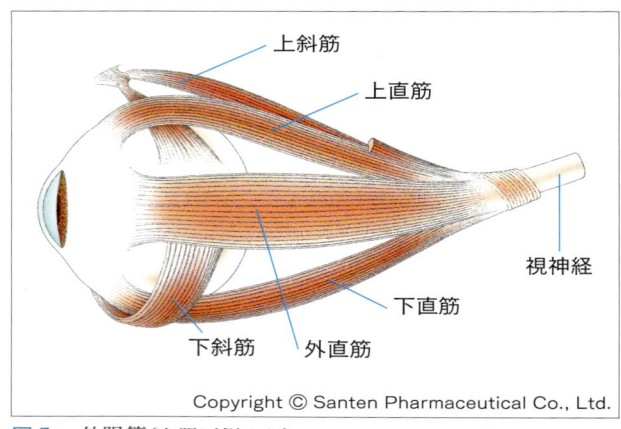

図7　外眼筋(左眼耳側より)。

8．視神経

　視神経は直径3mm、長さ35〜50mmで、中枢神経の白質に相当する。網膜内の視神経繊維は乳頭に収束し、篩状板を通過した後に、視神経繊維は有髄化し、視神経となる。

Ⅳ　眼球付属器(図5)

1．眼瞼、眼瞼付属器

　上眼瞼(上まぶた)と下眼瞼(下まぶた)からなり、眼球を保護するとともに、まばたきによって角膜の表面を涙で潤すはたらきをしている。まぶたの縁に生えている睫毛は、その根元に知覚神経があるため刺激に敏感で、異物が触れると眼瞼を閉じて、目に入るのを防ぐ。眉毛は、顔から流れてくる汗が目に入るのを防ぐ。

2．涙器(図6)

　涙液を産生する涙腺と、排泄に関係する涙道からなる。涙液は角膜と結膜の表面を潤し、鼻側に流れ、内眼角付近にある涙湖にたまる。上下の涙点から、涙小管を通って涙嚢に入る。涙嚢からは鼻涙管を経て下鼻道に流れ出る。

3．結膜

　眼球の表面と、眼瞼の裏側を覆っている薄い膜。杯細胞から粘液を分泌し、副涙腺から涙液を分泌して眼球の表面をつねに潤している。

4．眼筋(図7)

　眼筋には眼球の外側にある外眼筋と、眼球内にある内眼筋がある。外眼筋は眼球運動を、内眼筋は瞳孔運動と調節を行う。

5．眼窩

　骨に囲まれた腔で、脂肪組織が多く、眼球・視神経などを外力から保護している。

Ⅴ　ものを見るしくみ＝視覚路

　眼に外から入ってくる光は角膜で屈折される。ついで瞳孔を通過し、水晶体でさらに屈折されて硝子体に入り、網膜の視細胞を刺激する。網膜の視細胞からに神経要素は神経節細胞に達する(第1ノイロン)。

2) 眼のしくみ

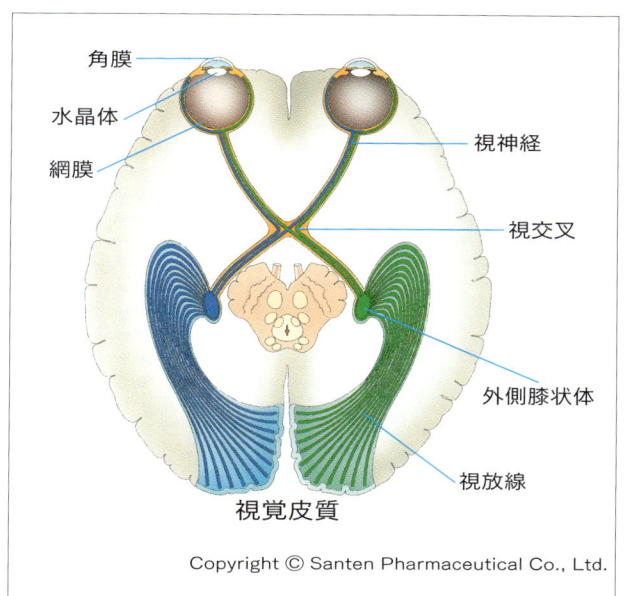

図8 視覚路。

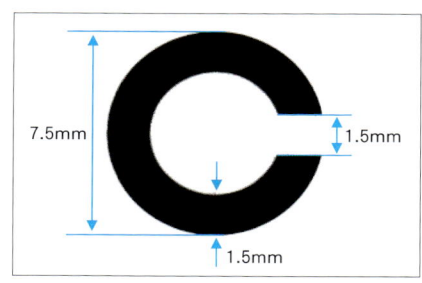

図9 ランドルト環。

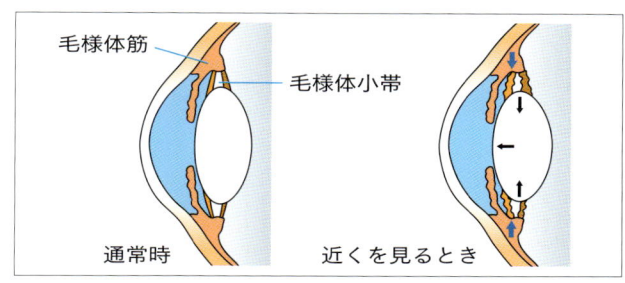

図10 屈折と調節。

神経節細胞からでた神経線維は集まって視神経となり、眼球から出た左右の視神経は頭蓋骨に入り、すぐ視交叉（視神経交叉）に達する。視交叉では、左右の視神経線維のうち、耳側の繊維はそのまま同側にいく。鼻側の繊維はそれぞれ反対側にいくという半交叉を行い、再び左右に分かれて視索となり、外側膝状体という中継地点に達する（第2ノイロン）。ここでニューロンを替え、視放線を形成し大脳後頭葉の視覚中枢（area17）あるいは第2視中枢に達し、初めて視覚が生まれる（第3ノイロン）。この視覚伝達の経路を視覚路という（図8）。

VI ものを見る機能

1．視力

視力とは空間における物体の存在や形状を認識する能力をいう。視力は2点が分離して見分けることのできる最小角の逆数であらわす。視角1分は視力1.0に相当する。直径7.5mm、太さ1.5mmの黒色の環に、1.5mmの切れ目をもつランドルト環が基本である（図9）。5mの距離からこのランドルト環の切れ目を見ると視角1分となり、これを見分けることのできる視力を1.0とする。

2．視野

眼を動かさない状態でも見える範囲をいう。視野は網膜から視中枢に至る視路の機能の反映であり、視路のどこかに障害があれば、その障害部位に応じた特徴的な異常が認められる。正常視野の広さは、外側100°、下方70°、内方および上方60°である。

中心から15°外側に、マリオット盲点という直径5°の円形の視野欠損がある。眼底の視神経乳頭の部分に相当し、感度はゼロである。

3．色覚

可視光線の範囲で、色を感じる機能である。視細胞のうち、錐体が関与するため、明るいところで視野の中心部を使って見るときに感度がよい。

4．光覚

光を感じ、その強さを識別する機能である。明所視では錐体が、暗所視では杆体がはたらくため、明るいところでは視野の中心部がはっきり見え、色を感ずる。暗い所では視野の周辺部が比較的よく見え、色は感じないで明るいか暗いかがわかる。明所から暗所に入ると初めはよく見えないが、徐々に見えてくる。これを暗順応という。暗所から明所に移動すると、羞明により一時的に見えにくいが、すぐに見えてくる。これを明順応という。

5．屈折

眼に入ってきた光線は、角膜で強く屈折され、水晶体でさらに屈折され、硝子体ではわずかに拡散して網膜に結像する。この機能を眼の屈折という。

6．調節（図10）

毛様体のはたらきで水晶体の厚さを変え、水晶体の屈折率を変化させて、網膜に明瞭な像を結ぶ機能をいう。毛様体筋の輪状筋（ミュラー筋）が収縮する

と、チン小帯が弛緩し、水晶体は弾性によって厚くなる。つまり屈折力が増大する。輪状筋が弛緩すると、チン小帯は緊張し水晶体は引っ張られて厚みを減じ、屈折力は減少する。水晶体の弾性は年齢とともに減退し、毛様体筋も衰えるため調節力が低下し、これが著しくなる現象が老視である。

7．両眼視

　左右眼から入ってきた像を統合して、遠近感や立体感を感じる機能である。
同時視(左右の像を同時に重ねて見る機能)、融像(左右眼の像を1つに統合し、1つの像として認知する機能)、立体視(左右の眼の位置のずれはわずかな視差を生じる。その像を融像することで物を立体的に感じる機能)からなる。

8．輻湊・開散

　両眼視を維持するために、両眼の注視線を眼前の一点に向かせる機能である。輻湊状態から遠方視のために、両眼注視線を外側に開く機能は開散と呼ばれる。近方視するとき、輻湊とともに調節と縮瞳が同時に起きる。この3反応を近見反応という。

9．眼球運動

　眼球運動は外眼筋の収縮によって起こる。単眼での運動と両眼での運動がある。

参考文献

1．丸尾敏夫他(編)．眼科学．東京：文光堂，2002．
2．丸尾敏夫．エッセンシャル眼科学．東京：医歯薬出版，1999．
3．北原健二(監訳)．スパルトン臨床眼科学カラーアトラス原著第3版．東京：エルゼビアジャパン，2006．

3）耳・鼻のしくみ

日本歯科大学新潟生命歯学部耳鼻咽喉科教授
五十嵐文雄

耳 の し く み

I　耳の解剖

1．外耳・中耳（図1）

外耳は耳介と外耳道に分けられる。耳介は軟骨板を支えとする皮膚の板状突起である。外耳道は外耳道孔から鼓膜までの湾曲した管で、皮下は外側約1/2は軟骨、内側約1/2は骨よりなる。

中耳は鼓膜、鼓室、耳小骨、耳管、乳突蜂巣よりなる。

（1）鼓膜　外耳道に対して斜めに張る半透明膜で、中央が内方に凹み漏斗状をなしている。長径約9mm、短径約8mm、厚さ約0.9mmである。鼓膜は3層よりなる。外耳道から連続する外側は重層扁平上皮、内側は単層扁平上皮で中耳粘膜の一部をなし、両者の中間に結合組織からなる中間層がある。

（2）鼓室　粘膜に被われた空洞で、外側は鼓膜により外耳道と境され、内側は内耳壁、前方は耳管により上咽頭に、後上方は乳突洞に連なる。鼓室内には鼓膜側から内耳側へ3つの耳小骨（ツチ骨、キヌタ骨、アブミ骨）が連結している。ツチ骨には鼓膜張筋、アブミ骨にはアブミ骨筋が付着している。

（3）耳管　鼓室と上咽頭とを連絡する管腔である。通常は閉鎖しており、嚥下時に開いて中耳内の圧と外気圧との平衡を保つ。

（4）乳突蜂巣　乳突洞から乳様突起内に放射状の含気蜂巣が広がっており、これを乳突蜂巣という。乳幼児期における中耳の炎症により乳突蜂巣の発育は抑制される。

2．内耳（図2）

内耳は骨迷路に包まれて側頭骨岩様部に埋まっている。蝸牛、前庭器、三半規管よりなり、互いに交通し外リンパ液で満たされ、その中に膜迷路がある。膜迷路内は内リンパ液で満たされている。前庭窓（卵円窓）、蝸牛窓（正円窓）により鼓室と境される。前庭窓にはアブミ骨がはまっている。

（1）蝸牛（図3）　蝸牛はカタツムリの殻状でヒトでは2.5回転し、内部は蝸牛管、前庭階、鼓室階に分かれる。蝸牛管内は内リンパ液で満たされ、前庭階、鼓室階は外リンパ液で満たされている。

蝸牛管はライスネル膜で前庭階と、基底板で鼓室階と区分され、この基底板上にラセン器（コルチ器）がのっている。ラセン器内には、感覚細胞である1列の内有毛細胞と3ないし4列の外有毛細胞が並び、これらに蝸牛神経が連なる。

前庭階は前庭の外リンパと連絡し、アブミ骨がはまっている前庭窓につながる。鼓室階は前庭階とは蝸牛頂の小孔で交通しており、蝸牛窓に至る。

（2）前庭器（耳石器）（図4）　迷路の中央にあり、卵形嚢と球形嚢の2つの膜迷路よりなる。これらの嚢壁の一部にはそれぞれ卵形嚢斑、球形嚢斑と呼ばれる構造がある。ここには表面に炭酸カルシウムの結晶である平衡砂（耳石）の層をもつ粘性、糊状の平衡砂膜（耳石膜）があり、この中に感覚細胞の先端である感覚毛が入り込んでいる。感覚細胞には前庭神経が連なる。正常頭位で卵形嚢斑は水平面、球形嚢斑は垂直面にあり、ほぼ直角の位置関係にある。卵形嚢斑と球形嚢斑を合わせて平衡斑とも称する。

3）耳・鼻のしくみ

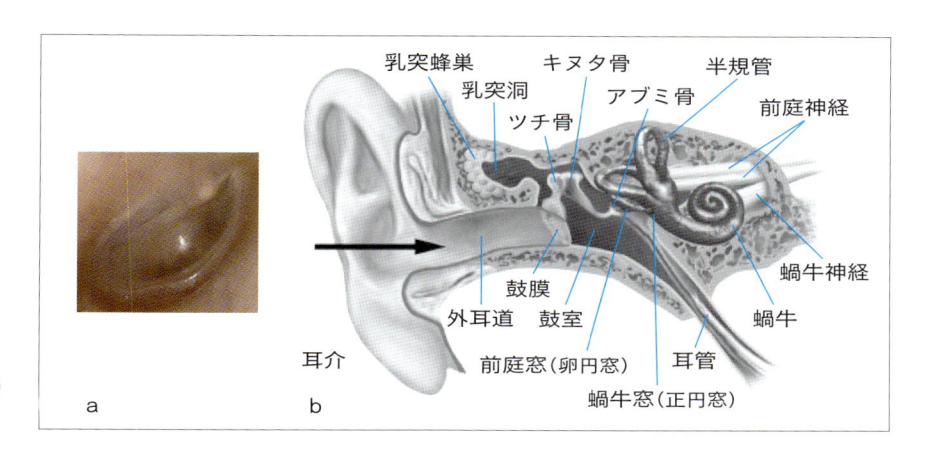

図1 外耳・中耳。a. 外耳道方向（矢印）から見た右鼓膜。b. 耳の構造。

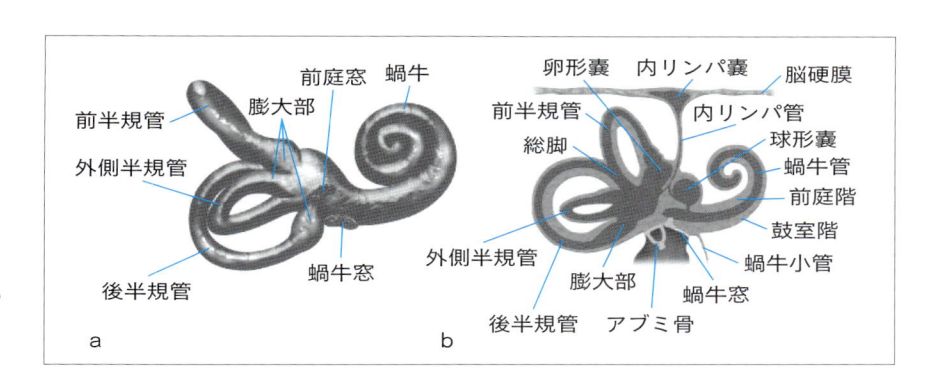

図2 内耳。a. 骨迷路。b. 膜迷路。

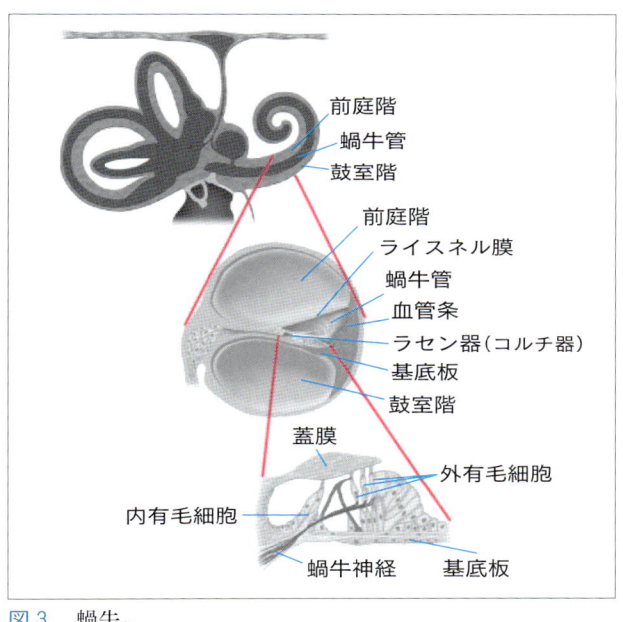

図3 蝸牛。

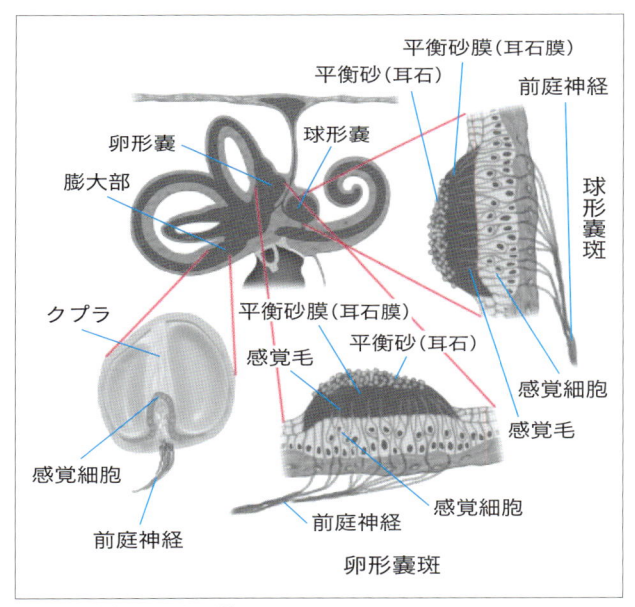

図4 前庭器・半規管。

（3）半規管（図4）　前庭器の後方にある半円状の管で、外殻の骨半規管内に膜半規管がある。前半規管、後半規管、外側半規管よりなり、前半規管、後半規管は垂直半規管、外側半規管は水平半規管とも呼ばれる。各半規管を含む面は互いに直角に交わる。各半規管の一端は膨大部があり、この中の膨大部稜の表面には感覚細胞である有毛細胞が並び、感覚毛の先端は粘性、糊状のクプラに入り込んでいる。前庭器同様、感覚細胞には前庭神経が連なる。前庭神経と蝸牛神経を合わせて聴神経とも称する。

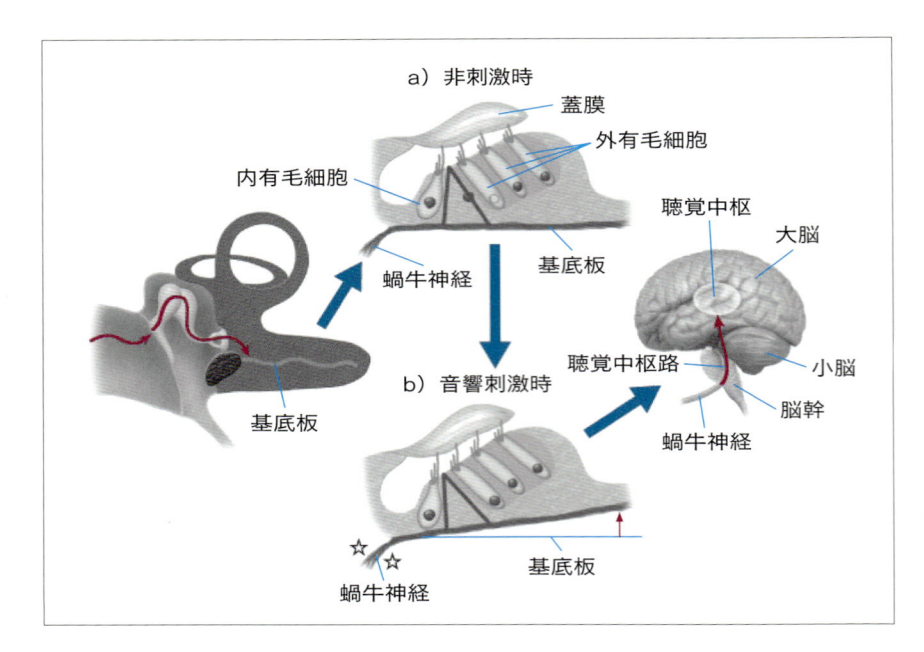

図5 音の伝わり方。外界より伝わった音響による機械的エネルギーが内耳で電気的エネルギーに変換され聴覚中枢に達する。

II 耳の機能

耳には聴覚と平衡覚の2つの機能がある。

1．聴覚(図5)

外界に生じた音波は、外耳→中耳→内耳→聴神経と伝わり中枢に達し、音として認識される。

(1) **外耳** 耳介は方向感覚に役立つ程度である。外耳道は共鳴腔としての機能があり、特定の周波数を増幅することができる。

(2) **中耳** 外耳道からの音響による機械的エネルギーは鼓膜を振動させ耳小骨に伝わり、アブミ骨底の振動となる。鼓膜、耳小骨は効率のよい音響伝達器である。ツチ骨からキヌタ骨に振動が伝わる際にはテコ作用により約1.3倍の音圧増強作用がある。また、鼓膜はアブミ骨底に比して約17倍の面積があり、広い面積でとらえた音響エネルギーを1点に集中することにより音圧を増強する。デシベルに換算すると、テコ作用により2.5dB、面積比で25dB、合計約27.5dBの音圧増強作用があるといわれている。

鼓膜張筋、アブミ骨筋は強大音が入ると反射的に収縮して鼓膜と耳小骨の振動を抑制し、内耳に強い振動が伝わるのを防ぐ。

(3) **内耳** アブミ骨底に伝えられた音響エネルギーは前庭窓から内耳の外リンパ液に伝えられ、蝸牛管の基底板が振動する。この基底板の振動によりコルチ器の感覚細胞の聴毛と蓋膜の間に「ズレ」が生じ感覚細胞の興奮を引き起こす。この感覚細胞の興奮により音響による機械的エネルギーが電気的エネルギーに変換され、蝸牛神経、聴覚中枢路と伝わり、大脳皮質にある聴覚中枢に達する。

2．平衡覚

平衡覚は内耳前庭系(前庭器と三半規管)、視覚系、深部知覚系の3系により保持され、小脳と脳幹がこの各系を調整している。

(1) **前庭器** 卵形嚢、球形嚢の平衡斑はそれぞれ水平面、垂直面に位置しており、それぞれの面に平行に直線加速度が加わると、平衡斑上の平衡砂と平衡砂膜が慣性によってずれることで感覚毛を屈曲させ、感覚細胞の興奮を引き起こす。すなわち、卵形嚢は水平方向の、球形嚢は垂直方向の加速度を感知する。

(2) **半規管** 三半規管は角加速度を感知する。回転刺激によって生じた内リンパ液の流れがクプラを屈曲させ、感覚細胞の興奮を引き起こす。各半規管を含む面が互いに直角に交わるため、空間における三次元のいずれの面に対する角加速度にも対応できる。

(3) **前庭反射** 前庭器、三半規管は空間における位置感覚を認識するための末梢受容器であり、重力などの直線加速度や遠心力を感受し、眼筋、体幹、四肢などの緊張ならびに位置の感覚に影響を及ぼし、中枢機構の関与によって身体の平衡保持や、運動を円滑にする役割を果たしている。前庭器、三半規管が関与する平衡反射には、前庭眼反射、前庭脊髄反射、前庭自律神経反射がある。

顎関節症では耳痛以外にも、めまい、耳鳴、耳閉塞感などの耳症状をともなうことがあり、古くからコステン症候群として知られている。また、顎関節症の治療により耳症状が軽快した症例も報告されている[1,2]。

鼻のしくみ

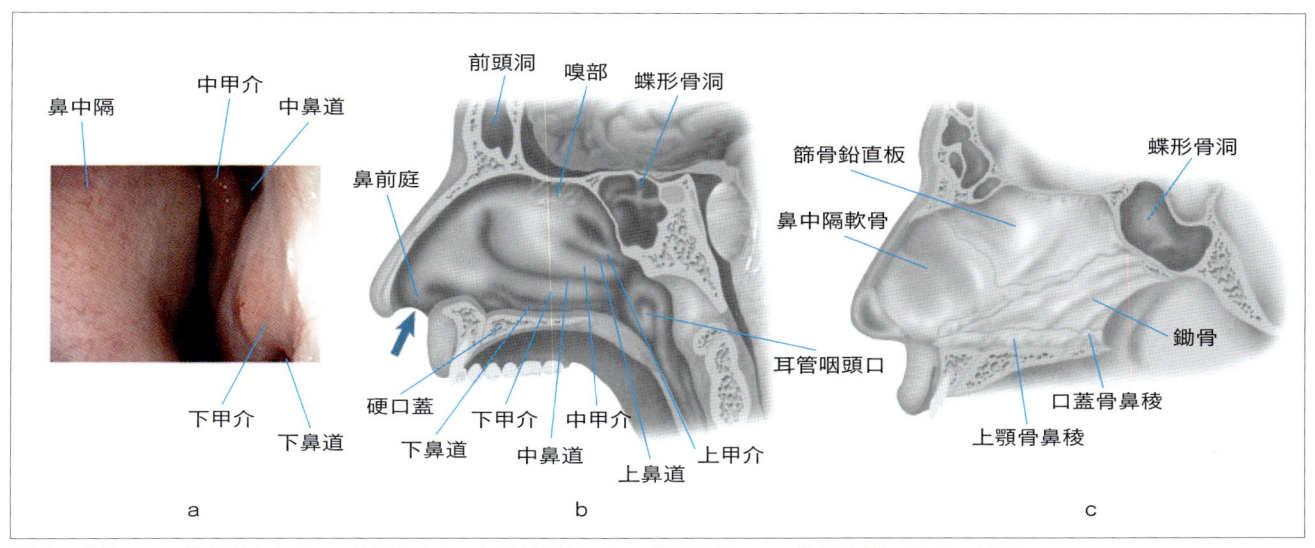

図6 鼻腔。a. 前鼻孔から（bの矢印方向）の内視鏡所見、b. 鼻腔外側、c. 鼻腔内側の軟骨、骨面。

I 鼻の解剖

1．外鼻・鼻腔（図6）

外鼻は顔面中央に三角錐状に突出した部分である。上方1/3は鼻骨からなる骨性の部分で、下方2/3は鼻軟骨からなる軟骨性の部分である。

鼻腔は鼻中隔によって左右の腔に分かれる。前端部を外鼻孔、後端部を後鼻孔といい、ここから上咽頭に通じる。

（1）**鼻前庭**　皮膚で覆われた鼻腔入口部で、鼻毛が存在する。

（2）**鼻腔上壁（鼻腔天蓋）**　鼻腔の天井にあたる部分で、篩板で頭蓋腔と境をなす。ここには嗅細胞が分布し、嗅部を形成している。嗅細胞より伸びる嗅神経が多数集まり嗅糸となり、篩板の細孔を通って直接嗅覚の第一次中枢である嗅球に入る。

（3）**鼻腔下壁**　鼻腔底部であり、前方2/3は上顎骨の口蓋突起、後方1/3は口蓋骨の口蓋板からなり、その後方は軟口蓋に続く。

（4）**鼻腔外側壁**　骨性の突出である上、中、下甲介と、それぞれの間に上、中、下鼻道がある。鼻甲介を覆う粘膜は厚く血管叢を有し、表層には多くの分泌腺が分布する。

（5）**鼻腔内側（鼻中隔）**　左右鼻腔の隔壁をなす。鼻中隔軟骨、篩骨垂直板、鋤骨などの軟骨と骨から構成されており、表面は粘膜で覆われている。

2．副鼻腔（図7）

鼻腔周囲の骨内にある空洞で、上顎洞、篩骨蜂巣、前頭洞、蝶形骨洞からなる。生下時は未発達であるが成長とともに含気化が進み、思春期には完成する。各副鼻腔は必ず鼻腔に開口し、洞内壁を覆う粘膜は鼻腔粘膜に続いている。

（1）**上顎洞**　最大の副鼻腔で、左右に1個ある。洞の上壁は眼窩底に、下壁は上顎骨歯槽突起に接している。開口部は中鼻道にある。

歯根端と上顎洞底の距離は臼歯部では5mm前後と推定される[3]。上顎にインプラントを行う際、上顎骨穿孔による上顎洞炎、インプラント体の上顎洞内迷入などの合併症を防ぐため、各種手術法が工夫されている[4]。

（2）**篩骨蜂巣**　薄い隔壁により小腔に分かれる。前部篩骨蜂巣は中鼻道に、後部篩骨蜂巣は上鼻道に開口部がある。洞の上壁は篩板を介して頭蓋腔と、側壁は紙状板を介して眼窩と接している。

（3）**前頭洞**　薄い隔壁で左右に分かれる。眼窩の上壁を底面とし、前壁は前頭骨、後壁は前頭蓋窩底に接する。

（4）**蝶形骨洞**　副鼻腔の中でもっとも奥にあり、上壁はトルコ鞍、上壁の後外側は視神経管、側壁は後部篩骨蜂巣に接している。

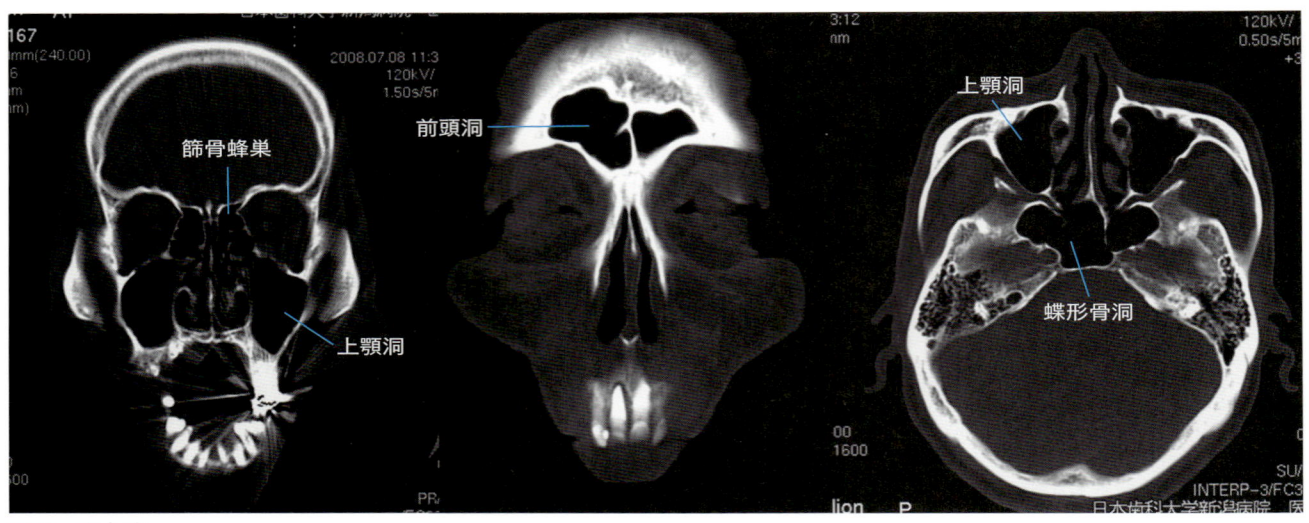

図7 副鼻腔。

II 鼻の機能

鼻には呼吸、嗅覚、共鳴に関する機能がある。副鼻腔の機能はいまだ不明である。

1．呼吸

鼻腔は気道の入口であり出口である。吸気が鼻腔を通る間に血管叢、腺組織をもつ鼻甲介などにより、加温、加湿、除塵作用が営まれ、下気道を保護する。外界の気温、湿度に応じて鼻甲介は膨張、収縮し、上記作用を調節する。除塵作用は鼻腔の大部分を占める線毛細胞の線毛運動で行われ、分泌物や粘膜上の異物は上咽頭に運ばれる。

呼吸作用が障害され鼻閉塞が生じると口呼吸を余儀なくされ、種々の口腔病変が惹起される。口腔乾燥症、口内炎、歯周炎などである。幼小児では、硬口蓋の弓隆化、歯列の不整が生じる。また上気道狭窄を引き起こし、いびき症、閉塞型睡眠時無呼吸症候群の原因ともなる。

2．嗅覚

空気中のにおいの分子(嗅素)が鼻腔上壁の嗅部に到達すると嗅細胞で受容される。嗅細胞の興奮は嗅神経から嗅球に入り、嗅覚伝導路を伝わり嗅覚中枢に到達する。嗅覚が正常に機能するためには、嗅部に嗅素が到達すること、嗅細胞および嗅覚伝導路の活動が正常であることが必要である。

3．共鳴

口腔、咽頭とともに共鳴腔としてはたらく。鼻腔の共鳴が障害されると、閉塞性鼻声や開放性鼻声となる。

参考文献

1．Costen JB. A syndrome of ear and sinus symptoms dependent upon disturbed function of the temporomandibular joint. Ann Otol Rhinol Laryngol 1934；43：1 - 15.
2．Wright EF, et al. Tinnitus improvement through TMD therapy. JADA 1997；128：1424 - 1432.
3．上條雍彦．上顎洞の位置関係と炎症(上顎洞炎)の関係．図説口腔解剖学1．東京：アナトーム社，1988：207 - 216.
4．又賀　泉．サイナスリフトの移植材料．瀬戸皖一ほか(編)．一般臨床家，口腔外科医のための口腔外科ハンドマニュアル'08．別冊 the Quintessence 口腔外科 Year Book．東京：クインテッセンス出版，2008；45 - 55.

4）皮膚のしくみ

東京慈恵会医科大学附属第三病院皮膚科教授
上出良一

I　はじめに

　皮膚は身体の最外層にあって、体外環境と体内環境の境目で身体の恒常性維持のための構造と機能をもつ臓器である。外界からは多種多様の物理的、化学的、生物的刺激が皮膚に作用するため、皮膚はそれに対応する防御機能をもつ。一方、体内の生理的環境に異常が生じれば、皮膚はその影響を受け、病的状態にもなりうる（図1）。

　成人の体表面積は約1.6m^{2}で畳約1枚分、重量は3kg弱（脂肪織は除く）である。粘膜も体外環境に接しているが、分泌機能が発達しており、部位により機能が異なる。通常、外表から肉眼で観察できる粘膜として口唇、口腔、外陰部がある。皮膚は表面から表皮、真皮、皮下組織の3層構造からなっている（図2）。

II　表皮

1．角化細胞

　表皮は大部分が角化細胞で占められ、そのほか少数の色素細胞（メラノサイト）（図3）、ランゲルハンス細胞（図4）が混在している。身体の表面を覆う被覆表皮以外に、毛髪を入れた毛包脂腺系や汗腺、爪なども角化細胞が特異な変化を遂げたものであり、これらの構造は皮膚付属器と呼ばれ、その表皮は付属器表皮と呼ばれる。

（1）被覆表皮

　角化細胞は最終的に「垢」になって落ちるケラチンという固い線維性タンパクを作る細胞で、最下層の基底細胞が分裂し、約2週間をかけて扁平化しつつ表面へ移動し、有棘層、顆粒層と分化成熟する。表皮の角化細胞同士はデスモソームという接着構造により接着しており、その構成タンパクとしてデスモグレイン、デスモコリンなどのタンパクがある。H&E染色ではこれが細胞間の棘として見られ、有棘層の名の由来となっている。なお、表皮と真皮の境界部には基底細胞が産生するヘミデスモソームがあり、基底細胞と真皮を接着している。

　顆粒層は2〜数層あり、ケラトヒアリン顆粒を有する。顆粒層から角層へ移行する際に、細胞は突然

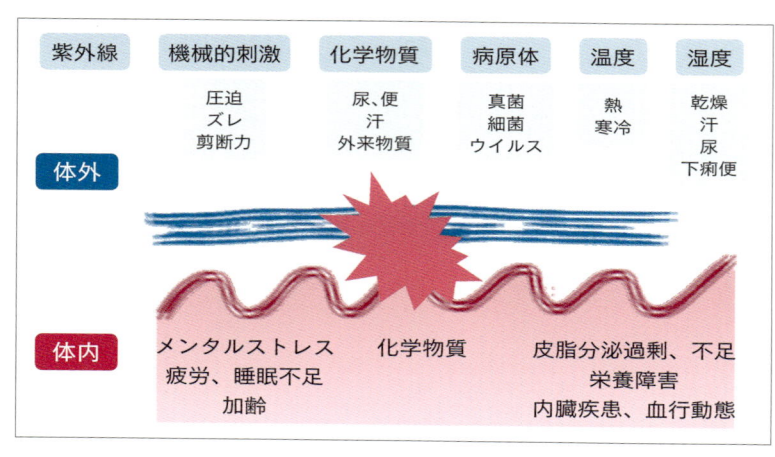

図1　身体内外からの皮膚障害因子。

4）皮膚のしくみ

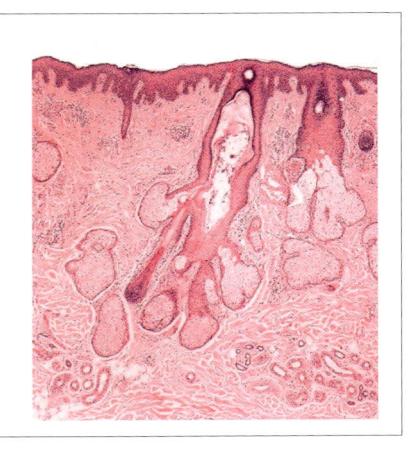

図2　皮膚の組織学的構造（H&E染色）。

・表皮
　- 角化細胞（ケラチノサイト）
　　・角層
　　・顆粒層
　　・有棘層
　　・基底層
　- 色素細胞（メラノサイト）
　- ランゲルハンス細胞
・真皮
　- 線維芽細胞
　- 膠原線維
　- 弾性線維
　- 基質
　- 血管、リンパ管
　- 神経
　- 肥満細胞

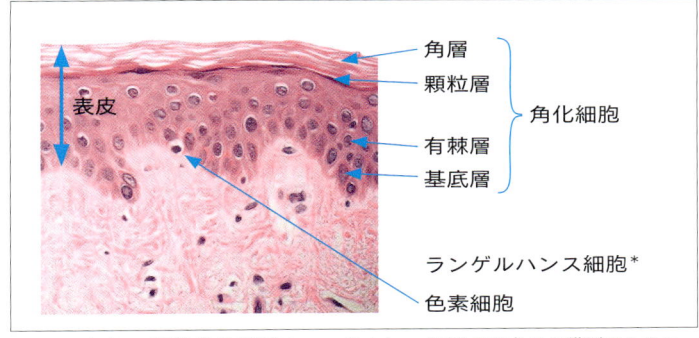

図3　表皮の組織学的構造（H&E染色）。＊H&E染色では識別できない。

図4　ランゲルハンス細胞。CD1a抗体による免疫染色。表皮内に存在し、樹枝状突起をもつ。

アポトーシスというプログラムされた一種の細胞死を迎え角層となる。さらに約2週間して剥離脱落するが、それが「垢」である。すなわち角化細胞は合計1か月強のターンオーバータイムで新陳代謝して入れ替わっている。このような角化細胞の成熟分化を「角化」と呼ぶ。虎は死んで皮を残すというが、角化細胞はまさに死んで角層を残す。角層を構成する角層細胞は死んだ細胞であるが、それが皮膚の最大の機能である水分バリア機能を担っているのである。

顆粒層のケラトヒアリン顆粒を構成するプロフィラグリンは角層へ移行する際にタンパク分解酵素のはたらきで切断され、フィラグリンとなって細胞骨格を担っていたケラチン線維を凝集させて束ねる。フィラグリンは角層内でアミノ酸に分解され、Pyrrolidone Carbxylic Acidや遊離アミノ酸となり、水溶性で保湿作用をもつ天然保湿因子となる。

また、顆粒層から角層に移行する。いわば死ぬ寸前に顆粒層細胞内の層板顆粒（オドランド小体）が細胞間へ放出される。層板顆粒は脂質や酵素からなり、角質細胞間に分布し、ラメラ構造と呼ばれる脂質二重層を形成して角質細胞間脂質となる（図5）。この角質細胞間脂質が皮膚の水分保持の真の担い手

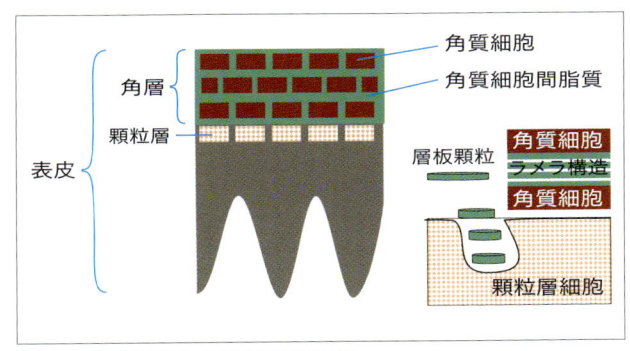

図5　角質細胞と角質細胞間脂質。

で、皮膚の水分バリア機能を維持する。角層がさまざまな刺激により障害されると水分バリア機能が侵され、皮膚に大きな異常をもたらす。角層の厚さは部位により大きく異なり、手掌、足底でもっとも厚いが、一般には20ミクロン程度である。

（2）皮膚付属器
①毛包脂腺系

毛包は毛を産生するが、毛包の最深部にある毛母細胞は、その中に陥入する間葉系細胞である毛乳頭の支配を受けており、毛は一定の周期（毛周期）で発育する。頭毛では数年間成長し（成長期）、その後2〜

3週間で退化し(退行期)、数か月とどまり(休止期)脱毛した後、再び成長期に入ることを繰り返す。頭髪は約10万本あり、1日に70～80本が生理的に脱毛する。

脂腺は毛包漏斗部に付着し、毛包内へ開口しているが、毛包がない口唇、外陰部粘膜などでは直接被覆表皮に開口している。脂腺細胞が増殖して1～数個の分葉を形成し、成熟すると細胞は崩壊して脂質が毛包から皮脂として排泄される。皮脂の構成成分はトリグリセリドが主体であるが、毛包内に常在するニキビ桿菌がもつリパーゼにより分解されて、遊離脂肪酸が多くなる。脂腺は男性ホルモン(アンドロゲン)の支配を受けており、思春期に活動が活発となって大量の皮脂を分泌するが、女性では更年期以降皮脂は減少する。生理的にも皮脂腺の発達している部位を脂漏部位といい、頭部、前額、鼻(いわゆるTゾーン)、胸骨部、肩甲間部、腋窩、外陰部などがこれに該当する。皮脂は汗腺から排泄される汗の水分と混ざり合い、皮脂膜となって皮表を覆う。皮脂膜は皮表の滑らかさを保つとともに、pH5.5～7の弱酸性であり、細菌や真菌などの病原体の増殖を妨げる。

②汗腺

汗腺はエクリン汗腺とアポクリン汗腺に分けられる。エクリン汗腺は全身に分布し、特に手掌、足底に発達している。エクリン汗はpH3.8～5.6で、発汗が続くと7.0に近づく。成分として無機成分はNa、Cl、Kを含み、尿素は血中の2倍、乳酸は血中の20倍、そのほかタンパク、免疫グロブリン(IgA)、サイトカイン(IL-1α)、増殖因子(EGF)などを含む。

アポクリン汗腺は腋窩、乳輪、外陰、肛囲など特定部位に分布して、毛包漏斗部の脂腺開口部のやや上部に開口し、アポクリン汗は毛包から分泌される。思春期以降活動が活発となる。アポクリン汗には糖タンパク、脂質が含まれ、皮表で細菌に分解されて臭いをもつようになる。

2．色素細胞(メラノサイト)

色素細胞は皮膚では表皮の基底層と毛母に分布し、皮膚以外では脳軟膜、脈絡膜、網膜色素上皮に存在する。樹枝状の突起をもつ細胞で、メラニン色素産生能をもつ。色素細胞は、細胞内小器官のメラノソーム内でチロジナーゼのはたらきでチロシンからメラニンを産生し、樹枝状突起(デンドライト)を介して周囲の角化細胞(基底細胞、有棘細胞)や毛にメラニンを供給する。垂直標本では基底細胞約10個について1個程度の密度で、1個で約36個の角化細胞にメラニン顆粒を供給するとされる。

メラニンは紫外線防御に重要な役割をもつ。紫外線やさまざまな炎症、ホルモンの影響によりメラニン産生能は亢進し、色素増強が起こる。色素細胞の分布密度は身体部位により大きく異なり、乳輪、外陰部などで多い。メラニン産生能や作られるメラニン顆粒の大きさは人種により大きく異なるが、分布密度に人種差はない。

色素性母斑(ほくろ)はメラノサイトが完全に成熟せず、表皮真皮境界部あるいは真皮内に留まった一種の先天奇形である。

3．ランゲルハンス細胞

表皮基底層上方の有棘層に散在し、樹枝状突起をもってネットワークを形成している細胞で、皮膚における抗原提示細胞として皮膚のT細胞依存性免疫機能を司っている。表皮内に侵入した抗原を捕獲して処理し、所属リンパ節へ遊走してTリンパ球に抗原提示を行うことで抗原特異的感作Tリンパ球が増殖し、次回抗原侵入時に特異免疫反応(アレルギー性接触皮膚炎)が惹起される。

アレルギー性接触皮膚炎の発症機序は以下のようである(図6)。

(1) 感作過程

①原因物質は通常、分子量1,000以下の単純化学物質である。それ自身では完全な抗原とはなり得ないため、ハプテンと呼ばれ、キャリアータンパク(主に表皮細胞の膜タンパク)と結合することにより感作能をもつ完全抗原となる。

②抗原が皮膚に吸収されると、表皮内にある一種のマクロファージであるランゲルハンス細胞に取り込まれ、所属リンパ節へと運ばれる。

③ランゲルハンス細胞はその細胞膜表面に主要組織適合性抗原(MHC)のクラスⅡ抗原(HLA-DR)を発現しており、抗原呈示細胞(Antigen Presenting Cell、APC)として、リンパ節内でT細胞にMHCとともに抗原情報を呈示する。この際、共刺激分子も関与して効率的に感作が生じる。

④同時にランゲルハンス細胞が産生するインターロイキン-1(IL-1)がT細胞を活性化する。

⑤抗原情報を受け取り、活性化したT細胞(イニシエーターT細胞)はT細胞増殖因子であるインターロイキン-2(IL-2)を分泌して、さらにT細胞の分裂、増殖が起こる。

⑥増殖した感作T細胞(エフェクターT細胞)が体内

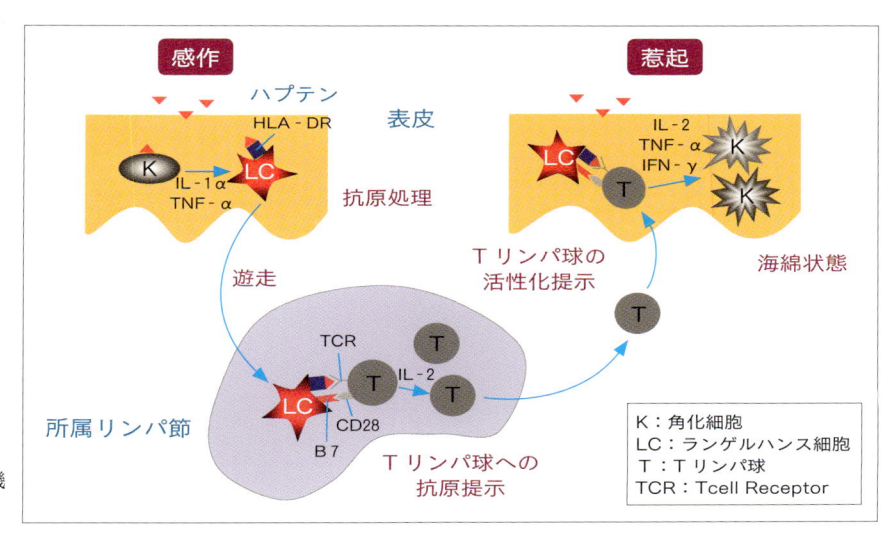

図6 アレルギー性接触皮膚炎の発症機序。

を循環し、感作が成立する。通常2週間程度かかる。

(2) 惹起過程

①再接触したハプテンが表皮内のランゲルハンス細胞に認識され、エフェクターT細胞に抗原情報が呈示される。

②エフェクターT細胞が増殖、活性化し、表皮内に侵入して種々のリンホカインを放出し、表皮細胞を傷害する。

③その結果、組織学的には海綿状態（Spongiosis）と呼ばれる表皮細胞の細胞内浮腫、細胞間浮腫を生ずる。

④肉眼的には紅斑（血管拡張）、浮腫（血管透過性亢進）、丘疹（炎症細胞浸潤）、小水疱（表皮細胞の障害による表皮内での滲出液貯留）などを呈する。

III 真皮

真皮は膠原線維、弾性線維などの線維成分の間をグリコサミノグリカン、プロテオグリカンなどの糖やタンパク、組織間液が満たし、血管、リンパ管、神経などが存在するとともに、血管周囲には肥満細胞が分布している。表皮は機械的にきわめて脆弱な組織であるが、真皮はそれを裏打ちして皮膚の機械的強度を保つとともに、表皮への酸素、栄養補給を行っている。表皮突起と真皮乳頭は互いに嵌入し合い、表皮と真皮に存在する細胞はそれぞれが分泌するサイトカインを媒介として相互に作用を及ぼし合っている。膠原線維は真皮の乾燥重量の70％を占め、線維芽細胞が産生するコラーゲン線維束からなり、真皮内を縦横に走り、皮膚の機械的強度の主体をなす。

弾性線維は線維芽細胞が産生するエラスチンを主成分とした線維タンパクで弾性に富み、膠原線維間に配置して皮膚の弾力性を維持している。紫外線照射を繰り返すと弾性線維は分解され、異常なエラスチン線維が産生されると、真皮上層に変性した弾性線維が蓄積し、光線性弾性線維症と呼ばれる特徴的な所見を呈する。

肥満細胞は真皮上層の血管周囲に存在し、即時型アレルギー反応のエフェクター細胞として重要である。細胞表面にはIgEのFc部分に対するリセプターを有してIgE分子を入れ、細胞質内にはヒスタミンを蓄えた顆粒をもっている。特定のアレルゲンがIgEに結合すると、2個のIgE分子は架橋され、その刺激が細胞内に伝達されるとヒスタミンが細胞外に放出される。放出されたヒスタミンが血管に作用すると透過性が亢進し、血管から漿液が漏出して蕁麻疹となる。粘膜では粘液腺が刺激されて粘液が分泌される。ヒスタミンが痒みを司る神経のc線維自由終末に作用すると痒み刺激となる。また、気管支平滑筋は収縮する。

IV 皮下組織

皮下組織は脂肪細胞からなり、クッション性を保ち、体温保持にも役立つ。

V 粘膜

　口腔粘膜、舌粘膜、外陰粘膜、肛門部粘膜はいずれも皮膚と消化管粘膜あるいは内性器粘膜との移行部にあたり、両者の中間的性質を有する。これらの粘膜は皮膚と同じ発生起源をもつが、角化しない重層扁平上皮で、角層、顆粒層が見られない。そのため経粘膜吸収がよい。皮膚の表皮にあたるのが粘膜上皮、真皮にあたるのが粘膜固有層である。唾液腺や粘液腺から分泌される唾液、粘液で表面が湿潤に保たれているが、炎症などが起こると、不全角化が起こり白く見える。シェーグレン症候群などで外分泌腺の分泌が低下すれば乾燥症状が起こり、疼痛やびらんが生じ、感染も生じやすくなる。しかし、血行がよく、ターンオーバーも早いため、損傷は修復されやすい。

参考文献

1. 玉置邦彦(編). 皮膚の機能と病態. 最新皮膚科学体系19. 皮膚の発生・機能と病態. 東京：中山書店，2004：37-271.

2. 清水　宏. 皮膚の構造と機能. あたらしい皮膚科学. 東京：中山書店，2005：1-26.
http://www.derm-hokudai.jp/textbook/index.html（web 版）

5 口腔の作用機序

1) 歯の機能・形態と口全体のしくみ
歯はなぜ2回生えるのか

東京歯科大学病理学講座教授
下野正基

I　口腔の構造と機能

1. 口腔はどのように構成されているのか？

　口腔は消化管の入り口で、咀嚼、味覚、嚥下、構音などの役割を果たしている。この機能のため、口腔は口唇、舌、上顎骨、下顎骨、歯と歯肉、唾液腺、頰粘膜、そしてこれらを動かす筋肉や顎関節から構成されている。また、口腔は呼吸や発声とも関係し、特に発声の場合は声帯で生じた音を、口腔、口唇、舌、軟口蓋の形や容積を変化させて語音(声)に変えることもしている。

　口腔とは前方を唇、外側を頰、上方を口蓋、下方を舌と口腔底で囲まれた部分をさす。口腔の上には鼻腔があり、両者の間には口蓋が存在する。口蓋の前3分の2は非可動性の硬口蓋が存在し、後方3分の1は可動性の軟口蓋からなっている。どちらも表面は粘膜で被覆されており、粘膜の下には口蓋腺が分布している。

　口腔の上部を構成しているのは上顎骨で、上顎の歯列がある。口腔の下部は下顎骨、下顎歯列、舌および口腔底からなっている。

　舌は、束になって縦横に走行する内舌筋と周囲の骨と結合する外舌筋からなっている。舌背表面には4種類の舌乳頭があり、舌尖から舌背の全面に存在する糸状乳頭、糸状乳頭間に散在する茸状乳頭、舌後方に存在する大きな有郭乳頭、および側面に見られる葉状乳頭である。これらの舌乳頭には味覚を司る味蕾があり、大人では全部で約1万個といわれており、味蕾には多数の味細胞が含まれている(「口腔のしくみ」の項 P.24参照)。

　口腔は口腔粘膜によって被覆され、この粘膜は重層扁平上皮とその下の粘膜固有層からなっている。口腔粘膜はその機能によって、咀嚼粘膜、被覆粘膜および特殊粘膜に分けることができる。咀嚼粘膜とは咀嚼時、さまざまな形や硬さの食片が接触する部分の粘膜である。このような機械的な力に耐えられるしくみとなっており、歯肉や硬口蓋の粘膜がこれに相当する。特殊粘膜とは味蕾をもつ舌の粘膜をいう。そのほかの粘膜は被覆粘膜と呼ばれており、口腔の深部組織を保護している[1](図1)。

2. 口腔粘膜上皮の角化とは？

　口腔粘膜を構成しているのは角化または非角化の

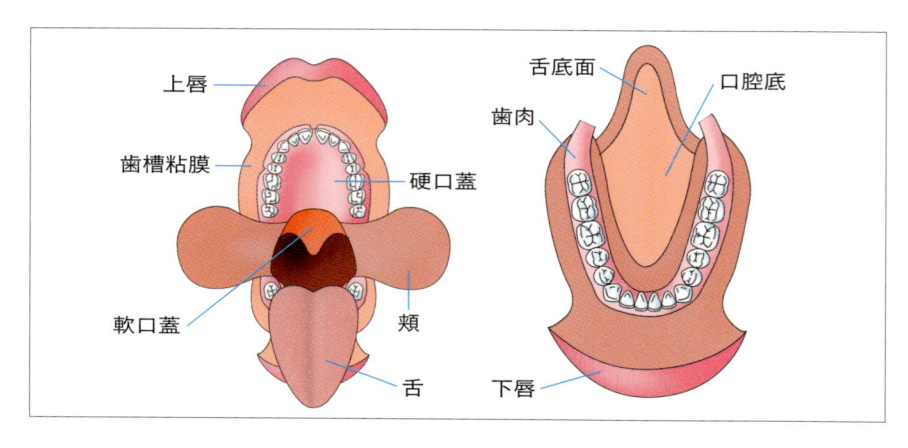

図1　口腔の展開図。咀嚼粘膜、被覆粘膜および特殊粘膜の領域を示す(参考文献1より改変引用)。

1) 歯の機能・形態と口全体のしくみ　歯はなぜ2回生えるのか

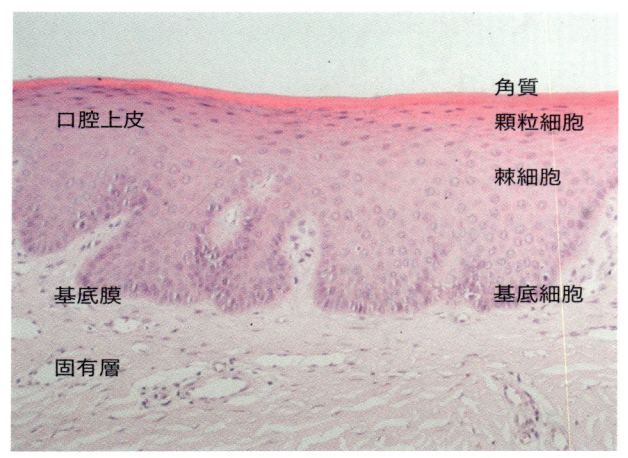

図2　口腔粘膜の組織像。口腔粘膜は口腔上皮と粘膜固有層からなり、両者の間には基底膜が存在する。口腔上皮は基底細胞、棘細胞、顆粒細胞、角質によって構成されている。

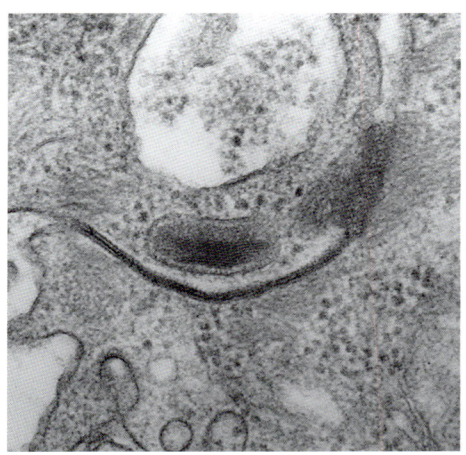

図3　棘細胞内のMCG(Membrane Coating Granule)を示す電子顕微鏡写真。MCGは直径0.2〜0.3μmの小顆粒で、内部に層状構造をもっている。

重層扁平上皮細胞である。機械的な力に耐えられる咀嚼粘膜は角化上皮、被覆粘膜は非角化上皮からなっている。皮膚や口腔粘膜の上皮細胞が基底細胞で分裂増殖し、分化して表面の角質(層)まで変化移動する現象を角化という。この過程で、細胞は基底細胞→有棘細胞→顆粒細胞→角質と形態学的にも生化学的にも複雑な変化を示し、最終的には角質というタンパクに姿を変えて表面から剥れていく(「皮膚のしくみ」の項 P.42参照)(図2)。

角化現象には、①正角化、②錯角化および③非角化があるが、正角化を示す口腔粘膜上皮では、基底細胞層、有棘細胞層、顆粒細胞層(細胞内にケラトヒアリン顆粒が存在する)、および角質層からなっている。歯肉口腔上皮では顆粒細胞内のケラトヒアリン顆粒が欠如しており、角質層に核が残存しているので錯角化と呼ばれる角化を示す。本来、歯肉口腔上皮は正角化上皮であるが、つねに唾液に曝されているために錯角化を示すと考えられている[2]。

このような角化現象によって、口腔粘膜はつねに新しい細胞に置き換わっている。このため、食片を咀嚼する際に組織に加わる種々の機械的な力から組織を守ることができるし、口腔粘膜が損傷を受けても、速やかに別の細胞によって置換されることができる[1]。

3．口に含んだ水が口腔粘膜の中にしみ込んでいかないのはなぜ？

なぜ、風呂に入っても風呂のお湯が身体の中にしみ込んでこないのだろうか？うがいの時に口に含んだ水が口腔粘膜の中にしみ込んでいかないのはなぜ

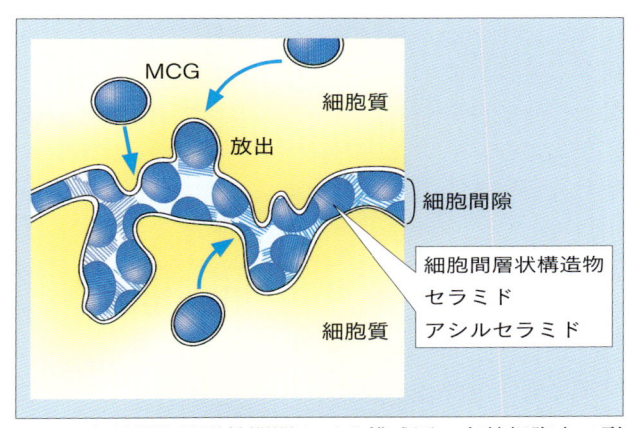

図4　生理学的透過性関門を示す模式図。有棘細胞内で形成された直径約0.25μmのMCGは顆粒細胞上部の細胞間隙に放出される。MCGは、角化上皮では内部に層状構造を有し、細胞間隙に放出された後は、セラミドと呼ばれる脂質となって細胞間隙を埋め尽くす。このため、水などの物質の細胞間輸送が妨げられ、MCGが上皮組織局所における防御機構(生理学的透過性関門)の担い手としてはたらく(参考文献12より改変引用)。

だろうか？答えは口腔粘膜や皮膚には生理学的透過性関門というバリア機構があるからである。

角化過程での口腔粘膜上皮の変化を電子顕微鏡で観察すると、有棘細胞内で小さな顆粒(Membrane Coating Granule、略してMCG)が作られ(図3)、粘膜表層付近の顆粒細胞と顆粒細胞の間に放出されているのがわかる。つまり、放出されたMCG(厳密にはMCGに含まれているセラミドCeramideというスフィンゴ脂質)が細胞と細胞の間を埋めている状態である。細胞をバスルームのタイルにたとえると、MCG(セラミド)がちょうどタイルとタイルの間を

5 口腔の作用機序

埋める目地(セメント)のような役目を果たしていることになる。通常、物質が組織を通過するときは細胞間経路を経ていくが、口腔粘膜では細胞と細胞の間にMCG(セメント)が存在しているため、物質が通過できないしくみになっている。このような物質の通過を阻止するメカニズムが上皮のバリア機構で、いわゆる生理学的透過性関門である(図4)。この関門機構は口腔粘膜だけでなく皮膚にも存在している。このために、われわれが風呂に入っても、プールで泳いでも、口に水を含んでも、水が皮膚や粘膜を通過して身体の中に入ってこないのである。このようなバリア機構があるために、水だけでなく外部からの細菌や毒素も生体内へ侵入できないし、また内部の体液が外に漏れて出ることもない[2]。

4．味覚のしくみは？

　口腔粘膜の中でも、舌粘膜は味蕾をもっていることから特殊粘膜とされている。味覚は食べるための感覚である。食べるということは、発育、成長、運動、生命維持などのために必要な物質を取り込むことであるが、一方でそれを妨害する有害物、毒物を避ける必要もある。味覚の本来の役割は、体にとって摂取してよい物か、悪い物かを判断することである。味覚には基本的に、甘味、酸味、苦味、塩味の4つに、旨味を加えた5つがある。甘味は砂糖やアミノ酸など、酸味はH^+イオンをもつ酸物質によって起こる。苦味はアルカリ金属塩や毒物、塩味は塩化ナトリウム、旨味はグルタミン酸によって起こる。

　これらの味は、基本的には舌に存在する味蕾で感じ取られる。味蕾は長さ約80 μm、幅約40 μmの大きさで卵のような形をしており、30～80個の紡錘形の細胞(明細胞、暗細胞、中間細胞)からなっている。味蕾先端の味孔の味細胞表面膜には、5種類の味物質と選択的に結合する受容体があり、味蕾の底の部分には神経が分布しており、暗細胞がこれに接して存在している。味物質の分子が受容体に吸着されて、活性化したシグナルの流れがtransducinやgastducinなどの膜支持タンパク質によって伝えられる。その結果、味細胞の細胞膜に膜電位の変化が生じ、伝達物質の放出を促し、味細胞の下半分を取り巻く舌咽神経の無髄の求心性線維を刺激し、味の感覚が大脳へ伝えられる(「味覚のしくみ」の項 P.74参照)。

5．唾液にはどのような成分が含まれているのか？

　唾液にはいろいろな物質が含まれており、生体にとって大変重要な生理機能を果たしている。唾液腺の種類によって唾液の性質や量は異なる。一般に唾液に含まれている成分は無機質としては、ナトリウム、カリウム、ロダン、カルシウム、リン、塩素、フッ素などが含まれている。また、有機質としては、糖タンパク、プロリンリッチプロテイン、スタセリン、高ヒスチジン酸性ペプチド、ガスチン、シアリンなどのタンパク質、アミノ酸、アミラーゼ、リゾチーム、免疫グロブリン(IgA IgG IgM)、グルコース、クエン酸、乳酸、アンモニア、尿素、尿酸、クレアチニン、コレステロールなどが唾液に含まれている[3]。

6．唾液にはどのようなはたらき(生理機能)があるのか？

　唾液の構成成分とその生理機能との関連について簡単に述べる。

(1) **唾液の消化作用**：α-アミラーゼによってデンプンを加水分解し、グルコースとマルトースを作り、食物を消化するはたらきである。しかし、アミラーゼが口腔内で作用する時間が短いことや至適pHの問題から消化酵素としての意義は大きくないと考えられる。

(2) **唾液の潤滑作用**：唾液の中のムチン(糖タンパク質)や糖を含有したプロリンリッチプロテインが口腔粘膜の表面に作用し、粘膜を湿潤にして、咀嚼、嚥下、発音などを助けるはたらきである。

(3) **唾液の保護作用**：唾液に含まれている無機イオン、スタセリン、プロリンリッチプロテインおよびムチンによって歯の硬い組織を保護している。また、ヒト唾液の中には低い濃度であるが上皮成長因子(EGF)が存在しており、口腔や食道、胃などの上部消化管に発生した潰瘍や糜爛の創傷を治癒させる作用があると考えられている。

(4) **唾液の緩衝作用**：水素イオン濃度の変化を最小限度に抑えるはたらきである。しばしば口腔内には酸性物質やアルカリ性物質が入ってくることがある。酸性食品を摂取すると唾液が大量に出てくるが、これは酸性の物質によって水素イオン濃度が変化するのを食い止めるためである。このような酸やアルカリの作用をやわらげる緩衝のはたらきは重炭酸塩系、燐酸塩系による。唾液には緩衝作用があるので、虫歯に対しても抵抗する性質がある。また、唾液中の緩衝物質は拡散することによってプラーク中の酸のはたらきをやわらげる作用がある。

(5) **唾液の清掃作用**：唾液によって機械的に歯の表面や口腔内を清潔にし、細菌や食物の残渣を洗い流す。同時に、唾液には細菌の歯への接着を阻止するはたらきもある。

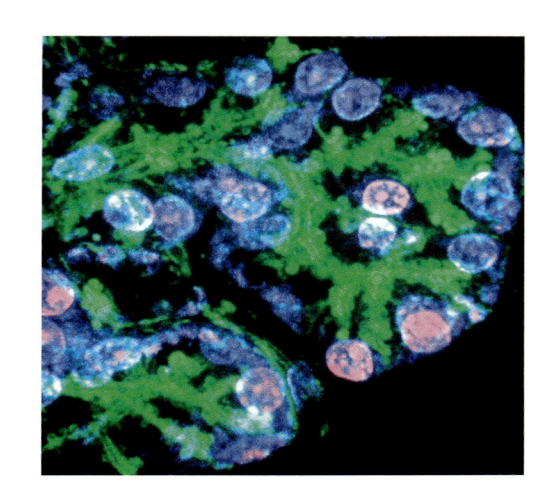

1） 歯の機能・形態と口全体のしくみ　歯はなぜ2回生えるのか

図5　唾液腺(耳下腺)の共焦点レーザー顕微鏡写真。イソプロテレノールによって分泌を刺激した直後の分泌細管はグリーン色を示し、拡大してブドウの房のような構造が見られる。細胞の核は青色またはピンク色に見える。

（6）唾液の抗菌作用：唾液には分泌型 IgA、リゾチーム、ペルオキダーゼ、ラクトフェリンなどによる抗菌作用がある。分泌型 IgA は、形質細胞によって形成された免疫グロブリンと、上皮細胞によって作られた分泌成分（糖タンパク）が唾液腺中で結合して、分泌される。全唾液に含まれる IgA のうち、約85％が分泌型で、残り15％が血漿由来であるといわれている。唾液 IgA は細菌やウイルスとの凝集反応、付着に関与する細菌の抗原との結合、細菌の代謝に関わる酵素への作用などにより、粘膜局所の防御機構に重要な役割を演じている。リゾチーム、ペルオキシダーゼ、鉄結合性タンパクであるラクトフェリンもまた強い抗菌作用を有している。

（7）唾液の抗溶解作用：唾液タンパクが介在することによって、唾液中の重炭酸ナトリウム $NaHCO_3$ は唾液のpHを高くする。これによって、カルシウムイオン Ca^{2+} と遊離リン酸イオン HPO_4^{2-} の濃度が過飽和状態になり、歯の溶解を阻止している。

（8）唾液の触媒作用：化学反応を助けるはたらきであり、食物中の味物質を溶解し、味覚が発生するのを助ける。唾液中に含まれているガスチンという亜鉛と結合したタンパクは、味蕾の発達のために重要である。また、亜鉛それ自身は味覚の維持にとって重要である[3]。

7. 唾液はどこで作られるのか？（唾液腺の構造）

唾液の分泌量は成人で1日に約1～1.5ℓといわれている。唾液腺を構成する細胞は、腺房細胞、導管細胞(介在部、線条部、排泄管)および筋上皮細胞である。唾液を産生する腺房細胞は、数個～10数個の細胞が腺腔の周囲に集合し、腺房細胞で作られた唾液は腺腔に排出され、導管を経由して口腔に出される。

腺房細胞は分泌する唾液の性状によって、漿液細胞と粘液細胞に分けられるが、漿液性唾液のみを産生するのは耳下腺とエブネル腺で、粘液性唾液のみを作るのは口蓋腺、舌口蓋腺そして後舌腺である。そのほかの唾液腺は漿液と粘液の両方を産生するが、顎下腺では漿液主体の、舌下腺、口唇腺、頬腺では粘液主体の唾液が分泌される。また、唾液腺は交感神経と副交感神経の二重支配を受け、交感神経の刺激によって粘液性唾液が、副交感神経の刺激によって漿液性唾液が分泌される（図5）。

導管細胞は唾液を口腔へ送るためのパイプとしての役割のほかにも再吸収や細胞修復などの機能があるといわれている。導管には介在部細胞、線条部細胞、排泄管細胞の3つがある。

筋上皮細胞は細胞自身の収縮によって、唾液を導管へ積極的に送り込むはたらきがある。このため、筋上皮細胞の細胞質内には大量の収縮タンパクであるアクチンフィラメントが存在しており、これによって細胞自身が収縮することができる。このような機能は粘液性唾液を排出する際に必要なため、この筋上皮細胞は漿液性唾液を産生する耳下腺などよりも粘液性唾液を分泌する口蓋腺などでよく発達している[3]。

8. 唾液腺はどこから発生するのか？

口腔粘膜の粘膜下層には多数の小唾液腺が発達している。これらの腺は粘膜上皮が局所的に増殖して上皮索となり、これが間葉に進入してその先端部が唾液腺の腺細胞に分化したものである。

3大唾液腺の発生は、耳下腺が胎生4～6週、顎下腺が胎生6週、舌下腺が胎生8～12週に始まる。いずれの腺も、まず口腔上皮細胞が増殖し、外胚葉性間葉組織の中で成長し局所的な肥厚を形成する。

成長にともなって上皮細胞の索状組織から小さな上皮蕾が形成され、蕾の周囲に間葉細胞が集合する。この上皮蕾は分割され、上皮と間葉との間に相互作用によって、腺は次第に枝分かれしていく。分岐や腺全体の構造を調節する重要な因子として形質転換成長因子β（Transforming Growth Factor、TGF-β）ファミリーの線維芽細胞成長因子（Fibroblast Growth Factor、FGF）とそのレセプターが知られている。蕾の先端部と連続する上皮索は、中心部の細胞がアポトーシスに陥って管腔が形成され、唾液を排出する導管となる。

上皮索に管腔が形成されることによって、上皮細胞は2層構造を呈するようになり、内側の細胞は最終的には腺細胞に分化・成熟し、腺の性質によって粘液性腺細胞あるいは漿液性腺細胞となる。外側の細胞の一部は収縮力を有する筋上皮細胞となり、分泌終末部と介在部導管の周囲に局在する[4]。

II　歯の発生

1．歯並びとその役割

歯は上顎と下顎それぞれに歯列を形成している。上顎でも下顎でも、歯列は弓状に曲線を描き、隣接歯同士が緊密に接触している。上下の歯列弓は、下顎の歯列弓が上顎の歯列弓のやや内側になるように重なり、上下の歯は一定の関係で接触する。咀嚼時には1本1本の歯の役割はもちろん重要であるが、歯列全体の調和がとれてはじめて効率的な機能を営むことができる。

歯列の形を比較することは、人類学上意味がある。日本人は白人と比較して歯列弓の左右間の距離が広く、奥行きが小さい。このことは、日本人の顔の特徴とも一致するという。

脊椎動物の歯は本来、口腔内、時として咽頭（咽頭歯）、食道（食道歯）などに広く分布していたが、進化とともに存在する場所が次第に限局されて、哺乳類では、上、下顎骨に植立するようになる。歯は上、下顎骨に植立することにより、その固定が強化されると、餌を捕らえるはたらきだけでなく、より高度な咀嚼機能を営むことができるようになる[5]。

2．歯とは？

系統発生学的に歯は、脊椎動物に至ってはじめて出現する硬組織を主成分とした器官である。内部の歯髄腔を、真皮から作られた特殊な構造の象牙質が囲んでいる。この象牙質はしばしばエナメル質によって覆われており、さらに哺乳類の歯の構成には歯根の表面を覆うセメント質が加わる。脊椎動物の歯の中には、エナメル質やセメント質が欠如するものは珍しくないが、象牙質と歯髄を欠くものはない[6]。

3．歯の先祖形はサメの鱗である

ヘルトヴィッヒ上皮鞘で有名な Richard Hertwig（1850-1937）は、ドイツの動物学・発生学者で、彼の不朽の業績の1つに、サメの鱗を歯の先祖形だとする研究がある。つまり、脊椎動物の歯は、サメの鱗から進化してきたものであり、サメの皮の表面を包んでいる硬い組織はエナメル質である。その下には象牙質に相当する組織があって、鱗の中核となっている。なお、普通の魚の鱗は、皮膚の真皮の中にできた骨片（皮骨）であって、形態的に歯とは異なるものである[5]。

4．ヤツメウナギの歯は角質歯である

脊椎動物は、魚類、両生類、爬虫類、鳥類、哺乳類の大きく五綱に分けられる。魚綱の中の一番下等なものが顎骨をもたない無顎類で、その1つにヤツメウナギの仲間の円口類というグループがある。ヤツメウナギは、口全体がただ円い穴になっていて、その口腔粘膜には無数の棘状の歯の形に似た、しかも歯とほとんど同じ機能を営む装置があるが、真皮性の象牙質は存在しない。この部分は組織学的には、厚い扁平上皮の最表層にあたる角化層が強く角化して角質板を形成している。すなわち、この装置は形態・位置・機能は歯に類似しているが、その構造は上皮の角質形成物であるので、角質歯または角歯と呼ばれ、爪、羽毛、嘴、毛などの角質組織と同じものである（図6）。

角質歯は円口類のほか、無尾両生類のオタマジャクシやカメ類のオサガメにも存在している。無脊椎動物においても、歯舌、小歯、アリストテレスの提灯と呼ばれる類歯器がある。無歯類の角質歯や無脊椎動物の類歯器はいずれも表皮の変化したものであり、真皮性の象牙質をもっていない。歯の構成に欠くことのできない象牙質をもっていない歯を偽歯といい、象牙質をもっている歯を真歯と呼ぶこともある。本当の意味の歯は、円口類を除いた魚類になってはじめてあらわれる。それぞれの脊椎動物の歯は、1つ1つ特徴があり、歯が動物の分類にきわめて重要であると指摘されている[5]。

5．歯はなぜ2回生えるのか？

歯にはほかの器官には見られない種々の特徴があるが、とりわけ歯が生え変わる交換の現象はユニー

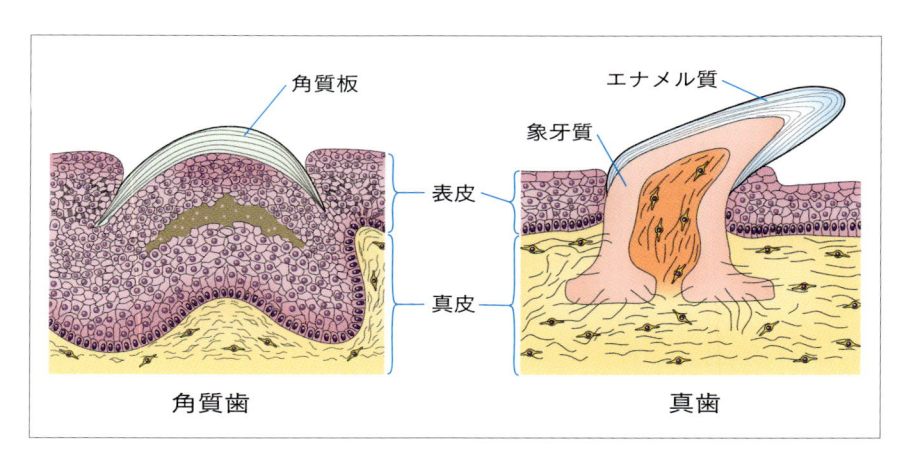

図6　角質歯と真歯の組織を示す模式図。角質歯では、厚い扁平上皮の最表層に相当する角化層が強く角質化して角質板を形成している。真歯には歯の構成に重要な象牙質が必ず存在する。この象牙質はしばしばエナメル質によって覆われている(参考文献6より改変引用)。

クである。代生歯は乳歯よりも5年から10年も遅れて萌出してくるが、その歯胚が現れるのは意外に早く、いずれの歯でも胎児の早い時期にすでにその歯胚が発生する。その結果、代生歯は乳歯に比べるとその完成までにより長い年月がかかる[5]。

乳歯が生えそろうのはまだ2〜3歳ぐらいの発育ざかりで、歯の完成、萌出は一般に顎骨の成長に比較して早期に終わり、その後は自ら成長したり、変形したりすることがない。一方、顎骨はその後も成長を続けて大きくなるので、顎骨の大きさと歯の大きさとの間には不調和を生じる。この不調和を修正するため、すなわち大きさを増しつつある顎骨がそこに萌出する歯と調和を保つためには順次より大きな歯を必要とし、歯の交換が行われると考えられる。6歳前後に乳歯が永久歯で次第に置き換えられていくが、それだけでは顎骨の早い成長には追いつかないので、3本の大臼歯を顎の成長を追うように、追加していく。このことから、大臼歯のことをまた加生歯と呼ぶことがある。

「なぜ歯は生え変わるのか？」という疑問に対して、歯はフケ、アカ、サメの鱗、あるいは毛と生い立ちが同じであり、本来交換する性質をもっているという系統発生的な意見もある。

一方、象や海牛の臼歯は、代生歯はなく乳歯だけである。いいかえれば、これらの動物では、乳歯が永久歯化していて、一生の間使われる。そして、これらの動物では最前方の臼歯から次第に後ろの方の臼歯が生えてきて、先に生えた乳歯から抜け落ちていくのである。こうして象の臼歯の例では、いつも1本、多くて2本の臼歯が生えているだけで、後から生えてきた臼歯が前に生えていた歯を押し出して、一生かけて6本の臼歯が生え変わるのである[5]。

6．哺乳類の歯の特徴は？

哺乳類の歯と下等な脊椎動物の歯の違いについて、藤田[5]は次の4点をあげている。

(1) 哺乳類の歯は一生に二度生える二生歯性であるが、爬虫類以下の動物の歯は一生の間にたびたび生え変わる多生歯性である。
(2) 哺乳類の歯は顎骨の歯槽というスペースに収まっており、これを槽生という。このため歯根が発達し、その表面にはセメント質があり、セメント質と歯槽壁との間には歯根膜がある。下等な脊椎動物の歯は通常顎骨の表面に張りついており、その多くは歯と顎骨とが骨性癒着している。軟骨魚類(サメなど)のように結合組織線維で結合していることもあるが、歯槽がなく、正しい意味のセメント質というものも見られない。ただし、爬虫類の中で一番高等なワニでは立派な歯槽の発達が見られる。
(3) 哺乳類では、動物の種類によって歯の数が決まっている。顎骨の上の位置によって歯の形が異なっている(異形歯性)。すべての哺乳類を通じて、切歯、犬歯、小臼歯、大臼歯の4種類に区別されている点はヒトと同じである。下等な脊椎動物の歯はみな単純な円錐形をしていて、いずれも似たような形をしている(同形歯性)。
(4) 微細構造：爬虫類以下の動物ではエナメル質はガラスのような無構造で、エナメル小柱がない。象牙質も骨様象牙質(その中に細胞を含んでいる)や脈管象牙質(血管が象牙質内を走行している)も見られる。

7．歯は一度だけ生え変わるのか？

哺乳類にも「第三歯堤」が形成されることが知られている。第三歯堤は代生歯(永久歯)のさらに内側にできる歯の原基で、代生歯の原基となった代生歯堤

表1 歯の発生に関わる遺伝子(参考文献7より引用)。

Gli	神経膠腫関連腫瘍遺伝子相同体(転写因子)	Shh	ソニックヘッジホッグ(分泌タンパク)
Lef	リンパ球エンハンサー結合因子(転写因子)	Hgf	肝細胞成長因子(分泌タンパク)
Pax	ペアードボックスホメオ遺伝子(転写因子)	Ptc	SHHのパッチド細胞表面受容体
Fgf	線維芽細胞成長因子(分泌タンパク)	Smo	SHHのスムースドPTC補助受容体
Msx	脊椎動物のMsh様遺伝子(転写因子)	Pitx	下垂体での発現が認められた転写因子
Dlx	脊椎動物のディスタレス相同体(転写因子)	Slit	ショウジョウバエスリットタンパクの相同体(分泌タンパク)
Wnt	脊椎動物のウィングレス相同体(分泌タンパク)		
Lhx	Lim-ホメオボックスドメイン遺伝子(転写因子)	Barx	脊椎動物のBarH1相同体(転写因子)
Bmp	骨誘導タンパク(分泌タンパク)	Otlx	Otx関連ホメオボックス遺伝子(転写因子)

とまったく同じ上皮性の突起である。第三歯堤はその後退化して消失する運命にあり、決して歯を形成までに発達しない。第三歯堤が歯の発生のある時期に現れるということは、哺乳類もその祖先はやはり多生歯性であったことの証拠と考えられる。

哺乳類の大臼歯は交換されないので一生歯性であるが、これは見かけ上のことであって、顎骨の内部を顕微鏡で観察すると、代生歯堤の痕跡が見られる。これは一生歯性と二生歯性をつなぐ架け橋と考えられている[5]。

8．鳥類には歯がない

鳥類にだけ歯がないのというのは、現在生きている鳥のことである。約1億5000年前のジュラ紀層から発見された始祖鳥は、ダーウィンの進化論が正しいことを実証した有名な化石の動物で、鳥類の先祖形と考えられているが、そのからだにはいろいろな点で爬虫類の構造が残っている。その中でもっとも重要なのは歯で、現生の鳥では顎骨の表面は角質板で包まれているが、始祖鳥の顎には立派な歯が並んでいる。これによって、鳥類が爬虫類から進化してきたことが明らかとなった。

脊椎動物で歯のないのは鳥類のほかに、両生類のガマの仲間、爬虫類のカメの仲間がある。カメでは顎の皮膚が角質で鳥のくちばしとよく似た構造になっており、そのために歯はなくなってしまっている。

哺乳類の中でも、歯の発達が悪いところから貧歯類と呼ばれるオオアリクイの仲間には歯がない。ヒゲクジラやカモノハシにも歯がない。ヒゲクジラの胎児の顎にはきちんとした歯が発生する。しっかりした硬組織ができていることから、ヒゲクジラが歯を失ったのは進化史上さほど古いことではないと考えられている。クジラの祖先が海で生活するようになったのは、6000万年前だが、歯を失ったのは2500万年前と考えられている[5]。

9．歯の発生におけるシグナル伝達

第一鰓弓の上皮にある因子が、外胚葉性間葉にはたらきかけることによって、歯の発生は開始する。この潜在能力はやがて外胚葉性間葉組織がもつようになる。歯の発生の組織学的変化は胎生11日目に、第一鰓弓の口腔粘膜上皮の肥厚として見られる。歯の発生に関連して多くの遺伝子が発現するが、最初の段階で関与するシグナルは、転写因子の*Lhx*(Lim-ホメオボックスドメイン遺伝子)-6および*Lhx-7*である。この*Lhx*遺伝子を誘導するもっとも重要な因子は*Fgf-8*(分泌された線維芽細胞成長因子)である。

口腔粘膜において歯胚の位置や数を制御する遺伝子のうち、*Pax*(ペアードボックスホメオ遺伝子)-9は歯胚の位置を決定する遺伝子の1つで、間葉組織に発現する。*Pax-9*は*Fgf-8*によって誘導され、骨誘導タンパク(BMP-2およびBMP-4)によって制御されている。このほか歯の発生に関連して、*Bmp-2*、*Bmp-4*、*Otlx-2*、*Dlx-2*、*Msx-1*、*Msx-2*、*Lef-1*など多くの遺伝子が発現するが、重要な役割をもたないものもある。

*Shh*は胎生11日に歯胚が形成される領域の上皮に発現し、上皮細胞の増殖を刺激するはたらきがある。歯の発生開始に*Shh*のシグナル伝達が関与している。*Lef-1*は*Wnt*シグナル伝達の核の調節因子として知られ、歯胚が形成される際に上皮に必須である。そのほか、多くの遺伝子が歯の発生に関わっている(表1、図7)。

外胚葉性間葉組織が歯の発生を開始する能力を獲得すると、その特性は歯乳頭細胞によって維持される。マウス歯胚の外胚葉性間葉組織と鶏胚上皮を組み合わせると、上皮によって間葉組織に歯を形成する遺伝子が誘導されて、歯牙様硬組織が形成されたという興味深い報告がある。鳥類は約10万年前に歯胚を形成しなくなったにもかかわらず、その口腔上

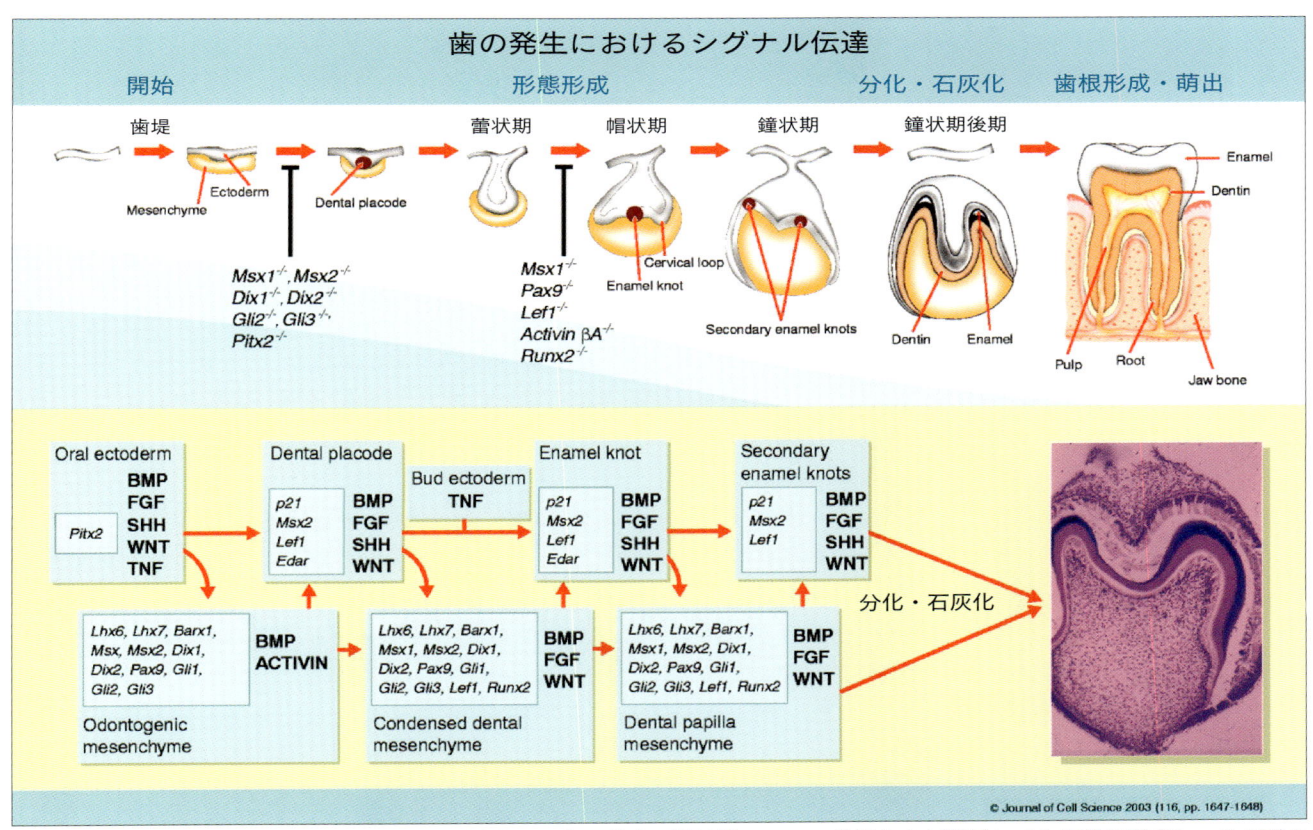

図7 歯の発生におけるシグナル伝達を示す模式図。歯の形成の開始期において歯堤上皮が肥厚して上皮芽を形成し、その下の神経堤由来の間葉に向かって伸びる。上皮は間葉にシグナル分子を出し、間葉は上皮蕾の周囲に凝集する。次いで、間葉の周囲に上皮細胞が集積して、帽状期の歯胚となる。帽状期早期の歯胚で上皮細胞の肥厚した部分がエナメル結節 enamel knot で、エナメル上皮の折れ返る部分が歯頚ループ cervical loop である。上皮と間葉の間で硬組織形成細胞が分化する鐘状期の間に、歯冠の最終形態が形成される。歯の発生の過程で、上皮と間葉の細胞間情報伝達を調節する分子は、FGF、Shh、Wnt などであり、そのほとんどが TGFβ に属している。また様々な転写因子も歯の形成に必須である（参考文献8より改変引用）。

皮は歯胚を形成する能力を維持し続けていたことになる。

歯胚の発達段階はエナメル器の形態的特徴を示す名称で表され、通常、蕾状期、帽状期、鐘状期に分けられる。帽状期早期に内エナメル上皮に小型の細胞肥厚部が一過性に現れる。この肥厚部はエナメル結節（enamel knot）と呼ばれている。エナメル結節は、線維芽細胞成長因子（FGF）などのシグナル分子を産生する。さらに、将来の咬頭に相当する部位に複数出現し、咬頭の位置を決定し、咬頭と溝の関係を誘導する（図7）[7,8]。

III 歯の構造と機能

1．歯の構造

周知の通り、歯はエナメル質、象牙質、歯髄、セメント質からなっている。エナメル質の化学的組成は、無機質が95〜97％を占め、残りが有機質と水である。無機質は主にリン酸カルシウムである。ちなみに、軟体動物の貝殻や節足動物の甲羅に見られる無機質は炭酸カルシウムである。これに対し、さらに進化した脊椎動物の骨や歯に見られる無機質はリン酸カルシウムが主体となっている。

このリン酸カルシウムは、結晶学的にはハイドロオキシアパタイトを基本的な構造としている。アパタイトは、特定の組成をもつ結晶鉱物の総称名で、岩石など自然界に広く分布している。生物の進化の過程で、脊椎動物の重要な骨格をなす骨や歯にアパタイトが選択されたことは興味深い。また、アパタイトを構成するカルシウムとリンは、地球上に存在する元素のうち12番目と15番目に多い元素であることは、生物進化の妙といえるだろう[3]。

2．象牙質は原始的な組織

象牙質は歯の中心をなす組織であり、歯髄の周囲を取り囲んで存在する。象牙質は不透明な薄い黄白色を呈し、年齢とともに色は濃くなる。象牙質の硬

5 口腔の作用機序

図8 発生過程における歯髄内の細胞誘導と分化を示す模式図。歯冠部では、歯乳頭細胞が内エナメル上皮の誘導によって象牙芽細胞に分化し、象牙質基質を産生する。内エナメル芽細胞は象牙質基質の誘導によってエナメル芽細胞に分化し、エナメル質を形成（機能を発現）する。歯根部では、ヘルトヴィッヒ上皮鞘の誘導によって歯乳頭細胞が象牙芽細胞に分化して、象牙質基質を形成する。象牙質基質は歯小嚢細胞（歯根膜側にある）を誘導してセメント芽細胞に分化させて、セメント質を形成する（参考文献11より改変引用）。

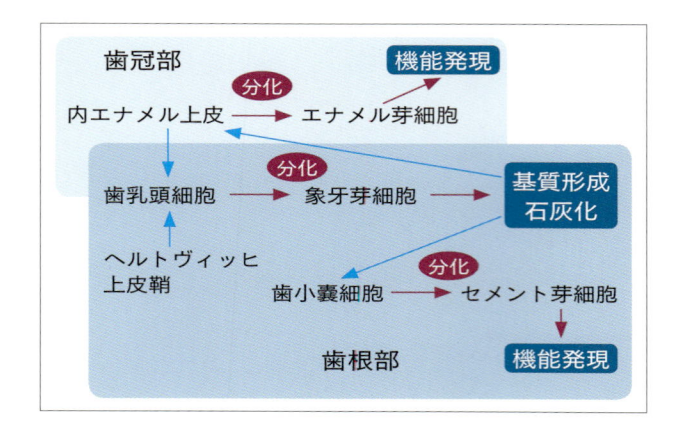

さは正長石と同じくらいの硬さであり、その化学的組成は、無機質が70％、有機質が18％、水分が12％である。無機質はハイドロオキシアパタイトの結晶であり、結晶の大きさはエナメル質の結晶よりはるかに小さく、セメント質または骨の結晶と同じくらいである。象牙質の有機質としてはコラーゲンがもっとも多く、全有機成分の93％を占めている。

進化の歴史を見ると、象牙質のある歯をもつ動物がはじめに現れ、その後進化にともなって、エナメル質、次いでセメント質を有する歯をもつ動物が出現している。したがって、象牙質は歯を構成する硬組織の中でもっとも原始的な組織であるといえる[3]。

3．象牙質・歯髄複合体という考え方

象牙質は硬組織、歯髄は軟組織ではあるが、発生学的にみても、機能的にみても、臨床的にみても、両者の生物学的な特徴はきわめて密接な関係があることがわかってきた。このため近年、歯髄の病態、損傷に対する生体の反応や治癒を考えたり、歯科治療を行う場合には、象牙質と歯髄は1つの組織と捉えるべきであるとする象牙質・歯髄複合体という概念が定着してきている[9〜11]。

4．発生学的に象牙質も歯髄も歯乳頭に由来する

歯の発生の過程で、蕾状期に外胚葉性間葉の細胞が増殖して歯乳頭が形成される。帽状期には、歯乳頭とエナメル器は歯小嚢に取り囲まれるようになる。鐘状期になると、エナメル器の外側に外エナメル上皮が並び、歯乳頭周囲の細胞が内エナメル上皮を形成する。

歯乳頭の最外層の細胞は象牙芽細胞と呼ばれ、増殖、分化し、象牙質基質を分泌するようになると、歯乳頭は歯髄と呼ばれる。象牙質基質の誘導によって、内エナメル上皮はエナメル芽細胞に分化し、エナメル質を形成する。

歯根部では、ヘルトヴィッヒ上皮鞘が歯乳頭の細胞を象牙芽細胞に分化させ、象牙芽細胞は象牙質基質を形成する。この象牙質基質が歯小嚢の細胞をセメント芽細胞に分化させ、セメント芽細胞は象牙質の外側にセメント質を形成する（図8）。

その歯の生涯にわたって、象牙芽細胞は象牙質の内面に配列し、代謝活動を続ける。このように、発生の過程のみならず、成熟後も象牙質と歯髄は密接な関連をもちながらそれぞれの機能を果たしているので、象牙質・歯髄複合体として扱うのが妥当であろう[2]。

5．象牙質と歯髄は機能的にも同一の組織である

黄白色の象牙質には脈管がなく、歯髄腔を取り囲むように存在する組織である。象牙質の全層を密に走る象牙細管の存在が象牙質に特有の構造である。

象牙細管は象牙質を形成し、象牙質を養う象牙芽細胞の細胞突起を含んでいる。象牙芽細胞の細胞体は象牙質と歯髄との境界部に局在している。象牙質には知覚があり、象牙芽細胞は刺激を受けると象牙質を形成し修復する。

一方、象牙質によって取り囲まれ、中央に存在する歯髄腔は、軟組織である歯髄によって満たされている。象牙質は硬組織であり、歯髄は軟組織であるので、解剖学的に象牙質と歯髄は容易に区別できるが、歯髄の機能は象牙質と密接に関連している。具体的には、①歯髄の周囲に象牙質を形成する、②脈管のない象牙質へ栄養を供給する、③神経分布によって象牙質の知覚に関与する、④必要に応じて新しい象牙質を形成し修復するなどである。したがって、象牙質と歯髄は発生学的にも機能的にも同一の組織であり、同じレベルの組織と考えるべきである[9〜11]。

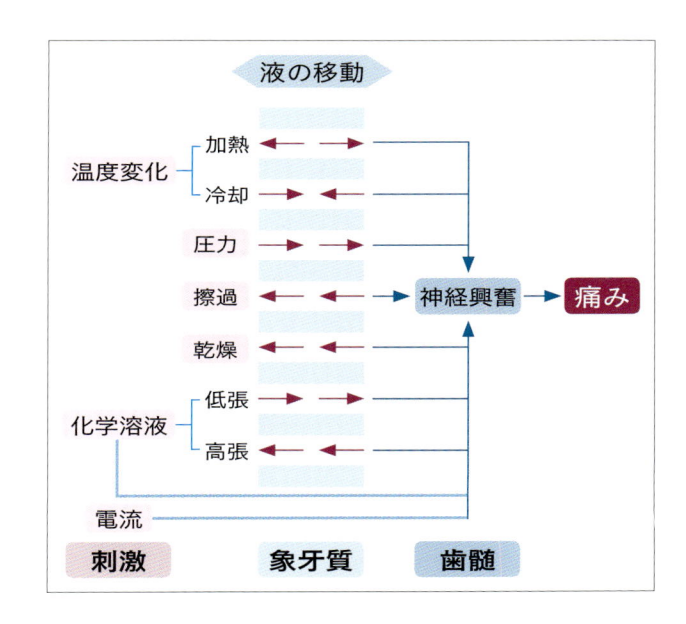

図9 象牙質に対する刺激の種類と象牙芽細胞内液の移動を示す模式図。細管内液の移動によって神経の興奮が引き起こされ、痛みを生じる。しかし、電流と化学溶液の一部は液の移動と関係なく神経を興奮させる(参考文献11より改変引用)。

6. 象牙質の透過性

象牙質の透過性とは、象牙細管内を満たす組織液の流れやすさを意味する。この液の流れやすさは、Hagen-Poiseulle(ハーゲン・ポアゼイユ)の法則によって表現される。

$$液流量 = \frac{\pi \cdot 作用圧 \cdot (象牙細管の半径)^4 \cdot 管の両端の圧力差}{8 \cdot (液の粘稠度 \cdot 象牙細管の長さ)}$$

ハーゲン・ポアゼイユの法則によれば、細い管を通して一定時間に流れる流体の量は、管の両端の圧力差および管の半径の4乗に比例し、管の長さに反比例するので、象牙質の透過性は象牙細管の太さに大きく左右される。

象牙細管の太さと分布は部位によって異なる。つまり、細管はエナメル質側では細く、疎に分布し、歯髄側では太く、密に分布している。その結果、象牙質の面積に対して細管の占める割合は、エナメル・象牙質境界部ではわずか1％であるが、歯髄付近では22％となるので、歯髄に近い象牙質の透過性はエナメル・象牙質境界部と比べて非常に高いことになる。

また、象牙細管は若年者では太く、高齢者では細くなっているので、若年者における象牙質の透過性は高齢者のそれより高い[11]。

7. 刺激の種類と細管内液の移動

象牙細管内の組織液は、冷水刺激に対して収縮し、温熱刺激に対しては膨張するので、それぞれ内側もしくは外側へ向かって移動する。圧力をかけると組織液は歯髄側へ移動する。探針などの擦過によって組織液はエナメル側へ移動する。エアーなどによる乾燥刺激に対しても組織液はエナメル側へ移動する。化学溶液は低張液の場合は歯髄側へ、高張液の場合はエナメル側へ移動する。このように、細管内液の移動を介して神経興奮を引き起こし痛みとなる。しかし、一部の化学溶液や電気による刺激は象牙細管内の組織液を介することなく、刺激が直接神経終末に伝達される[11](図9)。

8. 臨床から見た象牙質・歯髄複合体

多くの歯科処置は象牙質と歯髄の両者に及ぶことが多い。臨床的には、窩洞形成は軽微な修復手法とみなされているが、実際には歯髄に重大な影響を及ぼしている。切削バーの振動は象牙細管内の組織液を歯髄側へ移動し、エアーシリンジの使用によって細管内の水分は蒸散され、細管内の組織液はエナメル側へ移動する(247cm水圧に匹敵する)。

このような組織液の移動は痛みを生じると同時に、末梢での神経ペプチドの放出や歯髄局所の炎症をひき起す。窩洞形成によって、象牙芽細胞はしばしば傷害を受ける。深い窩洞形成の際には、象牙芽細胞が細管内に吸引され(象牙細管内桿状体)、浅い窩洞形成でも、象牙芽細胞のギャップ結合の喪失を招く。

象牙質が露出されると、外来性の刺激によって歯髄神経はカルシトニン遺伝子関連ペプチド(Calcitonin Gene Related Peptide、CGRP)やサブスタンスP(Substance P)を放出し、歯髄局所に神経由来の炎症を引き起こす。神経ペプチドによる刺激は、歯髄血管の透過性を亢進させ、滲出機転を引き起こし、歯髄内圧を亢進する。この際に生じるエナメル側への

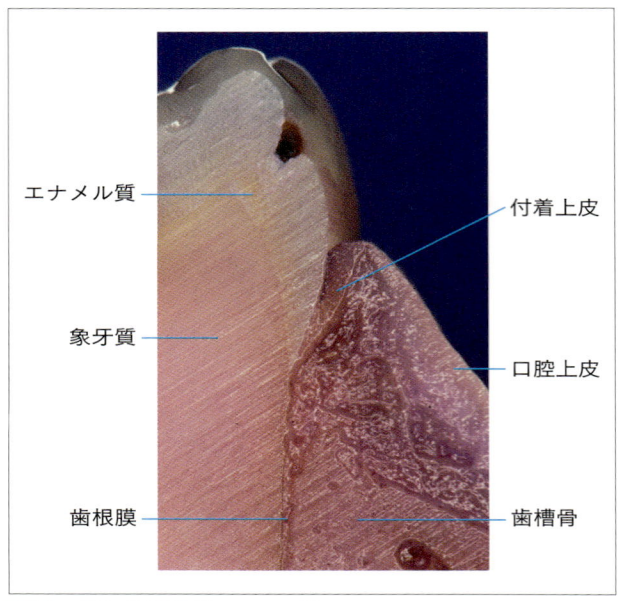

図10　歯と歯周組織のループ像。

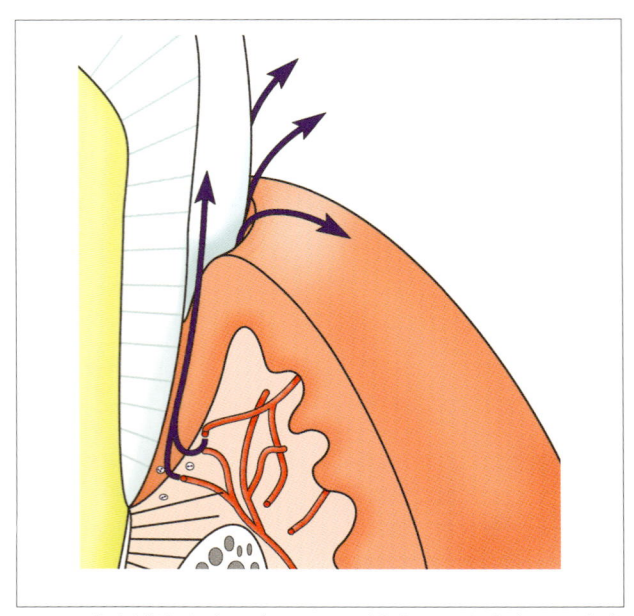

図11　歯肉溝滲出液の流出を示す模式図。上皮直下に歯肉血管叢が存在し、しかも付着上皮の細胞間隙が拡大して、透過性関門の機能がないことによって、産生された歯肉溝滲出液は付着上皮内を通って歯肉溝へ流出する。

組織液の移動は、有害な細菌産生物質の歯髄側への拡散を防止している。このように、温度などさまざまな刺激、齲蝕、外傷に対して象牙質と歯髄は関連した反応を示す。

象牙質・歯髄複合体には以上のような生物学的な特徴があるため、象牙質と歯髄は1つの組織と捉えて、歯髄の病態、損傷に対する生体反応・治癒・歯科治療を考えるべきである[10,11]。

IV　歯周組織の構造と機能

1．歯肉

（1）歯肉の構造

歯肉は歯槽突起を被覆して歯頸部を取り囲む粘膜である。被覆粘膜である歯槽粘膜とは、粘膜歯肉境によって区別されている。

組織学的には歯肉上皮と歯肉結合組織（歯肉固有層）からなっている。歯肉上皮は歯の周囲を取り囲む特殊な上皮であり、①歯肉口腔上皮、②歯肉溝上皮、および③付着（接合）上皮に分けることができる[1,2]。

口腔上皮は歯肉頂より外側に位置し、角化性重層扁平上皮からなる。口腔上皮の大半を構成する角化細胞（ケラチン産生細胞）は角化現象にともなって、基底細胞層、有棘細胞層、顆粒細胞層そして角質層へと変化し、表層から脱落する。口腔上皮の基底細胞が表層から剥離脱落するまでの時間（ターンオーバー時間）は9〜12日といわれている[1,2]。

歯肉溝上皮は口腔上皮と付着上皮の間に存在し、歯肉溝側面を形成している上皮である。正常なヒト歯肉では約0.4mmといわれる歯肉溝が存在する場合や病的歯周ポケットが存在する場合にこの上皮は明瞭に認められる。

付着上皮は歯頸部の歯冠側で円錐状に細くなり、帯状に歯の周囲を取り巻いている。この上皮は非角化性上皮で、一側は歯と他側は歯肉結合組織と基底板および半接着斑（ヘミデスモソーム）を介して緊密に接着している[2,12]（図10）。

（2）歯肉の機能

歯肉の主な機能は、①細菌や毒素の侵入を防ぐ防御機構、および②歯との接着機構とされている。特に、歯周炎の発症との関連から、その防御機構および接着機構は臨床的に重要である[1,2]。

（3）歯肉の防御機構（生理学的透過性関門）（「口腔のしくみ」の項 P.24参照）

歯肉口腔上皮および歯肉溝上皮にはMCGによる生理学的透過性関門機構が存在するため、外部からの細菌や毒素は生体内に侵入できないし、また内部の体液も外部に漏出することはない。しかし、付着上皮にはこの防御機構が備わっていない[2,13]。

抗菌性ペプチドであるディフェンシン（defensin）

が歯肉上皮に存在することが近年明らかになった。歯肉口腔上皮には内因性のβ-ディフェンシンが、また付着上皮には外来性のα-ディフェンシンが検出されている。これらの抗菌性ペプチドは上皮表層において防御機構の一翼を担っていると考えられている[13,14]。

（4）付着上皮には防御機構がない

付着上皮の細胞間隙は口腔上皮と比べると約2.5倍も広く拡大している。付着上皮の細胞間隙が拡大しているのは、接着斑（デスモゾーム）の数が少なく、そのため細胞と細胞の機械的結合が弱いためと考えられている。付着上皮細胞にも、MCGによく似た小顆粒dense granuleが存在するが少数である。したがって、付着上皮細胞間隙が著しく拡大しているので、数少ないdense granuleでは上皮の細胞間隙を埋め尽くすことができない。このため、細胞間隙を通過する物質の移動を阻止することができない。つまり、付着上皮には生理学的透過性関門という防御機構が存在しない[2,12,13]。

（5）歯肉血管叢と歯肉溝滲出液

歯肉固有層には豊富な血管が認められる。これらは歯間中隔（中隔内動脈）、歯根膜（歯動脈）および口腔粘膜（骨膜上動脈）から供給されている。歯肉では付着上皮直下に歯肉血管叢と呼ばれる吻合に富んだ血管網を形成し、複雑な毛細血管および細静脈がループ状をなし、吻合・分岐している。

歯肉血管叢の血管から滲出した血液成分のうち、血清が修飾されたものが歯肉溝滲出液である。付着上皮に透過性関門の機能がないこと、上皮直下には豊富な歯肉血管叢が存在することが、歯肉溝滲出液の産生と歯肉溝への流出の促進要因となっている[2,15]（図11）。

歯肉溝滲出液の量は炎症によって増加する。健常歯肉では1歯1分間あたり0.05μl以下であるが、深いポケットが存在する場合は0.1～1.0μlとなる。また、歯肉溝滲出液のpHは健常歯肉では、6.9～8.7であるが、炎症が進行した場合ではpHが低くなる。

歯肉溝滲出液中には、好中球、細菌、歯周組織の細胞に由来するマトリックスメタロプロテアーゼ（コラゲナーゼなど）、システインプロテアーゼ（カテプシンなど）、リン酸水解酵素などの酵素が含まれており、その活性は歯周疾患の病態と関連がある。滲出液中には血清とほぼ同量の免疫グロブリンIgG、IgM、血清型IgAが存在し、サイトカインおよび炎症性メディエーターとともに免疫や炎症に深く関わっている。

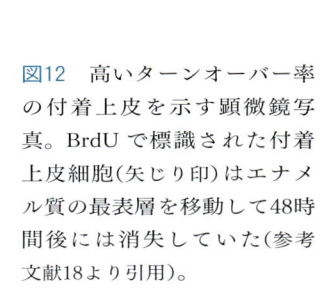

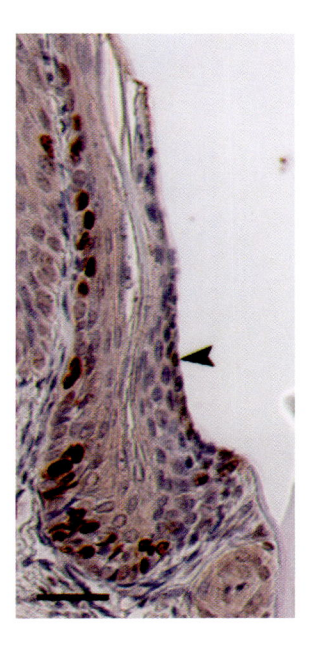

図12 高いターンオーバー率の付着上皮を示す顕微鏡写真。BrdUで標識された付着上皮細胞（矢じり印）はエナメル質の最表層を移動して48時間後には消失していた（参考文献18より引用）。

歯肉溝滲出液の細胞成分は好中球および剥離した上皮細胞である。付着上皮では、歯肉溝滲出液中の好中球が1分間に数百万個も遊走しているといわれ、その遊走能と貪食能によって細菌や毒素など異物の侵入を積極的に阻止している[2,12,13,15]。

（6）付着上皮細胞は貪食能をもっているか？

付着上皮細胞が貪食能を有するか否かについては議論がある。ペルオキシダーゼ投与後の電子顕微鏡連続切片による著者らの観察からは、この細胞には貪食能はないとしている。一方、ペルオキシダーゼやライソゾーム酵素を投与した実験的研究では付着上皮が貪食能を有するという結論が出されている。付着上皮が十分に分化していない細胞であることを考慮に入れると、貪食能という特殊な機能をもっているとは考えにくい[13]。

（7）付着上皮はつねに新しい細胞に置き換わっている

付着上皮はほかの歯肉上皮と比べて、ターンオーバー率はきわめて高く、霊長類で5～10日、マウスで3～5日といわれている。移動距離を考慮にいれると、付着上皮の交代は歯肉口腔上皮の50倍から100倍も高いことになる[15]。ターンオーバー率が高いということは、上皮組織の恒常性および防衛機構とも密接に関連しており、たとえば付着上皮細胞が損傷を受けたとしても、短時間で別の新しい細胞によって置き換えられ修復されることを意味する[2,15]（図12）。

（8）付着上皮はエナメル質と接着している

付着上皮は、その一側は歯と他側は歯肉結合組織

5 口腔の作用機序

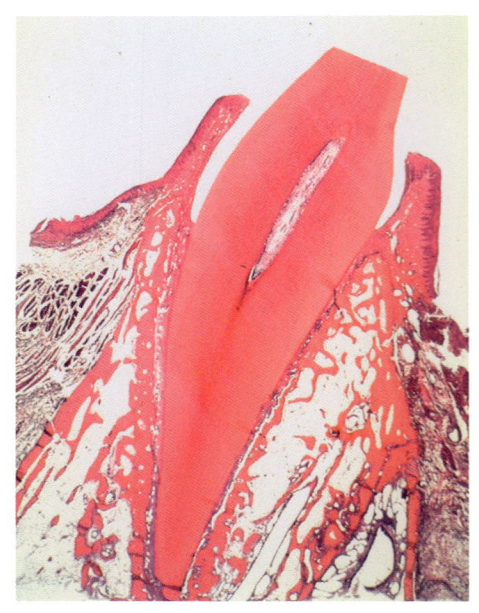

図13 歯周組織の組織像。

と接着している。付着上皮が歯と接着することはそのシーリング機能によって、歯と上皮の間から細菌や毒素の侵入を許さないためにも重要である。

付着上皮はエナメル質とは、半接着斑および内側基底板を介して接着している。この部位には、接着分子であるインテグリン$\alpha_6\beta_4$および接着性タンパクであるラミニン-5が存在することが明らかにされている[2,13]。

(9) 付着上皮DAT細胞は移動するのか？

付着上皮の接着機構に関連して、エナメル質とこれに接する付着上皮の基底板との間に基底膜と石灰化の相互作用が存在することが明らかにされた。これによって付着上皮はエナメル質と強固に接着するため、付着上皮最表層の細胞（DAT細胞：Cells Directly Attached to Tooth）は、細胞の遊走には関与しないのではないかと主張する研究者もいる。

しかし、付着上皮DAT細胞の表面を走査電顕で観察すると同時に、細胞骨格であるアクチンの分布を検索すると、細胞の表面に微絨毛様の構造が多数見られること、細胞骨格の観察で歯軸に対して平行に走るアクチン線維が存在し、さらに歯頸部付近点状のアクチン線維が見られることから、DAT細胞は微絨毛様の構造によって歯面に付着し、歯冠側へ移動すると考えられる[12]。

さらに、Wound Healing Assay法による培養歯肉上皮細胞の動態とラミニン-5（接着と移動に関与）、インテグリンβ_4（接着に関与）、インテグリンα_3（移動に関与）の発現から、インテグリンα_3は細胞移動に関与し、インテグリンβ_4は細胞接着に関わっていることが強く示唆された[16]。

(10) 歯肉結合組織（歯肉固有層）

ヒト歯肉の結合組織は固有層であり、主にコラーゲン線維、線維芽細胞および血管からなる。歯肉結合組織中でコラーゲン束は選択的方向性をもち、一定の配列を示して歯槽上線維装置を構成している。具体的には、歯・歯肉線維、歯・骨膜線維、環状・半環状線維、歯肉横断線維、乳頭間線維、骨膜・歯肉線維、環状間線維および歯間水平線維に分類されている[16]。

歯槽上線維装置のコラーゲン・ターンオーバーは、歯根膜コラーゲンのそれと比較すると、約5倍も遅いことが知られている。このことから、歯槽上線維装置は強固な線維群で、歯肉を歯に固定するのみならず、歯肉の形態を維持する役目を果たしているものと考えられる。

このため、臨床的には、抜歯をする前には、歯槽上線維装置の線維をメスで切断することが推奨されている。また、矯正学的歯の移動後の後戻り現象にも、歯槽上線維装置が深く関わっているといわれている[4]。

2．歯根膜

(1) 歯根膜の構造

①歯根膜の幅は0.15〜0.38mmである

歯根膜は歯のセメント質と歯槽骨を結ぶ線維性の

結合組織で、その幅はヒトで0.15から0.38mmである。一般に歯頸部と根尖部で幅は広く、根中央部では狭くなっている。歯根膜の幅は加齢にともなって減少し、また歯の機能状態によっても異なることが知られている。過剰な力を受けている場合には、幅は広くなる。逆に埋伏歯のようにまったく咬合圧を受けていない場合は、幅は狭くなる。

歯根膜を構成する細胞成分で特に重要なのは線維芽細胞である。線維芽細胞はコラーゲンや基質を産生するだけでなく、一度形成したコラーゲンを貪食・消化することができる（破線維細胞）。また歯根膜中には、細胞内に大量のアクチンフィラメントを有している線維芽細胞（筋線維芽細胞）が存在しており、歯の萌出との関連が示唆されている[2]（図13）。

歯根膜の線維芽細胞は高いアルカリフォスファターゼ活性を示し、各種の骨形成タンパクの発現を見ることから、骨およびセメント質形成能を有している細胞であると考えられている。この点でも歯根膜の線維芽細胞は、歯肉や皮膚の線維芽細胞とは機能的に大きく異なっており、歯周組織の再生に重要な役割を果たすことができると考えられている[17]。

②マラッセ上皮遺残は何をしているのか？

歯根膜中にはマラッセの上皮遺残が存在するが、これはヘルトヴィッヒ上皮鞘に由来するものである。この上皮遺残は歯根嚢胞や歯原性腫瘍の成り立ちと関連があるとされている。また、歯根膜が一定の幅を維持している機能と関係があるともいわれているが[13]、その機能については十分に解明されていない。

（2）歯根膜の機能（「口腔のしくみ」の項 P.27参照）

歯根膜の機能は、①支持、②感覚、③栄養、④恒常性、⑤再生である[2,15]。

①クッションとしてはたらく歯根膜

歯根膜が歯を支持していることは周知の事実である。主線維（コラーゲン線維）、細胞外基質および血管内の血流が関与して、歯に加わった力に対して歯根膜全体がクッションとしてはたらいていることは間違いない。

0.15〜0.38mmの幅しかもたない歯根膜の容積はきわめて小さく、強力な機械的刺激に十分耐えられるほどの容積をもっていない。咀嚼力は歯根膜の圧迫と牽引を引き起こす。たとえば、普通に咀嚼運動をした場合の平均時間隔は0.412秒であり、歯は咀嚼中には歯槽の中に沈下して留まる。

骨の変位は、100g以下の力にも応答し、1kgまでの力に比例して起こるとされている。500gの水平負荷に対する歯根膜の減少量は25μmで、歯根膜全体の12％にあたるという[15]。

組織に加えられる機械的ストレスに対する補強的役割をもつと考えられているのはオキシタラン線維である。歯根膜中のオキシタラン線維は歯の長軸方向に沿って配列しており、網目を作って血管周囲からセメント質に侵入しているが、歯槽骨内には存在しない。また、電子顕微鏡的所見からオキシタラン線維は弾性線維の幼若型と考えられている[15]。

②歯根膜は力を感知できる

歯根膜を支配する神経は歯槽神経の枝で、直径1〜14μmの神経線維からなっている。歯根膜受容器の感覚神経が20〜50本集まって神経幹を形成し、歯槽壁、歯槽底および歯肉を介して歯槽神経に入る。受容器は歯根の中間部から下1/3部に多く分布し、自由神経終末、Krause小体、Ruffini小体が存在する。一方、根尖部や大臼歯根間中隔頂付近には受容器はほとんどない。各歯間における受容器の分布は、前歯の歯根膜では密で、臼歯では疎となっている[1]。

歯根膜コラーゲン線維には上記の受容器が分布しており、これによって歯に加わるさまざまな大きさの力を感知することができる。軟らかい食物、歯ごたえのある食物、異物などを瞬時に判別できるのはこのためである[15]。

③歯動脈の枝によって歯根膜は栄養を供給されている

歯根膜組織の栄養を供給しているのが血管である。歯根膜に分布する血管は、①歯動脈の枝、②歯槽間・根間動脈の枝、③骨膜上脈の枝から供給されている。歯根膜の血管は柵上に配列し、歯根の長軸に平行している。血液供給は側切歯でもっとも少なく、後方にいくにしたがって次第に増加し、第二大臼歯でもっとも多くなっている[15]。

歯根膜中に分布する血管はセメント質寄りには少なく、歯槽骨寄りに多く見られる。また、歯根膜では増殖能をもった細胞が血管周囲に多く存在することも知られている[17]。このことは、歯の移植・再植を行う場合に十分留意すべきである。

④歯を移動しても歯根膜の恒常性は維持される

矯正学的に、水平方向に歯を移動すると、歯根膜には圧迫側と牽引側ができる。圧迫側では、まず歯根膜腔の狭窄や歯根膜の壊死・変性が見られる。数日後には破骨細胞および異物巨細胞による歯槽骨および壊死組織の吸収が起こり、3〜4週後には歯根膜の再生・再構築が観察される。一方牽引側では、移動直後には歯根膜腔の拡大、歯根膜線維の伸長が

5 口腔の作用機序

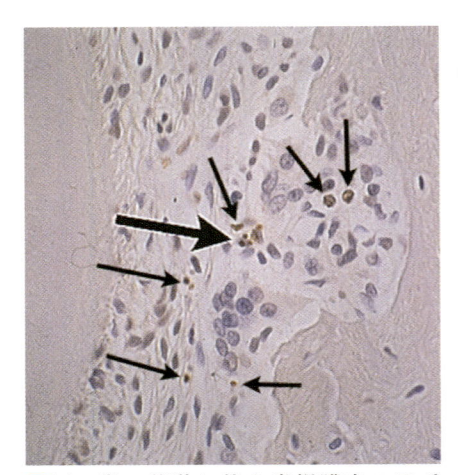

図14 歯の移動に伴う歯根膜内のアポトーシス。歯の移動14日後の圧迫側に多数の TUNEL 陽性細胞(矢印)が見られる(参考文献19より引用)。

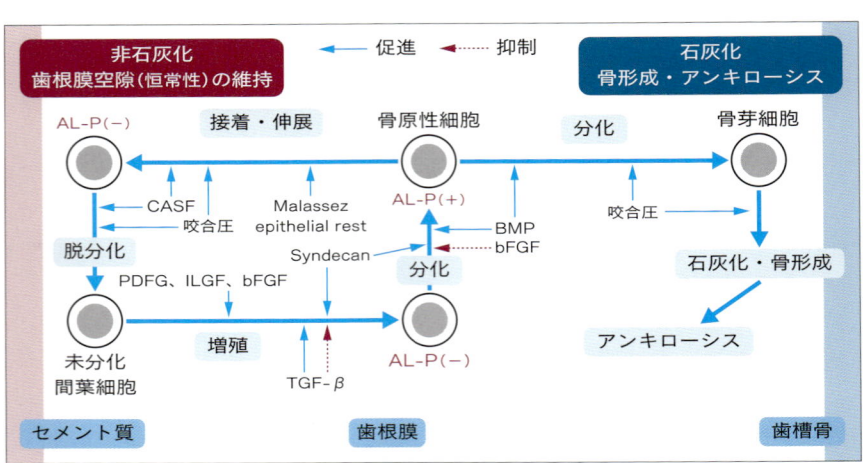

図15 歯根膜における再生と恒常性維持の機序(仮説)を示す模式図。歯の移動、移植・再植、歯周治療後の再生の過程において、歯根膜が一定の幅を維持することができるのは、石灰化する機構と石灰化しない機構がバランスをとっているためと考えられる(参考文献17より改変引用)。

AL-P：Alkaline Phosphataseb
FGF：basic Fibroblast Growth Factor
BMP：Bone Morphogenetic Protein
CASF：Cell Attachment Spreading Factor
ILGF：Insulin-like Growth Factor
PDGF：Platelet-derived Growth Factor
TGF-β：Transforming Growth Factor-β

見られる。1～3日後には伸展した線維に沿って骨芽細胞が増殖・配列し、骨形成を開始する。3～4週後には組織の改築が起こり、歯根膜の幅は元に戻る[2]。矯正学的歯の移動にともなう歯根膜の再生・再構築には、細胞の増殖とアポトーシスが関与している[4,17](図14)。

⑤歯根膜の石灰化する機構と石灰化しない機構

歯の移植・再植の成否を決める重要なポイントは歯に付着した歯根膜である。歯根膜には再生と恒常性維持の能力が備わっており、歯槽骨やセメント質を形成するだけでなく、硬組織を形成しないで一定の幅を維持することができるからである[4]。

歯の移動、移植・再植、歯周治療後の再生の過程において、歯根膜が一定の幅を維持することができるのは、石灰化する機構と石灰化しない機構が存在するためと考えられる。この石灰化する機構と石灰化しない機構がバランスをとっている可能性が示唆されている。すなわち、未分化間葉細胞の骨原性細胞および骨芽細胞への分化に対して促進的にはたらくのが骨誘導タンパク(Bone Morphogenetic Protein：BMP)、シンデカン(Syndecan)や咬合圧であり、骨形成に関与する。一方、抑制的にはたらくのが線維芽細胞成長因子(FGF)およびマラッセ上皮遺残であり、歯根膜の幅を一定にする恒常性維持にとって重要である[4,17](図15)。

⑥歯根膜と歯周組織の再生

歯周組織の欠損に対し、歯根膜由来の未分化間葉細胞が、象牙質表面ではセメント芽細胞に分化してセメント質を形成し、歯槽骨表面では骨芽細胞に分化して新生骨を形成し、その間に遊走した未分化間葉細胞は歯根膜線維芽細胞に分化すると考えられている。すなわち、歯周組織の再生には歯根膜由来の未分化な細胞が必須である[2]。また、増殖能をもつ未分化な細胞は通常の歯根膜組織の中で、特に血管周囲に多く存在することも明らかにされている[4]。

⑦エナメル基質タンパク(エムドゲイン®)

歯周組織の再生を促進する物質として、エナメル基質タンパク(エムドゲイン®)が注目されている。エムドゲイン®は、機能的な歯根膜形成に関与する無細胞性セメント質の形成を促進する。機械的に露出、または酸処理した象牙質表面にエムドゲインを応用すると、無細胞性セメント質の形成を助ける環境作りに重要な役割を果すと考えられている[4,17]。

⑧歯周組織再生に関与する成長因子、分化因子

歯周組織の再生および恒常性維持に関与するとみなされている成長因子および分化因子には、血小板由来成長因子(Platelet-derived Growth Factor、PDGF)、インスリン様成長因子(Insulin-Like Growth Factor、ILGF)、形質転換成長因子(TGF)-β、線維芽細胞成長因子(FGF)、骨誘導タンパク(BMP)がある[17](図16)。

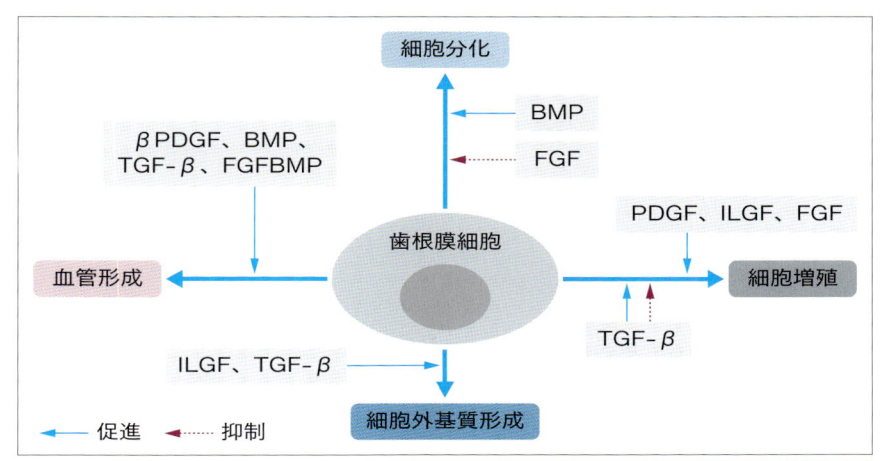

図16 歯根膜の再生に関与する成長因子とその機能を示す模式図。血小板由来成長因子(PDGF)は細胞増殖や血管形成に、インスリン様成長因子(ILGF)は細胞増殖や細胞外基質形成に関与する。形質転換成長因子(TGF)は血管形成や細胞外基質形成に、線維芽細胞成長因子(FGF)は細胞増殖や血管形成に促進的に関わる。骨誘導タンパク(BMP)は未分化間葉細胞の骨芽細胞への分化や血管形成に関与する(参考文献17より改変引用)。

FGFBMP：Bone Morphogenetic Protein 骨誘導タンパク
FGF：Fibroblast Growth Factor 線維芽細胞成長因子
ILGF：Insulin-like Growth Factor インスリン様成長因子
PDGF：Platelet-derived Growth Factor 血小板由来成長因子
TGF-β：Transforming Growth Factor-β 形質転換成長因子

3．セメント質

（1）セメント質の構造

　セメント質は歯根象牙質の表面を覆う骨に類似した組織であり、歯を歯槽窩に付着させることにより歯を支持している。セメント質はその構造と機能から、①無細胞性無線維性セメント質、②無細胞性外部性線維性セメント質、③細胞性混合重層性セメント質、④細胞性固有線維性セメント質に分けられ、次のような特徴を有している[4,15]。

（2）歯を固定するセメント質

　セメント質の主たる機能は、歯根膜主線維を介して固有歯槽骨に歯を固定することであり、この機能を十分に果たしているのが無細胞性外部性線維性セメント質である。細胞成分を含む細胞性混合重層性セメント質はセメント質溶解に関連して恒常性維持に関わっている。歯根の外部吸収、歯槽内の歯根破折および歯根端切除術後の根尖孔の閉鎖など、セメント質の修復過程で重要な役割を果たしている[4,15]。

4．歯槽骨

（1）歯槽骨とは？

　歯槽骨(歯槽突起)は歯根が顎骨内に埋入している部分で、解剖学的には上顎は歯槽突起、下顎では歯槽部と呼ばれている。歯槽骨は上顎骨や下顎骨の体部に連続的に移行しており、構造的に区別はできない。

　歯槽骨は歯槽の内壁を構成している固有歯槽骨とこれを取り囲み歯槽を支持する支持骨からなる。薄い骨の層板からなる固有歯槽骨はシャーピー線維を埋入している線維束骨、間質の層板骨およびハバース系の骨単位(オステオン)からなっている。

　固有歯槽骨はエックス線上で歯槽硬線に相当する。支持骨は固有歯槽骨に隣接する骨髄内の海綿骨とその外側にあり、歯槽骨の最外側を構成する緻密な皮質骨からなる。支持骨のほとんどは層板骨でできている[15]。

（2）歯槽骨は歯依存性の組織である

　歯槽骨、特に固有歯槽骨は歯根膜を介して歯を支持するだけでなく、三次元的な移動・傾斜などの歯の位置の変化にダイナミックに適応することが重要な機能である。このため、歯槽骨は身体のほかの部位の骨と同様、骨吸収と骨添加が繰り返されて、つねに新しい骨に置き換わっている(いわゆるリモデリング)。歯槽骨のリモデリング率は10〜30％とほかの骨に比べ高いことが知られている。特に成長期、乳歯の萌出時、永久歯との交換の時期には、かなり顕著なリモデリングが見られる[15]。

　また、歯槽骨は歯依存性の組織であり、固有歯槽骨は歯根膜依存性の組織である。したがって、歯が喪失すると歯槽骨は萎縮・退縮し、歯根膜が消失すると固有歯槽骨も失われる[1]。臨床的に、抜歯をした後の歯槽堤が退縮するのは、歯槽骨の生物学的特性から考えると当然の結果といえる[15]。

（3）歯槽骨の吸収に関与するサイトカイン／メディエーター

歯槽骨の吸収は歯周病でもっとも特徴的な病態である。歯周病原菌が歯周組織に侵入すると、多数の炎症性細胞が浸潤し、多くのサイトカインやプロスタグランジンが産生される。これらは破骨細胞の分化と活性化を促進し、歯槽骨の吸収が起こる。破骨細胞の形成にはマクロファージコロニー刺激因子や形質転換成長因子-βなどが必要であり、破骨細胞の分化はRANKLとRANKとの相互作用によって引き起こされる。

歯槽骨の吸収に関与する局所因子には、インターロイキン-1（IL-1）、インターロイキン-6（IL-6）、腫瘍壊死因子α（TNF-α）、プロスタグランジンE_2（PGE_2）などがあり、いずれも主としてマクロファージから産生される。

IL-1は破骨細胞を分化・活性化させ、歯槽骨の吸収を促進する。また、リンパ球（T細胞およびB細胞）を増殖させ、免疫応答を調節する。さらに、炎症性細胞（好中球やマクロファージ）を遊走させ、炎症反応を増強する。IL-1はIL-6、PGE_2のみならずIL-1自体の産生を誘導する。

IL-6は骨芽細胞を介して、破骨細胞を分化・骨吸収を促進する。TNF-αはIL-1と同様の生物学的活性をもち、両者は相乗的作用によって骨を吸収する。炎症歯肉ではしばしば発現する、炎症のケミカルメディエーターであるPGE_2もまた骨吸収を促進する[4]。

参考文献

1. Squier CA, Finkelstein MW. Oral Mucosa. In Ten Cate's Oral Histology. Development, Structure, and Function. 6th ed (Nanci A, ed). St Louis：Mosby. 2003；329-375.
2. 下野正基，飯島国好．治癒の病理．東京：医歯薬出版，1988．
3. 下野正基．歯科医療の最前線，Blue Backs．東京：講談社，1995．
4. 脇田 稔，前田健康，山下靖雄，明坂年隆．口腔組織・発生学．東京：医歯薬出版，2006．
5. 藤田恒太郎．歯の話．東京：岩波新書，1965．
6. 酒井琢朗．歯の形態と進化―魚からヒトへの過程．東京：医歯薬出版，1989．
7. 川崎堅三（監訳）．Ten Cate 口腔組織学（A Nanci 編著）．東京：医歯薬出版，1989，2006．
8. Thesleff I. Epithelial-mesenchymal signalling regulating tooth morphogenesis. J Cell Sci. 2003；116：1647-1648.
9. Shimono M, Maeda T, Suda H, Takahashi K. Dentin/Pulp Complex. Tokyo：Quintessence Publishing, 1996.
10. Ishikawa T, Takahashi K, Maeda T, Suda H, Shimono M, Inoue T. Dentin/Pulp Complex. Tokyo：Quintessence Publishing, 2002.
11. 下野正基，高田 隆．新口腔病理学．東京：医歯薬出版，2008．
12. 下野正基．歯肉炎の病態，鴨井久一，花田信弘，佐藤 勉，野村義明（編）．Preventive Periodontology．東京：医歯薬出版，2007：8-23．
13. Shimono M, et al. Biological characteristics of the junctional epithelium. J Electron Microscopy. 2003；52：627-639.
14. Dale BA, et al. Localized antimicrobial peptide expression in human gingiva. J Periodont Res. 2001；36：285-294.
15. 下野正基，山村武夫，雨宮 璋，二階宏昌（訳）．シュレーダー歯周組織．東京：医歯薬出版，1989．
16. 下野正基・他．長い付着上皮による上皮性付着は信頼できる治癒像である．歯界展望．2007；110：416-427．
17. Shimono M, et al. Regulatory mechanisms of periodontal regeneration. Microsc Res Tech. 2003；60：491-502.
18. Kinumatsu T, et al. Involvement of laminin and integrins in adhesion and migration of junctional epithelium cells. J Periodont Res (in press).
19. 松坂賢一．歯の移動に伴う組織学的変化．下野正基，他（編）．歯の移動の臨床バイオメカニクス．東京：医歯薬出版，2006：88-93．

2）咀嚼のしくみ
消化器系内の機能的連携を中心に

東北大学大学院歯学研究科口腔機能形態学講座加齢歯科学分野准教授[*]
東北大学大学院歯学研究科口腔機能形態学講座加齢歯科学分野助教[**]
東北大学理事、同・名誉教授、客員教授、日本学術会議会員[***]

服部佳功[*]、水戸祐子[**]、渡邉 誠[***]

I　はじめに

　口腔は消化管の入り口に位置して摂食に与る器官であり、われわれヒトでは、ほかに呼吸や、言語・表情を介したコミュニケーションなどにも関与する。これら口腔のはたらきは、それぞれの機能ごとに、関連するほかの臓器・器官との協調を保ちながら営まれるので、口腔の疾病や障害、発生異常などの影響は、必ずしも口腔機能のみの障害には止まらず、機能的に連携するほかの臓器・器官の機能にまで及ぶことも稀ではない。

　こうした影響ないし関係性は、臨床の場でしばしば耳にする「入れ歯が壊れて噛めなくなったから胃が悪くなった」という愁訴ほどには、単純でも直線的でもない。個々の器官・臓器はそれぞれが備える調節系による制御を受けるかたわら、関連する臓器・器官間の協調や調和をはかる、より大域的な制御の下に置かれている。こうした階層的な制御構造の存在は、機能に影響を及ぼす個々の事象と営まれた結果としての機能との間の関係性を不明瞭にし、両者間の因果関係の理解を困難にしているのである。

　口腔が全身とどのように関わり、歯科口腔保健が全人的な健康・福祉にどのような寄与を果たせるかを考えようとするとき、口腔を場として営まれるさまざまな機能と各器官系の機能との間の、複雑な相互関係を理解することが不可欠になる。またこうした理解は、歯科口腔保健にあらたな意義を発見したり、保健上の目標を設定するなどの展開を導くことであろう。本章ではさまざまな口腔機能のなかから、特に摂食に着目し、それと消化器系臓器・器官との機能的連携のありさまを概観する。より詳細な知識をお求めの方は、消化吸収の専門書[1]や生理学書[2]をご参照いただきたい。

II　摂食に関わる口腔のはたらき

　従属栄養生物である動物は、自らの生命を維持するため、身体を構成したり身体活動のエネルギー源となる栄養を、食物のかたちで体外から体内へと取り込みつづけなければならない。われわれ日本人が日に3度の食事を、離乳以降、生涯にわたって続けるとすれば、その回数はざっと8〜9万回と見積もられる。命ある限り繰り返されるこの営みこそ、摂食にほかならない。

　摂食という営みは、まさに摂取しようとする食物を、手やその延長である道具（匙や箸など）を用いて口元に運び、口腔に取り込み、咀嚼によって細分し、さらに唾液と混和し、やがて滑らかな塊状に加工されたところでそれを咽頭に移送し、嚥下によって食道、胃へと送り出すはたらきの連続、反復である。

　食物を取り込み、食塊へと加工するはたらきは、直接には前歯による咬断や臼歯による臼磨だが、それは上顎を含めた頭蓋に対する下顎の運動の結果であり、これには咀嚼筋群や舌骨上筋群など下顎に付着する多くの筋群が関与する。間接的ではあるが、頭位を適切に保持する頚肩部の多くの筋のはたらきもこの動作には欠かせない。咬断に際して口唇で食物を捕捉したり咀嚼を続けるあいだ、食物が口腔外に漏れ出さないよう口唇を閉鎖したり、咀嚼のたびごとに細分中の食物を臼歯咬合面上に載せなおしたり、細分された食物を唾液と混和したり、嚥下に備えて食塊を咽頭に向けて移送したりするのは、舌を構成する内・外舌筋、口唇や頬の動きに関わる表情筋、それに下顎運動に関わる上述の顎筋群のはたら

2) 咀嚼のしくみ　消化器系内の機能的連携を中心に

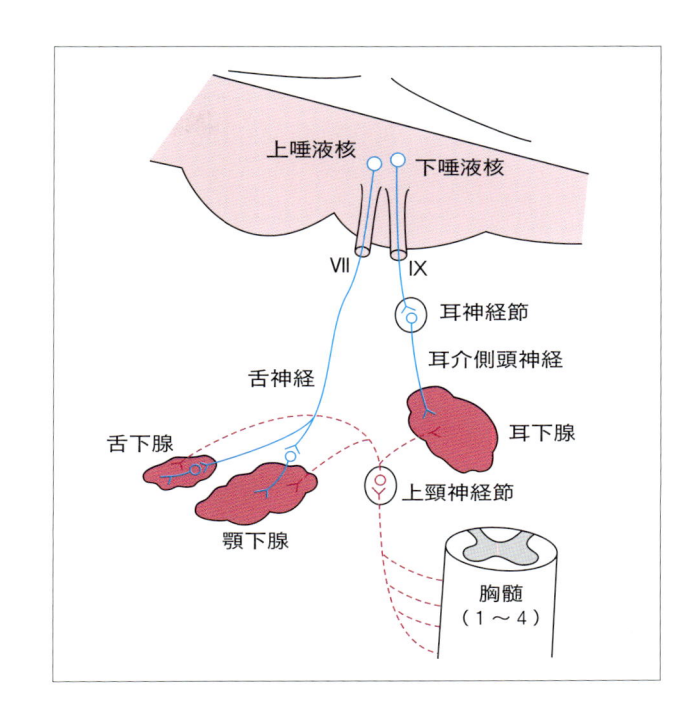

図1　唾液腺の神経支配（参考文献2より改変引用）。青実線は交感神経路、赤破線は副交感神経路を示す。

きである。

　こうした運動の背景には、それぞれ関与する筋を駆動する指令を生成し送り出したり、運動の結果として生じた触・圧感覚、下顎の位置や運動速度に関する感覚を感知して中枢に伝え、運動の制御に用いたりする感覚器系・神経系のはたらきがある。脳幹に咀嚼の中枢性パタン生成器があって、そこでこれら筋群や舌筋にリズミカルな運動を生じるコマンドが生成され、また末梢からの感覚や中枢からの情報に基づいて、コマンドが変調されるのである。味覚や嗅覚などは食物をそれと認識し、あるいは食物ではないもの、身体に害毒となるものを識別するのにも用いられる（「においのしくみ」の項 P.90参照）。

　摂食に付随して、重要なはたらきをするのが唾液腺である。唾液腺は口腔に付随する腺組織で、唾液はそれが分泌する消化液である。摂食時の唾液分泌は安静時に比べて一層活発で、このときに分泌される唾液を、安静時唾液と対比して刺激唾液という。食物は細分するのみでは嚥下可能な状態とはならず、これを唾液と混和して食塊に変えなければならない。食塊とは、文字通り食物の塊である。細分された食物粒子が唾液と混和されると、凝集性を増して泥塊状となる。食物粒子を粘凋な唾液が包み込んだこの柔らかな塊は、やはり粘液で覆われた粘膜上を、口腔から咽頭、食道、胃へと滑るように運ばれてゆく。円滑な食物の移送は、摂食にともなって活発に分泌される唾液の存在があって始めて可能になるのである。

III　唾液分泌とその調節

　味覚は唾液分泌を促す。梅干を口に含むとたちまち口中に唾液があふれるのは、その1例である。一方、味覚をともなわない唾液分泌促進の例に、サクソン・テストがある。口腔に含んだガーゼを咀嚼させ、その前後でガーゼの重さを秤量して、分泌された唾液量を評価する刺激唾液分泌能の検査法である。いずれの唾液分泌も刺激に促された反射性の分泌で、前者を味覚—唾液分泌反射、後者を咀嚼—唾液分泌反射と呼ぶ。

　唾液分泌の調節は、もっぱら自律神経系に委ねられ、ほかの消化腺には備わった液性の調節を欠く。唾液腺を支配する副交感神経の一次中枢は、延髄外側網様体の上・下唾液核であり、交感神経の一次中枢は胸髄の上部に位置を占める。副交感神経は主に水分の分泌調節に関与し、交感神経はタンパク質成分の分泌調節に関与するが、両者ともに分泌の促進に作用する（図1）。

　しかし摂食中の唾液分泌は、味覚や咀嚼にともなう口腔感覚により反射性に促されるばかりではない。ブロック状のシリコン樹脂を咀嚼に相当するリズムで噛めば唾液分泌が促されるが、噛みしめや歯ぎしりを繰り返しても分泌は促されず、このことは歯根膜感覚に対して量依存性に唾液分泌が生じるわけではないことを示している。摂取した食物が適切に消化吸収されるためには、消化液が時間的、空間的、

5 口腔の作用機序

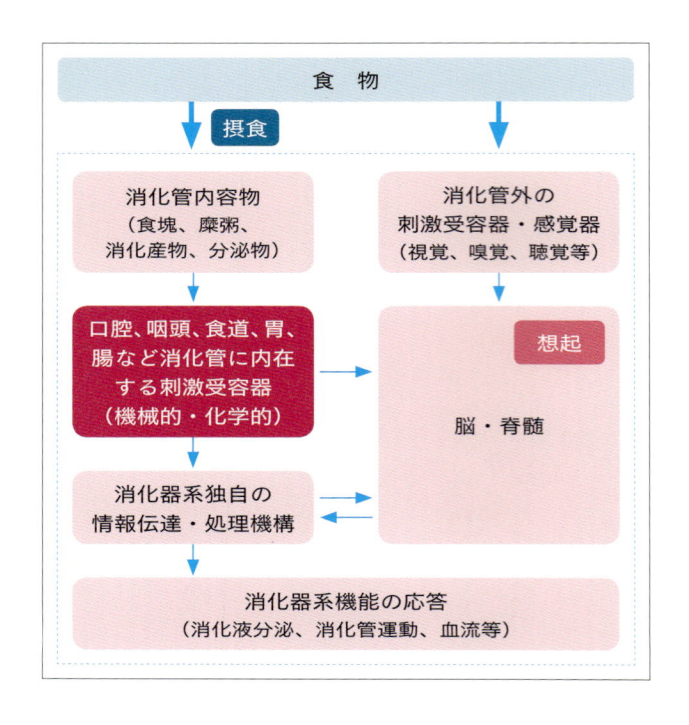

図2 食事に対する消化器系機能の応答(参考文献2より改変引用)。矢印は刺激あるいは情報の伝播を示す。

量的に適切に分泌されることが必要であり、口腔に分泌される唾液もその例外ではない。

IV 摂食に関連した消化器系のはたらき

　口腔が摂食に携わっているとき、ほかの消化器は食物の移送をただ待っているわけではない。食物を連想したり、実際に目にしたり、においを嗅いだりする時点で、口腔にはすでに唾液の分泌が促されている。ここでの唾液分泌は、食物の連想や視覚、嗅覚に対する反応にほかならない。そしてこれと同じとき、胃では胃液の分泌が促されている[1,2]。

　さらに進んで、実際に食物が口腔に入り、口腔、鼻腔、咽頭、食道からの味覚や嗅覚、咀嚼、嚥下にともなう機械感覚が生じると、胃液に加えて膵液、胆汁の分泌が始まる。ここまでの消化液の分泌は、いずれも胃に食物が届く以前に生じたもので、これらの分泌を頭相(cephalic phase)という。このとき、胃や小腸は空腹期の運動パタンである伝播性運動群を停止し、胃では近側部(胃底部、胃体上部)に受け入れ弛緩を生じる。受け入れ弛緩は、咽頭や食道などの機械的受容器の感覚によって反射性に胃腔壁の内圧が低下するもので、求心路は内臓求心性線維、遠心路は迷走神経である。

　食道以遠から分泌される消化液には、胃液、膵液、胆汁、腸液があり、すでに記したように、腸液以外の分泌は頭相に始まる。たとえば胃液の頭相での分泌量は、食事性に誘発される分泌量の30～40％、膵液では10％にのぼる。これら消化液の分泌は、神経性分泌と体液性分泌の2つの機序で生じ(唾液腺は体液性の調節機序を欠く)、神経性機序には無条件反射と条件反射がある。無条件反射とは、味覚や消化管粘膜の機械的、化学的刺激により起こる反射をいい、一方、条件反射とは、視覚、嗅覚のほか、台所から聞こえる調理の音など食物や食事の連想によって引き起こされる反射をいう。体液性機序は、消化管の部位ごとに特有の消化管ホルモンが生成され、主に局所循環により消化腺に達して、分泌を調節する。分泌機序の相違は、分泌される消化液の組成にも影響を及ぼし、たとえば頭相で分泌される胃液は胃酸とペプシンに富む。胃液の粘液は主に胃壁への直接刺激によって分泌されるため、胃相に比べて頭相では分泌量が少なく、相対的に胃液中の胃酸とペプシンの比が高くなる。

　消化器系は消化管内容物による機械的、化学的刺激を感知する受容器を備え、その受容器の情報は神経性ならびに液性因子を介して、この系独自の情報伝達、処理機構に伝えられ、その出力は系の機能的応答を引き起こす(図2)。

V 摂食行動の調節

摂食行動の中枢の座は視床下部である。視床下部のうち摂食調節に関与するのは、弓状核(ARC)、腹内側核(VMH)、背内側核(DMH)、室傍核(PVN)、外側野(LHA)などで、それらが空腹時に摂食行動を誘発する摂食中枢と、満腹時に摂食行動を抑制する満腹中枢の2つの中枢として機能する。

これら2つの中枢に作用して、摂食調節に関わる因子の1つにグルコースがある。視床下部の一部は血液─脳関門を欠いていて、血中のグルコースが移行できる。LHAにはグルコース濃度が上昇すると活動が抑制されるグルコース感受性ニューロンがあり、他方、VMHは血中グルコース濃度に依存して活動性を増すグルコース受容体ニューロンを含む。末梢におけるエネルギー収支が収入過剰に傾き血糖値が上昇すると、これらニューロンの活動を介して摂食中枢の抑制と満腹中枢の興奮がもたらされ、摂食行動が停止される。

摂食行動の長期的な調節には、末梢の脂肪細胞が内分泌するレプチンが関与している。レプチン分泌量は脂肪細胞が貯蔵する脂肪量に依存する。レプチンは内臓求心性神経に作用する血液─脳関門を欠く視床下部内側底部に移行して、ARCでニューロペプチドY(NPY)やアグーチ関連タンパク(AgRP)の生成を促し、PVNの刺激を介して摂食行動を促進する。

NPYやAgRPなど、脳と消化管の両方に存在して重要な生体機能調節に関わるペプチドを総称して脳腸ペプチドという。これらペプチドのうち、食事ごとのより短期的な摂食調節に関与して摂食を抑制するものに、上部小腸で内容物の脂肪やタンパク質濃度依存性に分泌されるコレシストキニン(CCK)がある。CCKがARCのNPY/AgRPニューロンに作用して、NPYやAgRPの生成を抑制する。視床下部におけるNPYは、PVNに作用して摂食促進に関わる系を刺激するペプチドであり、AgRPはやはりPVNに作用して摂食の抑制に関わる系を抑制する。CCKは、両者の産生と分泌を抑えることで摂食を抑制するのである。

反対に空腹時に分泌が促されるペプチドに、グレリンがある。グレリンの血中濃度は各食前に上昇し、食後に低下する。胃で分泌されたグレリンが迷走神経求心線維の活動を抑制すると、この情報が延髄の孤束核を経て視床下部NPY/AgRPニューロンに伝えられ、両ペプチドの産生促進を介して摂食行動を促進するとともに、迷走神経遠心路を介して胃酸分泌や胃運動の亢進をもたらす。孤束核からの情報は、下垂体の成長ホルモン放出ホルモン(GHRH)ニューロンにも伝えられ、成長ホルモン(GH)分泌を強く促す作用もある。グレリンは、摂食促進とともに成長の制御に重要なはたらきをするとされる。

ここでは摂食の抑制に関与するCCKと促進に関与するグレリンを例に、摂食調節のありさまを示したが、実際に摂食に関わる調節因子はきわめて多く、その機能や相互作用に関して、日々新たな知見が追加される状況だという。摂食の調節とは、全身の代謝状況や環境からのストレス情報をもとに、摂食という行動や代謝を制御することにほかならない。その情報ネットワークが複雑ならざるを得ないのは、むしろ当然のことなのであろう。より詳細な知見をお求めの読者は、最新の総説[3,4]をご参照願いたい。

VI 咀嚼の効果・効用

歯科口腔保健における口腔機能維持の目標は、主として咀嚼機能の維持に向けられている。この節では、咀嚼という行為が、消化器系全体のはたらきに、あるいはそれ以外のさまざまな身体機能に、どのような寄与を果たしているかをまとめて考えてみたい。

1. 食物の細分と食塊の形成

消化吸収に関する咀嚼の効用は、第1に食物を細分し、嚥下に適した食塊へと加工することにある。食物を胃以遠の消化管へと移送できなければ、消化吸収は始まらない。

2. 食物の表面積拡大

食物の細分には、食物の表面積を増して消化液の作用を受けやすくする効果が付随する。

食物の細分と消化の関係は、実に半世紀以上も前に調べられている。木綿の小袋に食物の小片を封じ、それを被験者に丸呑みさせて、やがて糞便中に排泄されたところを回収すると、袋に残る中身から、封入された食物片の消化の程度を知ることができる。同じ量の食品を細分したものとしないものに分けて用意し、消化の程度をこの方法で比較し、消化における咀嚼の必要性を食品種ごとに調べたのである。

そこで明らかになったのは、日常摂取する自然食品が、1) 咀嚼を行っても未消化分が残り、咀嚼を欠けばその分量がさらに増すもの、2) 咀嚼すれば十分に消化吸収されるが、咀嚼しない場合には未消

化分が残るもの、3）咀嚼なしに完全に消化吸収されるものの3群に区別されるということであった。消化吸収に咀嚼を必要としない第3群とは、揚げる、煮るなどした魚肉やパン、チーズ、ゆで卵などであり、一方、消化吸収に咀嚼が不可欠な第1群には、焼く、揚げる、煮るなどした獣肉や、ゆでた豆・芋などが含まれる。

1日に固形分600gを含む2ℓ（リットル）の食物を摂取し、わずか120gを糞便として排泄するわれわれヒトの消化管は、消化作用がいかにも強力で、およそ消化可能な食品は、さしたる細分を経なくとも充分に吸収することができるようである。とはいえ、食物繊維の分解酵素はもたないので、繊維質に富む食物を消化吸収するには、咀嚼によって繊維を破砕し、消化可能な食物部分と消化液との接触を図らねばならない。第3群にはそうした食品種が並んでいる。西欧化した食生活で獣肉摂取量の増したわれわれ日本人は、早食い、つまり咀嚼量の過剰な節約を避け、適度の咀嚼回数を確保する必要のあることをこの事実は示している。

3．消化液の作用

咀嚼にともなって食物には消化液である唾液が作用する。唾液に含まれる消化活性物質は、デンプン分解に関わる酵素、α-アミラーゼである。食物が口腔に留まる時間はごく短いが、唾液アミラーゼの作用は食物が胃に達し強酸の胃液の浸透を受けるまで続き、食塊の粘度を低めて胃内の消化粥形成に役立つという。もちろん、咀嚼時間に依存してデンプンの消化が進むことはいうまでもない。後に述べる完全咀嚼法（フレッチャーリズム）が、食事が甘く感じられるまで咀嚼するよう薦めるのは、唾液の消化作用を期待してのことであろう。もっとも、デンプンの管腔内消化の場は主に上部小腸であり、そこではたらくのは膵のα-アミラーゼである。

4．食感覚の賦活

咀嚼はまた味覚、嗅覚、食感（舌触り、噛み応えなどのテクスチュア）など、食感覚の賦活によるおいしいという快感を賦活する。ヒトの摂食行動は空腹のみによって駆動されるのではなく、多分に定時の食事という文化的習慣や食事への期待などによって促される。またその充足は、満腹のみではなくおいしさや嗜好の充足にともなう幸福感という陽性情動があって初めて得られる。報酬系がもたらすおいしさという快感には、摂食への欲求を行動に繋げる作用がある。余談だが、強いおいしさ（快感）が予測されると、たとえ満腹でもあえなく摂食行動に駆られてしまう。こうして食後の甘いものが別腹の名で摂取されるのである。

5．満腹感の増強

咀嚼は満腹感をも強める作用がある。ヒスタミンは末梢で炎症や胃酸分泌に関わる一方、中枢では摂食行動の調節に関与する。後部視床下部の結節乳頭核（TMN）にはヒスタミン・ニューロンがあり、摂食調節に関与する視床下部VMHやPVN、咀嚼に際して口腔の固有感覚を中枢に伝える三叉神経中脳路核（Me5）との線維連絡が密である。Me5を介して伝えられた咀嚼情報は、ヒスタミン・ニューロンの活性を高める。ヒスタミン・ニューロンの投射を受けるVMHやPVNは、満腹中枢を刺激して摂食を抑制する[5]。

6．食事誘発性熱産生

ヒスタミン・ニューロン系が賦活されると、脂肪細胞の貯蔵する脂肪量が監視されることで、摂食を促進するレプチンの産生が抑制される一方、PVNやDMHを介して交換神経活動の活性が亢進される。つまり咀嚼はその両方を通じて脂肪分解やエネルギー消費を促進する。食事で摂取したエネルギーは、基礎代謝や運動にともなう運動誘発性体熱産生に加え、食事誘発性体熱産生（DIT）によって消費される。DITは、食物の消化吸収、代謝にともなうエネルギー消費、熱産生であり、一般には体温維持の一部に用いられるという。摂食行動をともなわない経管栄養法と通常の経口での摂食を比較すると、同一内容の食事でもDITは大きく異なり、経口摂取では食後の著しい一過性の熱産生の後、持続的で弱い亢進が続くのに対し、経管摂取の場合には前者の反応を欠く。興味深いことに、食物が胃に至らない摂食行為である偽食（sham feeding）では前者の一過性の熱産生のみが生じ、後者の持続的な熱産生は生じない。エネルギー消費への咀嚼の影響は上述の経路による。肥満対策が急がれる今日、咀嚼によるエネルギー消費の促進は臨床的に重要である[5]。

7．消化器系全体と口腔の機能連携

消化吸収に関して見逃せないのが、先に述べた頭相の分泌や消化管運動である。経口摂取にともなう味覚や口腔の触・圧覚などは、脳を介して消化管に伝えられ、対して消化管は来るべき食物の受け入れを先取りしてその準備を整える。摂食にともなう種々の感覚は連鎖する機能のタイミングを調節する。経管栄養法ではタイミングの情報がないために準備

の整わないまま栄養の投与が開始される。十分な咀嚼を経ない早食いにも、タイミングの情報が乏しい点で同様の問題があるといえよう。

近年、大腸切除術などの術後イレウスの改善におけるガム咀嚼の有用性が確かめられている[6]。術後早くからガム咀嚼を行わせることで、初回放屁や排便までの期間が有意に短縮したというのである。ガム咀嚼が偽食として作用し、腸の運動に関わるホルモン産生を高めた結果と考察されている。消化器系全体と口腔の機能連携の臨床応用例といって差しえなかろう。

このほか、咀嚼が覚醒レベルや記憶力を向上させ老化防止、認知症予防に効果があるなど、さまざまな効用が謳われている。今後の検討が待たれるところである。

VII 食育における咀嚼指導

最後に、食育について触れておきたい。明治期に食養生を通じて子供の心身を育むという語義に用いられ始めた食育の語は、元号が平成に改まる頃から、徐々に食問題に関連した著作などでの応用の拡がりが見えてきた。これに対応する政治の動きとして、自由民主党が2003年の政権公約に食育基本法制定を盛り込み、2005年にはその成立を、また翌2006年には「食育推進基本計画」が決定されるに至っている。本法は国をあげての食育推進を目指したもので、子供に対する食育を生きるうえでの基本であり、知育、徳育、体育の基礎と位置づける一方、あらゆる世代の国民に必要なものとしている。文部科学省が2007年に作成した「食に関する指導の手引」[7]は、小・中学校等における食育指導の実際までを示したものであり、それを見ると食育のなかで摂食という行為がどのように指導されているかをうかがい知ることができる。

それによれば、咀嚼(よく噛むこと)は、手洗いやよい姿勢、和やかな雰囲気作りとともに食事の基本であり、小学校2年生の教育目標として「よく噛んで食べることの大切さがわかる」こと、3年生では「よく噛んで食べることができる」ことをあげている。また食に関する各教科の指導の進め方の例として、中学の理科のなかで、「消化の仕組みについて考察し、歯で噛むことの大切さを理解できるように」することを求めている。肥満傾向にある児童生徒に対する個別的相談指導では、「よく噛んでゆっくり食べることにより、過食しないことを習慣化させる」ことを留意点の1つに掲げている。いずれも、摂食行為の具体的な指導が、主として「よく噛む」ことに向けられていることを示している。

では、「よく噛む」とは具体的にはどういう噛みかたをいうのだろうか。読売新聞社東京本社「教育ルネサンス食育推進プロジェクト」が企画し、全国食育推進研究会が発行する「食育テキスト」[8]に目を転じると、その具体的な目標が一層鮮明に浮かび上がる。小学3・4年生用のテキストは、咀嚼回数の少ない食習慣が肥満や生活習慣病を招くこと、現代人の食生活が咀嚼回数の乏しいものであることを示したうえで、よく噛むとは1口30回の咀嚼をともなうものであると記されている。

よく噛むことを咀嚼回数によって規定する方法は、実は肥満症治療に応用されている。咀嚼がヒスタミン・ニューロン系を介して摂食を抑制しつつ、エネルギー消費を促すことを見出した坂田氏ら[5]が肥満症の治療として提唱された咀嚼法がそれである。30回なら30回と1口の咀嚼回数を規定し、それを実行するたび、かたわらの咀嚼記録用紙に記載するこの方法は、減量にも体重の長期維持にも効果的であるとされ、「肥満症治療ガイドライン2006」にも収載されている。(ちなみに1998年のNIH刊、2006年NICE刊の肥満症診療ガイドラインには、咀嚼法やその類法の記載はない。)咀嚼法は肥満症の治療手段であるから、食事の楽しみがいささか削がれるとしても止むを得ない。しかし学校給食は皆と仲良く楽しみながら、十分に時間をかけて食事をとる習慣を児童生徒に身につけさせ、食事が空腹を満たすばかりでなく、心の充足をももたらすことを学ばせる機会である。生理的な嚥下を随意的に抑え、30回まで咀嚼回数を数えながらの食事は実に味気ない。それに咀嚼回数は、嚥下に適した食塊の形成を目標に、生理的に制御されていて、1口30回という咀嚼回数は、ほとんどの食品に過剰である。こうした指導が給食本来の教育効果を損なわないよう、祈らずにはいられない。

ところで30回という咀嚼回数はどこに由来するのだろうか。戦前、米国から輸入したフレッチャリズムを完全咀嚼法、精咀嚼法として普及に努めた本邦の歯科関係者は、食糧自給という国策が招いた食料資源の不足に対し、少量の食事での満腹と栄養の充足をもたらす頻回咀嚼という方法が1つの対応となると考えたようだ。1941年に日本歯科医師会が掲げた「咀嚼励行運動の提唱」には、精咀嚼が「事実上食

5 口腔の作用機序

物の消費節約」となると記されている。当時、学校で行われた咀嚼指導には指導者が数え上げる1から30の号令に合わせて空口咀嚼を行う咀嚼体操が含まれていた。30回という咀嚼回数はこのあたりにその源があるのかも知れない。

　時代が移って飽食の今日、戦時下の非常時とは異なる新たな咀嚼指導の目標や方法があってよいだろう。そしてそれは意外にも「ゆっくり時間をかけて食べる」、「眼、耳、鼻、舌など、感覚をフルにつかって味わう」、「おだやかな気持ちで食べる」といったことに落ち着くのではないだろうか。それではあまりに当たり前で、しかも抽象的と思われるかもしれないが、前2項については本稿で示したさまざまな事実を、そして第3項については、ストレスが脳と腸の連携に影響することなどを、脳腸相関という考えに照らして教えてゆけばよいのである。

参考文献

1. 細谷憲政(監)，武藤泰敏(編)．消化・吸収—基礎と臨床—．東京：第一出版，2002．
2. 本郷利憲，廣重　力(監)，豊田順一，熊田　衛，小澤瀞司，福田康一郎，本間研一(編)．標準生理学(第6版)．東京：医学書院，2005．
3. Konturek SJ, Konturek JW, Pawlik T, Brzozowki T. Brain-gut axis and its role in the control of food intake. J Physiol Pharmacol 2004；55：137‑154.
4. Chaudhri O, Small C, Bloom S. Gastrointestinal hormones regulating appetite. Phil Trans R Soc B 2006；361：1187‑1209.
5. 坂田利家．よく噛み，健やかに生きる．日本味と匂学会誌 2003；10：223‑228.
6. de Castro SMM, van den Esschert JW, van Heek NT, Dalhuisen S, Koelemay MJW, Busch ORC, Gouma DJ. A systematic review of the efficacy of gum chewing for the amelioration of postoperative ileus. Digest Surg 2008；25：39‑45.
7. 文部科学省(編)．食に関する指導の手引き．2007． http://www.mext.go.jp/a_menu/sports/syokuiku/07061818.htm
8. 読売新聞社東京本社「教育ルネサンス食育推進プロジェクト」編．食育テキスト，小学3・4年生用，小学5・6年生用．2006． http://syokuiku.yomiuri.co.jp/pdf/

3）味覚のしくみ
①口腔と舌との関連

日本歯科大学生命歯学部生理学講座教授
松本茂二

I 味覚の障害

　口腔内感覚の1つの代表である味覚は、単に味を知覚するだけではない。味覚によってわれわれの食欲は刺激され、唾液分泌やほかの消化液分泌が促される。また、味覚によってわれわれは味を分別して危険な食べ物を取らないようにする。一方、生体における必要な成分を含む食物を選択摂取する。味覚から嗜好（好き嫌い）が生まれ、豊かな味の記憶は脳細胞の活性化にもつながると考えられている。そのようにわれわれの健康維持に貢献している味覚の障害が、口腔領域をひろく扱っている歯科医師により適切に診断・対応される意義は大きい。

　一般に味覚障害といった場合、「味がわからない、うすい」「味がしない」といった"味覚低下"や、「口内が苦い」「金属の味がする」といった"異味覚"がもっとも多く、逆に「味が濃く感じられる」といった"味覚過敏"は少ない。また、味覚の障害を訴えて来たものの、原因が嗅覚にあった場合には風味障害との診断が付けられることもある。

　味覚には味物質を感知する味細胞、その情報を伝える味神経、そして味として認知する大脳皮質の味覚野という3要素がなくては起こらない。そのいずれかが侵されれば味覚は障害されるので、味覚障害は口腔領域を原因とするだけでなく、中枢神経性疾患、内分泌・代謝障害、感染症、種々の薬剤による副作用など、全身性疾患の一症状としてあらわれる場合がある。

　そこで複数の資料を参考に、味覚異常を病因別に分類すると①味覚に障害がないものと、②味覚に障害があるものに分けることができる。①味覚に障害がないものには、ほかの感覚障害によるもの（嗅覚障害による風味障害など）と心因性によるもの（うつ病など）があり、②味覚に障害があるものには、口腔内環境の変化によるもの（義歯、舌炎、口内炎など）、食餌性（亜鉛欠乏症など）、薬剤性（降圧剤など長期にわたる内服薬の服用）、味覚中枢・伝導路の障害によるもの（外傷性、脳腫瘍、脳梗塞など）、感冒後、全身疾患によるもの（肝疾患におけるビタミンAと亜鉛の欠乏、糖尿病における神経障害、腎疾患における亜鉛流出）と特発性（全く原因がわからないもの）などがある。

　味覚障害の診断ではまず問診が重要である。既往症、合併症、服薬のみならず、ときには発症契機やその過程に加えて発症直前の体調や感染症の有無、食餌の内容にまで及ぶ。また、診察による情報の収集も大切である。診察により、口腔内に不適合修復物や補綴物（異種金属による微小電流を含む）がないか、味物質の到達障害（舌苔・錯角化症などによる味孔の閉鎖）や唾液分泌障害（シェーグレン症候群）がないかなどを調べる。さらに、舌の状態からビタミン不足や貧血なども推定できる。亜鉛欠乏が疑われれば、一般の血液検査に血清微量金属の測定を加える。なお、味覚障害の有無を見るスクリーニング検査法（全口腔法、濾紙ディスク法、電気味覚検査法など）はいまだ客観性などに問題があるが、歯科医療で有効な検査の1つとなる可能性がある。

　味覚障害を診断するにあたっては原因を判定するだけでなく、原因によって対処の緊急度や対処法が異なることには注意すべきである。たとえば、味覚障害を呈する疾患の中でも、脳血管障害によるものは一刻を争う対応と専門的処置が必要であり、また帯状疱疹にともなう顔面神経麻痺による場合やうつ病に見られる精神症状を呈する場合などは早期に専

3) 味覚のしくみ ①口腔と舌との関連

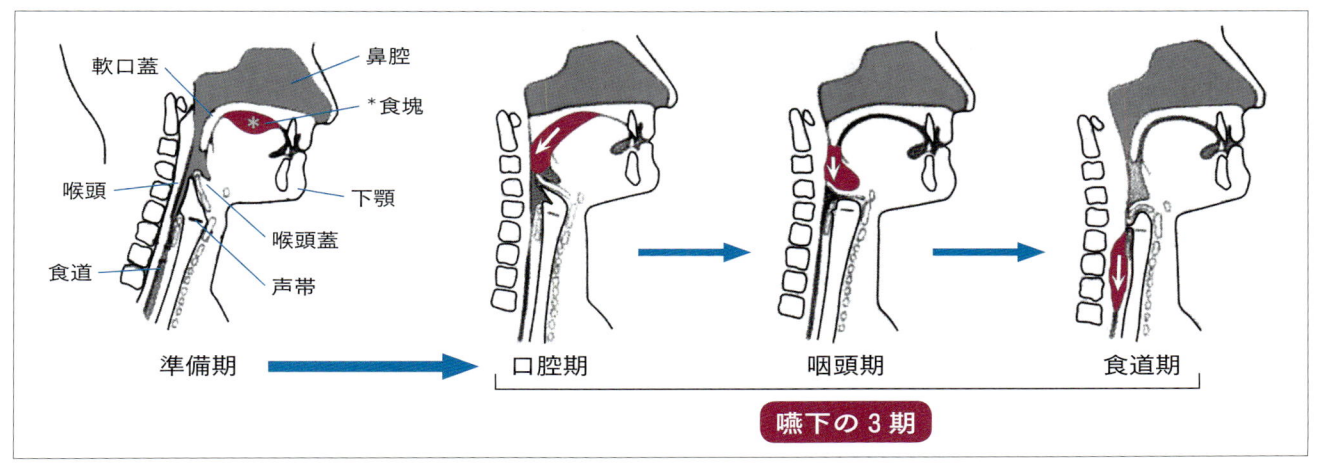

図1 嚥下3期の模式図(参考文献7より改変引用)。

（軟口蓋、鼻腔、*食塊、喉頭、下顎、喉頭蓋、食道、声帯／準備期→口腔期→咽頭期→食道期／嚥下の3期）

門医に紹介し受診させる必要がある。味覚障害はその原因疾患が多岐にわたるので、医療事故や院内感染を防ぐ上からも、日常から多角的に症状を見る目を養い、ほかの医療機関ともスムーズな連携を図っておくことが求められる。

II　舌の運動機能

われわれは舌の味蕾(その中の味細胞)で味を知覚するが、舌の機能は味覚だけではない。舌は歯列弓内側の固有口腔に位置し、その大部分を占める筋性器官である。中核の舌筋とそれを被覆する口腔粘膜から構成され、口底から前方に向けて突出し、味覚以外に捕食・咀嚼・嚥下・構音など多くの機能に関与している。舌はその非常に優れた表面感覚機能で口腔内の小さな食片も鋭敏に認知し、舌下神経支配のもと精緻な運動を行う。

舌は骨格筋に属する随意筋であるが、骨格筋が通常、関節を挟んで骨と骨に付着するのに、舌筋は例外である。また、舌筋にはミオグロビンの多い赤筋(持続的な力を発揮し遅筋とも呼ばれる)と少ない白筋(瞬発力に富み速筋とも呼ばれる)の両方が混在し、そのため種々の役割を果たすことができる。そして、中心部にさまざまな方向に走行する舌筋が存在し、舌は自由に動くことができる。筋の起始部が舌の中にある内舌筋(上縦舌筋、下縦舌筋、横舌筋、垂直舌筋)と舌外部の骨から起始する外舌筋(オトガイ舌筋、舌骨舌筋、茎突舌筋)とに区別され、内舌筋は舌の形を変えるのにはたらき、外舌筋は舌の位置の移動に関与する。以下、舌の関連する機能とその障害について述べる。

III　嚥下障害

摂食運動を食物の移動に合わせて分類すると、以下に5期(摂食5期)に表現される。すなわち、
①先行期(認知期)：眼や鼻を使い、経験や記憶と比較して食べ物の性質を判断し摂食の意欲をもつ
②準備期(咀嚼期)：実際に口腔内に取り込まれた食べ物を咀嚼して細かく粉砕し、舌が唾液と混ぜて食塊という飲み込みやすい形態に加工し、その物性(噛みごたえ、歯触り)や化学的性質(味)を調べ脳に伝える
③口腔期：食塊が舌によって口腔から咽頭まで送り込まれる
④咽頭期：食塊が咽頭から食道の入り口まで移送される時期で、このとき喉頭蓋の閉鎖・声門の閉鎖・無呼吸・鼻咽腔閉鎖など食塊から気道を防御する機構がはたらく
⑤食道期：食塊が食道の入り口から胃の入り口に達するまでの時期
である。このうち、口腔期、咽頭期、食道期を嚥下の3期と呼び、それぞれ嚥下第1期、嚥下第2期、嚥下第3期とも呼ばれる(図1)。嚥下第1期までは意識して(随意的)に送り込んだり、止めたりすることができるが(随意期)、嚥下第2期、第3期では止められない(不随意期)。なお、咀嚼中の嚥下では口腔期・咽頭期を区別できず口腔咽頭期としてとらえることが多くなってきている(期 stage と相 phase はここで厳密に定義しない)。

嚥下は口腔内に取り込まれた食物や液体を胃へと送り込む反射性の運動である。嚥下時の食塊のスムーズな移動は、舌を含む口腔、咽頭、喉頭、食

5 口腔の作用機序

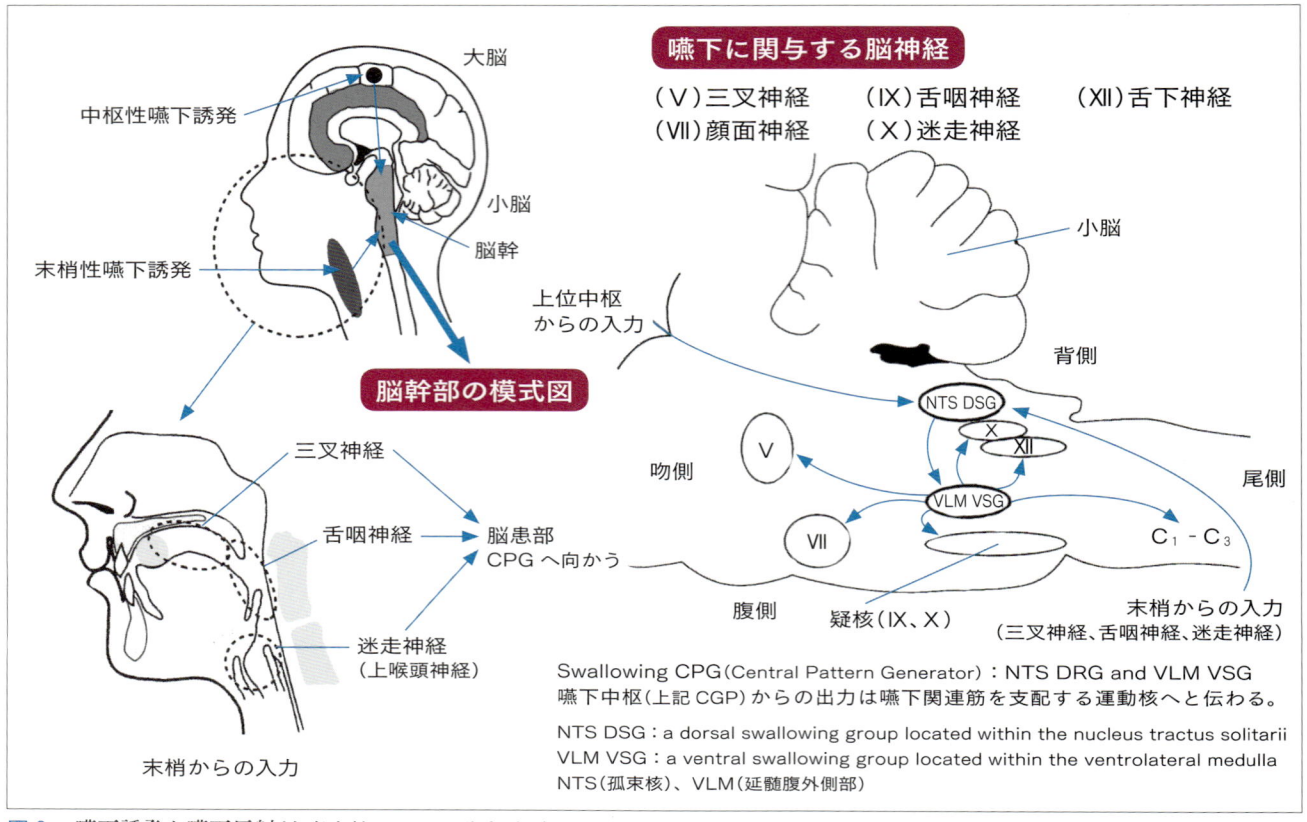

図2 嚥下誘発と嚥下反射（参考文献4, 7より改変引用）。

道などにある筋が脳幹にある嚥下中枢（図2のCPG）の支配のもとで系統的に活動することで営まれている。嚥下は随意的にも誘発できる（中枢性、大脳皮質が関与する随意性嚥下誘発）が、嚥下を続けるには食塊や液体が口腔粘膜の受容器と接触を保つ必要があり（末梢性、反射性嚥下誘発）、嚥下の開始と持続には上位中枢からの入力と末梢からの感覚性入力がともに必要である。末梢性入力の主役は三叉神経、舌咽神経、迷走神経（上喉頭神経）によって受容器から脳幹へ伝えられる入力で、まず口腔、咽頭および喉頭の味覚、触覚、温度覚と痛覚などの感覚受容器で受容される（嚥下のための特別な受容器があるとは考えられていない）。さらに、咀嚼や嚥下、呼吸など複数の基本的運動プログラムを一連の摂食運動として実行するために大脳皮質が咀嚼、嚥下、呼吸などの運動中枢（脳幹にある）を総合的に制御し、また、嚥下の基本パターンの微調整には食塊の量、固さ、味などに関連した末梢からの感覚性フィードバックと上位中枢からの入力が作用している。

このように嚥下反射は随意的・不随意的要素が混在した複雑なメカニズムをもっており、そのいずれかが侵されれば嚥下障害をきたす可能性が生じる。実際の障害メカニズムとしては出力系（運動系）障害がもっとも多く、神経疾患の中では、脳血管障害、筋萎縮性側索硬化症や末梢脳神経障害が主な原因となる。特に、上位・下位運動ニューロンが進行性に変性する筋萎縮性側索硬化症（Amyotrophic Lateral Sclerosis: ALS）は皮質延髄路や脳神経領域の運動神経核がともに障害されるため、顔面・舌領域の筋萎縮や筋力低下をきたし嚥下障害が高率に出現する。そこで近年、嚥下に関連する筋のうち舌筋を用いてALS患者の上位・下位運動ニューロン障害の評価が試みられている。また、脳血管障害の後遺症や脳性麻痺患者のような皮質性機能障害では、口腔・上気道・食道からの求心性入力の処理過程の障害で嚥下障害が引き起こされることもある。

嚥下障害患者は栄養障害、脱水、誤嚥性肺炎、窒息など臨床的にも重大な帰結をもたらす（「誤嚥性肺炎」の項P.140参照）。高齢者が餅を喉に詰まらせたという話はよく聞くが、これは加齢による歯の喪失や筋力の低下などの退行性変化や、味覚・嗅覚など感覚機能の低下が、咀嚼・嚥下機能に影響するためである。また、誤嚥性肺炎は食塊の気管内への侵入と、口腔や咽頭の常在菌、宿主の免疫低下などが要因と

なって成立するが、肺炎を起こした高齢者の多くが不顕性誤嚥を生じており、嚥下反射の低下に加え、誤嚥したときの咳反射の低下があることも指摘されている。口腔内が不潔になると細菌が繁殖し、この細菌が食物や唾液を誤嚥した際、肺に入って誤嚥性肺炎を引き起こすので、ブラッシングや歯垢除去などの口腔清掃（ケア）が重要である。そして、口腔内を刺激し清潔にすることが嚥下障害の患者さんや高齢者の誤嚥性肺炎の予防に有効であり、歯科医師の重要な職務の1つであると考えられる。嚥下障害と呼吸器疾患の関係は大変密接なので、呼吸器科との連携も重要である[12]。さらに、日常の歯科医療で起こり得る医療事故の1つに「誤飲・誤嚥」がある。誤嚥で気道が閉塞し窒息状態となった場合は、一刻を争う救急処置が必要となる。診療に際して患者さんの全身状態にも気を配り、コメディカルと協力して事故の予防に努め、また万一に備えた救命・救急法の確認や訓練も必要である。

Ⅳ 構音障害

ヒトが発する声を音声といい、声帯を通過した呼気流が咽頭、口腔などの付属管腔を共鳴腔として多彩な音声を形づくることを構音という。構音器官において実際に言語音声を形成するには、呼気流によって声帯を振動させて生じる喉頭原音が、咽頭腔を経て口腔（声道）や鼻腔（鼻道）を共鳴させることが必要となる。この際、声道のさまざまな部位を閉鎖させたり、形状を変化させたりすることで、種々の言語音声が作り出される。

ヒトは二足歩行によって口唇や舌が微細な運動のできる器官に発達したことや頭蓋底と脊椎のなす角度が変化して喉頭の位置が下がり咽頭腔が広がったこと、さらには軟口蓋の発達にともない鼻咽腔閉鎖機能による呼吸調節能力が増大したことなどにより、口腔や鼻咽腔などが構音器官に発達したと考えられる。構音など上位中枢のコントロールを受けた随意運動では口蓋帆挙筋の収縮にともなう軟口蓋挙上によって、嚥下などの反射運動ではそれに加えて上咽頭収縮筋の収縮にともなう咽頭後壁や咽頭側壁の括約によって、鼻咽腔が閉鎖される。

話し言葉を構成する音声は母音と子音に分類され、構音の位置と方法によって区別される。付属管腔の非可動部分（歯・歯茎部・硬口蓋）を構音点、可動部分を構音体（口唇部・舌・軟口蓋）という。発音障害を惹起させる要因は、これらの構音に携わる末梢器官の形態的あるいは支配神経の中枢や末梢側における機能障害に起因したものが多い。たとえば、口唇口蓋裂では、軟口蓋ならびに口唇、顎骨の形態発育異常をともなうことから、鼻咽腔閉鎖不全を引き起こし、開放性鼻声をはじめとする構音障害を随伴しやすい。また舌運動は母音の発声に深く関わっているために、先天的形態異常（巨舌症、小舌症、舌小帯過短症）や、特に悪性腫瘍切除後では重篤な構音障害をきたすことが多い。一方、顎変形症を含む不正咬合、歯の多発性う蝕や多数歯欠損が見られる場合にも構音器官の協調性運動が阻害されることがある。しかし、義歯を初めて装着した場合に見られるように、機能訓練により口唇や舌の位置、動かし方を歯列状態に合わせて自己補正し、正常構音が行えるようになることも少なくない。また、顔面・舌下・副神経などの末梢レベルでの障害（Bell麻痺、外科手術後など）や中枢障害によっても各支配筋肉の運動不全により構音障害が生じる。両側性の下位運動ニューロン障害による口蓋・咽頭・喉頭の麻痺は球麻痺と呼ばれ、発声・構音障害のほか嚥下障害を呈する（例：Wallenberg症候群）。これに対し両側性の上位運動ニューロン性麻痺は偽性球麻痺と呼ばれ同様の症状を呈するが、発声・構音障害に比べ嚥下障害が軽い。このように発声・発語は呼吸や摂食嚥下に付加された機能なので、リハビリテーションを担当する言語聴覚士は医師または歯科医師の指示のもとで嚥下訓練も行う。なお、球麻痺、偽性球麻痺において舌の運動障害は重要な要素の1つであるとされる。

Ⅴ 睡眠時無呼吸症候群（OSAS）

ここでは閉塞型睡眠時無呼吸症候群（Obstructive Sleep Apnea Syndrome, OSAS）について述べる。2003年に居眠り運転を起こした新幹線の運転手が、結果としてOSASであったことは記憶に新しい（「呼吸器官の作用機序」の項P.18参照）。OSASは、日中過眠（Excessive Daytime Sleepiness, EDS）もしくは睡眠中の窒息感やあえぎ、繰り返す覚醒、起床時の爽快感欠如、日中の疲労感、集中力欠如のいくつかをともない、かつ睡眠1時間に10秒以上持続する無呼吸＋低呼吸の発現頻度（無呼吸・低呼吸指数、Apnea Hypopnea Index：AHI）が5以上の状態をいう。肥満・高血圧などOSASに頻発する症候のほか、特

に注意すべきは、OSASに特有だが患者自身が自覚することの少ない「いびき」や呼吸停止で、周りの家族などから情報を得る必要がある。上気道を開大する筋の緊張が相対的に低下すると上気道は閉塞しやすくなる。入眠に加えて睡眠導入薬服用や飲酒では筋緊張がさらに低下し、「いびき」が大きくなったりOSASが頻発したりする。形態的因子でもっとも重要なのは肥満による上気道軟部組織への脂肪沈着だが、そのほかに扁桃・アデノイド肥大、軟口蓋肥大、巨舌症(アミロイドーシス、甲状腺機能低下症、先端肥大症などに合併)、小顎症などがあり、アレルギー性鼻炎、慢性副鼻腔炎、咽頭炎など上気道の炎症も無呼吸の一因となる。そのほか、舌根が沈下しやすい仰臥位での就寝も要因となる。治療には鼻マスク式持続陽圧呼吸(NCPAP)や手術的方法もあるが、軽症〜中等症の場合は、内科・耳鼻科などからの紹介で、歯科医が口腔内検査を行い、作製した口腔内装置(Sleep Splint)の装着などが有効である[13]。

参考文献

1. 伏木 亨. 味覚と嗜好のサイエンス. 東京:丸善, 2008.
2. 山脇正永. 嚥下機能のニューロサイエンス:嚥下障害の克服をめざして. 細胞 2006;38;80-83.
3. 稲葉彰, 横田隆徳. 舌運動に関与する神経伝導路:上位・下位運動ニューロン. 細胞 2006;38;92-85.
4. 山田好秋. よくわかる摂食・嚥下のメカニズム. 東京:医歯薬出版, 2004.
5. 山田好秋. 嚥下を制御する神経機構. Niigata Dent J 1999;29:1-9.
6. 大類孝ほか. 高齢者の誤嚥性肺炎. 日老医誌 2003;40;305-313.
7. Jean A. Brain stem control of swallowing: neuronal network and cellular mechanisms. Physiol Rev. 2001;81:929-969.
8. Hammond CS. Cough and aspiration of food and liquids due to oral pharyngeal dysphasia. Lung 2008;86:S35-S40.
9. 睡眠呼吸障害研究会. 成人の睡眠時無呼吸症候群―診断と治療のためのガイドライン. メディカルビュー.
10. 中村嘉男ほか. 基礎歯科生理学(第4版). 東京:医歯薬出版, 2003.
11. 金澤一郎, 北原光夫, 山口徹, 小俣政男(編). 内科学. 東京:医学書院, 2006.
12. 日本嚥下障害臨床研究会(編). 嚥下障害の臨床―リハビリテーションの考え方と実際―(第2版). 東京:医歯薬出版, 2008.
13. 栂 博久(監). ココから学び始める!睡眠呼吸障害診査ポイント. 東京:メジカルビュー社, 2006.

3) 味覚のしくみ
②大脳・歯根膜との関連

日本歯科大学生命歯学部生理学講座教授
松本茂二

I 脳における味の認識

1．味覚情報伝導経路

味物質で刺激されると、味細胞は神経伝達物質を放出し、味覚神経に神経インパルスを発生させる。この味覚インパルスが味覚中枢まで運ばれる経路を味覚情報伝導経路と呼ばれ、主な経路を図1に示す。また、味覚情報伝導経路における各中継核の相互関係の概略を図2に示す。味覚神経（顔面、舌咽、迷走神経）は、脳に入ると、まず延髄の孤束核に味覚情報を伝える。孤束核へは顔面神経が吻側部、続いて尾側方向に舌咽、迷走神経の情報が収束する。また、図2に示すように、孤束核は味覚情報のみならず、呼吸および循環からの入力ならびに内蔵からの感覚情報も収束することが知られるので、同一神経核内において味覚情報との相互に影響しあうことが推察される。さらに、孤束核からの情報は脳幹にある顔面神経核、舌下神経核、唾液核（脳幹外側網様体）、迷走神経背側核、三叉神経主知覚、脊髄路核に投射し、顎顔面、舌の運動、唾液の分泌、消化管からの分泌と運動、インシュリンの分泌などに関与すると考えられる（図2）。

孤束核から大脳皮質第一次味覚野までの経路は動物により異なるが、人を含む霊長類の場合、ここからの情報は直接、視床後内側腹側核に情報が送られる（霊長類以外の哺乳動物は孤束核と視床との間に結合腕傍核を経由する。一方、視床後内側腹側核は、口腔、顔面の体性感覚を中継する神経核の一部であるため、味覚情報はこのレベルで初めて口腔顔面領域からの体性感覚情報と相互作用を受ける）。視床味覚中継核（視床後内側腹側核）からの情報は、大脳皮質第一次味覚野に送られる。一次味覚野は①前頭弁蓋部および島、②一次体性感覚野の一部にある。この部位のニューロンは味の質と強さの認知などの基本的な味の情報分析に関わっている（図2）。また近傍にある体性感覚野の情報の交換、統合を行うと考えられる。また味覚は体性感覚などのほかの感覚と異なり、脳においては同側性に情報が処理される。すなわち、舌の右側からの味覚は皮質の右半球へ、舌の左側は左半球へ情報を送られる。大脳皮質第一次味覚野からの情報は、扁桃体や眼窩前頭皮質（二次味覚野）に送られる。扁桃体では味覚が、生体にとって重要かどうかの評価、嗜好性の判断が行われる。また眼窩前頭皮質では味覚と嗅覚との統合が起こり、口腔内の触覚や視覚の情報も送られてくるので食べ物の色、形、におい、舌触り（テクスチャー）、食べ物を食べたときの音などが味と統合させる場所と考えられている。眼窩前頭皮質には、血糖値の変化を感知する視床下部の摂食中枢（満腹、空腹中枢）からの情報が入り、空腹時に味覚野の細胞応答を増加させ、満腹の時は応答を減弱させる、すなわち、空腹時、食事がおいしくなることに関与している。

2．味の識別のメカニズム

味覚神経から大脳皮質味覚野までの各伝導路における味覚ニューロンは、それぞれの基本味刺激のうち1～2個のみに特異的な応答を示す。どの味覚刺激に応じるかによって、ニューロンに標識を付けることが可能であるので、味覚神経から大脳皮質一次味覚野までの味の識別に関する神経情報はそれぞれのニューロンが伝える情報により決まると推察される。この1つ1つのニューロンが1つの味質を伝えると考える仮説を"ラベルドライン説"（Labeled-line）と呼ぶ（図3a）。たとえば、あるニューロンが甘味物質の刺激によく応じる場合、このニューロンを甘

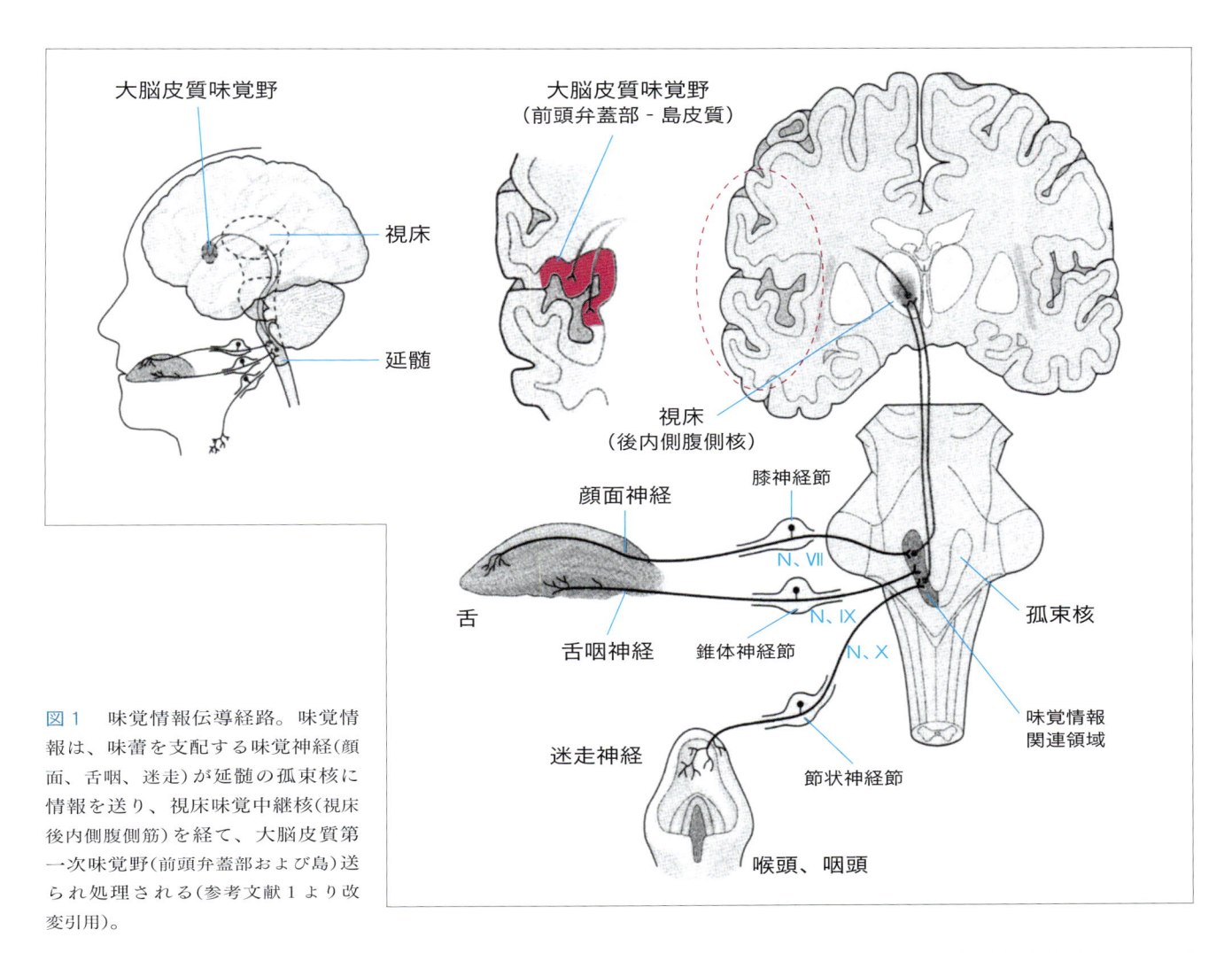

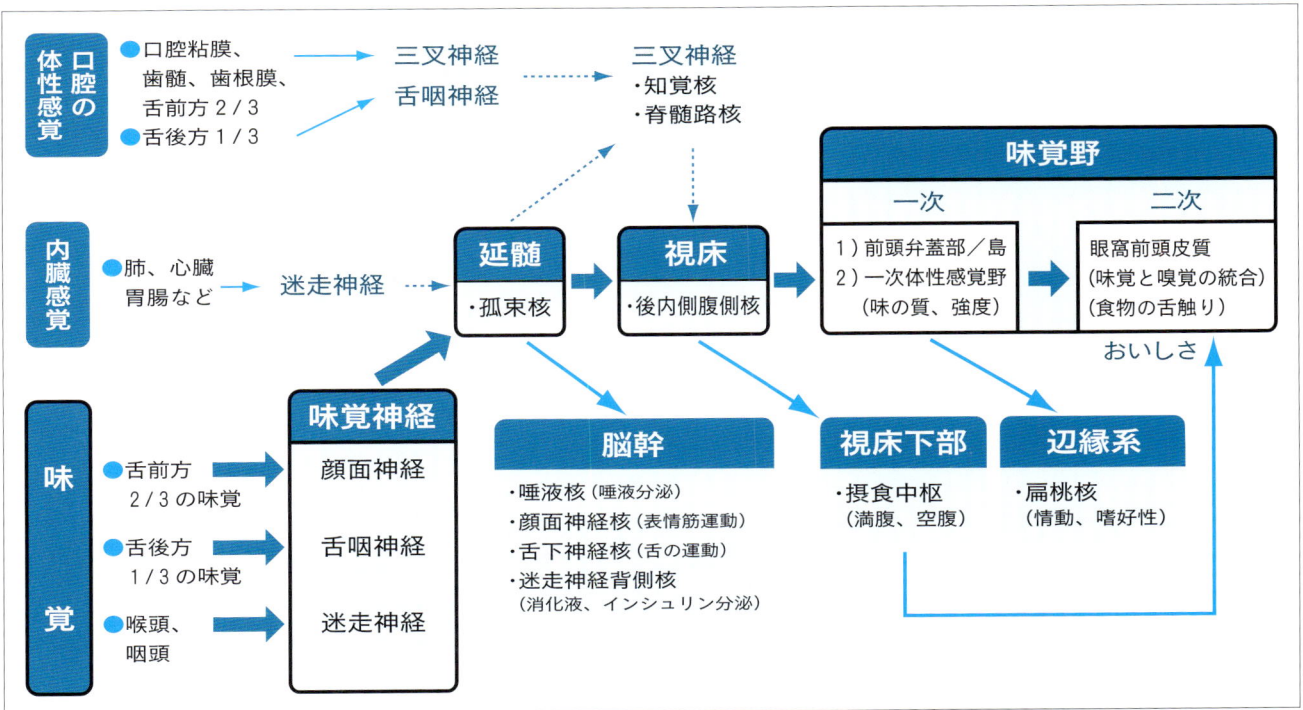

3) 味覚のしくみ ②大脳・歯根膜との関連

図1 味覚情報伝導経路。味覚情報は、味蕾を支配する味覚神経（顔面、舌咽、迷走）が延髄の孤束核に情報を送り、視床味覚中継核（視床後内側腹側筋）を経て、大脳皮質第一次味覚野（前頭弁蓋部および島）送られ処理される（参考文献1より改変引用）。

図2 味覚情報伝導経路の中の各中継核の相互関係の概略。味覚情報の脳内情報伝達経路。また味覚情報と口腔感覚、内臓感覚との情報を示す。

5 口腔の作用機序

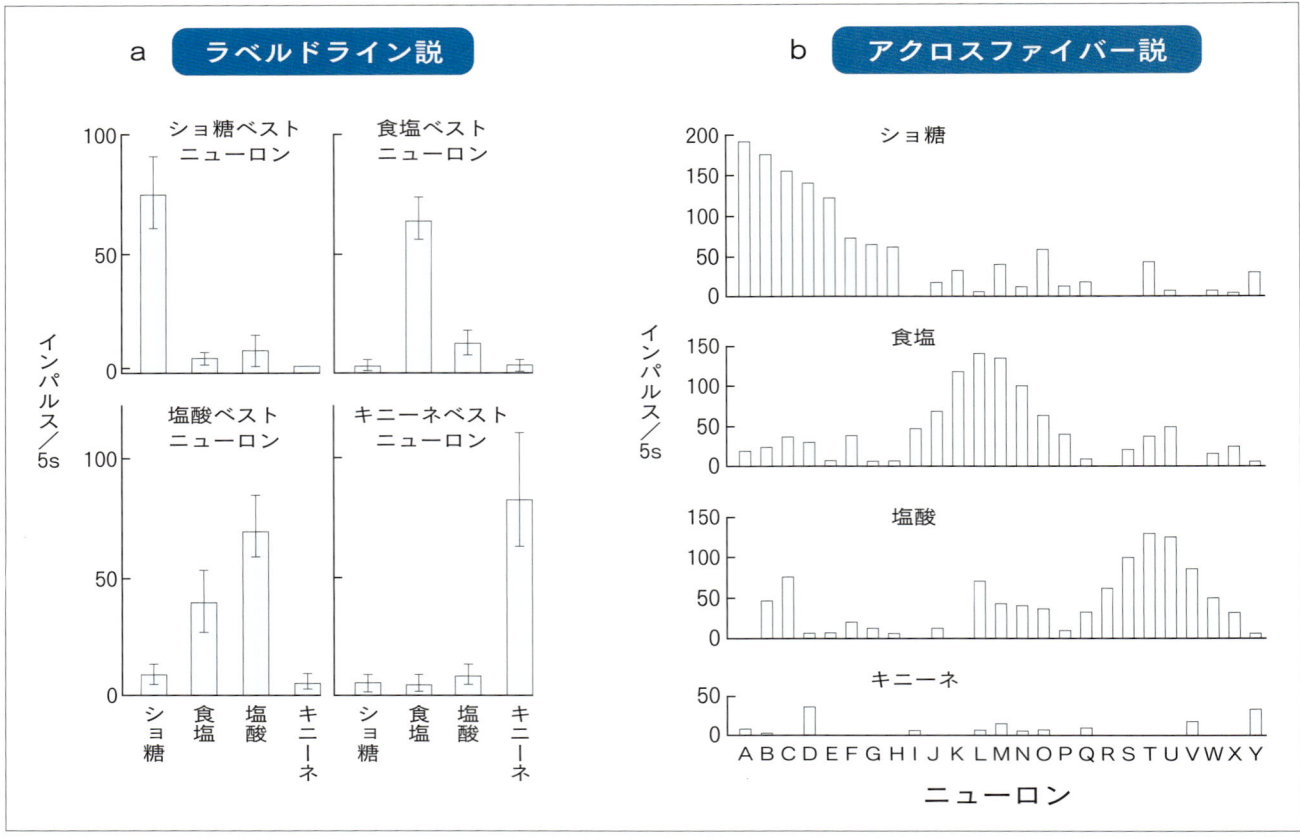

図3 味の認識のメカニズム。a. ラベルドライン説の考え方：グラフは味覚神経を四基本味のいずれにもっとも大きな応答を示すかにより分類したもの。ショ糖（甘み）、食塩（塩味）、塩酸（酸味）、キニーネ（苦味）のそれぞれ最大応答するものをベストニューロンと呼ぶ。b. アクロスファイバー説の考え方：味覚神経の四基本味に対する応答。横軸に25個のニューロンをショ糖ベスト、食塩ベスト、塩酸ベスト、キニーネベストニューロンを順に並べる。

味感受性ニューロンと標識し、それが甘味の情報を伝えると考える。

しかし、一方で、1個のニューロンが1つの味刺激に応答するのは稀で、多く場合、複数の味覚刺激に対して異なる応答を示すことも、指摘されている。実際、多くの味覚ニューロンに対する味刺激応答のパターンを調べると、味覚ニューロンにより特定の味刺激に対する応答の程度が異なることが判明している。したがって、味の質は多数のニューロンの味刺激に対する応答パターンが識別されると考えることもできる（アクロスファイバー説：Across-fiber 図3b）。

3．味の記憶とおいしさ

われわれはある食べ物を食べた時、食べた物の味は、ほぼ瞬間的に判断できる。この味の認識は生じる感覚と過去の記憶との照合が中枢神経系で行われるためと推察される。食べ物の味はそれがおいしいのか、まずいのか、つまり、快不快の嗜好性の情報をともなう。すべての生物において、おいしくて体のためになる食べ物の味、まずくて毒性のある物質の味はきちんと記憶し食物の選択行動に反映させることは重要である。このような情動性、嗜好性の記憶、食行動を含む記憶は脳の中で扁桃体と呼ばれる発生学的に古い脳に蓄積されているのであろう。また大脳皮質第二次味覚野、すなわち、前頭葉の眼窩前頭皮質の外側部は甘味刺激によく応じるニューロンが多く存在する実験事実から、"おいしさ"を感じる場所と考えられている（図2）。

II 味覚と口腔感覚の関わり

1．味覚と口腔感覚

食物を咀嚼する場合、食物の硬さ、粘性など物理的性状に関係して歯ごたえと呼ばれる感覚がある。われわれが日常的に感じている食物のおいしさは単に味覚だけで決まっているわけではなく、この歯ごたえが大切な要素となっている。歯の触覚と圧覚は咀嚼中の食べ物の大きさ、食物の硬さなどの性状を

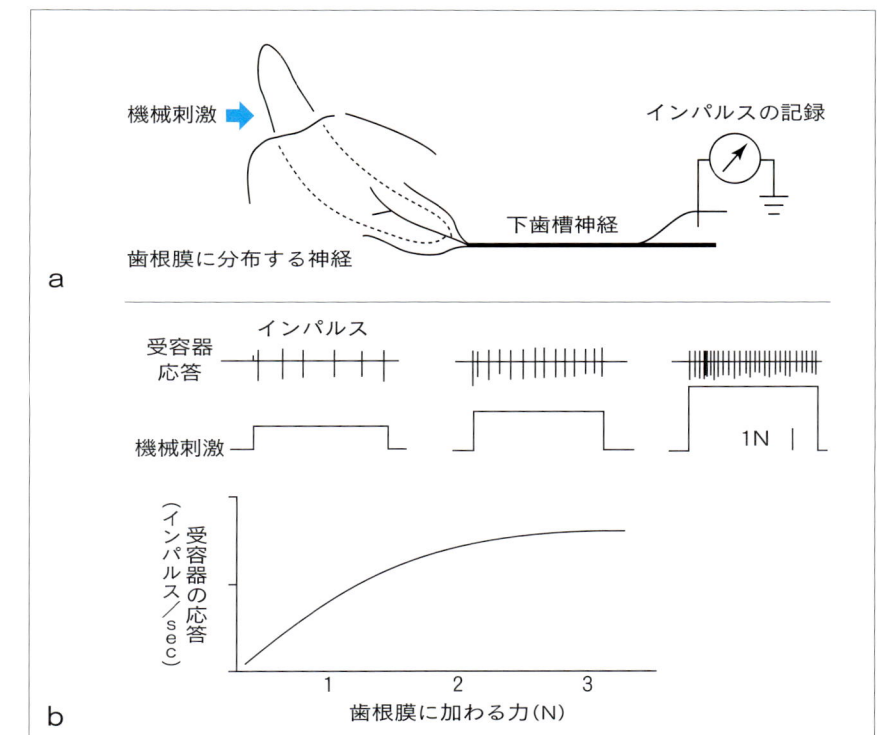

3) 味覚のしくみ ②大脳・歯根膜との関連

図4 歯根膜の機械受容器の応答—食物の硬さの情報。a. 歯根膜機械的受容器からインパルスを記録する方法を示す。b. 歯に機械的刺激を与えたときに生じる歯根膜に分布する求心性神経線維の求心性インパルスの刺激強度増加にともなう放電頻度の増加。歯に力が加わると、健康な歯でも位置がわずかに移動する。歯根膜は部位により圧迫、牽引され、歯根膜の求心性神経にインパルスを発生する。食物の硬さの変化は歯に加わる力の変化としてとらえられるので、求心性インパルスの増加は食物の硬さの情報を脳に送り、歯ごたえなどに関与する。

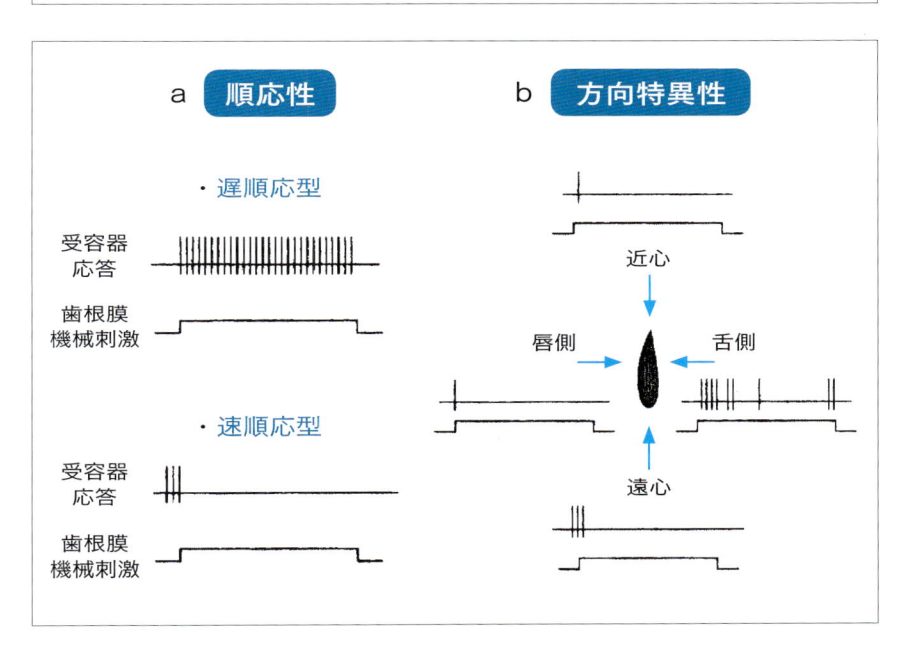

図5 歯根膜の機械的受容の応答の順応性と方向特異性。a. 順応性：遅順応性型は歯根膜に加わる力の強度検出器として作用する（これらの神経は、刺激強度増加にともない放電頻度の増加する）。速順応型は加速度検出器として作用する（これらの神経は刺激の速さの変化に応じて放電頻度が変化する）。b. 方向特異性：歯根膜の機械受容器はある方向からの同一刺激に対して、強く応答する性質をもつ。これらの咀嚼運動時において、咬合力の調節、咀嚼運動パターンの発現に関与すると考えられる。

とらえたり、上下顎の接触状態を認識するはたらきがある。これらの感覚は歯根膜に分布する"機械受容器"が機能して発現する。咀嚼中、歯に力が加わると健康な歯でも、位置がわずかに移動する。歯根膜は部位により圧迫、牽引され、その結果、歯根膜の求心性線維はインパルスを発射する（図4）。硬さの異なる食べ物を咀嚼する場合、食物の硬さの変化は、歯に加わる力の変化としてとらえられ、求心性線維のインパルスの増加が起こる。歯根膜は食物の硬さの情報を脳に送り、脳は味覚情報とともに、この情報を統合し、歯ごたえを感じると考えられる（図2）。歯根膜機械受容器の形態は主にルフィニ小体の構造をとり、歯の萌出と咀嚼の開始と関係した、つまりこれらの情報を脳に伝えるために適した形態的変化を示す。

また、これらの受容器はその順応特性により「速順応型」と「遅順応型」に分類される（図5）。速順応型受容器は閉口相で食物が上下歯列に接触して、歯

に力が加わる時点において活動することより、「加速度」検出器として作用すると考えられている。一方、遅順応型は歯に食物が接触してから咬合相全体を通して発射し続けるため、「強度」検出器として作用する。また、歯根膜の機械受容器の応答は「ある方向」からの同一強度の刺激に対して強く応答する性質、「方向特異性」をもつ(図2)。したがって、歯根膜に分布する機械受容器は咀嚼運動時において、咬合力の調節、咀嚼運動パターンの発現に関与している。

2．義歯装着と味覚

実際に義歯を入れた人で、2週間以上経ても食べ物がおいしくないという感覚が持続することが報告されている。これは食べ物をおいしく味わうことが単に味覚だけではなく食べ物の香り、温かさ、形、硬さなどの複合的なバランスにより決まることを意味し、義歯の装着が、これらの感覚のバランスを邪魔をして食べ物のおいしさが障害されていると推察される。食べ物を咀嚼することにより、口の中に広がる香り、食べ物の温度や形、噛みごこちや歯触りなどの感覚が舌をはじめ歯やその周辺組織から得られるが、歯がなくなると噛みごこちや歯触りなどの感覚が減少し、入れ歯が上顎や歯周組織を覆うと食べ物に対する温度感覚や触感が減弱する。

また総入れ歯のように口腔内の広範囲覆い、口腔容積の減少が生じた場合、舌の運動が制約され動きが悪くなることが知られる。舌の動きが悪いと唾液の分泌が抑制されたり、食べ物の移動が損なわれ、味細胞が味覚刺激をうけにくくなることも食べ物がおいしく感じられない一因と考えられる。

III　味覚と全身機能

1．運動後の食べ物の嗜好性の変化

われわれは運動により、骨格筋において、生体のエネルギー源である大量のATP(アデノシン三燐酸)を消費する。通常、ATPは食べ物として摂取した糖質より合成するので、体内のATPを回復するためには糖質の補給が必要、不可欠である。ヒトにおいて、実験的に運動強度50％(心拍数で130/分)の運動をさせた後の四基本味(甘味、塩味、酸味、苦味)と旨味に対する嗜好性が、運動前後でどのように変化するかを調べると、甘味、酸味に対する嗜好度が上昇することが報告されている。酸味の嗜好性の変化はラットでも確認され、また酸味物質のクエン酸、アスコルビン酸は体内で糖質を燃焼させてATPを作る際TCA回路で使用されることを考え合せると、運動後に甘い物や、酸っぱいものを欲しがるようになることは、疲労回復、体内のエネルギー源回復のために生理的な欲求と推察される。

2．味覚閾値の性差

味覚には性差があることを示す実験が知られている。たとえば、四基本味(甘味、塩味、酸味、苦味)に対する閾値で、塩味を除いて、女性の方が男性よりも薄い濃度でそれぞれの味を感じる傾向にあることより、女性の方が味覚全般に敏感(閾値が低い)と考えられている。この差が生じる理由の1つは女性特有のホルモンの分泌量である。新生児に甘い味付けをした人口栄養を与えると女児の方が男児よりもたくさん飲む傾向にある。また動物実験においてもラットのメスの卵巣を摘出し女性ホルモン(卵胞、黄体ホルモン)の分泌を抑制すると、甘みに対する嗜好性は低下し、この変化はホルモン補充により回復することが実験的に示されている。これらの結果より、卵巣から分泌される女性ホルモンが味覚(甘味)の嗜好に影響することを示唆している。また、一方で、脳の性差は生まれるころに体内に男性ホルモンがあるかないかで決定されることが知られている。通常オスはオス型、メスはメス型の脳になるが、生まれたてのメスに男性ホルモンを注射すると脳はオス型となり、甘味に対する嗜好性が低下することが知られている。したがって、これらの事実は、性ホルモンが味覚情報を伝える脳内経路に重大な影響を与える可能性(中枢効果)を示唆している。

3．味覚の刷り込み(インプリンティング)

生後まもなく経験したことが成長後の生理機能や行動に永続的な影響を与える現象はインプリンティング(刷り込み)として知られる。たとえば、生後まもない、アヒルなどの鳥類の子が母親の後をついて回る行動である。これは"生後初めて見る動くものについていくという習性"であり、臨界期を過ぎると獲得できない特徴がある。われわれの食べものに対する嗜好性を決める大きな要因の1つは、小さいころから食べ慣れているか否かがあげられる。人間も母親の手作りの料理の味に対して強い嗜好性があることが知られる。幼少時、物心つくころに、すでに、その味を知っているとしたら、脳の発達の段階で脳細胞がその味を覚え込んでしまっているインプリンティング(刷り込み)された状態になっている可能性があり、それ以外の味に対しては、違和感を感じてなじめなくなることも理由の1つかも知れない。

4．味覚拒否条件付け学習

　ヒトでも動物においても、ある食べ物を食べた後で、不快な経験をすると、その食べ物のにおいや味と不快感を結びつける学習が成立し、以後この食べ物を食べなくなる。この学習は一般に"食物嫌悪学習"または"味覚拒否条件付け学習"と呼ばれる。この学習成立には、味覚だけではなく、食べ物のにおい、噛みごこちなどが連合して関与することが知られている。ラットなどの動物実験において、有毒物（塩化リチウムなど）を摂取した後など見られる応答、すなわち、食後に吐き気や嘔吐をともない体調が悪くなると、たった1回の経験で強く、長く持続する嫌悪を獲得することが知られている。この学習はヒトを含めた動物が、食物に含まれる有害物質から生体を守るための防御反応と考えることができる。

5．成長、加齢による味覚の変化

　ヒトの胎児は妊娠8か月ごろには好ましい味と、嫌な味を識別する能力をもつといわれる。味覚に対する基本的な感受性は出生時に備わっていることが知られている。学童期から大人にかけての味覚感受性には大きな変化ないと一般に考えられているが、学童期以降にさまざまな味、複雑な味を経験し、食べ物に対する好き嫌いの発現などにより、複雑で個性的な嗜好性が形成されるものと考えられる。一般的に味覚は生理的老化にともなって衰える。高齢になると味覚の閾値が上昇する。この変化は中枢神経系の変化も考えられるが、末梢のレベルにおいて味細胞の再生能が低下することによる味細胞の機能低下が主な原因と考えられている。

参考文献

1．Buck LB. Smell and Taste（Eds：Kandel ER. Schwartz JH, Jessel TM）．The Chemical senses（Chap. 32），In：Principles of Neural Science, 4th Edition, New York：McGraw-Hill, 2000.
2．Williams M, et al. The chemical senses（Chap. 15）．In：Neuroscience 2nd Edition, Massachusetts：Sinauer Associates Inc. 2001.
3．中村嘉男，森本俊文，山田好秋（編）．基礎歯科生理学（第4版）．東京：医歯薬出版，2003．
4．日本味と匂学会（編）．味の何でも小辞典．ブルーバックス．東京：講談社，2004．
5．佐藤巌，波多野泰夫（編）．歯科臨床エビデンス　顎運動の基礎と臨床の接点．東京：南山堂，2005．

4）においのしくみ
①においの受容機構とその情報処理

新潟大学医歯学総合研究科口腔生命科学摂食・嚥下リハビリテーション学教授
井上　誠

I　においの感覚

われわれが食べ物を目の前にしたときに、そのおいしさを感じる要素としてにおいや味といった情報は欠かせない。においを感じ取る嗅覚と味を感じ取る味覚は、化学物質の分子が鼻腔や口腔の感覚受容器と接触して生じ、これらのはたらきにより食べ物のもつにおいや味の強さと質を評価している。さらに、においは食べる前に感じるだけでなく、口腔内に取り込まれた食品が咀嚼の過程で発散するにおいが、後鼻孔を介して作用する感覚も含まれている。これらの刺激に対する感覚が、個体の生命維持に必要な食物の摂取や探索行動へのモチベーションとなる。イヌはヒトよりも酢酸で1000万倍、酪酸で100万倍閾値が低い（嗅覚が鋭い）が、逆に味覚はヒトよりも鈍い。元来、肉食動物であるイヌが食物として生肉を食べるときに重要なのは、その味ではなく肉が腐っているか否かを判別するためのにおいを嗅ぎ取る能力なのである。

II　においの種類

におい物質は自然界に2万種類以上あるといわれている。味物質が5種類のみに分類され、味刺激の受容機構が明らかにされつつあることを考えると、いかに多彩なにおいが存在するかが想像できるであろう。さらにその受容機構についても不明な点が多い。におい物質の分子構造とその感知に関する関係にはさまざまな説があるが、現在もっとも支持されているのはにおい物質の立体構造説である。これはにおいの分子が外形と電荷によって7種の基本臭（原香）に分けられるとしたものであり（Amoore JE, 1963）、ショウノウ臭、エーテル臭、ハッカ臭、じゃ香臭、花香、刺激臭、腐敗臭とされている。最初の5種類のにおいは嗅細胞の受容器に分子が特異的に反応して嗅細胞が刺激されるというものであり、残りの刺激臭と腐敗臭に関しては構造的な共通性は見いだせなかったものの、刺激臭はプラス、腐敗臭はマイナスの電荷をもつことから受容器はその反対の電荷をもつと想定されている。においを起こす閾値濃度は非常に低いが、におい物質の濃度と嗅覚との関係については一元的に説明できないこともある。たとえば、スカトールのにおいは高濃度で悪臭であるが、低濃度ではジャスミン臭となる。高級珍味のトリュフはそのにおいで豚が見つけるのだが、においそのもの（この場合は「臭い」という漢字があてはまるようである）は男性の腋下の汗に含まれるホルモンと同じ構造をしている。

III　においの受容機構

におい分子は、吸気とともに鼻腔内に入る。嗅粘膜は嗅細胞、支持細胞、基底細胞の3種類の細胞とボーマン腺といわれる嗅腺から構成され、嗅上皮と呼ばれている（図1）。嗅細胞の粘膜側へは1本の樹状突起が伸びており、上皮表面で膨らんで嗅小胞を形成している。ここから数本の嗅毛が粘液中に伸びている。においを感受するためには、気化した化学物資であるにおい分子が粘液に溶け込まなければならない。におい物質の分子量は小さく、一般に3から20の炭素原子をもっている。粘液層にはにおい物質結合タンパクがあり、分子をふるい分けてにおい物質を濃縮し、嗅毛にあるにおい受容タンパクと結合して、嗅細胞に脱分極性の受容器電位を発生さ

4）においのしくみ　①においの受容機構とその情報処理

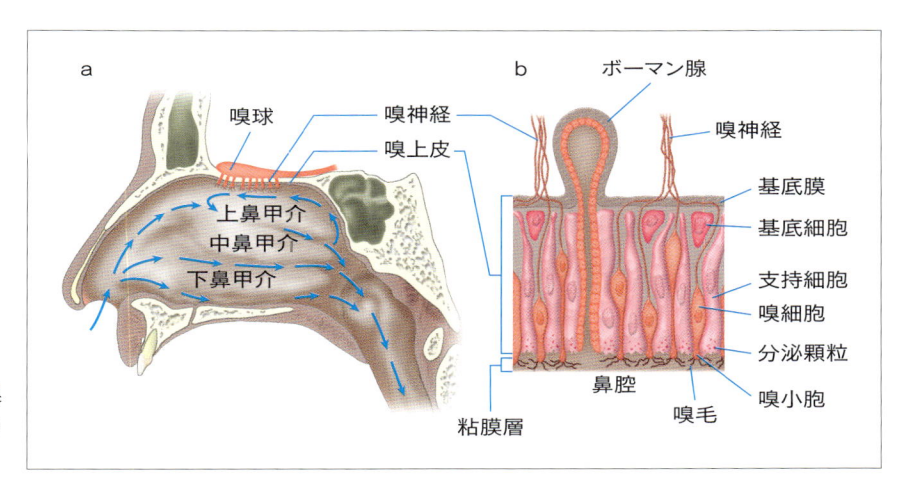

図1　鼻腔と嗅上皮。a．鼻腔内での嗅上皮の位置と吸気の流れ。b．嗅上皮の構造。

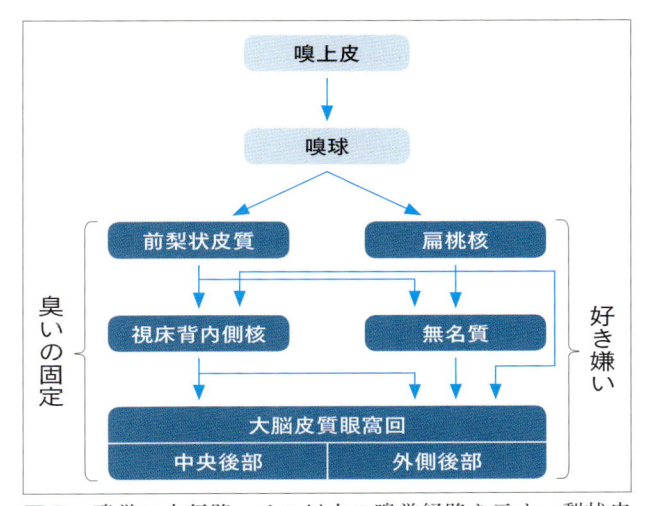

図2　嗅覚の上行路。サル以上の嗅覚経路を示す。梨状皮質や視床を経る経路はにおいの同定に、扁桃核や無名質などの大脳辺縁系を経る経路はにおいに対する記憶や感情に関連する情報処理に関わっていると思われる。

せる。におい受容タンパクはヒトでは約350種類が知られているが、1つの受容細胞がにおい物質と結合する部分は可変性があり、多くのにおい物質と結合しうる。

　嗅覚の神経系における特徴は、嗅細胞は新生される唯一の神経細胞であるということである。嗅細胞は味を感受する味細胞と同様に短い周期で再生分化を繰り返す。何らかの理由で嗅上皮が傷害されると約20日をかけて新たな嗅細胞が新生される。味細胞も同じく短い周期で新生されるが、こちらは第二次感覚細胞であり、味細胞と神経がシナプスで分けられている。

　嗅覚を受容して脳に伝えるのは嗅神経であるが、鼻粘膜の感覚（触圧覚、痛覚など）を支配しているのは三叉神経の中の眼神経や上顎神経であり、鼻粘膜に達して自由終末を形成している。三叉神経系のにおい刺激に対する感覚閾値は嗅細胞のものよりは高く、神経終末を刺激するような温度刺激や侵害的な化学的刺激に対して作用する。三叉神経の終末は鼻粘膜だけでなく、周囲の血管や粘液腺にも達しており、鼻粘膜への刺激により軸索反射が起きることによって血管の拡張と粘液の分泌が起きる。さらに、これらの物質は嗅細胞の膜抵抗を下げるため、嗅覚には抑制性にはたらく。冬の寒い日に熱いラーメンを食べると鼻水が出はじめて、においが分からなくなる、などということがあればそれは鼻粘膜に生じた軸索反射のせいであろう。

IV　嗅覚の情報処理

　におい刺激により嗅細胞に発生したインパルスは、篩板にある多数の孔を通って枝分かれせずに嗅球へと進む。嗅球内の神経細胞の応答を調べる限りでは、特定のにおいに対する応答の局在性があることが分かっている。嗅球内では種々の神経応答を繰り返して、さらに上位の前梨状皮質、扁桃核などを経て大脳皮質の大脳皮質眼窩回に達する（図2）。嗅覚は感覚系としては唯一視床を介さないといわれていたが、サルやイヌの視床背内側核の神経はにおい刺激に対して応答を示す。この部位の反応の特徴は、単体純化学物質のにおいによく応じるということである。さらにサルの大脳皮質眼窩回には外側後部と中心後部ににおいに応じる部位があるが、前者は一種類のにおいに応じ、後者は多種類のにおいに応答を示す。

　近年、ヒトの味覚関連の上位脳の活動を探索するために、ポジトロン断層撮影法（PET）によって脳血

流を測定した結果、においに対して梨状皮質では両側性に血流が増加したのに対して、眼窩回では右側のみが増加したことから、嗅覚には左右差があり、右側優位であるといわれている。

V　においの順応と嗅覚障害

においに対する反応は順応が速い。たとえば、臭気のする部屋に入ってもやがて分からなくなる。さらににおいの感覚は末梢の環境によって左右される。鼻粘膜の乾湿や血管収縮がにおい刺激に対する嗅覚閾値を変化させるだけでなく、日内変動や週内変動もあるといわれている。嗅覚に対する障害については、嗅覚過敏と嗅覚鈍麻が知られている。妊娠初期などでは前者が、妊娠後期には後者が見られることがあるが、これは嗅上皮に対するホルモン変調の現れであるとされている。嗅覚は全身状態に左右されやすい。アルツハイマー型認知症の初期には嗅覚不全が出現しやすくなる。また、てんかん発作の前には刺激がないのににおいがする幻嗅が起きることがある。

一般的ににおいに対する感覚閾値は43歳以上になると年齢とともに高くなるといわれているが、酢酸に対する感受性は影響を受けない。

VI　口臭

口臭とは、口腔を通ってくる気体が不快な臭いをもっていることの総称であり、口臭の原因は9割が口腔に由来しているといわれている。その中で、口腔疾患由来の原因物質としてあげられるのは、揮発性硫黄化物（Volatile Sulfur Compounds、VSC）である。これはプロテアーゼ活性の強い口腔内細菌が、剥離上皮細胞や白血球を構成するシステインやメチオニンなど、硫黄をもつアミノ酸を含むタンパク質を分解することで産生される。特に、歯周病関連の細菌がVSC産生に深く関わっている。細菌の繁殖に関係する因子として口腔内の乾燥もあげられることから、口呼吸や喫煙などは増悪因子となる。

VSCは口腔外（前鼻孔）からと咽頭（後鼻孔）から鼻腔に入るが、口臭として口腔外に出てしまったものは、空気によってすぐに希釈されてしまうために、鼻孔に入ったときにはすでに嗅覚の閾値以下になっている可能性がある。また、VSCの産生が日常的に行われていると、鼻粘膜が絶えずVSCにさらされることによって嗅覚が順応を起こしてしまう。自分の口臭が感じにくくなるのはこのためだと思われる。

口腔以外の臓器が原因となる口臭の中に消化器系の疾患が原因となるものがある。胃潰瘍では胃酸過多によりすっぱい臭いを自覚する。また、肝炎により肝臓のはたらきが減弱すると不飽和脂肪酸などの臭いの原因物質が血液に乗り、肺に運ばれて口臭がする場合もある。いわゆる「加齢臭」のもとになっているといわれる「ノネナール」は、不飽和脂肪酸から生成された過酸化脂質である。一方、口臭のする代謝系の疾患としては、糖尿病、尿毒症、肝硬変や慢性肝炎が考えられる。糖尿病では、尿や血液の中に含まれるアセトンが口臭の原因になる。また、糖尿病になると唾液の量が減少するともいわれており、これも口臭の原因の1つになり得る。呼吸器系の疾患が原因で口臭がする場合、考えられるのは、化膿性の気管支炎や気管支拡張症、または肺癌である。化膿菌などで組織が破壊されることにより、魚の内臓や野菜の腐敗臭がするようになる。まれに耳鼻咽喉系の疾患鼻が原因で口臭がする場合もある。慢性鼻炎や副鼻腔炎、慢性の扁桃腺炎、あるいは鼻汁が喉や鼻腔にたまり、細菌の繁殖や炎症を引き起こすことが原因となる。

参考文献

1．本郷利憲ら監修．標準生理学（第6版）．東京：医学書院，2004．

2．大地睦男．生理学テキスト（第5版）．東京：文光堂，2007．

4) においのしくみ
②口臭(生理的・病的・自臭症)との関連

大阪歯科大学歯周病学講座教授
上田雅俊

I はじめに

近年、消臭作用があると謳っている口臭消臭剤をドラッグストアやマーケットなどで目にすることが多くなってきた。剤型も多種多様で、錠剤、フィルム状、スプレータイプ、あるいはリンス剤として市販されており、テレビや雑誌など種々のメディアを通じて広告宣伝され、売り上げも増加しているという。このような社会現象は、口臭に対する一般大衆の関心が年々深まってきていることを物語っている。したがって、口臭を主訴として歯科医療機関を来院する患者は年々増加の傾向をたどっている。そのなかには心身症(自臭症)を疑うような、口臭を深刻に考えている患者も少なくない。

II 口臭の原因とそのメカニズム

口臭には生理的口臭(増齢、早朝、空腹、月経時、緊張性)と病的口臭とがある。病的口臭の要因としては、全身的には消化器疾患、鼻疾患、呼吸器疾患、糖尿病、肝臓病、尿毒症などがあげられる。局所的要因としては、う蝕、不適合な歯冠修復、歯冠修復物の脱離、あるいは歯周病を有する場合などがあげられるが、もっとも大きい因子は口腔清掃不良、すなわちプラークコントロール不良に起因したものである。

もともと、口臭の元とされている悪臭成分は、アンモニア、アミン類、硫化水素、メチルメルカプタン、インドールなどである。これらは口の中に存在するタンパク質が、同時に数多く生息する細菌の酵素活性により分解された産生物質であるとされている。すなわち、理論的にはプラークが存在しなければ口臭がないということになり、前述した原因とよく一致する。

III 口臭の分類と治療の必要性

前述の口臭を分類し、その分類にしたがって治療の必要性(TN：Treatment Needs)を示したものが表1である。なお、自臭症は軽度と高度に分ける。軽度自臭症は口臭検査の結果、口臭成分に異常値は認められないが口臭を訴える患者で、われわれ歯科医師のカウンセリングなどにより反応する患者をいう。重度自臭症とは前述のような治療を行っても改善しない患者である。

表1 口臭の分類と治療の必要性(参考文献1より改変引用)。

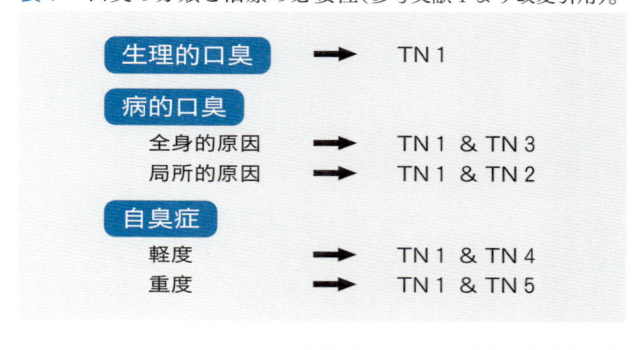

分類		治療の必要性
生理的口臭	→	TN 1
病的口臭		
全身的原因	→	TN 1 & TN 3
局所的原因	→	TN 1 & TN 2
自臭症		
軽度	→	TN 1 & TN 4
重度	→	TN 1 & TN 5

TN 1：口臭に対する説明と口腔清掃指導
TN 2：歯周疾患、う蝕、補綴治療など
TN 3：医科への紹介
TN 4：カウンセリングおよび投薬
TN 5：精神科、診療内科などへの紹介

4) においのしくみ ②口臭（生理的・病的・自臭症）との関連

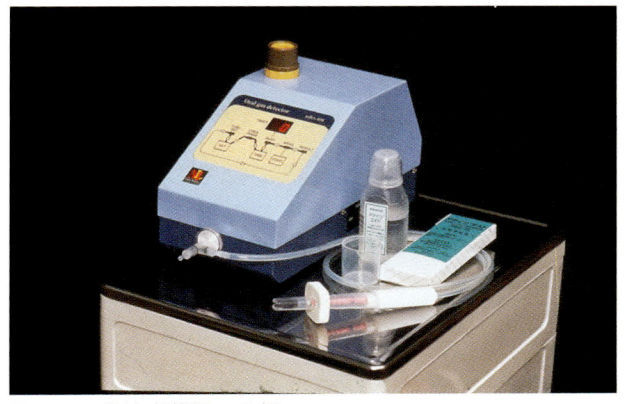

図1 口臭検査装置の1例。

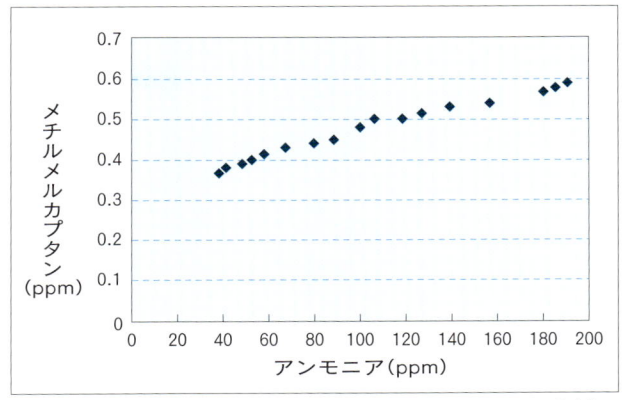

図2 ガスクロマトグラフィ（Gaschromatography）で分析したメチルメルカプタンの量とアンモニアの量との関係。

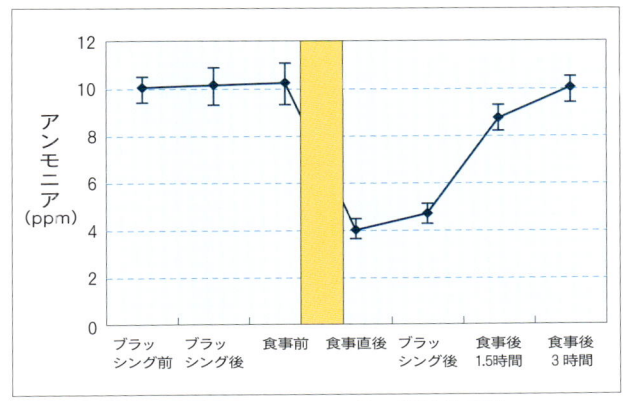

図3 口臭のない者のアンモニア量の経時的変化。

IV 口臭の検査装置

　口臭成分を分析する方法[2〜4]として、実験的には大きな設備を必要とするガスクロマトグラフィがあるものの、実際の臨床の場では異なった方法が行われている。主観的な方法としては嗅覚により判定（官能試験）する[4,5]。また客観的な方法としては、前述した口臭成分のメチルメルカプタンの濃度をとらえる口臭探知器があるが、これは女性週刊誌などにも紹介され、一般向けのもの、あるいはそれよりも精巧なものが医療機関用として市販されている[6,7]。近年、精巧なセンサーにより、揮発性硫化物、あるいは硫化水素[8〜10]、メチルメルカプタンならびにジメチルサルファイドのそれぞれの濃度[11]をとらえようとする器種も発売されている。

　しかしながら、主観的に明らかに口臭があると判断した患者でも、前述の市販の探知器で判定した結果、正常値を示す症例もあったり、あるいはまた、センサーが精巧すぎる（ほかの類似の口臭成分を検知している場合）のではと思われるほどデーターにばらつきがあることも、日ごろよく経験するところである。

　そこで著者らは、その欠点をカバーすべくメチルメルカプタンあるいは揮発性硫化物ではなく、アンモニアをターゲットにした口臭検査装置（アテイン）（図1）を開発し[12〜20]、それを臨床の場で応用している。

　その測定方法は、尿素水200mg/20mlを患者の口に30秒間含ませ、5分後（アンモニア量は微量であるため測定が困難であったが、尿素水で負荷をかけ、その量が一番ピークのときにとらえるのがこの測定方法の考え方である）に、15秒間で50mLの口腔内ガスを吸引し、検知管と反応させ、検知管がピンクから黄色に変色した長さにより、アンモニア量をppmで測定する。

V ガスクロマトグラフィで分析したメチルメルカプタンの量と著者らの開発した口臭検査装置（アテイン）で測定したアンモニア量

　明らかに口臭のある患者12名をガスクロマトグラフィで分析したメチルメルカプタンの量と、口臭検査装置で測定したアンモニア量を患者ごとにプロットしたのが図2である。両者の間には有意な正の相関性（r＝0.927）が認められた。

　この事実より、著者らの開発した口臭検査装置は、口臭を客観的に評価できると考えられ、アンモニア量の数値の増減もそのまま口臭の有無を表わしていると考えられる。

VI 口臭のない者の測定結果

　健常者、すなわち、口臭のない者のブラッシング前後、食事前後、食後のブラッシング後および食事

5 口腔の作用機序

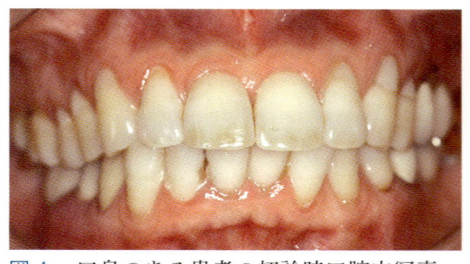

図4 口臭のある患者の初診時口腔内写真。

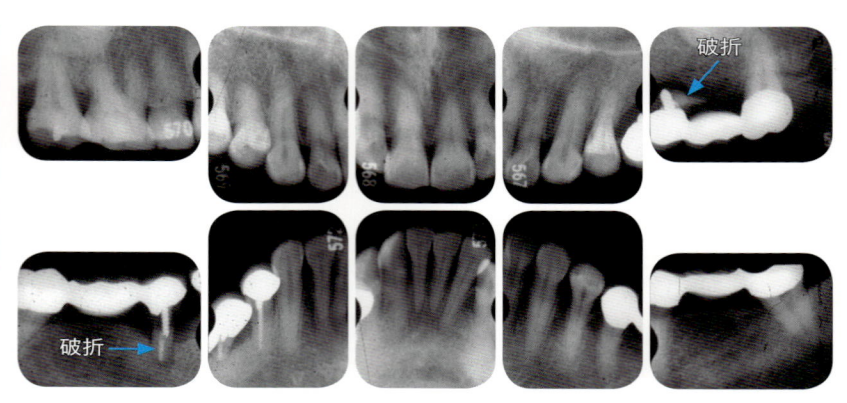

図5 図4の患者の初診時のエックス線写真。

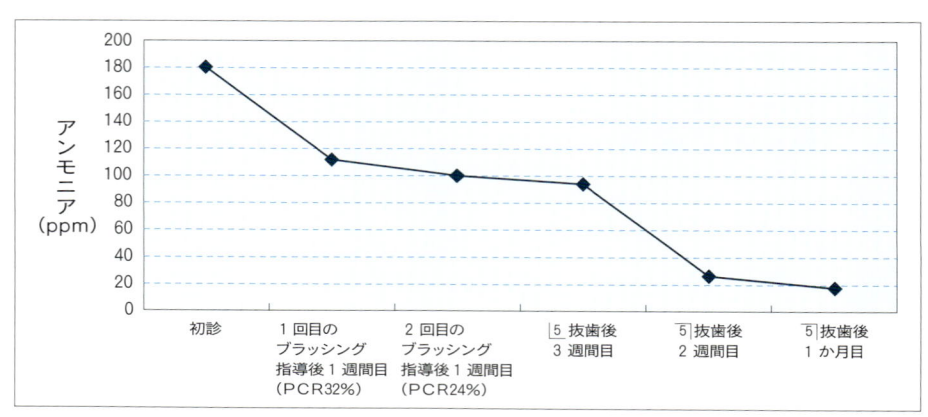

図6 口臭を主訴として来院した患者の治療ステップにおけるアンモニア量の変化。

後1時間半のアンモニア濃度を測定した。この口臭検査装置の基準値(正常値)は16ppmであるが、全体にそれ以下の数値を示しており、特に食事直後は著しい低下を示した(図3)。

Ⅶ 口臭のある者の測定結果

1．破折に起因する症例

前述したように、歯冠修復物の脱離は口臭の大きな原因であるが、その典型的な症例を1つ解説する。患者は口臭を主訴として来院した59歳の女性である。歯肉にはさほど炎症はないが、⑤⑥⑦のブリッジの支台歯の|5、および⑦⑥⑤のブリッジの支台歯の5|が、それぞれ破折またはう蝕のため脱離していた。それ以外はエックス線写真にもそれほど問題はなく、プラークを染めてみてもプラークの蓄積も極端ではなく、プラークスコア(PCR値)は37％(まったく清掃されていない場合は100％)であった(図4、5)。したがって、この患者の場合、ブリッジの支台歯の脱離が口臭の原因であるということは明らかである。

治療ステップにおけるアンモニア量をグラフ表示したものが図6である。初診では平均180ppmを示

した。2回目のブラッシング後1週間目、この時期のPCR値は24％であったが、アンモニア量は平均110ppmと低下した。|5を抜歯し、暫間ブリッジを装着した時期、すなわち、|5の抜歯後3週間目ではアンモニア量の平均値は100ppmを示した。その後、④⑤⑥⑦のブリッジを装着し、今度は5|を抜歯した。その抜歯後2週間目でのアンモニア量は平均25ppmであった。5|の抜歯後1か月目では、アンモニア量の平均値は19ppmを示しており、初診時と比較すると顕著な低下が認められ、正常値に近い数値を示した。

2．アンモニア量と歯周組織の臨床および歯周ポケット内微生物の動態との関連性

明らかに口臭のある患者12名を対象として、アンモニア量と歯周組織の臨床および歯周ポケット内微生物の動態との関連性を検討した。

また、臨床観察項目は、プラークの蓄積量の指数であるO'LearyらのPCR値[21]、歯肉の炎症を表わす指数であるLöeとSilnessのGingival Index(GI値)[22]、歯周組織の病態と相関性があるとされているPeriotoron®によるGingival Crevicular Fluid(GCF量)[23]、プロービングによる歯周ポケットの深さ(PD)

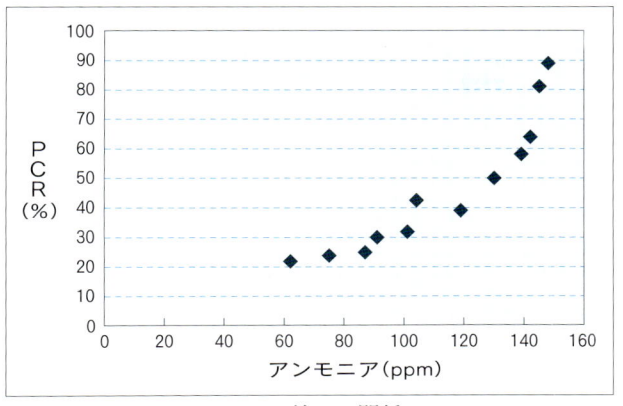

4) においのしくみ ②口臭(生理的・病的・自臭症)との関連

図7 アンモニア量とPCR値との関係。

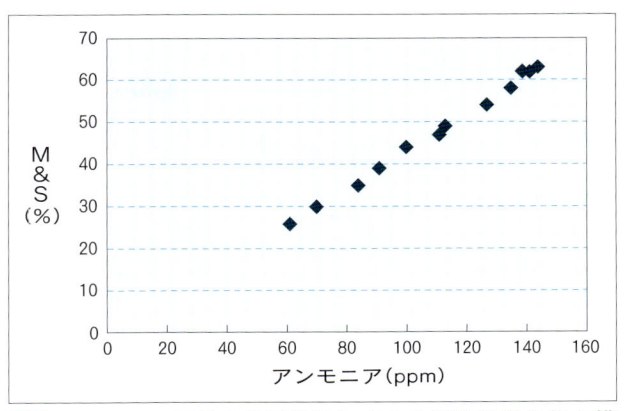

図8 アンモニア量と総微生物に占める運動性微生物の構成率。

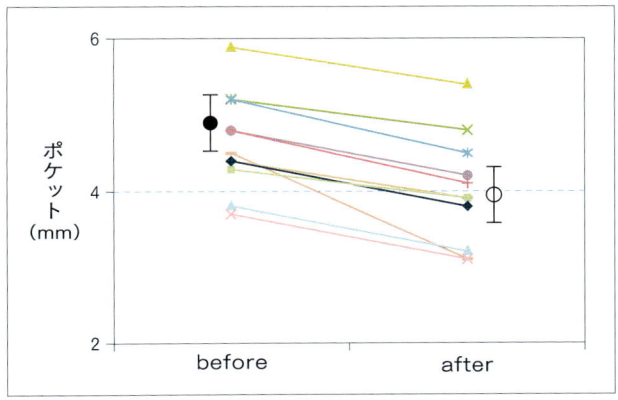

図9 歯周ポケットの深さ(歯周基本治療前・後)(12名中10名)。

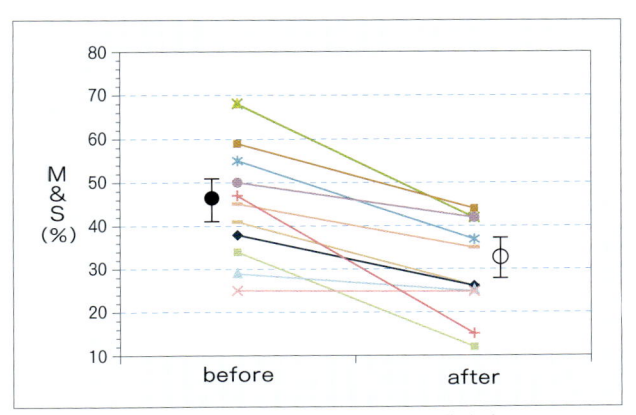

図10 総微生物に占める運動性微生物の構成率(歯周基本治療前・後)(12名中11名)。

の4項目について観察した。

通法の位相差顕微鏡による歯周ポケット内微生物の観察方法により、歯周ポケットからペーパーポイント法でプラークを採取し、総微生物数および総微生物に占める運動性微生物、すなわち、運動性桿状菌とスピロヘータの割合を検索した(歯周組織の病態と歯周ポケット内微生物との間には相関性があるとされている)[24,25]。

図7は各被験者ごとのアンモニア量とPCR値をプロットしたものである。有意な正の相関性が認められた。一方、アンモニア量とGI値、アンモニア量とGCF量およびアンモニア量とPDともに、右肩上がりの傾向が認められたものの、有意な相関性は認められなかった。

さらに、アンモニア量と位相差顕微鏡による歯周ポケット内総微生物数およびアンモニア量と総微生物に占める運動性微生物の構成率(図8)は両者ともに有意な正の相関性が認められた。

Ⅷ 歯周基本治療後の状態と初診時との比較検討結果

前の実験と同様に被験者は口臭のある患者12名とした。臨床観察項目あるいは歯周ポケット内微生物の観察方法は前の実験と同様である。また、臨床的観察、歯周ポケット内微生物の観察およびアンモニア量の測定の時期は、初診時および主としてプラークコントロールおよびルートプレーニングなど基本治療終了後の再評価の時点とした。

臨床的パラメーターのうちPCR値、GI値およびPD(図9)は被験者12名ともに、初診時に比較して基本治療後の方が低下していた。また、GCF量は横ばい状態の症例もあったが、大半は基本治療後の方が低下していた。さらに、位相差顕微鏡による歯周ポケット内総微生物数ならびに総微生物に占める運動性微生物の構成率(図10)は全症例ともに、初診時と比較して基本治療後の方が数値は低下していた(図10、11)。

5 口腔の作用機序

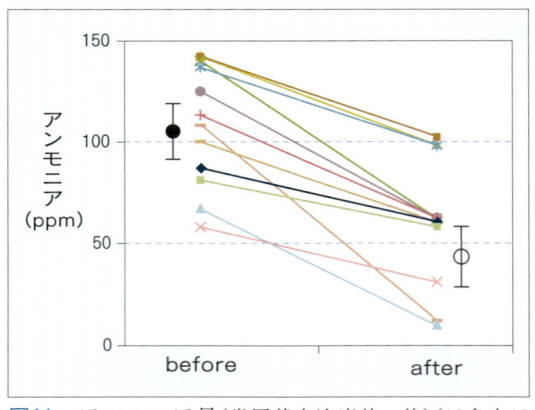

図11 アンモニア量（歯周基本治療前・後）（12名中12名）。

図12 急性壊死性潰瘍性歯肉炎（ANUG）の患者の初診時の口腔内写真。上下顎前歯部、特に、下顎前歯歯頸部歯肉に顕著な潰瘍形成を認める。

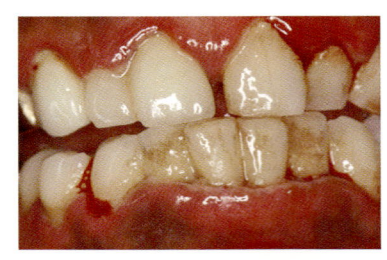

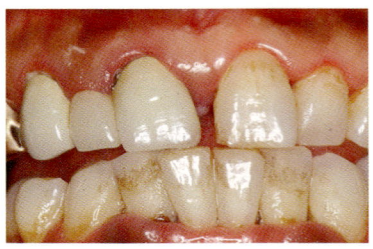

図13 抗生物質投与後1週間目の口腔内写真。初診時（図12）に認められた歯肉部の潰瘍は消失している。

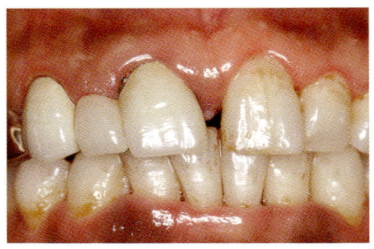

図14 歯周基本治療終了後の口腔内写真。

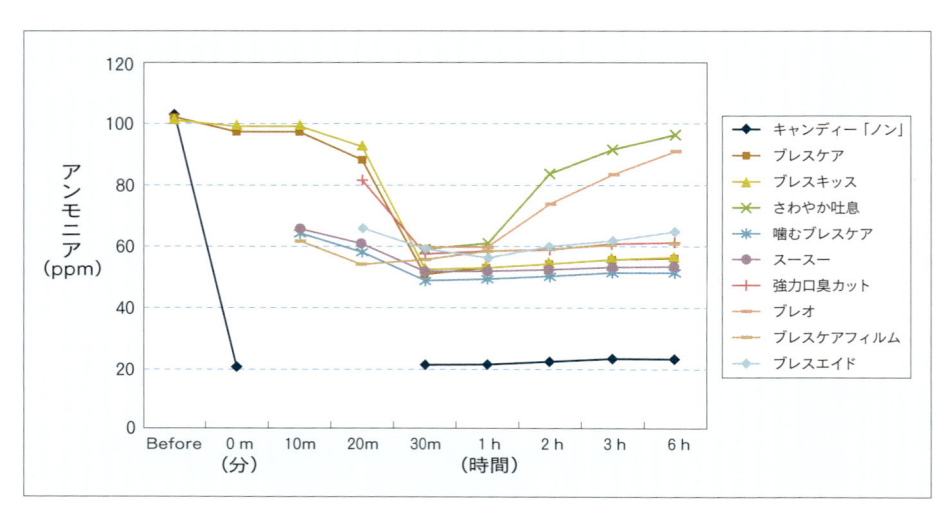

図15 口臭消臭キャンディー、口臭消臭錠剤と口臭消臭フィルムとの比較。

IX 急性壊死性潰瘍性歯肉炎（ANUG）患者のアンモニア量の変化

　近年、著者らの病院にANUG患者が頻繁に来院している。ANUGは古くからフゾバクテリアとスピロヘータの混合感染だといわれてきたが、最近の社会的構造の中で患者のほとんどは、強いストレスがかかった時に発症している。たとえば、離婚の話し合いの真っ只中、あるいは職場を変わったなどからくる強いストレスをともなったANUG患者がほとんどである。臨床症状としては図12のように歯肉に潰瘍形成を認め、患者は激しい歯肉の自発痛を訴えるとともに強い口臭がするなどの特徴がある。この患者の初診時のプラークスコアは100％を示し、口腔内はきわめて不潔でアンモニア値は104ppmであった。

　抗生物質の投与と軟毛歯ブラシでの口腔清掃後1週間目の口腔内写真が図13である。本格的なブラッシング指導はしていないものの（PCR値は95％）、初診時に認められた潰瘍は消失し口臭も軽減していた。その時点でのアンモニア量は17ppmであり、ほぼ正常値を示していた。

　このように強い口臭がANUGの特徴の1つとされているが、アンモニアの濃度変化からもその事実が実証されたといえる。

　また、図14は上述の患者の基本治療終了後の口腔内写真（PCR値は17％）である。この時期でのアンモニア量は16ppmを示した。

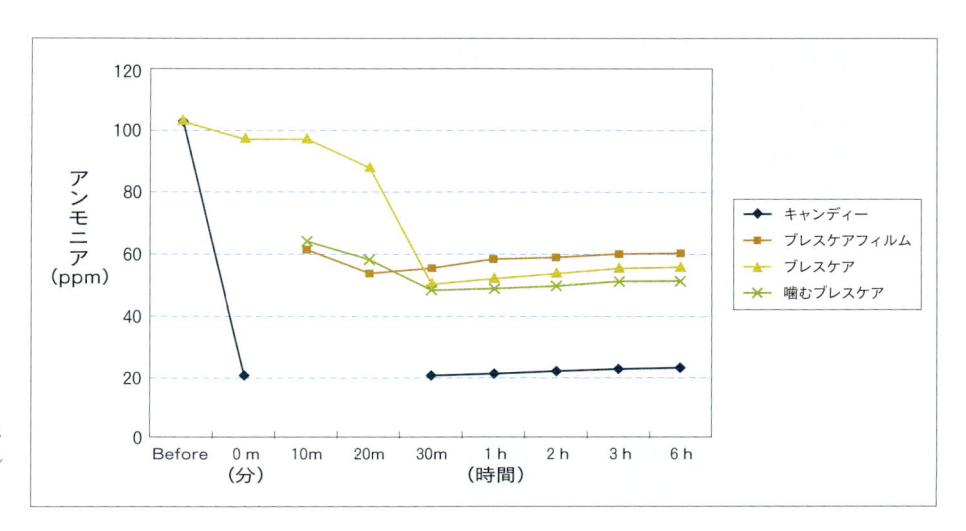

4）においのしくみ ②口臭（生理的・病的・自臭症）との関連

図16 ブレスケアフィルム、ブレスケア、噛むブレスケアおよびキャンディーとの比較。

　以上、ANUGの1例を示したが、最近、ストレスの多い社会構造の中でANUGが多発している。本症例が示すように、ANUGの顕著な症状である口臭の治療効果があがると、口臭の指標であるアンモニア量が減少することから、換言すれば、その測定値が治療効果の客観的評価になるといっても過言ではない。

X 市販の各種口臭剤の効果[26〜30]

1. 口臭消臭錠剤およびフィルム

　実験に供した口臭消臭キャンディー、口臭消臭錠剤8種およびフィルム1種の口臭消臭効果を示したのが図15である。その結果、まず口臭消臭錠剤およびフィルムについては、実験に供した10種すべてにおいて、投与あるいは口腔内または舌の上で溶解あるいは噛ませ溶解させた場合のいずれにおいても、即座にアンモニア量は低下した。しかしながら、その後経時的に後戻りの傾向を示し、実験に供した各種消臭錠剤あるいはフィルム間に差が認められた。すなわち、口臭消臭キャンディー「ノン」®（以下「ノン」とする）がもっともその効果が強く、つぎに、噛むブレスケア®、スースー®、ブレスケア®、ブレスキッス®、ブレスケアフィルム®、強力口臭カットグミ®、ブレスエイド®およびブレオ®の8種、続いてさわやか吐息®の順であった。そこで「ノン」と口臭消臭錠剤8種およびフィルム1種を比較した場合、すべての時期において「ノン」が有意にアンモニア量の低値を示し、その効果が強いことが確認できた。また、後戻りの少なかった口臭消臭錠剤6種およびフィルム1種と後戻りの大きかった2種との間には2時間、3時間および6時間目において、その効果に有意の差が認められた。

　特に、フィトンチッド（植物性揮発物）を主成分とした「ノン」が、ほかの口臭消臭錠剤6種およびフィルム1種と比較して、口臭消臭効果が高く持続効果も高かった。この植物から発生するフィトンチッドは、森林のにおいとして認識されてきた。その主成分はテルペン類で、揮発性のものと不揮発性のものとがあり、揮発性テルペンは香りをもち、昔から香料として使用されてきた。最近になって、この揮発性テルペン類が人間の健康にとって大切な役割を果たしていることが確認され、さまざまな方法で活用されるようになってきた。現在では、118種類の成分が合成され、それらを含有しているのが本実験に供した「ノン」なのである[31〜33]。とりわけ、このフィトンチッドは化学的にはテンベル系の比較的低分子量の化合物の集合体であり、それには病原微生物に対する抗菌作用が確認されている。口臭の原因となる多くの菌は、歯周病原性細菌という嫌気性菌であり、抗菌作用の強さが「ノン」の口臭消臭効果の強さならびに持続効果の長さにつながったものといえる。

　また、図16は、同じ会社から用法の異なるものとして市販されているブレスケア®、噛むブレスケア®およびブレスケアフィルム®の3種の比較を示したものである。ブレスケアフィルム®はブレスケア®および噛むブレスケア®と同様に溶解後30分までアンモニア量は低下したものの、その後、一番強い後戻り傾向が認められた。しかし、3種間には有意の差は認められなかった。このように、同じ会社

5 口腔の作用機序

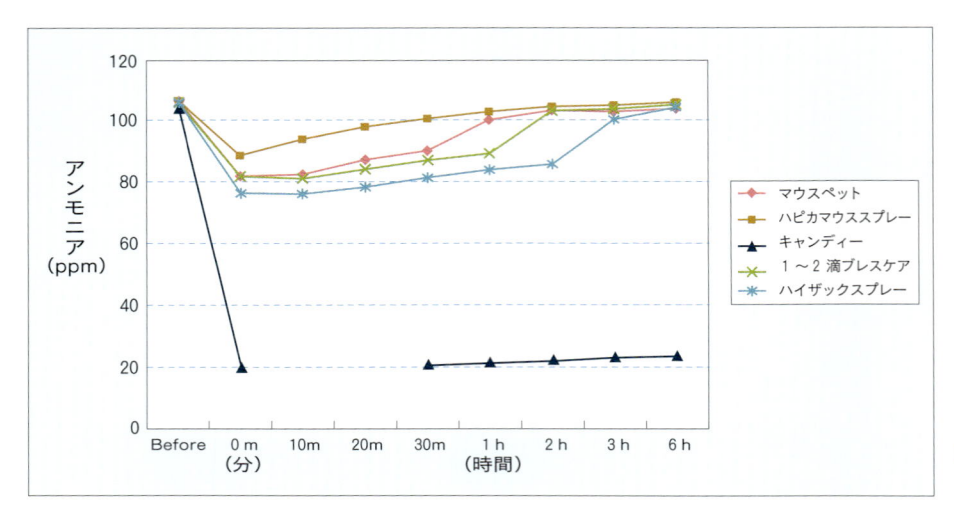

図17 口臭消臭キャンディーとスプレー4種類との比較。

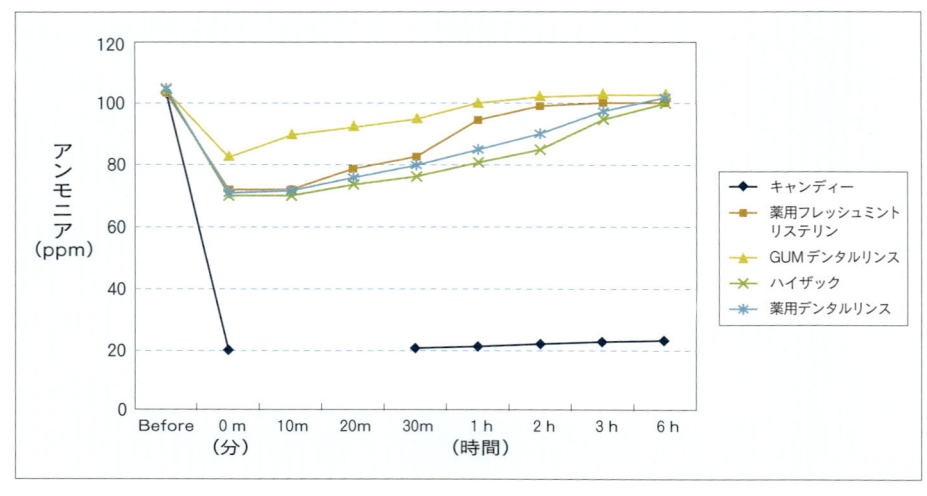

図18 口臭消臭キャンディーとリンス剤4種との比較。

から市販されて含有成分もほとんど同じで、形状および用法の異なる3種を比較した場合、噛んで、その後消化器官に入るものが即効性があり、舌の上にのせ、溶けるのを待つフィルム状のものが一番後戻り傾向が強かった。これらのことから、消化器官に入る錠剤のもののほうが口臭消臭効果が強く、後戻り傾向も少ないということが確認できた。

2．口臭消臭スプレー

実験に供したスプレー4種と、口臭消臭錠剤およびフィルムの実験で一番消臭効果の高かった「ノン」とを比較したものが図17である。実験に供した4種のスプレー剤とともに、スプレー直後にアンモニア量は低下したが、各スプレー間に口臭消臭効果の後戻りに時間的なズレがあり、その効果の持続時間が長いものから順に、ハイザック®、1～2滴ブレスケア®、マウスペット®およびハピカマウススプレー®の順であった。しかしながら、口臭消臭スプレー4種に比べ「ノン」の方がその効果が強く、持続時間も長い傾向を示した。スプレーの中では、塩化亜鉛配合のハイザック®スプレーが口臭消臭効果が強く、持続時間も長かったという事実は、従前から塩化亜鉛が口臭消臭効果に有効とされており、そのメカニズムとしては塩化亜鉛の金属イオンが口臭成分、たとえば硫化物とキレート（鎖）形成をすることでにおいを除去することが考えられる。

3．口臭消臭リンス剤について

実験に供したリンス剤4種と「ノン」を比較したものが、図18である。実験に供した4種のリンス剤ともにリンス直後にアンモニア量は低下したが、後戻り傾向が強く、しかも「ノン」よりも早期に認められ、リンス剤3種とハイザック®では6時間以内で口臭消臭効果に差が認められたものの、口臭消臭リンス剤4種に比べ、「ノン」の方がその効果は強く、持続時間も長い傾向が認められた。ただ、前述の口臭消

XI 結論

臭スプレーハイザック®同様、リンス剤間では塩化亜鉛配合のリンス剤ハイザック®が口臭消臭効果が強く、持続時間も長かった。そのメカニズムはハイザックスプレーと同様である。

　前述したように口臭の原因が確認できたとしても、その原因を除去するのに時間を要する場合、あるいは自臭症のような患者に口臭はないという自信をつけさせるために、日常臨床の場で治療の一環として口臭消臭剤を使用する傾向が高まりつつある。しかしながら、今までは多種市販されている口臭消臭剤の中で、どの薬剤が口臭消臭効果が高く持続効果があるかは不明であったが、今回、著者らの実験により市販の口臭剤の消臭および持続効果を明確にすることができた。これらの結果は今後、実際の臨床の場における自臭症を含めた口臭を主訴とする患者の治療に、大いに役立っていくであろう。

XI 結論

　情報開示という時代を反映して、歯科医院の広告に審美歯科という文字を目にする機会が多くなってきた。しかしながらその多くは、歯科矯正、前歯の歯冠修復・補綴あるいはホワイトニングなど目に見える審美治療である。本稿で記述してきた目に見えない審美治療すなわち口臭治療は、社会構造あるいは文化が欧米化されるにつれ、ニーズが高まるのは当然のことである。また前述したように、この口臭治療は心の病をもった患者を対象とすることが多い。そのような患者に対してはいかに早期にその原因を見つけ治すかということが特に重要なポイントとなる。したがって、本章で記述してきたような口臭消臭剤の利用は早期に治療効果をあげることができるため患者のモチベーションにつながる。

参考文献

1. 八重樫　健．口臭臨床の実際—ヘルスプロモーションと口臭物質の病原性—．日本歯科医師会雑誌 2005；58：27-38.
2. 角田正健．口臭―原因と治療―．歯科学報 1976；76：1923-1927.
3. 角田正健．口臭患者呼気のガスクロマトグラフィによる分析．日本歯周病学会会誌 1975；17：1-13.
4. 瀬戸口尚志，牧野文子，亀山秀和，瀬戸康博，四元幸治，和泉雄一，末田武．口臭を主訴とする患者の口腔内気体中の揮発性イオウ化合物濃度と臨床状態との相関．日本歯周病学会会誌 1999；41：302-311.
5. Rosenberg M, Kulkarni GV, Bosy A, McCulloch CAG. Reproducibility and sensitivity of oral malodor measurements with a portable sulphide monitor. J Dent Res 1991；70：1436-1440.
6. 角田正健，渡辺祐作．口臭検知器の開発（第1報）．日本歯周病学会会誌 1988；30：1128-1134.
7. 角田正健，大串　勉，森山貴史．口臭検知器の開発（第2報）．日本歯周病学会会誌 1988；30：1135-1140.
8. 佐藤修一，大森みさき，村山恵子，中村貴文，斎藤光博，今井理江，堀　玲子，長谷川　明．揮発性硫黄化合物測定器ハリメーター®を用いた口臭測定の検討．日本歯周病学会会誌 1999；41：195-200.
9. 大森みさき，今井理江，佐藤修一，堀　玲子，長谷川　明．生理的口臭の日内変動に関する研究．日本歯周病学会会誌 2000；42：43-48.
10. 齋藤幸枝，大森みさき，葛城啓彰．生理的口臭の要因に関する研究．日本歯周病学会会誌 2002；44：168-177.
11. 花田真理，伊藤　猛，村田貴俊，宮崎秀夫．簡易型ガスクロによる口臭検査器の開発とその有用性．第5回日本呼気病態生化学研究会学術大会抄録集 2002：19.
12. 上田雅俊．呼気生化学―測定とその意義―．大阪：メディカルビュー社，1998；81-85.
13. 上田雅俊．口臭ガス測定とその意義．臨床麻酔 2003；27：549-558.
14. 上田雅俊．新しい健康評価方法としての口腔内アンモニア測定-歯周病と口臭治療における応用について―呼気生化学の進歩《3》．日本呼気病態生化学研究会 2003；7-12.
15. 釜谷晋平，上田雅俊，今井久夫．口臭検査装置の新規開発．歯科医学 2003；66：350-360.
16. 上田雅俊．口臭ガス測定とその意義．臨床麻酔 2003；27：549-558.
17. 上田雅俊．口臭検査とその対策．スーパーゴルフ 2004；55：31.
18. 上田雅俊．見えない審美！口臭測定器を評価する．日本医用歯科機器学雑誌 2005；10：13-21.
19. 上田雅俊．疑問解決隊　口臭の正体は何？．読売ファミリー 2005；896：3.
20. 上田雅俊．口腔ケアモニターとしてのアンモニア測定—歯周病、口臭モニターへの臨床活用—．におい・かおり環境学会誌 2006；37：80-88.
21. O'Leary J. Oral hygiene agents and procedures. J Periodontol 1970；41：25-29.
22. Löe H, Silness J. Periodontal disease in pregnancy Ⅰ. Prevalence and severity. Acta Odontol Scand 1963；21：533-551.
23. 林　和夫，護formula忠弘，三瀬博司，橋本光示，民上良徳，上田雅俊，今井久夫，山岡　昭．歯周疾患における病態とポケット浸出液との関連性について（その1）．日本歯周病学会会誌 1977；19：231-238.
24. Listgarten MA, Lindhe J, Hellden L. Effect of tetracycline and/or scaling on human periodontal disease. J Clin Periodontol 1978；5：246-271.
25. Listgarten MA, Levin S. Positive correlation between the proportions of subgingival spirochetes and motile bacteria and susceptibility of humen subjects to periodontal deterioration. J Clin Periodontol 1981；8：122-138.
26. 白井健雄，上田雅俊，今井久夫．各種口臭消臭剤の効果について．日本歯科保存学雑誌 2004；47：650-659.
27. 上田雅俊，今井久夫．各種口臭消臭剤の効果について．歯界展望 2005；（特別号）：272.
28. 上田雅俊．口臭予防におけるフィトンチッドの有効性．アポロニア21 2005；144：142-145.
29. 口さわやかスペシャル．サンケイリビング 2006；2006年春号：11.
30. 上田雅俊．口臭で悩んでいる．大阪歯科大学公開講座編．第13回公開講座講演集　口や歯の病気で悩んでいる人のために．2005年度（分担執筆）．大阪：大阪歯科大学，2006：1-37.
31. 神山恵三．植物の不思議な力＝フィトンチッド．東京：講談社，1985.
32. 矢田貝光克．森林の不思議．東京：現代書林，1996.
33. 植田秀雄．見えないものを視るサイエンス　生体ガス試論．大阪：日本呼気病態生化学研究会，2003.

5) 口腔内バイオフィルムとの戦い
口腔細菌のしくみ

東京歯科大学名誉教授
奥田克爾

I 口腔内微生物の分布

　口腔内には、細菌、真菌、ウイルス、稀に原虫などが入り込む。侵入したすべての微生物が口腔内に定着するわけではなく、一過性に見られる細菌は、通過菌(Transient Bacteria)といわれる。口腔内に入り込んだ細菌は、歯面、歯肉溝、舌面、頬粘膜、咽頭などに生態学的地位(Ecological Niche)を見い出しその部位に定着する。いったん定着した細菌を常在菌(Resident Bacteria)という。

　細菌叢などで使われるフローラ(Flora)はお花畑の意味があり、口腔内各部位でさまざまな細菌種が固有の生態系を築いて住み着く。ヒト口腔内細菌叢の特徴は、ヒトの口腔固有の細菌で構成されていることである。歯面にはデンタルプラークとして細菌集団、いわゆる複数菌種から構成されるバイオフィルム(Biofilm)という細菌叢を形成する[1]。デンタルプラークは歯垢と一般にいわれるが、細菌とその産生物であり、歯の垢などではなく菌塊である。歯糞などという先人もいたが、糞便は3分1から5分の1だけが細菌、デンタルプラークは100％が細菌あるいはその産生成分である。図1に各部位に住み着く細菌叢の菌数を示した。私たちの体に住み着く細菌叢でもっとも密度の高いのが複数菌種から構成されるデンタルプラークのバイオフィルムである。

II 口腔細菌の由来

　胎児は無菌状態にあるが、産道を通る際に口腔内への感染が見られる。口腔内にはさまざまな微生物が入り込みきわめて複雑な生態系が形成される。産道を通過する際に住み着く細菌、歯が生えてから歯面や歯周局所に住み着く細菌、また、舌背や粘膜には真菌類も定着する。さらに、ヘルペスウイルスなども感染するし、口腔清掃がよくない歯周局所には原虫も見つかる。

　出産直後には、多くのレンサ球菌、ブドウ球菌、Dönderlin Bacillusといわれる乳酸桿菌が検出される。これらの細菌は、腟粘膜常在菌で、出産時に産道から口腔に侵入する。新生児の口腔内に見つかる細菌の大部分は、*Streptococcus salivarius* などのレンサ球菌である。菌数は多くないが、グラム陰性菌の微好気性球菌 Neisseria 菌種や嫌気性球菌 Veillonella 菌種も見つかる。

　乳歯萌出後は *Streptococcus mutans*, *Streptococcus sobrinus* や *Streptococcus sanguinis* などのレンサ球菌群、*Actinomyces naeslundii* などの放線菌が見つかるようになる。また、グラム陰性球菌に加えて Capnocytophaga 菌種、Prevotella 菌種、Fusobacterium 菌種などの大型の線状菌も見つかる。

　永久歯の萌出後は、Capnocytophaga 菌種、Prevotella 菌種の検出率や菌数が増え、歯周局所から運動性菌のスピロヘータ、Selenomonas 菌種、Campylobacter 菌種などが見つかるようになる。*Fusobacterium nucleatum* が定着するとデンタルプラーク中の細菌叢にグラム陰性菌種が増加する[1,2]。

　口腔内の細菌は、母親から伝播して口腔内に定着することが多い。特に Mutans 菌群は母親とその子供への伝播が普遍的に起きている[3]。近年、著者らも母親からその子供への Mutans 菌群やグラム陰性菌群の伝播を検討し、混合歯列期でのグラム陰性菌の定着が見られることを発表してきた[4]。さらに、*Porphyromonas gingivalis* の夫婦間での伝播についても示唆した[5]。このような家庭内での伝播は、家

5) 口腔内バイオフィルムとの戦い　口腔細菌のしくみ

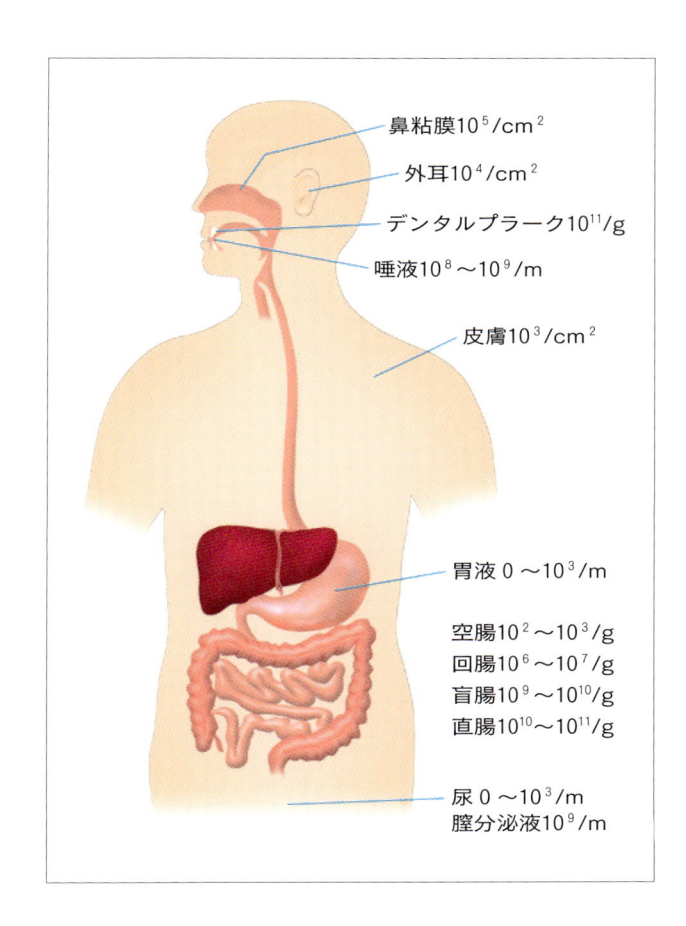

図1　各部位における細菌叢の細菌数。菌数としては大腸などにもっとも多い。菌の密度はデンタルプラークがもっとも高い。

族で口腔清掃やオーラルヘルスを考えるためのデータとして活用したいと考えている。

III　口腔内細菌叢の成立

　舌面、頬粘膜、咽頭などにも固有の細菌が住み着く。また、それらの細菌は唾液に混入し、きわめて多種類の菌群が、唾液細菌叢を構成する。口腔内には、嫌気性の細菌を中心として住み着く種類は多く、歯周病に罹患した場合、500から700種類もの細菌種が検出される[1,2]。それらの細菌は口腔固有のものがほとんどである。たとえば、歯周局所から分離される黒色集落となる P. gingivalis や Prevotella intermedia などは腸管、すなわち糞便などから見つけることができない[6]。

　口腔内に住み着く細菌の発育栄養源としてのアミノ酸、糖、無機塩類（ミネラル）が、唾液や歯肉溝滲出液からつねに供給されている。歯肉縁上プラーク細菌では、スクロース、グルコース、フルクトースなどがエネルギー源として使われる。またスクロースは、Mutans 菌群がバイオフィルムとなるための基質としても使われる。

　歯肉溝とデンタルプラーク中の酸化還元電位は約 −200mV と低く、嫌気的条件となっている。歯肉溝だけでなく、口腔内は嫌気的条件になっており、住み着く細菌群のほとんどが酸素のない条件で増殖する通性嫌気性細菌と偏性嫌気性細菌が主体になってしまう。

　唾液の酸化還元電位は約 +300mV であり、この条件では好気性菌や真菌類が発育できる。高齢化などにともなう感染防御性の細胞性免疫が低下した場合などに、舌背や頬粘膜に Candida albicans などがバイオフィルムとなって住み着く。

　唾液は、耳下腺、舌下腺、顎下腺などの大唾液腺と口腔粘膜に開口している小唾液腺から分泌されている。唾液流出量は、個人差もあるし、同一人でも変動している。食事中に減少するが睡眠中は徐々に増加する。

　高齢化にともない、唾液分泌量が減少する。また、唾液腺の疾患や薬の使用によって減少し、いわゆるドライマウスとしてのさまざまな障害が見られる。その分泌が減少する高齢者では、唾液の洗い流し作用や緩衝能の低下にともない、細菌の増加をもたらし、根面う蝕の誘発などをもたらす。

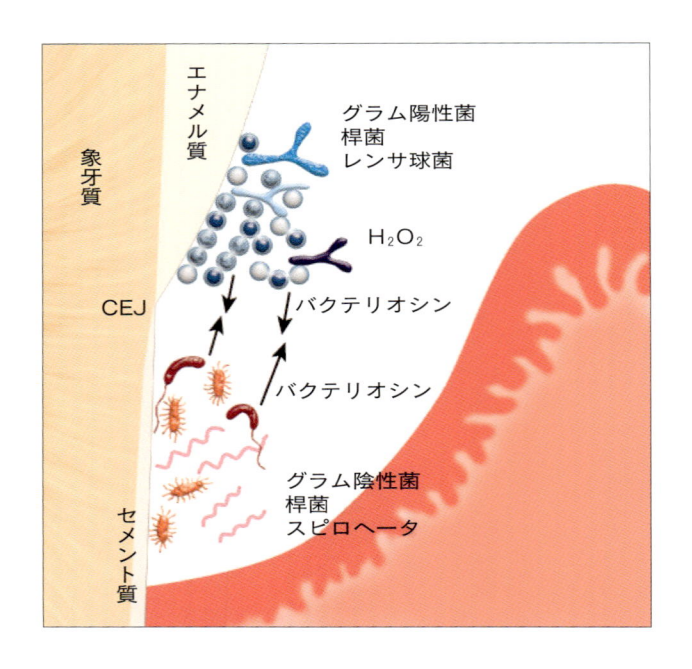

図2 歯肉縁上デンタルプラーク細菌と歯肉縁下デンタルプラーク細菌との拮抗。口腔内レンサ球菌には、H_2O_2を産生するものが多い。また、口腔内細菌のバクテリオシンは、近縁の菌種だけでなくさまざまな細菌種を攻撃するものがある。

IV 口腔内細菌叢の変化

　口腔清掃がなされて健康な歯肉の場合、レンサ球菌が主体で細菌数も少ない。Mutans菌群など口腔内レンサ球菌の数は、摂取するスクロースの頻度などによって大きな影響を受ける。スクロースからバイオフィルム形成基質を合成し、数を増やす。
　口腔内には唾液や歯肉溝滲出液などに含まれる抗菌性物質や、細菌間の拮抗作用（Antagonism）が存在している（図2）。健康な場合、感染防御にはたらく非特異的な自然免疫物質および特異性のある獲得免疫機構は、口腔領域では豊富であるため、細菌にとっては口腔内は必ずしも住みよい環境といえない。しかし、それらを主とした栄養源としてバイオフィルム生態系を築いている。
　デンタルプラーク量も多く歯肉に炎症がある場合、Porphyromonas菌種、Prevotella菌種、Tannerella菌種、Fusobacterium菌種、Treponemaなどのスピロヘータや嫌気性グラム陰性菌が増えている。
　口腔内細菌には、ホルモンを発育ビタミンとするPrevotella intermediaのような細菌が存在する。歯肉溝滲出液に含まれるエストロゲンが増えると、歯周局所でその数を増やし、妊娠時の歯肉炎発症の原因となることがわかっている[7]。

V 口腔内環境

　唾液中にはさまざまな自然免疫物質が存在するが、それらに抵抗しながら固有の細菌叢を築く。口腔内の唾液および歯肉溝滲出液（Gingival Crevicular Fluid, GCF）の抗菌物質は下記のようなものがある[1]。

1．自然免疫物質

（1）ムチン（Mucin）
　顎下腺、舌下腺および小唾液腺から分泌される高分子の糖タンパク質成分がムチンである。中性あるいは酸性オリゴ糖鎖がペプチドに結びついたムチンは、粘膜を保護する潤滑油のようなはたらきがある。ムチンは細菌に結びついて、細菌が歯面や口腔粘膜に付着するのを阻止するはたらきがある。また、唾液の分泌型IgA（s-IgA）と結びついて、その粘膜面での濃度を高めて微生物の付着を抑える作用もある。

（2）リゾチーム（Lysozyme）
　大唾液腺や小唾液腺から分泌されるリゾチームは、細菌細胞壁を構成するN-アセチルムラミン酸とN-アセチルグルコサミンの結合を切断する分子量14,400の酵素で、ムラミデースともいわれる。唾液1ml中に8～16μg含まれる。リゾチームはIgA、ペルオキシダーゼ、補体成分と連携でmutansレンサ菌群などに対して抗菌活性を示す。口腔内に住み着く細菌群の多くは、リゾチームの単独の作用に抵抗性である。

（3）ラクトフェリン（Lacoferrin）

唾液中に8〜20μg含まれるラクトフェリンは、細菌が発育に必要としている鉄イオンを奪うことによって抗菌性を発揮する分子量76,000の糖タンパク質である。唾液のラクトフェリンは分泌型IgAに結びついて抗菌性を高める。

（4）ペルオキシダーゼ（Peroxidase）

好中球から作り出される唾液中のペルオキシダーゼは、分子量78,000の酵素でムチンや分泌型IgAと連携して抗菌性を発揮する。

（5）ヒスタチン（Histatin）とシスタチン（Cystatin）

ヒスタチンは、ヒスチジンの豊富なタンパク質で、3種類のファミリーがある。唾液中のヒスタチンは、細菌が口腔内に定着するのを抑えるはたらきがある。

シスタチンは、システインプロテアーゼ酵素を阻害するはたらきがある抗細菌性や抗ウイルス作用を示すタンパク質である。唾液シスタチンは、細菌や真菌の発育を抑制するはたらきがある。

（6）デフェンシン（Defensin）

デフェンシンは、好中球などが産生し、唾液腺などから分泌される抗菌性タンパク質である。αとβの2種類があり、唾液ではβデフェンシンが細菌、真菌、ウイルスなどに対する殺菌、不活化作用を発揮する。

（7）フィブロネクチン（Fibronectin）

フィブロネクチンは細胞同士の結合を密にして、細菌の侵入を防ぐなどによって感染防御機能を発揮している。また、唾液中のフィブロネクチンは細菌に結合して、その付着因子を不活化するようにはたらく。

（8）スリピ（SLIP）

エイズ病原体（Human Immunodeficiency Virus, HIV）の感染を抑えるはたらきのある唾液中のスリピ（Secretory Leukocyte Protease Inhibitor, SLIP）は、分泌型白血球タンパク質分解酵素インヒビターである。唾液1ml中に4〜24μg存在し、HIVの宿主細胞への吸着を抑えるはたらきがある。

2．獲得免疫物資

（1）唾液中の分泌型IgA

口腔内の獲得免疫の主役として感染防御にはたらくのが、唾液中の分泌型IgA（sIgA）である。成人では一日あたり2〜4gものIgAが産生され、その約10％が唾液中に分泌される。唾液腺を囲むリンパ組織で産生される2量体のIgAは、唾液腺を通過する際に、上皮細胞に存在する分泌成分（Secretory Component）を絡みつけて分泌型IgAとして分泌される。分泌型IgAは、分泌成分が絡みつくことによって、タンパク分解酵素によって分解されなくなる。

唾液中の分泌型IgAの濃度は、1mlあたり50〜200μgである。したがって、一日1,000ml唾液を出すヒトは、1日50〜200mgの分泌型IgAを分泌する計算になる。唾液中の分泌型IgAは、主として微生物の付着・吸着を阻止するはたらきをしている。

（2）免疫グロブリン

歯肉溝滲出液は血清成分が主体である。歯肉が健康な場合、その滲出液量は少ないが、歯周病があり歯周ポケットなどになっている場合、その量は増えてくる。

歯肉溝滲出液の免疫グロブリンはIgGが多く、次いでIgMである。歯肉溝滲出液中のIgGの量は、歯肉が健康な場合1mlあたり2〜3mgであるが、慢性歯周炎などがあると1mlあたり10mgにもなる。歯周病がある場合、それらの病原性細菌に特異性のある抗体が増えてくる。これらの抗体は、補体や白血球などと連携して防御作用を発揮している。

（3）補体成分

自然免疫ならびに獲得免疫にはたらくのが補体である。歯肉溝滲出液の補体成分は、速やかに活性化して歯周局所での防御機能を発揮している。活性化補体成分は白血球を集積させ感染防御作用を示す。しかし、活性化補体成分は、好中球の集積をもたらし、C3aやC5aはアナフィラトキシン（Anaphylatoxin）として炎症反応を引き起こしている。

（4）食細胞

歯肉溝滲出液中の白血球は、自然免疫ならびに獲得免疫にはたらく。多くは好中球である。補体成分同様に歯周病がある場合その数が増えてくる。歯周局所で抗体、補体との連携で細菌を貪食し、殺菌するはたらきを示す。しかし、細菌数が多い場合に脱顆粒を起こし組織障害に関わり、死滅して膿となってしまう。

VI　口腔各部位のフローラ

口腔内には、咽頭を含む粘膜、舌表面、歯面、歯肉溝さらには唾液など、酸素分圧や栄養源供給などによって住み着く細菌種が異なる。個体差もあり、環境によって変化している[1]。

1．唾液

貯留している唾液中の細菌数は、1mlあたり10^8

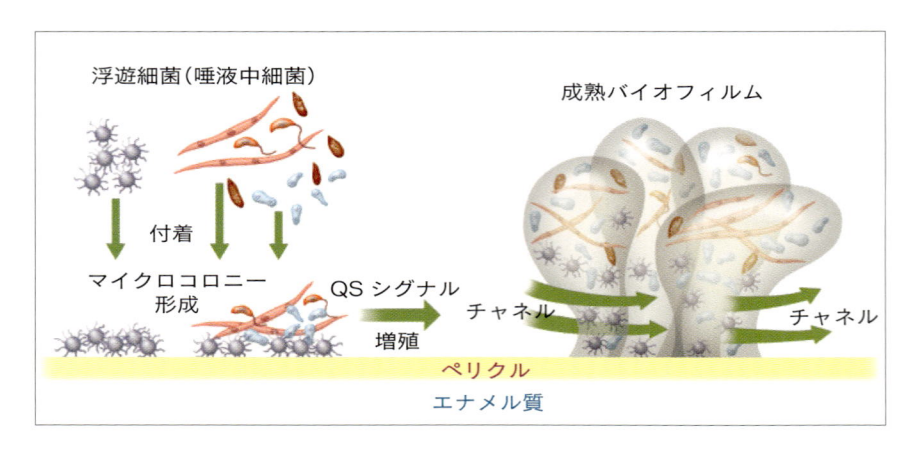

図3 複数菌種から構成されるデンタルプラークバイオフィルム形成プロセス。唾液中の浮遊細菌は歯面のペリクルに付着してマイクロコロニーとなる。ついで、同一菌種だけでなくほかの菌種ともQSシグナルを使ってバイオフィルム集団となる。栄養源を取り入れるためやバイオフィルム集団で作られた老廃物排除のためのチャネルを作り、成熟バイオフィルムとなってしまう。

から 10^{10} 個算定される。成人の貯留唾液を好気的条件で培養すると、発育する細菌数は1 ml あたり平均 4×10^7（$5 \times 10^6 \sim 1.1 \times 10^8$）であるのに対し、嫌気的に培養すると平均 1.1×10^8（$1.0 \times 10^7 \sim 3.8 \times 10^8$）であるという報告がある。

唾液中の細菌数でもっとも多い唾液レンサ球菌は、主に舌背や咽頭から混入する。Streptococcua sanguinis や Streptococcus salivarius などの Mitis レンサ球菌グループは、唾液中に浮遊菌として入り込み、次いで歯周局所や歯面に定着する。通性嫌気性桿菌の Actinomyces 菌種や Corynebacterium 菌種および嫌気性の Veillonella 菌種も唾液中に見られる。もちろん、貯留している唾液中の細菌数はさまざまな状況によって異なる。口腔清掃、食事などによる唾液分泌の増加、さらには嚥下によって大きく変動する。一般には、嚥下作用の少ない就眠時に細菌数が増加し、起床直後の菌数がもっとも多い。

2．舌背

舌背は乳頭と陰窩からできており表面積も広く、また陰窩は唾液による機械的洗浄作用も受けにくい。さらに免疫学的感染防御機構がはたらきにくく、さまざまな微生物が住み着く。

Streptococcus salivarius, Streptococcus mitis および Veillonella 菌種などのほかにグラム陽性菌種も見つかるようになる。

高齢化などにともない細胞性免疫の機能が低下した場合、舌背には、Candida albicans を中心とした真菌類が増加する。小児では、抗菌薬長期使用によって菌交代症として異常に増えることがある。

3．デンタルプラーク

（1）ペリクル形成

歯面を物理的に研磨して後には、速やかに唾液中の糖タンパク質（Glycoprotein）が沈着して、約$0.5\,\mu$mの薄い獲得ペリクル（Acquired Pellicle）が作られる。歯肉溝の歯根面のペリクルは、歯肉溝滲出液の糖タンパク質から作られる。ペリクルは、酸による脱灰から歯面を保護するバリアーとしての役割を果たしている。そのため、乳酸飲料水などによって簡単には脱灰が起きない。一方、ペリクルには歯面に付着するさまざまな細菌のレセプターが存在するため、細菌の付着・定着を誘導する。さらに、ペリクル表面はマイナスに荷電しており、唾液中の Ca イオンを仲介して、細菌の表面のマイナスイオンで静電気的な付着も起こす。したがって、デンタルプラーク形成の初期段階がペリクル形成といえる。

（2）バイオフィルム形成メカニズム

デンタルプラーク細菌は、さまざまな付着機構をもってペリクルに付着する。菌体表層に作られる構造物は、タンパク質からなる線毛、粘着性のある多糖体からなる莢膜などである。菌体表層のレクチン様タンパク質（Lectin-like Protein）は、特異的にペリクルの特定レセプターやほかの細菌種に結合するはたらきをする。また、菌体表層の疎水性の性質は、非特異的に歯面付着機序となる。さらに、粘着性多糖体は、歯面に強く付着するはたらきがある。

付着したデンタルプラーク細菌は、同じ菌種だけでなくほかの菌種ともコミュニケーションをとるようにシグナルを出してバイオフィルム集団となる。このようなシグナルは、QS シグナル（Quorum Sensing Signal）とか自己誘導（Auto Inducer, AI）などといわれる。唾液中の浮遊菌の浮遊細菌がペリクルに付着しマイクロコロニーを作り、複数菌種からなるバイオフィルムが形成される。歯肉溝や歯周ポケット内でも、バイオフィルムが形成される（図3）[1]。

（3）粘着性多糖体 EPS

バイオフィルム形成の基質は粘着性のある菌体外

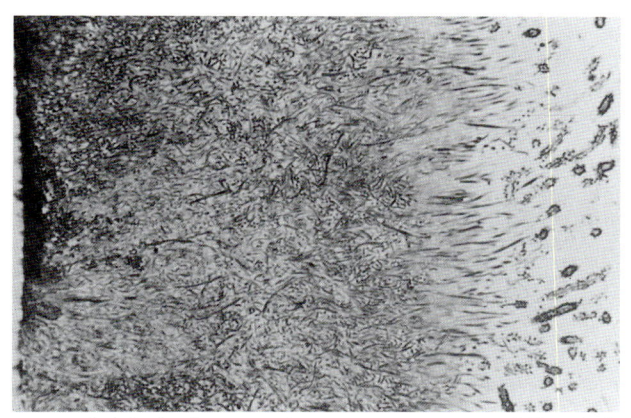

図4 歯肉縁上デンタルプラーク。さまざまな形態の細菌がバイオフィルムとなって歯面に付着している。長い線状の細菌や球菌が大部分を占めている。この表層には線状菌が芯となって周囲に球菌が付着したCorn-cob構造物が見られる（Max Listegarten教授のご好意による）。

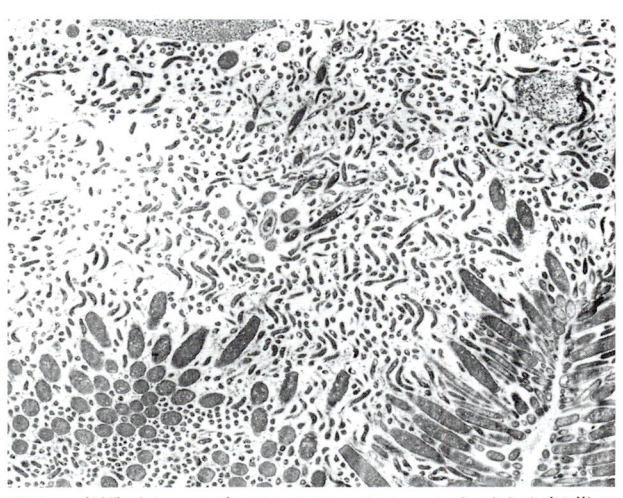

図5 歯周ポケット内バイオフィルム。さまざまな細菌が見られる。細くコンマ状に見えるのが小型のスピロヘータである（木暮 隆博士のご好意による）。

多糖体（Exopolysaccharide, EPS）で、糖衣（Glycocalyx）とも呼ばれる。Mutansレンサ球菌群などは、スクロースからα1-3結合を主鎖にもつムタンとも呼ばれる水不溶性グルカン（Water Insoluble Glucan）によって歯面でバイオフィルム集団となることができる。

水不溶性グルカンは唾液などによっても溶け出さないし、Mutansレンサ球菌群が作り出す乳酸などを拡散させずにバイオフィルムに貯留させるはたらきもある。*Streptococcus sanguinis* などは、グルコシールトランスフェラーゼで、スクロースからα1-4結合やα1-6結合を多く持つ水可溶性グルカンを合成する。

唾液レンサ球菌や放線菌 *Actinomyces naeslundii* は、フルクトシルトランスフェラーゼで、スクロースからフルクトースを主にβ2-6結合で連結させたフルクタンを菌体表層に合成し、歯面付着因子としている。

デンタルプラークには、異なる細菌が共凝集（co-aggregation）した細菌集団が見られる。成熟したデンタルプラークの表層に見られる代表的構造物が、トウモロコシの穂軸のように見えるコーンコブ（Corn-cob）である（図4）。芯になっている細菌が *Corynebacterium matruchotii* や *Fusobacterium nucleatum* などの大型の線状菌でそこに *Streptococcus sanguinis* などが共凝集したものである。歯肉縁下デンタルプラークにも、異なる細菌の共凝集した構造物が観察される。それぞれ、選択性を持って共凝集している細菌もあれば、さまざまな細菌種が凝集している場合もある。

歯肉縁下デンタルプラークの複数菌種は、コミュニケーションを取りながらバイオフィルムとなる[1,2,8]。歯周ポケット内バイオフィルムはグラム陰性桿菌とスピロヘータが優勢である（図5）。

（4）抗菌剤・生体防御機構に耐性

バイオフィルムを形成する細菌に対して、抗菌剤は有効に作用しない。バイオフィルム表層の菌体は、抗菌剤に感受性を示す。しかし、抗生物質などの抗菌薬や消毒薬は、バイオフィルムを構成する多糖体に浸透できないため、中心部を構成する細菌を攻撃することはできない。また、白血球や外分泌液中の抗菌活性物質や食細胞などの自然免疫は、バイオフィルム表面の菌体を駆逐することができても、集団となっている菌体を攻撃することはできない。著者らも、歯周病原性細菌がいったんバイオフィルム集団となった場合、抗菌薬療法による排除が容易でないことを体験している[9,10]。

VII 口腔内バイオフィルム細菌と全身疾患

口腔内バイオフィルムが免疫応答を介して全身疾患に関わる点について言及する。口腔バイオフィルム細菌は抗原性を発揮し、各部位に抗原抗体複合体を形成することなどによって、さまざまな免疫病理学的病態、すなわち病巣感染の一次病変となる。そ

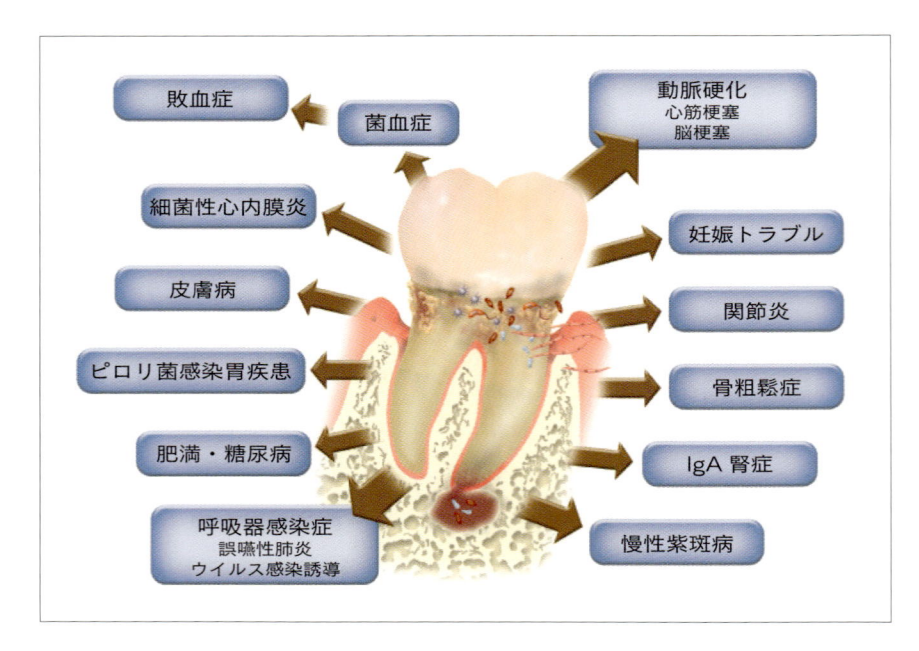

図6 口腔内慢性感染症原因バイオフィルムは全身性疾患の引き金になる。口腔内バイオフィルム細菌は、呼吸器に入り込んで呼吸器感染症を起こし、呼吸器感染ウイルスの吸着を誘導する。血流に入り込めば細菌性心内膜炎を起こし、血管内壁プラーク形成などで動脈硬化などに関わる。さらに、口腔バイオフィルム細菌は、内毒素やHSP産生などによって抗原性を発揮し、結果として各部位に抗原抗体複合体を形成することなどによってさまざまな免疫病理学的病態、すなわち病巣感染の一次病変となる。近年、口腔内慢性感染症の治療によって、皮膚病、IgA腎症、慢性紫斑病などが治癒することの報告が増えている。

して、関節炎、皮膚病、糸球体腎炎、IgA腎症、慢性紫斑病などに関わる（図6）。

　歯肉縁下プラーク、歯周ポケット内細菌は、グラム陰性菌であり、すべて菌体表層にリポ多糖（Lipopolysaccharide, LPS）からなる内毒素（Endotoxin）を産生している。

　ヒトの細胞から細菌に至るほとんどの生物は、ストレスを受けると、生き延びるために対応したシャペロン（Chaperon）としてのはたらきをするタンパク質を作り出す。それらは、熱刺激に代表されることから熱ショックタンパク質（Heat Shock Protein；HSP）とも呼ばれる。歯周病原菌や根尖病変のバイオフィルム形成細菌も、さまざまなHSPを産生する。LPSに加えてHSPは、Toll-like Receptor（TLR）に結びつくことがきっかけで、マクロファージなどの炎症性サイトカイン産生を誘導する。口腔内慢性感染症を起こしている細菌のHSPに対する抗体は、さまざまなHSP抗原と交差反応性を示して、結果として全身各部位で抗原抗体複合体を形成する。それらが蓄積した部位では、補体の活性化、好中球の集積がもたらされる。さらに、細胞内シグナルを介して腫瘍壊死因子α（Tumor Necrosis Factor α、TNF-α）やインターロイキン-1（IL-1）などの炎症性サイトカインの産生を引き起こし、免疫病理学的障害をもたらす。すなわち、口腔内バイオフィルム細菌は直接的病原性ならびに宿主応答を介して、さまざまな全身疾患に関わってしまう[1]。

VIII　口腔内バイオフィルムへの対応

　口腔疾患の多くは、バイオフィルムによる内因感染症である。その排除は、抗菌剤の使用だけではできない。そこでその排除にはたらくワクチンが検討されている。Mutans菌群をターゲットするものは、すでに開発され実用化されているものもある[11]。筆者らも、*Porphyromonas gingivalis*を標的とするものを検討している[12,13]。*P. gingivalis*は、循環障害を起こすというエビデンスが蓄積されてきた[14]。それらの予防のためにも安全性の高い効果的なワクチン開発が望まれる。

　口腔内にう蝕原性細菌、歯周病原性細菌をそのような病原性をもたないいわゆる善玉細菌に置き換えようとする戦略もある。抗菌物質であるAnitibioticsは、微生物が作り出している分子量の小さい細菌などを攻撃するものである。細菌が作り出して他の菌種や同菌種を攻撃するタンパク質がバクテリオシン（Bacteriocin）である。Mutans菌群のつくるバクテリオシンがムタシン（Mutacin）である。善玉菌にそのようなバクテリオシンで悪玉細菌を駆逐するという戦略は、プロバイオティックス（Probiotics）といわれ共生物質と訳される[1]。

　プロバイオティックスとは、乳酸菌*Lactobacillus johnsonni*, *Lactobacillus acidphilus*や*Streptococcus thermophilus*を食事などとして摂取して、胃から*Helicobacter pylori*を排除したり、腸内細菌叢に定着させて善玉細菌を優勢にしようという戦略であ

る[15]。口腔内にもそのような戦略を導入しようという試みがなされているが、私たちの身体の各部位の細菌叢を簡単に代えることはできないと思われる。たとえば、H. pylori は口腔細菌に結びつくことができても、デンタルプラーク細菌の攻撃を受け、住み着くことができない[16]。

デンタルプラーク細菌集団は、私たちのライフスタイルに大きな影響を受ける。バイオフィルム細菌集団に対して、治療におけるSRPや予防的なPMTCなどマンパワーを必要とする手段を凌駕するものはないと考えている。

参考文献

1. 奥田克爾著．口腔内バイオフィルム―デンタルプラーク細菌との戦い―．東京：医歯薬出版，2004．
2. Kolenbrander PE. Oral microbial communities : biofilms, interactions, and genetic systems. Annu Rev Microbiol 2000 ; 337 : 393-403.
3. Klein MI, Flório FM, Pereira AC, Höfling JF, Gonçalves RB. Longitudinal study of transmission, diversity, and stability of *Streptococcus mutans* and *Streptococcus sobrinus* genotypes in Brazilian nursery children. J Clin Microbiol 2004 ; 42 : 4620-4626.
4. Kobayashi N, Ishihara K, Sugihara N, Kusumoto M, Yakushiji M, Okuda K. Colonization pattern of periodontal bacteria in Japanese children and mothers. J Periodont Res 2008 ; 42 : 156-161.
5. Asano H, Ishihara K, Nakagawa T, Yamada S, Okuda K. Fim A type II of *Porphyromonas gingivalis* plays a role of the transmission in spouses. J Periodontol 2003 ; 74 : 1355-1360.
6. Okuda K, Fukumoto Y, Takazoe I. Enumeration of cultivable black-pigmented Bacteroides species in human subgingival dental plaque and fecal samples. Oral Microbiol Immun 1988 ; 3 : 28-31.
7. Nakagawa S, Fujii H, Machida Y, Okuda K. A longitudinal study from prepuberty to puberty of gingivitis : Correlation of occurrence of *Prevotella intermedia* and sex hormones. J Clin Periodontol 1994 ; 21 : 658-665.
8. Saito Y, Fujii R, Nakagawa K, Kuramitsu H, Okuda K, Ishihara K. Stimulation of *Fusobacterium nucleatum* biofilm formation by *Porphyromonas gingivalis*. Oral Microbiol Immun 2008 ; 23 : 1-6.
9. Takahashi N, Ishihara K, Okuda K. Susceptibility of *Actinobacillus actinomycetemcomitans* to six antibiotics decreases as biofilm matures. J Antimicrob Chemother 2007 ; 59 : 59-65.
10. Takahashi N, Ishihara K, Kimizuka R, Okuda K, Kato T. The effect of tetracycline, minocycline, doxycycline and ofloxacin on *Prevotella intermedia*. Oral microbial Immun 2006 ; 21 : 366-371.
11. Taubman MA, Nash DA. The scientific and public-health imperative for a vaccine against dental caries. Nat Rev Immunol 2006 ; 6 : 555-563.
12. Yonezawa H, Ishihara K, Okuda K. Arg-gingipain A DNA vaccine induced protective immunity against infection by *Porphyromonas gingivalis* in a murine model. Infect Immun 2001 ; 69 : 2858-2864.
13. Miyachi K, Ishihara K, Kimizuka R, Okuda K. Arg-gingipain A DNA vaccine prevents alveolar bone loss in mice. J Dent Res 2007 ; 86 : 446-450.
14. Okuda K, Ishihara K, Kato T. Involvement of periodontopathic biofilm in vascular diseases. Oral Diseases 2004 ; 10 : 5-12.
15. Klaenhammer TR, Azcarate-Peril MA, Altermann E, Barrangou R. Influence of the dairy environment on gene expression and substrate utilization in lactic acid bacteria. J Nutr 2007 ; 137 : 748S-50S.
16. Okuda K, Nakagawa T, Kimizuka R, Katakura A, Ishihara K. Ecological and immunopathological implication of oral bacteria in *Helicobacter pylori* infected disease. J Periodontol 2003 ; 74 : 123-128.

6）口腔の疾患
①う蝕

鶴見大学歯学部第一歯科保存学教室教授
桃井保子

I　う蝕に対する考え方の変遷

かつて、う蝕に自然治癒はないとされていた。その後、北欧を中心に、う蝕を対象とした統合的学問であるカリオロジー（う蝕学）[1]が誕生し、う蝕は脱灰と再石灰化を繰り返すダイナミックな現象であり、その発症には細菌が関与することなどが明らかにされ、う蝕発症のメカニズム解明が進んだ。近接する領域では、象牙質と歯髄は一体であるとした象牙質・歯髄複合体説が注目されるようになり、これが象牙質う蝕に対する理解を深めた。近年では、う蝕は複数の因子が関与する生活習慣病ともとらえられている。生活習慣は、人々が社会生活を過ごす中で、意識または無意識に繰り返し行う事項であるが、これにより生じる疾病を生活習慣病と呼んでいる。なかでも、食事、ストレス、喫煙、飲酒の習慣は、たとえばファーストフードの導入による軽食化、咀嚼によって期待される自浄作用の低下、唾液分泌の減少、口腔清掃に対する意識の低下などがう蝕リスクを高める点で注視されている[1]。予防とメインテナンスの重要性が、口腔と全身との関わりの中で認識されるべき所以である（図1）。

II　う蝕は細菌感染症である

デンタルプラークはバイオフィルムそのものであり、細菌同士がねばねばした多糖体を出し合って一塊となり（図2）、歯面に強固に付着する。歯冠部のう蝕原性細菌としては、強い酸を産生する *Streptococcus mutans* と *Streptococcus sobrinus*、また耐酸性の高い *Lactobacillus* 属などが重要である。根面う蝕には、これらの細菌に加え、線毛を有する *Actinomyces viscosus* が係わる。細菌は酸を産生し歯質を脱灰するが、臨界pH（無機質が溶け始めるpH）は、エナメル質で5.5、セメント質や象牙質では6.7で、エナメル質よりはるかに中性に傾いている[1]。感染とは、病原体が生体内に定着・侵入し、増殖を始めることで生体内に何らかの反応が起きることと定義されている。したがって、歯質中に細菌が定着・侵入し、増殖した結果、歯質の無機質が脱灰して有機質が崩壊する病変であるう蝕は、感染症と考えられるのである[2]。

III　う蝕治療の変遷

う蝕が細菌感染症ならば、その治療は感染に対する対処となろう。こうして、う蝕の治療は、削って・詰めての時代から、感染歯質を非感染歯質から鑑別し、感染部分だけ除去する治療（MI治療）へと考え方が変化し、さらには、感染歯質の無菌化と再石灰化をはかる温存療法へと、より生物学的な疾病治療に変貌しつつある（図1、3、4）。

IV　象牙質う蝕と細菌

図5に示すのは、大臼歯の咬合面から発生したう蝕の横断面である。う窩にはう蝕原性細菌が多く侵入し（a）、ここは保存不可能で除去すべき歯質である。これより深いところに、変色し軟化が認められるが細菌侵入の少ない象牙質が存在する（b）。この部分は適切に治療すると回復可能な象牙質である。これより深くに、光学顕微鏡で観察すると透明に見えるところから名付けられた透明象牙質がある。透明象牙質では、う蝕に反応して生成された無機質の結

6）口腔の疾患 ①う蝕

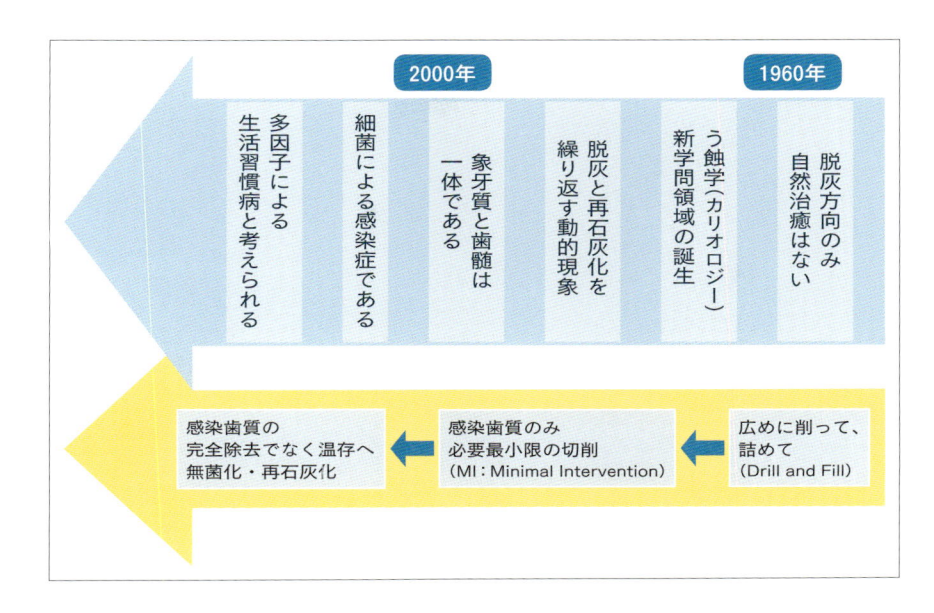

図1 う蝕の考え方と治療の変遷。

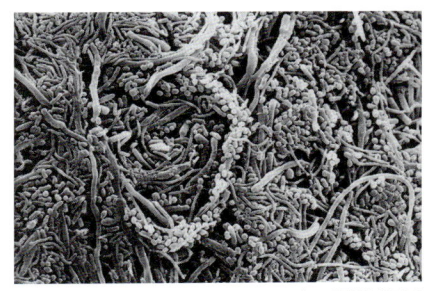

（図中の内容）
1960年 → 2000年
- 脱灰方向のみ　自然治癒はない
- う蝕学（カリオロジー）新学問領域の誕生
- 脱灰と再石灰化を繰り返す動的現象
- 象牙質と歯髄は一体である
- 細菌による感染症である
- 多因子による生活習慣病と考えられる

広めに削って、詰めて（Drill and Fill） → 感染歯質のみ 必要最小限の切削（MI：Minimal Intervention） → 感染歯質の完全除去でなく温存へ 無菌化・再石灰化

図2 デンタルプラークの電子顕微鏡写真。球状の細菌は *Streptococcus* 属。長い紐のように見えるのは大きな桿菌。細菌同士は、お互いにネバネバした多糖体を出し、くっつき合って頑固に歯面に付着する（提供：鶴見大学歯学部細菌学教室 前田伸子教授）。

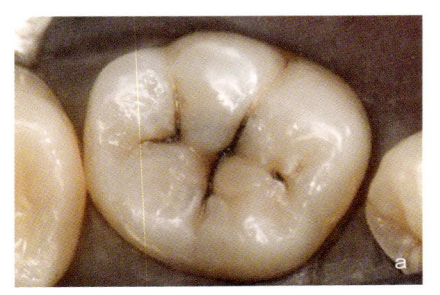

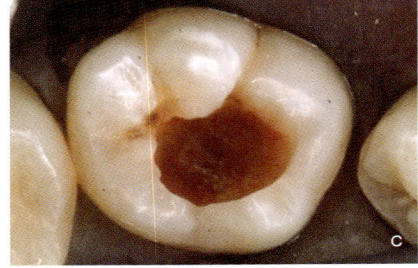

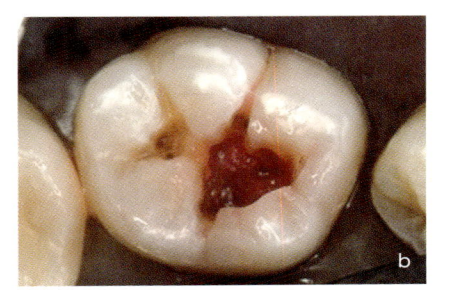

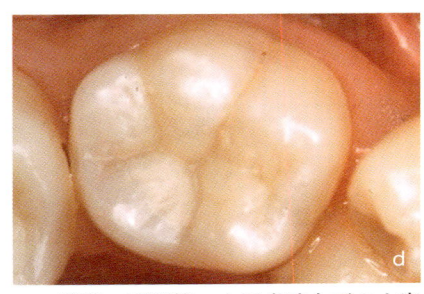

図3 う蝕治療：感染歯質のみを除去して。a．術前：下顎第一大臼歯咬合面の小窩裂溝に着色。b、c．術中：エナメル質を開拡。窩洞内の象牙質にはまだ着色や軟化を認めるが、う蝕検知液で感染象牙質の除去を確認したので、このまま接着性レジンで修復する。d．修復後：咬合面。

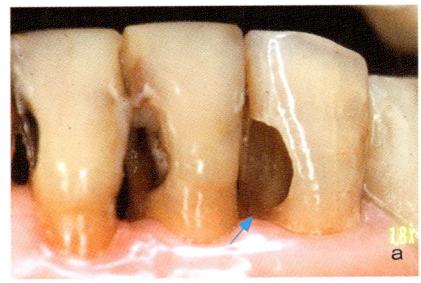

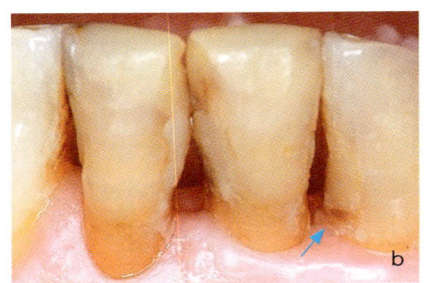

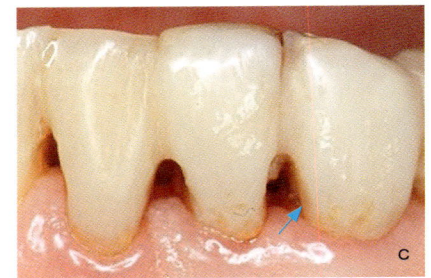

図4 う蝕治療：感染歯質を残して。a．高齢者の下顎前歯隣接面に認められた、自覚症状を伴わない大きなう窩。b．感染歯質を全て除去できず、残したままグラスアイオノマーセメントを暫間充填して2年経過。c．接着性コンポジットレジン修復に置き換えて8年経過。

5 口腔の作用機序

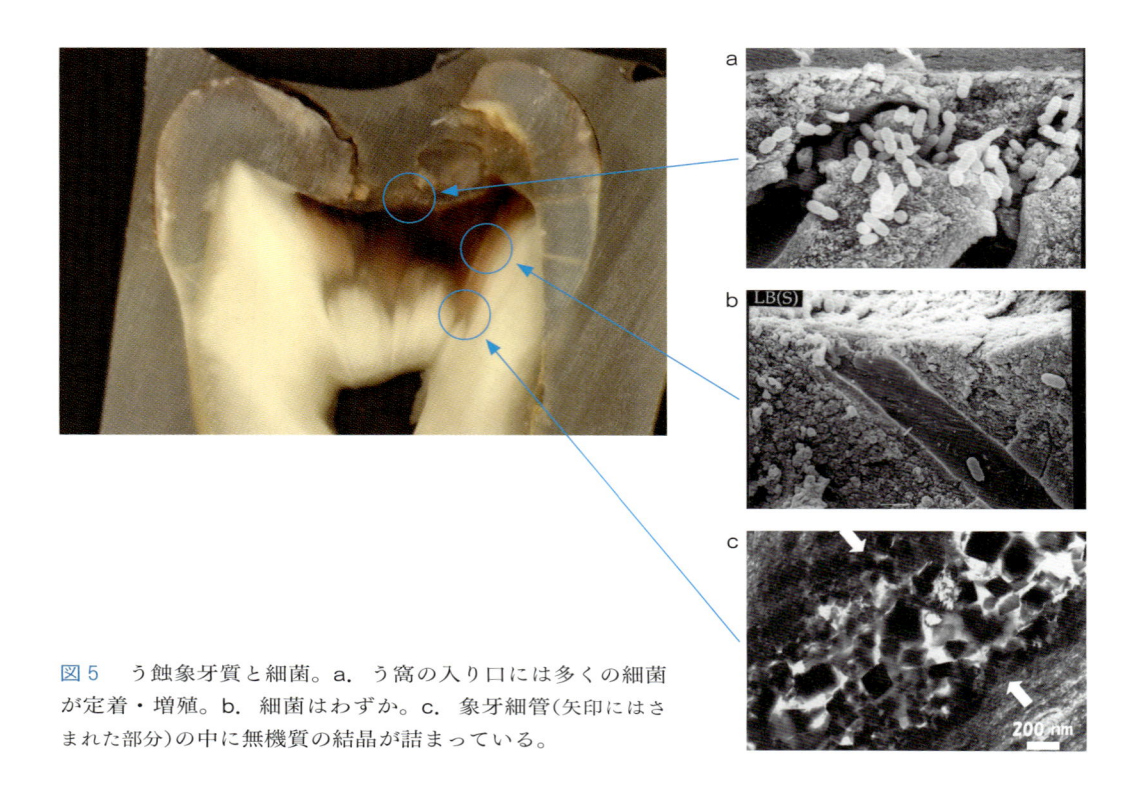

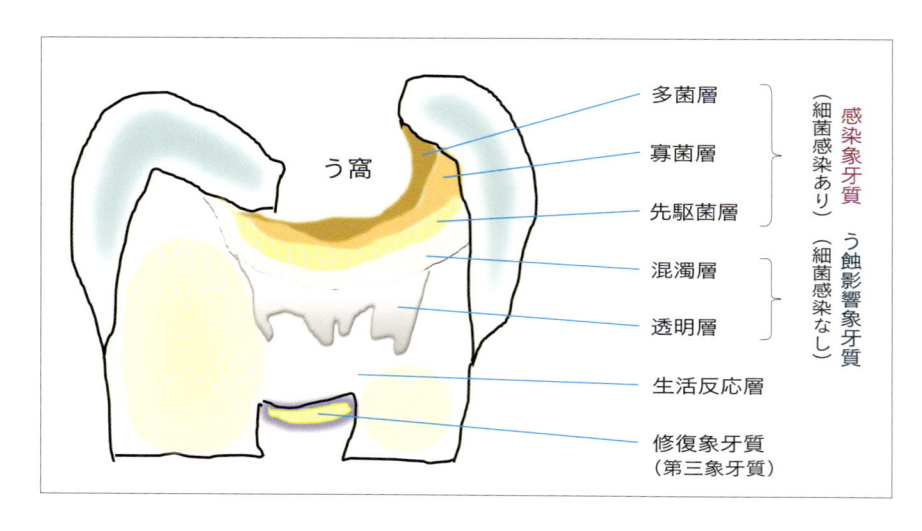

図5 う蝕象牙質と細菌。a. う窩の入り口には多くの細菌が定着・増殖。b. 細菌はわずか。c. 象牙細管（矢印にはさまれた部分）の中に無機質の結晶が詰まっている。

図6 う蝕象牙質の諸層。

- 多菌層 ┐
- 寡菌層 ├ 感染象牙質（細菌感染あり）
- 先駆菌層 ┘
- 混濁層 ┐ う蝕影響象牙質
- 透明層 ┘ （細菌感染なし）
- 生活反応層
- 修復象牙質（第三象牙質）

感染象牙質（う蝕象牙質外層）
・細菌に感染した象牙質
・修復しても再石灰化は不可能
・う蝕検知液で染まる
・知覚が消失（削っても痛くない）

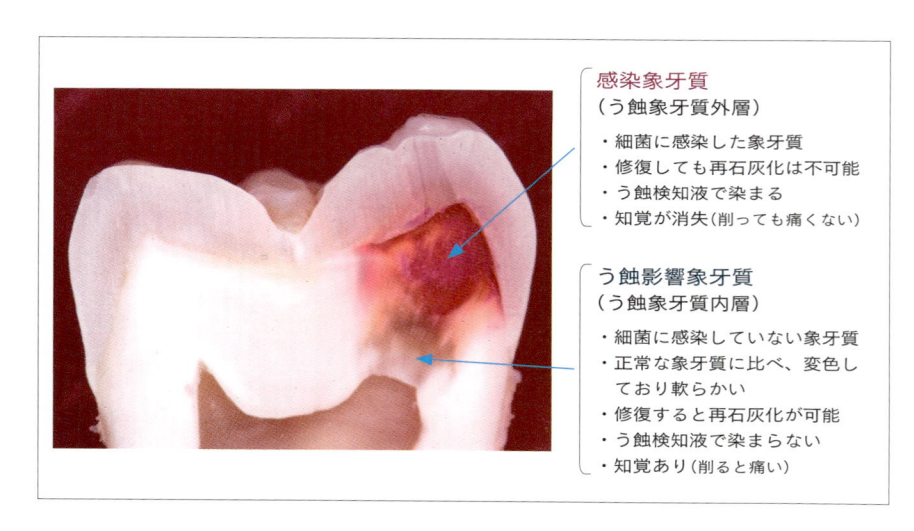

う蝕影響象牙質（う蝕象牙質内層）
・細菌に感染していない象牙質
・正常な象牙質に比べ、変色しており軟らかい
・修復すると再石灰化が可能
・う蝕検知液で染まらない
・知覚あり（削ると痛い）

図7 感染した象牙質と、う蝕の影響を受けただけの象牙質の臨床的鑑別。

晶が象牙細管を封鎖し(c)、細管を通って、細菌や物理的・化学的刺激が歯髄に伝わるのを防いでいる。透明象牙質は天然の防護層であり保存すべき層である。この層を保存できるか否かが、う蝕治療において成否のカギを握っているともいえよう。

V 象牙質う蝕の層分けと臨床での鑑別

う蝕象牙質の病理学的層分け(Furrerの分類[3])を図6に示す。侵入した細菌は、多菌層から寡菌層へと漸次少なくなり、先駆菌層が細菌侵入の最前線である。したがって、先駆菌層までを感染歯質と考える。次いで、混濁層と透明層はう蝕に影響を受けただけで非感染の象牙質である。つまり、歯質の除去は先駆菌層までということになる。

この学理的な感染・非感染の鑑別を臨床で可能にするのは、今のところ、う蝕検知液を使った診断法のみである。う蝕象牙質は、細菌感染し再石灰化不能で切削しても痛みの無い外層と、ある程度脱灰してはいるが細菌感染しておらず、再石灰化可能な内層とに分けられる。外層はう蝕検知液に濃染し、内層は不染である（図7）[3]。

VI う蝕とライフステージ

う蝕は、年齢や社会・生活環境と密接に関わっているため、歯の萌出前から生涯を通じて考えることが重要である。

萌出前は、う蝕原性細菌が養育者(母親であることが多い)から子供へ垂直感染することへの認識が必要である。もともと新生児には、歯の萌出までう蝕原性細菌の定着は見られない。定着の多くは1歳7か月〜2歳6か月で起き、この期間は「感染の窓 (Window of Infectivity)」[1]と呼ばれる。養育者のう蝕をコントロールすることは、人の生涯を通してのう蝕予防の始まりとなる。幼年期(育つ)と学齢期(学ぶ)を通じ、健全な乳歯列を完成させ、混合歯列期の歯を守り、健全永久歯列の完成へとつなげる。青年期(巣立つ)では、健全な永久歯列を維持するためによい生活習慣を身につけさせることや、口腔管理に主体的に取り組む姿勢を植え付けることが重要である。壮年期(働く)・中年期(熟す)でにはう蝕の様相が変化し、根面う蝕が始まる。ここでは、健全な永久歯列によってはたらき盛りが支えられ、これが健康ではつらつとした高年期への導入となる。高年期(稔る)では、う蝕や歯周疾患によって歯が失われ、咬合が崩壊していくことが大きな問題となる。この時期の健全な咀嚼は、若い頃と同じQOLを維持することに重要な役割を果たす。要介護者においては、う蝕に関心が払われることが少なく、う蝕に対する対処はいつでも後回しである。しかし、口腔を健康に保つことは障害を持つがゆえに重要であり、人が尊厳に満ちた人生を送ることに欠かせない。

わが国は、2007年に「新健康フロンティア戦略」なる健康政策をまとめ、「健康国家への挑戦」として取り組むべき9分野の中に「歯の健康力」をあげた[4]。このことは、歯の疾患と全身の健康との密接な結びつきが、広く承認されていることを意味している。今や、う蝕を全身との関わり抜きに診ることはできない。

参考文献

1. 田上順次，花田信弘，桃井保子(編). う蝕学—チェアサイドの予防と回復のプログラム—. 京都：永末書店, 2008.
2. 松尾敬志. もう一度、齲蝕を考える—象牙質齲蝕を中心に—. 日歯保存誌 2005：48(3)：345-350.
3. 田上順次，千田彰，奈良陽一郎，桃井保子(監). 保存修復学 21 第三版. 京都：永末書店, 2006.
4. 新健康フロンティア戦略アクションプラン http://www.kantei.go.jp/jp/singi/kenkou/plan.pdf （2008年8月現在）.

6) 口腔の疾患
②歯周病

東北大学大学院歯学研究科歯内歯周治療学分野教授
島内英俊

I　歯周病とは

　歯周病とは、一般的に歯と歯肉辺縁（歯頸部）に日々形成されるデンタルプラークを原因として、歯を支持する組織（歯周組織）に生じた進行性の慢性炎症疾患のことをいう。歯周病はその進展範囲に基づいて大きく2つに大別される。すなわち歯肉炎（Gingivitis）とはもっとも軽症の状態であり、炎症が歯肉のみに限局した疾患をさす。一方、歯周炎（Periodontitis）は、炎症が上皮付着（Attachment）を破壊することによりその内部にある深部歯周組織（歯根膜、セメント質および歯槽骨）に拡大して、支持組織の不可逆的な破壊が進行した疾患をいう（図1）。

　臨床的病態の最大の特徴は、歯肉の腫脹あるいはアタッチメントロス（上皮付着の根尖側移動）による歯周ポケット（Periodontal Pocket；歯肉溝が病的に深くなった状態）である。これ以外の臨床徴候としては、①歯肉の発赤・腫脹、②歯肉からの出血、③口臭、④ポケット滲出液増加や、⑤歯の動揺や病的移動などがあるが、歯周炎の進行により最終的に歯の脱落に至る。歯肉炎から歯周炎への進行により、深部歯周組織の破壊が始まると歯槽骨吸収を生じるが、これはエックス線写真上での骨吸収像として観察され、臨床診断の指標となる。なお疼痛については、膿瘍形成あるいは急性壊死性潰瘍性歯肉炎などの特殊な病態を除いて自覚することは稀である。

　歯周病は非常に普遍的な疾患で、たとえば歯肉炎は世界の成人のおよそ50〜90％が有するといわれており、それに対して歯周炎は先進国に比べ、開発途上国で高い有病率を示す傾向が認められる。日本人については、平成11年（1999年）度厚生省歯科疾患実態調査をもとに、①10代前半ですでに半数が歯周組織に何らかの歯周病の徴候があり、加齢とともに有病率が上昇すること、②中等度歯周炎も同様に加齢にともない増加し、60歳前後で50％以上の人が罹患していること、③重度歯周炎の有病率は55歳以降がピークであるが、10％強程度であることなどが明らかにされている[1]。さらに平成17年度（2005年）の同調査では、残存歯数の増加にともない、60歳以上の年齢層で4mm以上の歯周ポケットを有する者の割合が増加したという結果が示されている。

II　バイオフィルム感染症（Biofilm Infection）としての歯周病

　歯周病の成立にはさまざまな原因が関与しているが、改めていうまでもなく、直接的な病因はデンタルプラーク中の細菌である。口腔内には500〜600種

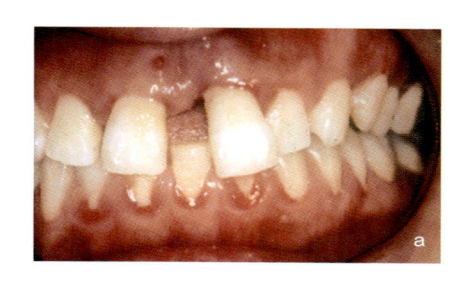

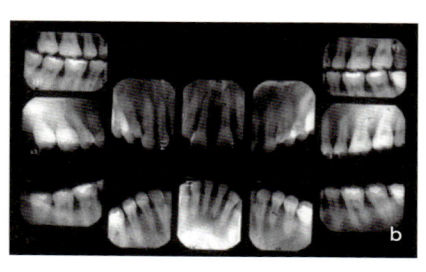

図1　歯周炎の臨床像。慢性歯周炎と診断された49歳・女性患者の口腔内写真（正面像：a）およびデンタルエックス線写真（b）。歯の離開と歯肉の顕著な炎症に加えて、上顎中切歯部に著明な骨吸収像が見られ、重度歯周炎と診断された。

表1 主な歯周病原性細菌とエビデンスレベル(参考文献4より改変引用)。

歯周病原性細菌としての コンセンサスのあるもの	病原性細菌であることを支持するデータのあるもの	
	Strong	Moderate
Aggregabacter (Actinobacillus) *actinomycetemcomitans* *Porphyromonas gingivalis* *Tannerella forsythia* 赤字：グラム陰性菌 青字：グラム陽性菌	*Eubacterium nodatum* *Fusobacterium nucleatum* *Prevotella intermedia* *Prevotella nigrescence* *Treponema denticola*	*Campyrobacter rectus* *Dialister pneumosintes* *Eikenella corodens* *Filifactor alocis* *Peptostreptococcus micros* *Selenomonas sp.* '*Streptococcus milleri milleri*' group *Treponema socranskii*

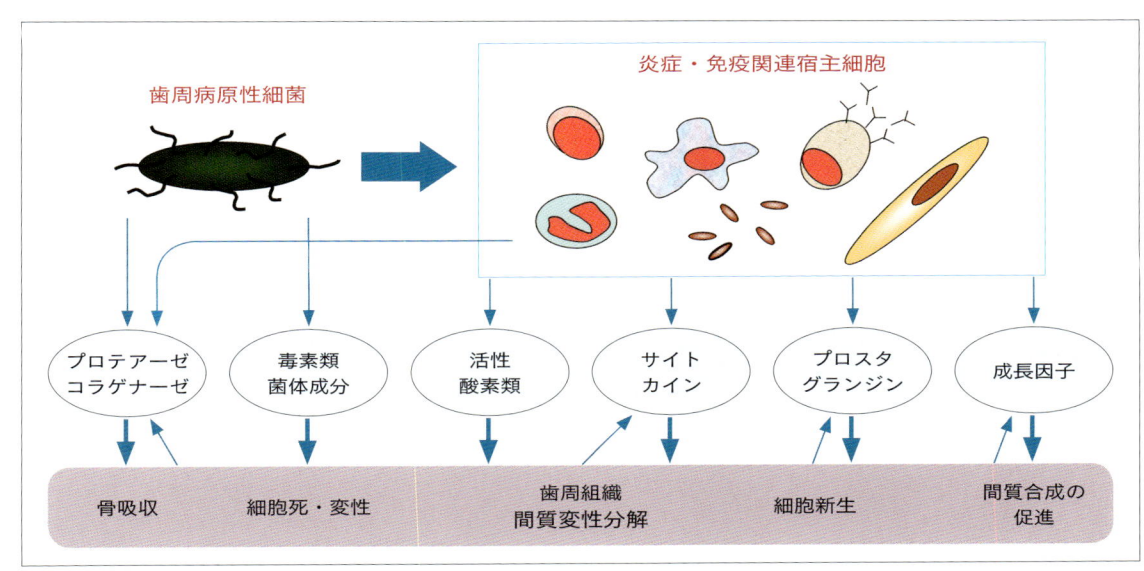

図2 歯周病原性細菌の病原性発症機構(参考文献5より改変引用)。

といわれる複雑な細菌叢が形成されているが、デンタルプラーク(Dental Plaque)とは歯面に形成された濃密な細菌バイオフィルムである。バイオフィルムとは、細菌が何かに付着して層状構造になったものをいい、医科領域でも中耳炎や慢性気道感染症など、さまざまな疾患がこれを原因として生じるバイオフィルム感染症としてとらえられている。細菌がバイオフィルムを形成すると免疫防御に対して抵抗性となり、かつ抗菌薬も内部に浸透しにくいため奏効しにくくなる。したがってバイオフィルム感染症は一般的に難治性になりやすいという特徴を有する[2]。

デンタルプラークは、歯肉縁との関係により、歯肉縁上プラークと縁下プラークに分けられる。縁上プラーク中には1歯当たり1×10^9個を超える細菌が存在するが、縁下プラークについては健康な歯肉溝中の1×10^3個から歯周ポケット中の1×10^8個と、ポケットの深化により細菌数も増加する[3]。歯周ポケットの深化と歯周病の進行により、縁下プラークを構成する細菌叢もグラム陰性嫌気性桿菌優勢のものに変化していく。歯周病発症・進行に果たすプラークの役割については次のように考えられている。すなわち、縁上プラークが炎症惹起作用をもつのに対し、縁下プラーク中には歯周病原性細菌(Periodontopathic Bacteria)と呼ばれる細菌群が存在する。これらは表1[4]のようなものがあるが、内毒素(リポ多糖；LPS)や外毒素、タンパク分解酵素などさまざまの病因因子の産生を介して、歯周組織の直接的破壊や免疫応答の惹起による炎症反応の拡大を誘導する(図2)[5]。また一部の細菌は炎症により生じた歯肉溝上皮損傷部から歯周組織内に侵入していることも知られ、これらの細菌がもつ病原因子には生体防御からの回避にかかわるものもある。

5 口腔の作用機序

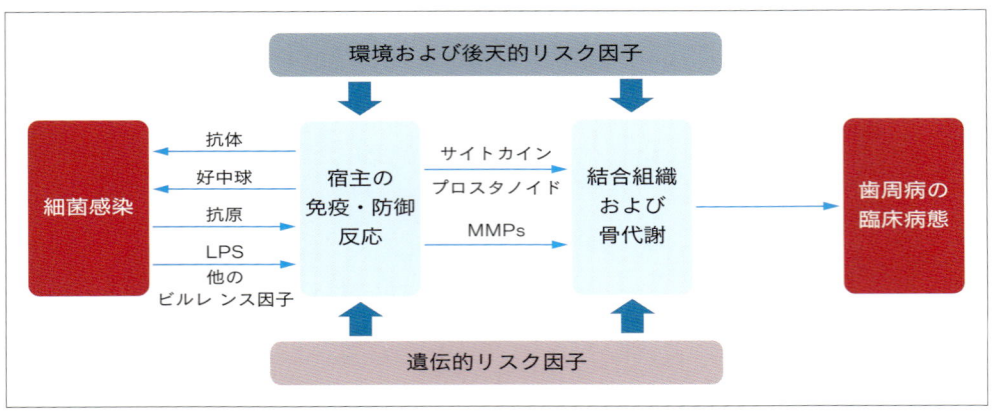

図3 歯周病の臨床病態決定機構(参考文献6より改変引用)。

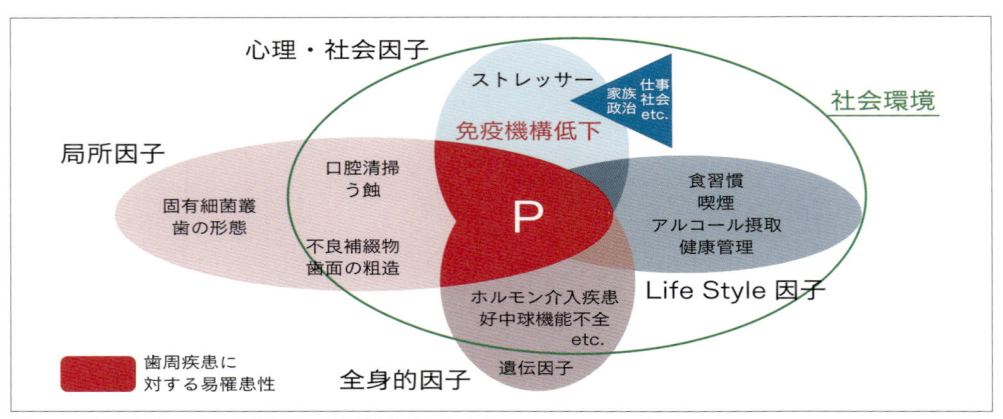

図4 歯周疾患のリスク因子の相互関係(参考文献7より改変引用)。

III ホスト-パラサイト病（Host-Parasite Diseases）としての歯周病

　歯肉炎および歯周炎のいずれの病型においても、病巣の炎症歯肉にはリンパ球や形質細胞を中心とした炎症性細胞浸潤が認められ、歯周病原性細菌特異抗体産生に代表される活発な免疫応答が営まれている。しかし、先にも述べたように、免疫応答は生体防御だけではなく、歯周組織の破壊にもかかわっている。1970年代以降、歯周病、特に歯周炎はホスト-パラサイト病としてとらえられており、単に病原性細菌の量や病原性などの細菌因子だけでなく、さまざまな宿主因子(先天的・後天的)や環境因子が宿主応答を修飾することにより、細菌-宿主応答のバランスが崩れたときに発症・進行する疾患と考えられている(図3)[6]。すなわち、歯周病は細菌感染症ではあるが、その発症・進展にはさまざまな局所および全身のリスク因子が関与し、その結果、多種多様な病態を呈することになる。歯周炎の口腔内局所因子としては、歯石や不良補綴物などのプラーク蓄積因子や外傷性咬合が、歯周疾患の進行を加速化する。一方、遺伝や糖尿病などの後天的疾患などの全身因子、あるいは喫煙などの生活習慣因子は、歯周病巣局所で細菌(寄生体)の病原性を増加させるか、あるいは宿主の生体防御機能を低下させるかのいずれかに作用することにより、結果として易罹患性をもたらす(図4)[7]。患者ごとに歯周炎の罹りやすさや進行速度が異なるという概念を疾患感受性(Disease Sensitivity)、一方、歯周炎が同一患者の口腔内においても、部位ごとに活動期と静止期をランダムに繰り返しながら進行していくという概念を疾病活動度(Disease Activity)と呼んでいる。

表2 日本歯周病学会による歯周病分類システム(2006)。

病態による分類	病原因子(リスクファクター)による分類
I．歯肉病変 Gingival lesions[†] 1．プラーク性歯肉炎 Plaque-induced gingivitis[‡]	1）プラーク単独性歯肉炎 　　Gingivitis induced by dental plaque only[‡] 2）全身因子関連歯肉炎 　　Gingivitis modified by systemic conditions[‡] 3）栄養障害関連歯肉炎 　　Gingivitis modified by malnutrition[‡]
2．非プラーク性歯肉病変 　　Non plaque-induced gingival lesions	1）プラーク細菌以外の感染による歯肉病変 　　Gingival lesions induced by other infections 2）粘膜皮膚病変 Mucocutaneous disorders[‡] 3）アレルギー性歯肉病変 Allergic reactions 4）外傷性歯肉病変 Traumatic lesions of gingiva
3．歯肉増殖 Gingival overgrowth	1）薬物性歯肉増殖症 　　Drug-induced gingival overgrowth 2）遺伝性歯肉線維種症 　　Hereditary gingival fibromatosis
II．歯周炎 Periodontitis[†] 1．慢性歯周炎 Chronic periodontitis[‡] 2．侵襲性歯周炎 Aggressive periodontitis[‡] 3．遺伝疾患にともなう歯周炎 　　Periodontitis associated with genetic disorders[‡]	1）全身疾患関連歯周炎 　　Periodontitis associated with systemic diseases 2）喫煙関連歯周炎 　　Periodontitis associated with smoking 3）その他のリスクが関連する歯周炎 　　Periodontitis associated with other risk factors
III．壊死性歯周疾患 　　Necrotizing periodontal disease[†,‡] 1．壊死性潰瘍性歯肉炎 　　Necrotizing ulcerative gingivitis[‡] 2．壊死性潰瘍性歯周炎 　　Necrotizing ulcerative periodontitis[‡]	
IV．歯周組織の膿瘍 Abscesses of periodontium[‡] 1．歯肉膿瘍 Gingival abscess[‡] 2．歯周膿瘍 Periodontal abscess[‡]	
V．歯周 - 歯内病変 　　Combined periodontic-endodontic lesions[‡]	
VI．歯肉退縮 Gingival recession	
VII．咬合性外傷 Occlusal trauma[‡] 1．一次性咬合性外傷 Primary occlusal trauma[‡] 2．二次性咬合性外傷 Secondary occlusal trauma[‡]	[†]は、いずれも限局型(localized)，広汎型(generalized)に分けられる. [‡]は米国歯周病学会の新分類(1999)と全く同一の疾患名を示す．これ以外については日本歯周病学会で定義したものである.

IV　歯周病の病型と分類

表2に示した通り、歯肉炎は主に歯肉縁上プラークにより誘発される(プラーク性歯肉炎)が、現在はプラーク細菌に由来しない歯肉の病変も含めた分類が行われている[8]。プラーク性歯肉炎もやはり白血病などの全身疾患、妊娠などによるホルモン分泌の変化や薬物投与により修飾される。なお、抗てんかん薬(ジフェニルヒダントイン)、Ca拮抗薬(ニフェジピン)やシクロスポリンA(免疫抑制剤)投与時には特徴的な線維性歯肉腫脹が見られ、これを薬物性歯肉増殖症(Drug-induced Gingival Overgrowth)という。

歯周炎の病型分類については、従来は診断時の患者年齢を基盤とした分類『アメリカ歯周病学会(AAP)の分類、1989年』が用いられ、35歳以上の成人に見られる成人性歯周炎(Adult Periodontitis)と、それ以下の若年層に見られる重度歯周炎である早期発症型歯周炎(Early-Onset Periodontitis；EOP)に分けてきた。EOPは患者年齢や罹患範囲などによりさらに区別され、乳歯列に発症した前思春期性歯周炎(Prepubertal Periodontitis)、10代の若年者に見られる若年性歯周炎(Juvenile Periodontitis)、さらに35歳以下の成人に見られる重度進行性歯周炎(Rapidly Progressive Periodontitis)に分類された。しかし1999年に見直された新分類では、歯周炎をその進行速度を基に慢性歯周炎(Chronic Priodontitis；概ね成人性歯周炎に相当)と侵襲性歯周炎(Aggressive Periodontitis；同じくEOPに相当)に分ける。

これ以外の主な歯周疾患として壊死性歯周疾患(Necrotizing Periodontal Disease)があり、歯肉の壊死をともなう潰瘍形成を特徴とし、激烈な疼痛、口臭と乳頭部歯肉の偽膜形成という臨床所見が見られる。なお、表2は日本歯周病学会の分類(2006年)をあげたものであるが、おおむねAAPの新分類にしたがったものである。

V 全身への関わりを考えたときの歯周病の特徴

歯周炎は心血管疾患、糖尿病や低体重児早産のリスクとなることが近年明らかにされ、歯周炎と全身の間に双方向の関係があると考えられるようになった。この関係を成り立たせるための歯周病の特徴を整理すると次のようになる。まず、歯周病は慢性細菌感染症であり、先にも述べたように、一部の歯周病原性細菌は歯周ポケットから組織内への侵入が認められる。さらに重度歯周炎患者のポケット内縁上皮は、合わせると手のひらほどの面積になるともいわれ、侵入のチャンスを作る潰瘍形成面の大きさも相当なものと考えられる。第2に、歯周炎の病巣歯肉中では活発な免疫応答の結果、多量の炎症性サイトカイン産生が誘導され、血行に侵入していく可能性が考えられる。また最近、歯周炎患者においては、肝臓から産生される急性期タンパクの1つであるC反応性タンパク(CRP)値が上昇していることが報告[9]され、これもエフェクター分子として機能しうる。まだ十分な証明はなされていないが、もう1つの可能性として、歯周病巣局所における自己免疫応答誘導が全身とのリンクを担う可能性があげられている。

参考文献

1. 宮崎秀夫．ライオン歯科衛生研究所(編)．歯周病と全身の健康を考える．東京：医歯薬出版，2004：69-74．
2. Costerton JW, Stewart PS, Greenberg EP.Bacterial biofilms：a common cause of persistent infections. Science 1999；284：1318-1322.
3. Pihlstrom BL, Michalowicz BS, Johnson NW. Periodontal disease. Lancet 2005；366：1809-1820.
4. Teles RP, Haffajee AD, Socransky SS. Microbiological goal of periodontal therapy. Periodontol 2000 2006；42：180-218.
5. Carlsson J. Periodontology Today (Guggenheim B ed.). Basel：S. Karager, 1988：107-111.
6. Kornman KS, Page RS, Tonetti MS. The host response to the microbial challenge in periodontitis:assembling the players. Periodontol 2000 1997；14：33-53.
7. Clarke NG. Hirsch RS. Personal risk factors for generalized periodontitis. J Clin Periodontol 1995；22：136-145.
8. 島内英俊，高柴正悟，西原達次，川瀬俊夫，髙田 隆，原宜 興，山崎和久，山本松男．日本歯周病学会による歯周病分類システム(2006)．日歯周誌 2007；49：3-12.
9. Moutsopoulos NM, Madianos PN. Low-grade inflammation in chronic infectious diseases：paradigm of periodontal infections. Ann NY Acad Sci 2006；1088：251-264.

6) 口腔の疾患
③咬合障害

北海道大学名誉教授
加藤　熙
笠間市開業
網川健一

I　咬合

咬合とは、上顎と下顎の歯の接触または接触関係をいい、上顎歯と下顎歯のそれぞれ1か所あるいは数か所に生じる接触から歯列全体の接触関係が含まれている。咬合は、歯、歯周組織、顎関節、筋肉の構成要素が上位中枢の統合支配下のもとに、お互いが関連をもって機能し協調して作り出されており、歯、歯周組織、顎関節、筋肉の構成要素を「咀嚼系」として1つのユニットとしてとらえられている[1]。

II　咬合障害

咬合障害は、咬合の構成要素である歯と歯周組織、顎関節、筋肉が何らかの原因で異常になったり、お互いの協調性が壊されて機能異常になったりして生じる。これは「咬合障害 Dysfunction of Occlusion」のほか「咀嚼系機能障害 Dysfunction of Masticatory System」とも呼んでおり、類似語として「咬合異常 Anomaly of Occlusion」、「咬合不調和 Occlusal Disharmony」がある。

咬合異常は、遺伝的因子あるいは後天的因子（出生後の口腔内の環境、う触や歯の喪失など）により、歯と歯列に形態的異常や機能的異常が生じたものである。咬合不調和は、歯と歯周組織、顎関節、筋肉など構成要素の調和が乱れた状態をいう。これらによって引き起こされる病的状態を咬合病とも呼んでいる（図1）。

咬合障害は、咬合の形態的異常（歯列不正、早期接触、歯の欠損、咬合高径の低下など）と咬合の機能的異常（ブラキシズムなど）とに分けられるが、両者が合併していることも多い[2]。

III　ブラキシズム（Bruxism）

咬合の機能的異常の代表はブラキシズム（Bruxism）である。ブラキシズムは、「咀嚼筋群が何らかの理由で異常に緊張して下顎が非機能的に無意識に動き、上下の歯をこすり合わせたり（クレンチング）、くいしばったり（グラインディング）、連続的にリズミカルに咬み合わせること（タッピング）である」と定義されている。

ブラキシズムの原因としては、早期接触などの咬合因子、ストレスなどの精神的因子、および中枢性の因子などが考えられている。しかしブラキシズムの発現のメカニズムはまだ十分明確にされておらず、個人差も大きく複雑であり、1つの因子ではなく多数の因子が複雑に重なって中枢神経系にはたらき、ブラキシズムが発現すると考えられる（図2）。

ブラキシズムは、口腔さらには全身へ影響し、歯の異常咬耗、歯の破折、歯周病の進行、歯冠修復物の脱落、顎関節症のほか、頭痛、肩や頸のこり、眼の奥の痛みなど全身の不快症状を引き起こす原因になる[1〜3]。

IV　口腔障害により引き起こされる病変

1．歯と歯髄の病変
（1）異常な咬耗―知覚過敏、歯髄炎の誘発

咬合の機能的異常であるブラキシズムの中でグラインデング（いわゆる歯ぎしり）が強い場合、歯質が咬耗し象牙質が露出する。これは咀嚼時の臼磨運動が強い場合にも生じるが、グラインデングは食物を介さずに直接歯質を摩耗し、象牙質が削られて知覚過敏が誘発される。知覚過敏が持続すると慢性の歯

6) 口腔の疾患 ③咬合障害

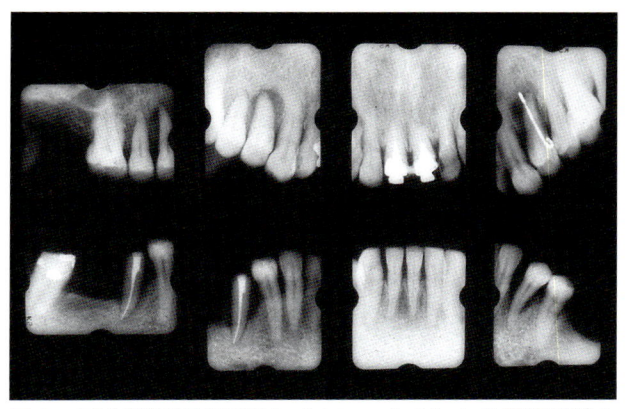

図1 咬合障害(早期接触とブラキシズム)による歯周組織の破壊。早期接触している上顎第一小臼歯は骨吸収が根尖に及んでいる。下顎小臼歯にも垂直性骨吸収が著しい。早期接触していない歯は骨吸収が少ない。

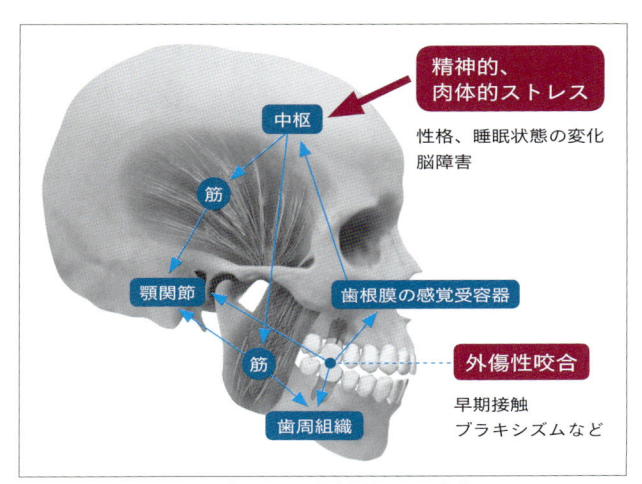

図2 ブラキシズム発現と早期接触の咀嚼系(歯周組織、筋、顎関節)への影響。

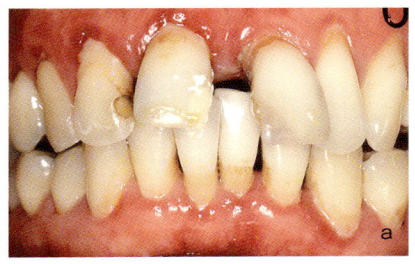

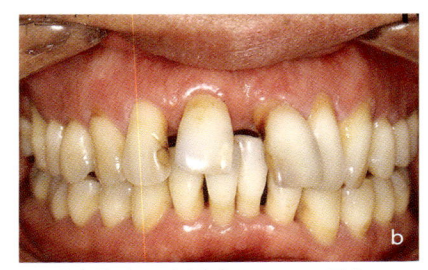

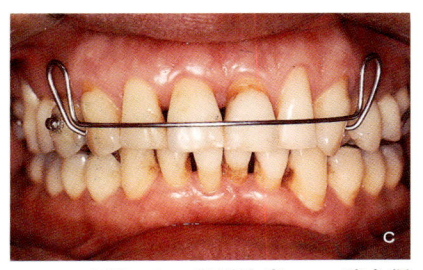

図3 歯周病により咬合障害が誘発され、その咬合障害が歯周病をさらに悪化させている。a．初診、b．歯周治療、c．咬合調整と矯正治療による改善。

髄炎に移行することも多く、さらに歯髄の一部(髄角部など)が露出すると、細菌感染し急性歯髄炎が引き起こされる。

(2) 歯の破折―歯冠の破折、歯根の破折(水平破折、垂直破折)

歯の破折は小石など固いものを咬んだり打撲によって生じるが、咬合の機能異常であるブラキシズムと咀嚼時の強い力が繰り返し加わることが原因になることも多い。この場合、最初は歯に小さなクラックが入り、これが多数になり大きくなって亀裂が生じ破折に発展すると思われる。破折は失活歯に生じやすいが、生活歯に生じることもある。歯の破折の中で歯冠破折は修復治療を行いやすく保存しやすいが、歯根破折、特に垂直方向の破折は治療が困難で、多くの場合抜歯の適応症とされてきた。しかし最近では接着性レジンを用いて接着治療する方法が研究開発されている[5,6]。

2．歯周組織の病変―咬合性外傷、歯周病の進行、歯の病的移動

咬合の形態的異常(早期接触など)と機能的異常(ブラキシズムなど)は、歯周組織に咬合性外傷を引き起

こし、歯周炎を急速に進行させたり、歯を病的移動させ歯列不正を誘発したり進行させる(図3)。咬合性外傷は咬合の異常によって歯周組織に生じた外傷性の病変で、歯肉には炎症を引き起こさないが、歯根膜と歯槽骨は圧迫されて血流の悪化が生じ、変性さらには壊死が生じ、骨吸収、歯の動揺、歯の病的移動を引き起こす。さらに炎症(歯周炎)と合併すると、歯周組織破壊を急速に進行させ、歯周炎を重度にする。歯周病で支持力が減少しているときは、軽度の咬合障害で咬合性外傷、歯の病的移動が生じやすい(図3)[2~4]。

3．口腔機能の低下

歯の欠損、重度の歯列不正(開咬など)は、口腔機能を低下させる。すなわち咀嚼機能を低下させるほか、発音を障害し会話を難しくする。さらに嚥下をも障害する(図4)。

4．口腔周囲の筋と顎関節の病変―顎関節症

顎関節症は、「顎口腔機能障害」などとも呼ばれ、顎、顔面、頚部、頭に痛みがあったり、開口障害や食事がしにくいなどの機能障害が生じる疾患である。顎関節症の原因は単一でなく、咬合障害すなわち咬合

5 口腔の作用機序

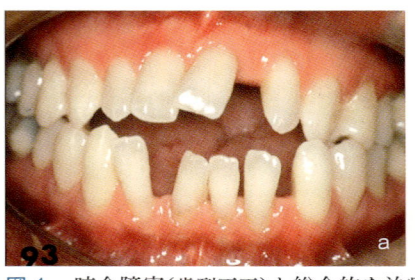

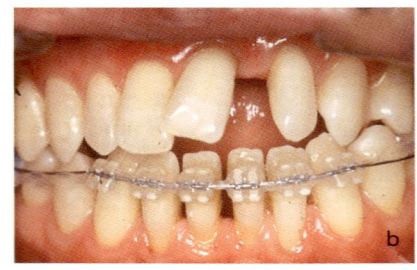

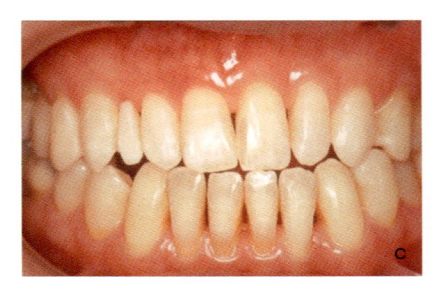

図4 咬合障害(歯列不正)と総合的な治療による改善。49歳、女性、開咬のため咀嚼障害を訴える。歯列全体が歯周病にも罹患している。歯周治療により歯周ポケットが改善したのを確認して矯正治療を行う。a. 初診時、b. 6か月後、c. メインテナンス。

表1 顎関節症の分類(日本顎関節学会1986を簡略化)。

	主な病変部位	症　状	
Ⅰ型	咀嚼筋、頭頸部の筋	筋肉の痛み++ クリッキングなし	関節部の症状+
Ⅱ型	顎関節周囲の軟組織	筋肉の痛み+ クリッキング弱い	関節部の痛み++
Ⅲ型	関節円板	筋肉の痛みなし クリッキング++	関節部の痛み+ クレピタス+
Ⅳ型	関節全体(円板、頭、窩)	筋肉の痛みなし クリッキング+	関節部の痛み+ クレピタス++
その他	Ⅰ～Ⅳ型に該当しないもの (心身医学的要因によるもの)		

(顎運動障害はⅠ～Ⅳ型すべてに存在する)

異常や異常習癖(ブラキシズムなど)など口腔の局所性因子と、ストレスや感情など心理性因子、全身性因子とが複雑に関連して引き起されると考えられている。

(1) 顎関節症の原因となる口腔局所性因子
① 早期接触：咬耗や歯の欠損、移動などにより上下顎の歯の咬合接触に変化が生じたり、歯冠修復した後の咬合の調整が不十分であったりして、上下顎の歯が接触したときに均等に接触せず特定の歯が早期に接触すると、歯根膜に存在する感覚受容器が異常を感知し、咀嚼筋や周囲の筋肉の緊張が生じる。このような咬合異常が改良されないと、筋肉の緊張が長期間継続したり(クレンチング)、繰り返し生じて(グラインディング)、筋肉の疲労、疼痛が生じてくる(図2)。
② 咬頭嵌合位と筋安定位の不一致：安静位から閉口し咬頭嵌合位を取ったとき、左右の咀嚼筋が特別緊張することなく安定していること、すなわち咬頭嵌合位と筋安定位が一致していることが大切である。咬頭嵌合位と筋安定位とが一致していないときは、左右どちらかの筋が緊張し、筋の疲労により顎関節症が生じる。歯冠修復時に医原性に生じる可能性がある。

③ ブラキシズム：口腔の悪習癖であるブラキシズムは筋肉に繰り返し長時間負担をかけ、筋の疲労疼痛を誘発する重要な原因になる。

(2) 顎関節症の原因となる全身性因子
精神的、肉体的ストレスは、ブラキシズムを誘発し、口腔、頭部、頸部の筋肉を緊張させ疼痛を誘発する。さらに早期接触など局所因子と重なって強い疼痛を起こしたり、全身的な症状(頭痛、背部、胸部の痛み、聴覚、平衡感覚の異常など)を誘発する可能性がある。

(3) 顎関節症の発症と関連する生理的耐性(抵抗力)
前述した局所的な咬合因子や全身的因子があっても、顎関節症が生じる人と生じない人が存在する。これには個人的な生理的耐性(生理的に耐えられる限界)に差があるためと考えられている。

(4) 顎関節症の症状
顎関節症の症状は大きく次の4つに分けられ、主な病変部位と症状により表1に示すように分類される。
① 咀嚼筋、顔面、頸部の筋肉の疼痛があり、顎運動や咀嚼運動に障害を生じている「筋肉の疼痛」。
② 開口や閉口などの顎運動が制限され、無理に動かすと痛みが生じる「下顎運動障害」。
③ 開口や閉口などの顎運動をすると顎関節に痛みが

生じる「顎関節痛」、顎運動をすると顎関節部に種々の音がする「顎関節雑音」などの「顎関節症状」。
④口腔以外の部位の症状－頭痛、首、肩、腕、胸部の痛み、平衡感覚、聴覚、視覚の異常、舌の感覚異常などが生じることがある。

(5) 顎関節の障害

顎関節の関節円板が前方転位するなど位置異常になると、下顎頭と円板がスムーズに運動できなくなり、関節の雑音（捻髪音）や痛み、開口障害などが生じてくる。前方転位した円板が開口したとき復位する場合はクリック音が生じ、復位しない場合は開口しなくなる（クローズド・ロック）。さらに進むと関節内の癒着、円板の穿孔、骨の変形などが生じたりする。

V 咬合障害の全身への影響

1. 咬合障害によって生じる全身性の症状

咬合障害は全身に影響し種々の症状を引き起こすことがある[8]。

口腔に対しては、歯、歯髄、歯周組織、口腔周囲の筋肉、顎関節に影響を与え、知覚過敏、歯髄炎、歯の破折、歯周炎の進行、ブラキシズム、顎関節症などの病変や機能異常を引き起こす。これらの病変や機能異常は、全身の健康状態に影響を与える。特にブラキシズム、顎関節症の患者では、頭痛、首や肩の痛み（強い肩こりを含む）、腕や胸部の痛み、および平衡感覚、聴覚・視覚の異常、舌の感覚異常などが生じることがある。さらにこれらの患者の中には、腰痛など広範囲な全身の不定愁訴を訴えたり、脊柱の湾曲などの全身的な変化が生じていたり、心身医学的に問題のあると思われる患者も存在する[8〜10]。

しかしこのような咬合障害の全身への影響に関して、対象を広くとった科学的な調査研究報告は残念ながらまだ少ないのが現状であり、多くは治療による改善を示す症例発表である。

2. 咬合障害が脊柱湾曲、腰痛を引き起こす原因

咬合障害が脊柱湾曲、腰痛を引き起こす原因・メカニズムについては、エビデンスがある明確な研究報告はないが、臨床的な観察と治療結果などから次のように考えられている[10]。

顎の片側に咬合障害があり噛みにくいため片側咀嚼を長期間行っていると、咀嚼する側の筋肉と骨は発達し重量が増加する。一方、咀嚼しない側の筋肉は萎縮・退縮し、皮膚はたるんだ状態となる。その結果、顔の形態や頭の重量は左側と右側に差が生じ、顔がゆがんだ状態になり、顎関節も左右側で差が生じてくる。

頭の左右側の重さが同じであると（重心バランスが取れている）、頚椎、胸椎、腰椎は左右に傾くことなくまっすぐで姿勢は正常である。しかし先に述べたような理由で顔が左右非対称になったり、顎関節の位置がずれると、頭の重量は左右側で異なり、重心バランスは崩れてくる。

このように頭の重量に左右差（重心のずれ）が生じると、頚椎、胸椎、腰椎は左右に湾曲し、重心のずれた頭を支えようとする。これが長時間持続すると、脊柱湾曲を誘発することになる。さらに早期接触部を避けようとして無理な顎運動を長期間行った場合も、片側のみ咀嚼筋が異常に緊張・発達する。これらの緊張は、首と肩の筋肉にも伝わり、頚椎や胸椎の筋肉も強く緊張し左に傾いてくる。その結果、腰椎はバランスを取るために逆方向の右に傾斜し、脊柱は傾斜する。腰椎の傾斜・ひずみは腰痛を引き起こす可能性がある。

3. 咬合障害と不定愁訴

咬合障害患者は口腔および全身にわたる不定愁訴を訴えることがある。不定愁訴の原因としてブラキシズム時の咀嚼筋の異常緊張があげられており、咀嚼筋の異常緊張が頭部の筋肉に伝わり、頭部の筋の強い緊張収縮を引き起こす。その結果、筋肉疲労および筋と周囲の神経が圧迫され、疼痛すなわち頭痛や頭重感が生じてくる。このほか 2．で述べたように咬合障害により頭の左右の重心のバランスが崩れると、バランスの崩れを支えるため首や肩の筋肉が緊張し、この部に疼痛が生じる。さらに頭の重心のバランスの崩れにより脊柱が左右に湾曲すると、その内部にある脊髄が圧迫されて種々な不定愁訴が生じる可能性が考えられる。

このほか原因がはっきりしない不定愁訴を訴える場合もあり、心身症との関係も考慮する必要がある[8]。

VI 咬合障害の治療

咬合障害の治療は、ほかの疾患の治療と同様に原因の除去がきわめて大切である。咬合障害の原因は、咬合の形態的異常（歯列不正、早期接触、歯の欠損、咬合高径の低下など）と、咬合の機能的異常（ブラキシ

5 口腔の作用機序

表2 咬合の形態的異常が原因の咬合障害の治療法。

原因	治療法
歯列不正	矯正治療（MTMを含む）、咬合調整
早期接触	咬合調整
歯の欠損	補綴治療
咬合高径の低下	歯冠修復、補綴治療、咬合再構成

表3 咬合の機能的異常であるブラキシズムの治療法。

1．ブラキシズムの強さ・頻度を軽減する治療
　咬合調整、自己暗示療法、バイオフィードバック療法、オクルーザルスプリント（ナイトガード）、薬物療法
2．ブラキシズムによる悪影響を軽減する治療
　オクルーザルスプリント（ナイトガード）、咬合調整、固定法

表4 顎関節症に対する治療法。

1．保存的療法（非観血的に症状の改善を図る）
　ホームケア（顎関節と筋肉の安静、悪習慣の改善など）、理学療法（マッサージ、開口訓練、温冷熱、ハリ治療）、ブラキシズムの軽減、咬合調整、スプリント療法、矯正治療、薬物療法（鎮痛薬、消炎薬など）
2．外科的療法（保存的療法でどうしても改善されない症例）
　顎関節腔穿刺法を応用した治療法、顎関節開放手術

ズムなど）とに分けられる。しかし両者が合併していることも多く、原因を明確に診断することが困難なことも多い。特にブラキシズム、顎関節症は複雑なメカニズムで発症していることが多く、その原因を明確に診断するのが難しい症例も多い[2,7]。

咬合の形態的異常が原因の症例には、通常表2に示すような治療法が行われる。一方、咬合の機能的異常であるブラキシズムには、ブラキシズムの強さ・頻度を軽減する治療法と、ブラキシズムによる歯、歯周組織、顎関節、筋肉、全身などへの障害（悪影響）を軽減する治療法がある。これらは各々単独に行うこともあるが、両者を組み合わせて行うことも多い（表3）。

顎関節症の治療は、顎関節症が様々な要因・原因が関連しあって生じていることが多いことから、各症例に応じて表4に示す治療法が組み合わされて行われる。最初は必ず保存的療法が行われ、長期的な観察が必要である。

参考文献

1. Ramfjord SP, Ash MM. Occlusion. 3rd. Philadelphia；WB Saunders. 1983.
2. 加藤 熙．最新歯周病学．東京：医歯薬出版，1994：64-72, 119-128, 247-308.
3. 加藤 熙，押見 一，池田雅彦（編）．ブラキシズムの基礎と臨床．日本歯科評論 臨時増刊．東京：ヒョーロン・パブリッシャーズ，1997：9-241.
4. 横田 誠．歯周炎による歯の病的移動は早期接触や歯列不正の引き金となる．歯科臨床研究 2007；4(1)：58-65.
5. 菅谷 勉，加藤 熙．垂直歯根破折による歯周組織破壊と治療法の基礎的研究．歯科臨床研究 2004；1(1)：8-17.
6. 菅谷 勉，加藤 熙．垂直歯根破折の接着治療法の病理組織学的研究と臨床成績．歯科臨床研究 2004；1(2)：6-16.
7. 古谷野潔，市来利香，小川隆広．ブラキシズムとの相関からみたインプラントとTMD．加藤 熙，押見 一，池田雅彦（編）．ブラキシズムの基礎と臨床．日本歯科評論 臨時増刊．東京：ヒョーロン・パブリッシャーズ，1997：181-199.
8. 鱒見真一．補綴装置や咬合の不定愁訴を訴える患者の現状とその対応．歯科臨床研究 2007；4(2)：21-28.
9. 麻生昌秀．TMD関連症状の消失とそれに伴う姿勢の変化の一例．国際顎頭蓋誌 2004；1：63-64.
10. 入谷省二郎．健康歯科審美．東京：文芸社，2008：18-129.
11. 大橋 靖，加藤 熙，伊藤学而，砂川 元．かむこと，のむこと，たべること―咀嚼の科学．東京：医歯薬出版，1996：2-221.

6）口腔の疾患
④口腔腫瘍

日本歯科大学附属病院口腔外科教授
熊澤康雄

I　はじめに

　口腔は消化器官系の一部として全身と相互に関連しており、単に食物摂取と噛むための器官ではない。口腔は鼻とともに上気道を構成し呼吸器の一部として、また人が社会生活で必要なコミュニケーションを取る発語の器官としてきわめて重要である。さらに口腔は鋭い感覚器管としても存在している。

　この多様な機能を有する口腔の疾患として、多くの人は歯を中心としたう蝕、歯周病などを思い浮かべ、それらが疾患のすべてのように思う傾向がいまだに見られる。確かに、歯は複雑な機能を有する口腔という消化器の付属組織として、ほかの消化器や身体に見られない硬組織である。しかし、この硬組織である歯の疾患に重点がおかれ、より多くを占めるほかの口腔組織の疾患、その疾患が及ぼす影響や身体各部との相互関連ついての認識が低いと思われる。

　なかでも、口腔の腫瘍は治療として切除あるいは摘出が行われ、必要に応じて再建があわせて行われる。しかしその治療の結果、口腔が治療前のように元に回復できず、複雑な口腔機能を失い、あるいは生命が脅かされる。このような問題を抱える腫瘍は、口腔内に多く見られることを再認識し、早期発見・早期治療あるいは予防に努める必要がある。

II　口腔腫瘍

　口腔腫瘍は一般に口腔、顎とその付属組織に発生する腫瘍の総称であり、また口腔はほかの消化器と大きく異なり、硬組織が存在し、口腔の発生過程からも全身の各部位に生じるほとんどすべての腫瘍が発生する。狭義には、口腔の被覆粘膜に生じる腫瘍、口腔の外分泌器官の唾液腺に由来する唾液腺腫瘍、口腔の付属器官である歯の由来組織に関連する歯原性腫瘍と顎骨腫瘍があり、これらがほとんどを包括しているといえる。

　これらの腫瘍は良性腫瘍と生命を侵す悪性腫瘍とに分けられ、さらに軟組織と硬組織の腫瘍に分ける。良性では乳頭腫、線維腫、過誤腫の血管腫などがあり、悪性腫瘍ではそのほとんどが癌腫、特に組織学的にその多くが扁平上皮癌であり、少ないが肉腫で骨肉腫、筋肉腫などが見られる。良性腫瘍は前述した軟組織腫瘍と顎骨に発生する歯原性腫瘍やほかの骨にも生じる骨線維腫、骨腫などの硬組織腫瘍がある。また口腔は、腫瘍類似疾患が軟組織と硬組織とに見られ、臨床像を多彩にしている。

　腫瘍の治療は、手術による摘出、切除の外科的治療法が主体に行われ、また部位的特殊性から口腔・顔面の形態と機能を維持するために再建手術が行われ、咀嚼・嚥下、発語などを維持するように集学的治療がなされる。悪性腫瘍に対しては外科的治療法に加え、放射線療法、化学療法、それらの併用療法が行われる。しかし癌は、その増殖にともない変異細胞の出現、癌細胞自身が環境により異なった多様な性質を有するために、同一病巣でも化学療法や放射線感受性が一様ではなく治療を困難にしている。しかし、悪性腫瘍の治療は口腔の多様な機能の喪失を最小限にすることが強く求められ、治療後における生活の質の温存が重要である。また悪性腫瘍は生命を脅かす疾患であるが、救命だけではなく良性腫瘍と同様に治療後の生活の質が強く求められる。このために、腫瘍は初期では自覚的、また他覚的症状が乏しいが、早期発見・早期治療が求められる。現

6）口腔の疾患　④口腔腫瘍

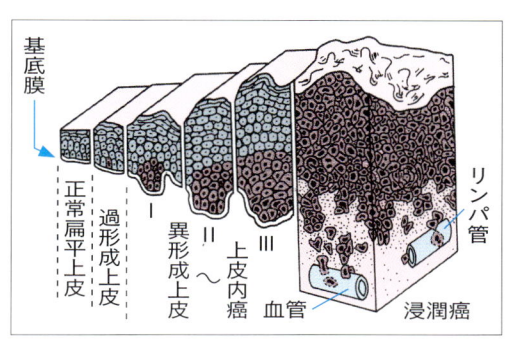

図1　扁平上皮の発癌過程（■の部分が異常細胞）。口腔粘膜は過形成、異形成などの過程を経て癌化するものと、内向性に発育して癌化するものがある（参考文献1の小田島より改変引用）。

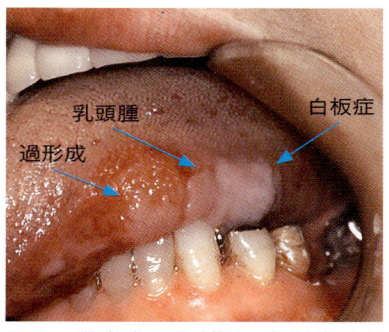

図2　過形成と乳頭腫、白板症が存在する舌側縁。

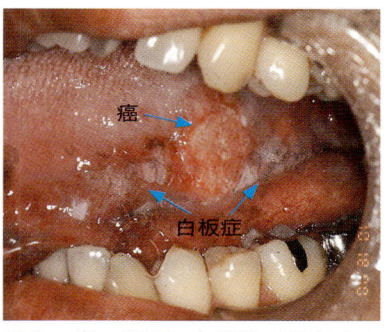

図3　癌の周囲に白板症が存在する舌側縁。

在の口腔腫瘍の問題は悪性腫瘍、癌治療であり、その早期発見・早期治療、予防が緊急の課題である。

III　口腔の悪性腫瘍

　口腔の悪性腫瘍は口腔・咽頭が全悪性腫瘍の1〜3％といわれ、口腔が2％ほどの発生率といわれる。日本では急速な高齢化、禁煙対策の遅れ、感染症による死亡の減少などで癌死亡率が増加傾向にある。種類別では口腔粘膜癌がもっとも多く、ついで唾液腺癌で、両者が口腔癌の大多数を占め、ついで各種肉腫が見られる。口腔癌の発現頻度は部位により異なり、舌が最多の60％以上を占め、なかでも舌側縁部にきわめて好発し、ついで口底、下顎歯肉、頬粘膜、上顎歯肉、口唇、口蓋の順である。また口腔癌は、初発時に癌の所属リンパ節への転移を見る確立が高いとされる。組織学的には大部分が扁平上皮癌である。男女比は約2：1とされ、人種別では欧米が日本より高いが、人種差よりも生活様式の違いが疫学調査から示唆されている。要因としては、喫煙、飲酒、食習慣、生活習慣、局所的に歯列不正、う蝕、不良充填物・補綴物などの機械的刺激があげられている。また癌は機械的刺激のみでは発生しないが、増殖因子であることは疑いがなく、舌癌患者で口腔衛生不良と機械的刺激との一致が見られる。口腔の表面を覆う粘膜はその機能と構造から強い物理的、化学的刺激を受け、特に舌はその構造と機能が咀嚼時に食物との摩擦を増加させ、その移動を容易にし、また嚥下時にも補助的に機能するため、摂取物との接触時間が長く刺激を強く受ける。また口腔は直接多数の発癌物質にさらされ、粘膜を刺激する喫煙、飲酒とその代謝物が口腔癌の発生要因として指摘される。また飲食物にも多くの発癌物質が含まれることに留意が必要である。

IV　前癌病変

　癌は1つの原因で突然出現するものではなく、基礎的研究から多くの要因の複合と複数の遺伝子が関与し、いくつかの段階を経て長いものでは数年間かけて発癌する多段階発生の概念が確立している。前癌状態・病変はこの多段階の中にあり、正常上皮が発癌のいくつかの段階を経て臨床像・組織像など、より高頻度に癌化が予測される変化をした状態である。口腔粘膜の前癌病変として白板症、紅板症が重視されている。また癌となる危険性が著しく増大している前癌状態として、鉄欠乏性貧血などの萎縮性の粘膜炎、扁平苔癬、カンジダ症などがある。また過形成上皮、異形成上皮といわれ、癌化へ進展が予測される上皮の組織変化があり、基底細胞の極性の消失、基底細胞の多層化と固有層の増生、核／細胞質比の増大と核染色質の増加、滴状型の上皮突起、核分裂増の増加、細胞の多形化、棘細胞や基底細胞の異常な角化などが見られる（図1）。これらの臨床像の多くは、口腔粘膜の肥厚、角化病変、色調の変化などとして見られる（図2, 3）。これらの病変が見出されたならば、確定診断をして、早期に医療の管理下におくか、切除などの治療をすべきである。さらに口腔粘膜の乾燥、ビタミン欠乏など、局所あるいは全身的原因で生じる口腔粘膜の異常に十分注意が必要である。この予防のために、口腔内清掃など局所的なこと以外に、口腔粘膜の疲弊を防ぎ、感

染など粘膜刺激への抵抗力、免疫力の向上など、そして喫煙、飲酒など生活習慣も含めた全身の健康管理と連携させる必要がある。

V　唾液腺腫瘍

　唾液腺腫瘍は消化器である口腔の外分泌腺である大小の唾液腺に発生する腫瘍の総称である。腫瘍は良性・悪性に分けられ、さらに上皮性・非上皮性に分けられ、腺実質に由来する上皮性腫瘍がほとんどで、間質に由来する非上皮性腫瘍はきわめて稀である。組織学的には良性腫瘍では多形性腺腫がもっとも多く、ついで腺リンパ腫が多く見られる。悪性腫瘍では粘表皮癌が多く、そして腺様嚢胞癌、腺癌、多形性腺腫に由来する癌、腺房細胞癌、未分化癌、扁平上皮癌などがある。唾液腺腫瘍は大唾液腺、口腔粘膜の小唾液腺のいずれにも発生するが、80％前後が耳下腺に発現しもっとも多い。しかし、唾液腺別に唾液腺腫瘍に悪性腫瘍が占める割合をみると、耳下腺が約20％前後とされるのに比べ、顎下線では40％あまりと逆に高く、舌下線、小唾液腺ではさらに高率に発現する。このためにも舌下線、小唾液腺の腫瘍などは、臨床的に悪性腫瘍としての対応が必要である。唾液腺腫瘍は一般に被胞性の腫瘤を形成し、きわめて緩慢な膨張性の発育をし、臨床経過が長く、増大して腫瘤として自覚することが多い。唾液腺腫瘍は、特徴として組織学的に良性腫瘍でも被胞の外に腫瘍細胞が見られ、また同一腫瘍内でも部位により異なった多様な像を呈することがよく見られる。

　唾液腺腫瘍の診断は、臨床の経過と所見、超音波診断、エックス線撮影、唾液腺造影、CT、MRI、RIシンチグラフィなど画像診断が行われ、ついで穿刺吸引細胞診などを行い、最後に病理組織診断が行われる。一般に唾液腺腫瘍の病理組織像は複雑かつ多様であり、摘出物の詳細な診断で確定診断がなされることがある。治療は良性、悪性腫瘍とも手術が主体で、良性、悪性に関わらず、早期に腫瘍周囲の組織を十分含めた完全な摘出、あるいは切除手術が行われる。また粘膜下の小腫瘤を安易に摘出後、病理組織診で悪性唾液腺腫瘍と診断されることがあり、口腔粘膜下の小さな類球形の腫瘤は初期症状として考慮する必要がある。

VI　歯原性腫瘍

　歯原性腫瘍は、歯の組織に由来する腫瘍の総称で、腫瘍の構成成分には歯原性上皮と間葉組織の両方が関与しており、組織奇形の過誤腫も含んでいる。基本的に顎骨内、特に歯の萌出範囲に発生し、きわめて稀に歯肉にも見られる。その多くは歯牙腫、セメント質腫、歯原性角化腫瘍、エナメル上皮腫が占め、大多数が良性で悪性はきわめて少ない。歯原性腫瘍の発育は緩慢であり、腫瘍の発育にともなって顎骨の膨隆、吸収、破壊、歯の転位・埋伏など、歯の異常や顎の変形を生じる。しかし、これらの疾患はエックス線透過像あるいは不透過像、両者の混在した特徴的なエックス線所見を示すことが多い。オルソパントモ撮影が普及した現在の歯科臨床では、歯の治療の際に無症状の時期に発見される機会が多くなっている。治療は腫瘍の摘出、あるいは顎切除手術が行われ、必要に応じて顎再建手術をあわせて行う。

VII　まとめ

　医療の普及、人口の高齢化や生活環境の変化にともない疾病構造に大きな変化が見られ、歯科でも同様な傾向にある。しかし歯科において、多くの人はう蝕や歯周病などに比べ、口腔疾患、特に腫瘍性病変、癌などの認識が低く、胃癌、大腸癌などのような集団検診もない現実である。しかし、口腔の腫瘍性病変、癌などの早期発見・早期治療が、治療後における人の快適な生活に結びつくことは疑う余地がない。このため口腔を見る機会が多い歯科医師は、口腔が消化器官であるとの観点に立ち、歯のみではなく口腔全体を診察し、これを通じて個人の健康に関与する必要がある。そして口腔は直接、あるいは歯科用鏡で見ることや直接触れることが可能であるため、腫瘍性病変などの早期発見、社会に口腔腫瘍、特に口腔癌を広く啓蒙して、人が適切な高次医療機関での診察と治療を受ける機会を与える責務がある。

参考文献

1．清水正嗣，小浜源郁（編）．口腔癌．東京：デンタルダイヤモンド社，1989．
2．日本口腔腫瘍学会学術委員会ワーキング・グループ：舌癌取り扱い指針ワーキング・グループ案（第1版）日本口腔腫瘍学会誌　2005；17(1)：13〜85．
3．小村 健，戸塚靖則ほか．口腔癌検診のためのガイドライン作成．日歯医学会誌　2006；25：54〜62．
4．ジェラルド・J．トートラ，小澤一史．トートラ解剖学．東京：丸善，2006：1‐121, 768〜811．

6 口腔が引き金となる全身疾患との関連

1) 糖尿病

愛知学院大学短期大学部歯科衛生学科教授*
愛知学院大学歯学部歯周病学講座講師**
愛知学院大学歯学部歯周病学講座准教授***
愛知学院大学歯学部歯周病学講座教授****

稲垣幸司*、林　潤一郎**、石原裕一***、野口俊英****

I　はじめに

国際糖尿病連盟(International Diabetes Federation、IDF、加盟130か国)は、糖尿病患者の実態を集計し発表した[1]。それによると2003年時点で、世界の成人人口(20～79歳)38億人中の糖尿病患者数は1億9,400万人(5.1%)であり、その発症率は地域により大きな差異がある(表1)。すなわち、糖尿病の有病率が特に高い地域は北米地区(7.9%)、ヨーロッパ地区(7.8%)で、低い地位はアフリカ地区(2.4%)、西太平洋地区(3.1%)となっている。そして、2025年には糖尿病人口は3億3,300万人(6.3%)に増えると予測されており、特に全体人口の増える東南アジア地区、西太平洋地区で増加すると考えられている[1]。

さらに、耐糖能異常(IGT)の増加も深刻で、IGTのある人は、糖尿病発病の確率が高いだけでなく、高血圧や高脂血症併発の危険も高くなる。IGTのある人の数は2025年には全体で4億7,200万人(9.0%)に増えると予測されている。

したがって、これらにともなう医療費の負担拡大は深刻な問題で、糖尿病の一次予防と、合併症の二次予防のための対策が急務となっている[1]。

世界保健機関(WHO)の調査を元にしたレポートによると、2型糖尿病が増加している地域に共通する原因として、社会の急速な変化や高齢化、都市化にともなう食生活の変化と運動量の減少、不健康なライフスタイルへの変化などが指摘されている。また、アジア地域では特定の人種に有病率が高い傾向があり、糖尿病になりやすい遺伝因子に、上記の環境の変化が加わったためと考えられている。

わが国の糖尿病患者数は、生活習慣や社会環境の変化にともなって急速に増加(40年間で50倍)している。すなわち、日本において糖尿病が強く疑われる人(HbA_{1c}*6.1%以上)は830万人、糖尿病の可能性を否定できない人は1,490万人で、合わせると実に2,320万人にのぼる。これは成人の4人に1人が糖尿病かその予備軍となる計算である(図1)。また、糖尿病が強く疑われる人のうち、治療を受けているのはその約半数にすぎない(図2)[2]。

今後、日常臨床において問題となるのは、このような糖尿病患者はもちろんのこと、その可能性をもつ未治療の糖尿病予備群(潜在者、指摘を受けながら治療を行っていない者もしくはその治療を中止している者など)の歯周組織を扱う頻度の増加であり、慎重に対処する必要がある。

表1　世界の糖尿病とIGT(耐糖能異常)。

	2003年	2025年予想
世界人口	63億人	80億人
成人人口(20～79歳)	38億人	53億人
糖尿病患者数(20～79歳)	1.94億人	3.33億人
糖尿病有病率	5.1%	6.3%
IGTのある人の数(20～79歳)	3.14億人	4.72億人
IGTの比率	8.2%	9.0%

(参考文献1より改変引用)

*HbA_{1c}：糖尿病の評価を行ううえでの重要な指標で、赤血球の中にあるヘモグロビンA(HbA)にグルコース(血糖)が結合したもの。血糖値と尿糖値に比較して生理的因子による変動がなく、過去1～3か月の平均的血糖値を反映する。およそ6％までを正常と判定する。

1） 糖尿病

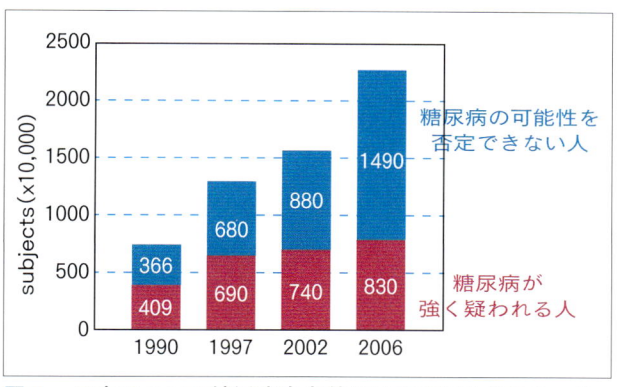

図1 日本における糖尿病患者数（2007年度厚生労働省レポートより改変引用）。

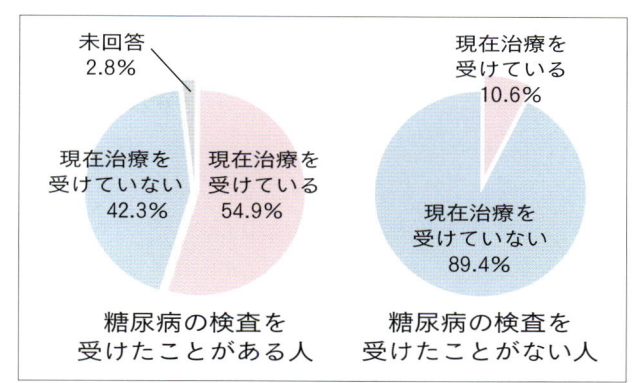

図2 日本における糖尿病患者における治療の実態（2003年度厚生労働省レポートより改変引用）。

食習慣	2型糖尿病、肥満、高脂血症（家族性のものを除く）、高尿酸血症、循環器病（先天性のものを除く）、大腸癌（家族性のものを除く）、歯周病 など
運動習慣	2型糖尿病、肥満、高脂血症（家族性のものを除く）、高血圧症 など
喫煙	肺扁平上皮癌、循環器病（先天性のものを除く）、慢性気管支炎、肺気腫、歯周病 など
飲酒	アルコール性肝疾患 など

表2 生活習慣と生活習慣病[2]。

II 生活習慣病としての糖尿病と歯周病の位置づけ

　糖尿病は生活習慣として、特に食習慣や運動習慣に関連し、歯周病は食習慣や喫煙に影響を受けている（表2）[2]。糖尿病の3大合併症といわれる腎症、網膜症および神経症に次いで、歯周病は第6番目の合併症[3]として、さらに糖尿病は喫煙とともに歯周病の危険因子として認知されている[4,5]。

　前述の糖尿病実態調査によると、糖尿病が強く疑われる人の28.0％、糖尿病の可能性を否定できない人の26.9％が、現在肥満の対象（BMI 26.4以上）となる。わが国でも、今までにない飽食とライフスタイルの変化により肥満人口は増加の一途をたどり、現在推計2,300万人に達し、約半数は現在は健康な肥満者であるが、すでに約半数は糖尿病や高脂血症、高血圧症などの生活習慣病を合併しているといわれている[5]。さらに、肥満と糖尿病、さらには歯周病との関連が示唆されている[6]。

III 糖尿病の診断基準

　1997年のアメリカ糖尿病学会（ADA）と1998年の世界保健機構（WHO）の糖尿病の分類の改訂を受けて、日本糖尿病学会は糖尿病の分類と診断基準を変更した[7]。糖代謝異常の成因により1型、2型に分類し、診断時の空腹時血糖値の基準値は、140mg/dlから126mg/dlに引き下げられた。糖尿病の新しい分類は、インスリン作用不足が起きている原因によって大きく4つに分けられる。すなわち、「1型」（膵臓のβ細胞が破壊されることによるもの）、「2型」（インスリン分泌の低下、インスリン感受性の低下（インスリン抵抗性の存在）によるもの）、「その他の特定の機序、疾患によるもの」、「妊娠糖尿病」である。

　糖代謝の判定は、「空腹時血漿血糖値（Fasting Plasma Glucose、FPG）が126mg/dl以上、または75gブドウ糖負荷試験（Oral Glucose Tolerance Test、OGTT）の2時間値（2 hPG）が200mg/dl以上、あるいは随時血糖値が200mg/dl以上のどれかに該当すれば糖尿病型」、「FPGが110mg/dl未満で2 hPGが140mg/dl未満なら正常型」とされ、糖尿病型でも正常型でもない場合は境界型となる[7]。

　その後2003年以降の国際的動向として、空腹時血糖値の正常域と境界域を区分するADAの新基準、メタボリックシンドロームに関するIDFの基準およびアメリカ National Cholesterol Education Program（NCEP）ATP-III（2001年）の新基準、さらに厚生労働省の健診項目の判定基準のそれぞれで、空腹時血糖に関する基準値がいずれも100mg/dlとなった。一方で、ヨーロッパ（EDEG：European Diabetes Epidemiology Group）は正常域と境界域を区分する空腹時血糖値の基準値を110mg/dlから100mg/dlまで

下げるのは、現時点では根拠が十分ではないこと、この変更により2〜5倍程度増加するIGTにどう対応するかについて検討されていないことから、当面は110mg/dlのままにすることを提言した。WHOはこの立場に立ち、空腹時血糖値の正常域と境界域を区分する基準値を引き続き110mg/dlとしている。

わが国では、空腹時血糖値100〜109mg/dlの領域は、将来の糖尿病に移行しうる集団としている。したがって、現時点では、空腹時血糖値が100〜109mg/dlの者を一律に境界域あるいは空腹時血糖値99mg/dl以下と同一の正常域として取り扱うべきではなく、正常域の中で正常高値とするのが適切であるという見解に至っている[8]。

1．糖尿病の病型
（1）1型糖尿病
膵臓のインスリンを作り出す細胞（β細胞）が破壊され、インスリン分泌が枯渇した状態である。自己免疫疾患やウイルス感染などにより、突発的に発症する。若年者に多く、以前はインスリン依存型糖尿病（Insulin-dependent Diabetes Mellitus、IDDM）と呼ばれていた。

（2）2型糖尿病
インスリン分泌の低下とインスリン抵抗性（細胞のインスリン感受性が低下した状態）により発症する。成人では圧倒的に2型糖尿病が多く、90〜95%を占めるといわれている。以前はインスリン非依存型糖尿病（Non-insulin-dependent Diabetes Mellitus、NIDDM）と呼ばれていた。

糖尿病の治療を放置していると、高血糖は全身のさまざまな臓器に障害をもたらす。特に糖尿病で冒されやすいのは、神経と血管を中心にした臓器で、神経障害、網膜症、腎臓障害（腎症）の3つの障害が起こりやすく、これが3大合併症と呼ばれ、次に足の壊疽などいずれも細小血管症によるものである。さらに大血管障害としての冠動脈性疾患、そして第6番目の歯周病と続く。

動脈硬化の危険因子には、糖尿病、高血圧、高脂血症、肥満、喫煙、ストレス、性差（男性）、加齢などがあげられ、このうち糖尿病、高血圧、高脂血症は、互いに絡み合って動脈硬化を進行させる。いずれも自覚症状がないまま進行し、生命を脅かすような状態を招きかねない。

2．糖尿病の治療
まず、食事療法は絶対不可欠である。食事療法に加えて、適度な運動をし、体内に余分にたまったエネルギーを消費する運動療法でコントロールを計る。食事や運動療法で血糖のコントロールができない時、薬物療法（表3）を追加する。

Ⅳ 歯周病と糖尿病の関係をめぐって

1．糖尿病の歯周病への影響
前述のように、1型糖尿病と2型糖尿病では発症年齢や病因が異なるため、歯周病への影響はそれぞれ分けて考える必要がある。

（1）1型糖尿病との関係（表4）
1型糖尿病患者は2型糖尿病に比べ罹患率は少ないが若年者が多く、喫煙や加齢にともなう全身的因子などを排除して、歯周病との関連を検討できるため多くの研究報告がある。その中で、1型糖尿病と歯周病の関係についての代表的な15の報告を表4に示した[9]。全く関連性が見られなかったものは、Goteinerらの報告だけで、ほかの14報告はすべて何らかの歯周病所見との関連性を示していた。すなわち、1型糖尿病罹患者は若年層が多いため、横断研究ではクリニカルアタッチメントレベル（Clinical Attachment Level、CAL）や歯槽骨吸収には差異が認められにくい（表4：CAL 0、ABL 0）ことにもよるが、表4の「GI 1」であらわした歯肉炎症との関連を示唆するものがもっとも多く、7報告（条件により8報告）あった。しかし、CALや歯槽骨吸収にも差異の見られた報告（表4：CAL 1 4報告、ABL 1 3報告）もあった。一方、2つの前向き研究（Firatli 5年、Tervonen & Karjalainen 3年）では、歯肉炎症に差異は見られずCALに差異が認められた。

Rylamderらは、歯周病所見と糖尿病所見に差異を認めないものの、網膜症や腎症を合併した糖尿病患者（7名）では、合併していない患者（13名）に比べて、歯肉炎症に差異が見られたことを報告している。同様に、Tervonenらは、血糖コントロールが悪く（HbA_{1c} 8.5%以上）糖尿病の合併症をもつほど、歯槽骨吸収が顕著であるとしている。

したがって、1型糖尿病患者ではプラーク量のわりに歯肉炎症が顕著で、年齢（罹患期間）につれて付着が喪失し、歯槽骨吸収が進行していく可能性をもつため、早期の歯周病の診断と糖尿病の厳密なコントロールが必要である。

（2）2型糖尿病との関係
2型糖尿病と歯周病の関係についての代表的な10報告（横断研究6報告、前向き研究4報告）を表5に示

1）糖尿病

表3 糖尿病の薬物療法（作用機序）。

スルフォニル尿素剤（経口血糖降下剤）	膵臓のランゲルハンス島β細胞を刺激して、インスリン分泌を促進する。	商品名：ダオニール、オイグルコン、ダイヤビニーズ、ジメリン、グリミクロンなど
αグルコシダーゼ阻害剤（食後過血糖改善剤）	腸管内での糖の消化吸収を遅らせ、食後の高血糖を改善する。	商品名：グルコバイ、ベイスンなど
インスリン抵抗性改善剤	末梢組織に作用して、インスリンに対する感受性を高める。血中のインスリンがある程度存在しているのに十分に効かない「インスリン抵抗性」の改善に有効である。	商品名：ノスカールなど
注射用インスリン製剤	インスリンを直接体内に注射して、インスリン不足を補う。	商品名：ヒューマリン、ペンフィルなど
ビグアナイド剤	肝臓での糖新生（グリコーゲンを分解してブドウ糖を産生するはたらき）を抑制する。	商品名：グリコランなど

表4 1型糖尿病と歯周病の関連に関する報告（参考文献9より改変引用）。

報告者報告年	国	研究デザイン	被験者数 a. 糖尿病群（年齢） b. コントロール群（年齢）	歯周病所見の評価*	糖尿病に関連する考慮した要因	関連性
Ringelberg et al. 1977	アメリカ	横断研究	a. 56（10〜16） b. 41（10〜12）	GI 1	なし	あり（歯肉炎症）
Faulconbridge et al. 1981	イギリス	横断研究	a. 94（5〜17） b. 94（5〜17）	GI 1	罹患期間	あり（歯肉炎症）
Goteiner et al. 1986	アメリカ	横断研究	a. 169（6〜15） b. 80（5〜18）	GI 0、CAL 0、PDI 0	なし	なし
Harrison & Bowen 1987	アメリカ	横断研究	a. 30（4〜19） b. 30（4〜19）	GI 1、CAL 1	血糖コントロール	あり（歯肉炎症、付着の喪失）
Rylander et al. 1987	スウェーデン	横断研究	a. 46（22.1） b. 41（22.3）	GI 1**、PD 0、CAL 0、ABL 0	血糖コントロール、インスリン投与量、罹患期間、合併症	なし
Hugoson et al. 1989	スウェーデン	横断研究	a. 154（20〜70） b. 77（20〜70）	GI 1、PD 1、ABL 1	血糖コントロール	あり（歯肉炎症、歯周ポケット、付着の喪失）
Novaes et al. 1991	ブラジル	横断研究	a. 30（5〜18） b. 30（5〜18）	GI 1、PD 0、ABL 1	なし	あり（歯肉炎症、付着の喪失）
de Pommereau et al. 1992	フランス	横断研究	a. 85（12〜18） b. 38（12〜18）	GI 1、CAL 0、ABL 0	血糖コントロール、罹患期間	あり（歯肉炎症）
Pinson et al. 1995	アメリカ	横断研究	a. 26（7〜18） b. 24（7〜18）	GI 1、PD 0、CAL 0	血糖コントロール、罹患期間	あり（歯肉炎症）
Firatli et al. 1996	トルコ	横断研究	a. 77（12.5） b. 77（12.6）	GI 0、PD 1、CAL 1	罹患期間	あり（歯周ポケット、付着の喪失）
Firatli 1997	トルコ	前向き研究（5年）	a. 44（12.2） b. 20（12.2）	GI 0、PD 0、CAL 1	血糖コントロール、罹患期間	あり（付着の喪失）
Tervonen & Karjalainen 1997	フィンランド	前向き研究（3年）	a. 36（24〜36） b. 10（24〜36）	GI 0、PD 1、CAL 1	血糖コントロール、罹患期間、合併症	あり（歯周ポケット、付着の喪失）
Tervonen et al. 2000	フィンランド	横断研究	a. 35（29.7） b. 10（29.0）	ABL 1***	血糖コントロール、罹患期間、合併症	あり（歯槽骨吸収）
Nishimura et al. 2000	日本	横断研究	a. 43（22〜31） b. 99（7〜31）	a群の歯周炎罹患率が高い	血糖コントロール、罹患期間、合併症	あり（歯周炎罹患率）
Takahashi et al. 2001	日本	横断研究	a. 117（12：歯周炎、32：歯肉炎、73：正常歯肉）（16） b. 39（17）	P. gingivalis感染と糖尿病の罹患期間との関連から、歯周炎に関与	血糖コントロール、罹患期間、合併症	あり（糖尿病の罹患期間と歯周炎罹患率）

*GI：歯肉炎症、PD：プロービングデプス、CAL：クリニカルアタッチメントレベル、ABL：歯槽骨吸収、PDI：Periodontal Disease Index
0：有意差なし、1：有意差あり（糖尿病群で悪化）、**網膜症や腎症合併症者では、有意差あり、***糖尿病合併症をともなう患者で有意差あり

した[9]。2型糖尿病と歯周病の関係を明らかにした大規模な最初の研究は、ニューヨーク州立大学バッファロー校のグループが中心になって1983年からはじめた、ピマインディアン(Pima Indian)を対象とした一連の疫学調査である。ピマインディアンはアメリカの原住民で、現在ではアリゾナ州のフェニックスに近いピマの特別居留地に集団で生活していて、遺伝的に肥満で2型糖尿病の罹患率が40%ときわめて高いことで有名である。すべての報告において、糖尿病群で歯周病が悪化しており、CAL(6報告)や歯槽骨吸収(6報告)の進行所見が認められている。また、血糖のコントロール状態と歯周病所見を検討した4報告で、血糖のコントロール(主にHbA_{1C})が悪いほど歯周病がより進行する傾向が示された。しかし、従来の多くの報告を総括したTaylorの報告[10]によると、34の報告のうち19報告が血糖のコントロール状態と歯周病所見との間に同様の傾向を示唆し、一方、残りの15報告はその関連を否定している。また、40歳以上の糖尿病患者では、糖尿病の罹患期間が長くなるほど歯周病が進行することが報告されている。このことは、糖尿病の罹患期間が長くなるにつれて、ほかの合併症の頻度やその程度が増悪することと一致している。糖尿病と歯周病に関する4報告(1型糖尿病：Hugosonら、2型糖尿病：Shlossmanら、Nelsonら、Mortonらの報告、18歳以上の3,524名)をまとめたメタアナリシスによると、両者の間に強くはないが、有意な相関(r＝0.19、95% CI 0.16～0.22)があることが示されている[11]。また最近、Saremiらは628名のピマインディアンを約11年間観察し、その間に204名が亡くなったことから、死亡に関与する因子としての歯周病を評価している[12]。すなわち、年齢と性別を補正した1,000名あたりの年間死亡率は、歯周組織の健全者と軽度歯周炎群では3.7(95% CI 0.7～6.6)、中等度歯周炎群(現在歯数15歯以上、歯槽骨吸収の中央値50～75%、CAL中央値2～5mm)では19.6(95% CI 10.7～28.5)、重度歯周炎群(現在歯数15歯以下、歯槽骨吸収の中央値75%以上、CAL中央値6mm以上)では28.4(95% CI 22.3～34.6)と、歯周炎が進行するにつれて高くなった。したがって、重度歯周炎は、特に糖尿病の悪化による虚血性心疾患や糖尿病腎症に起因する死亡に直結する強い予測因子であるとしている。

坂野らは2型糖尿病教育入院患者66名(60.8±9.3歳)の歯周病罹患状態と糖尿病合併症の関係を検討し、軽度から中等度の糖尿病患者であっても広汎性の慢性歯周炎に罹患し、増殖網膜症、腎症病期第3期および動脈硬化性疾患が合併すると、より歯周炎が進行する可能性があると報告した[13]。現在、合併症の発生機序と考えられているのは、タンパク質へのヘキソースの非酵素的添加による終末糖化産物(Advanced Glycation Endproducts、AGEs)産生の存在である。

腎臓の基本的機能は、血液の濾過によって尿を生成し、尿とともに代謝老廃物や不要物を排泄することである。また、生体内部の恒常性を保っている。そのほか、血圧の調整、エリスロポエチン産生による造血への関与、ビタミンD活性化、プロスタグランジンをはじめとするオータコイド産生などの機能も担っている[17]。Abhijitらは、5,537名(45歳～64歳)の被験者において歯周病と腎機能の低下との関係を調査した。被験者を健常または歯肉炎をもつグループ2,314名、初期の歯周炎をもつグループ2,276名と高度な歯周炎をもつグループ947名とに分け、血清中のクレアチニンの濃度を比較した[14]。その結果、血清中のクレアチニンの濃度は健常または歯肉炎をもつグループに比べ、初期の歯周炎をもつグループではOR 3.2、95% CI 1.32～7.76、高度の歯周炎をもつグループではOR 5.4、95% CI 2.08～13.99と、それぞれクレアチニン濃度が高値を示した。大場ら[15]は、人工透析患者80名中の38名(53.7±1.8歳)と健常者42名(49.8±1.1歳)のCPITNを比較し、人工透析患者の歯周炎が進行していると報告している。坂野らの研究の被験者は腎症第1期、第2期、第3期であり、腎機能障害の程度が第4期、第5期のような腎不全期にいたる前の段階である。しかし、腎症第3期の状態であっても、第1期、第2期に比べより歯周炎が進行していたことから、腎不全期の前であっても歯周炎のリスクは高い可能性が考えられた。したがって、この段階になる前から歯周炎が進行しないように留意していく必要があり、前述の機序の変化が歯周炎に何らかの影響を与えていると考えられる。すなわち、糖尿病とそれにともなった腎症という2つの因子が重なった場合、相乗的に歯周炎は悪化する可能性があると考えられる。

網膜症は、網膜の血管壁細胞の変性、基底膜の肥厚による血流障害、血液成分の漏出などが原因である。これらの病因の1つとしてAGEsがあり、多くの経路で病原作用を発揮すると認識されている。AGEsは変化した細胞表面のレセプターとの相互作用が存在しなくても、過剰な非酵素性のコラーゲン

1）糖尿病

表5　2型糖尿病と歯周病の関連に関する報告（参考文献9より改変引用）。

報告者 報告年	国	研究デザイン	被験者数 a. 糖尿病群（年齢） b. コントロール群（年齢）	歯周病所見の評価*	糖尿病に関連する考慮した要因	関連性
Shlossman et al. 1990	アメリカ	横断研究	a. 736（5〜45） b. 2,483（5〜45）	CAL 1、ABL 1	なし	あり（付着の喪失、歯槽骨吸収）
Nelson et al. 1990	アメリカ	前向き研究	a. 720（15〜55） b. 1,553（15〜55）	ABL 1	なし	あり（歯槽骨吸収）
Emrich et al. 1991	アメリカ	横断研究	a. 254（15〜55） b. 1,088（15〜55）	CAL 1、ABL 1	なし	あり（付着の喪失、歯槽骨吸収）
Unal et al. 1993	トルコ	横断研究	a. 71（47） b. 60（49）	GI 1、PD 0、CAL 1	血糖コントロール	あり（歯肉炎症、付着の喪失）
Morton et al. 1995	モーリシャス共和国	横断研究	a. 24（26〜76） b. 24（25〜73）	GI 1、PD 1、CAL 1	なし	あり（歯肉炎症、歯周ポケット、付着の喪失）
Novaes et al. 1996	ブラジル	前向き研究	a. 30（30〜77） b. 30（30〜67）	PD 1、CAL 1	血糖コントロール	あり（歯周ポケット、付着の喪失）
Taylor et al. 1998	アメリカ	前向き研究	a. 24（15〜57） b. 338（15〜57）	ABL 1	なし	あり（歯槽骨吸収）
Taylor et al. 1998	アメリカ	前向き研究	a. 21（15〜49） b. 338（15〜49）	ABL 1	血糖コントロール	あり（歯槽骨吸収）
Sandberg et al. 2000	スウェーデン	横断研究	a. 102（64.8） b. 102（64.9）	GI 1、PD 1、ABL 1	血糖コントロール、罹患期間	あり（歯肉炎症、歯周ポケット、歯槽骨吸収）
Campus et al. 2005	イタリア	横断研究	a. 71（61.0） b. 141（59.1）	PD 1、CAL 1、BOP 1	血糖コントロール、	あり（歯周ポケット、付着の喪失、歯肉出血）

* GI：歯肉炎症、PD：プロービングデプス、CAL：アタッチメントロス、BOP：プロービング時の歯肉出血、ABL：歯槽骨吸収
0：有意差なし、1：有意差あり（糖尿病群で悪化）

表6　1型および2型糖尿病と歯周病との関連（参考文献16より改変引用）。

報告者	研究方法	対象者数	糖尿病タイプ	オッズ比	95％信頼区間（CI）
Emrich ら（1991）	横断研究	1,324	1型＋2型	2.81（臨床指標に基づく） 3.43（エックス線写真指標に基づく）	19.1〜4.13 2.28〜5.16
Grossi ら（1994）	横断研究	1,426	2型	2.32	1.17〜4.60
Taylor ら（1998）	縦断研究	14 7	2型 2型	2.2（HbA$_{1C}$＜9％） 5.4（HbA$_{1C}$≧9％）	0.7〜6.5 0.8〜53.3
Tsai ら（2002）	横断研究	4,343	2型 2型	1.56（HbA$_{1C}$≦9％） 2.9（HbA$_{1C}$＞9％）	0.90〜2.68 1.40〜6.03
Lalla ら（2007）	横断研究	350	1型*	1.84 - 3.72	

*2型と診断された症例を7％含む
HbA$_{1C}$：糖化ヘモグロビン

の糖化により、過剰な架橋反応と基底膜の傷害が導かれると報告されている。また、AGEsに対するレセプター（RAGE）は口腔感染の中心的役割を担っており、糖尿病における炎症性の宿主反応と歯槽骨の破壊を悪化させると報告されている。坂野らの研究では、糖尿病網膜症が重症なほど歯槽骨の吸収も進行し現在歯数が減少していた。

以上のことから、2型糖尿病と歯周病の関係も、1型糖尿病との関係と同様な傾向を示唆している。すなわち、糖尿病のコントロール状態が悪いと、歯周炎のリスクが高くなることが支持されている（表6）[16]。しかし、糖尿病は肥満をともなうことが多く、肥満そのものが歯周炎の危険因子になる可能性が指摘されている。10報告中5報告が肥満をともなうピマインディアンを対象とした結果そのものを見直し、今後、糖尿病の罹患期間、合併症や肥満などのほかの影響を及ぼす因子も考慮して、総合的に検討する必要があるとしている。

日本糖尿病学会、日本腎臓学会、日本糖尿病眼学会および日本歯周病学会では、「糖尿病における合併症の実態把握とその治療に関するデータベース構築による大規模前向き研究」(Japan diabetes complication and its prevention prospective study、JDCP study)として、糖尿病における失明、歯周病、腎症、大血管合併症などの実態把握とその治療の効果に関するデータベース構築のために、5年間1万症例の大規模前向き研究をスタートさせた[17]。日本歯周病学会もこのプロジェクトに参加し、糖尿病患者の歯周病に関する調査を行っている。このデータベース構築により糖尿病と歯周病の関係がより明確に示されるであろう。

図3の症例(a〜e)は、初診時(図3a)、52歳男性で上顎左側臼歯部の歯肉腫脹を主訴に紹介を受け来科した。通常の慢性歯周炎の診断のもと、歯周基本治療を行っていたが、2年後の来院時(図3b)に、歯肉に異常所見を認めた。すなわち、プラークに起因した歯肉炎とは異なり、プラークに関係なく辺縁歯肉から歯肉歯槽粘膜にかけて急性炎症のような発赤を呈していた。全身の異常を疑い、血液検査を行った。その結果、FPG186mg/dl、HbA$_{1c}$ 7.4%を示し、糖尿病を発症していたことが判明した。2型糖尿病の診断下、投薬治療(血糖降下剤)が開始された。その後、FPG150－160mg/dl、HbA$_{1c}$ 7.0%にまでコントロールされてきているが、辺縁歯肉から歯肉歯槽粘膜にかけての糖尿病性の歯肉所見は改善されていない。下顎前歯部は辺縁歯肉にプラークも認められず、プロービングポケットデプスも2mmで、プロービング時の出血もないが、辺縁歯肉から歯肉歯槽粘膜にかけての糖尿病性の歯肉の炎症様所見が観察できる。図3cは、2001年10月来院時の口腔内写真であるが、辺縁歯肉から歯肉歯槽粘膜にかけて歯肉炎症様所見は消退していた。糖尿病のコントロール状態が良好であることが推察されたが、患者はからだの調子がよいため、食事や運動さらに薬の服用も中断していた。3か月後、2002年1月時(図3d)には、典型的な糖尿病性の歯肉炎様の臨床像になっていた。早速、内科医への対診を行い糖尿病のコントロールを依頼した。その後も糖尿病のコントロール状態を配慮しながら、サポーティブペリオドンタルセラピー(SPT)を行っている(図3e)。

図4の症例は59歳の男性で、56歳頃から歯肉の異常を自覚し近在歯科に通院するが、症状が改善しなかった。その後、58歳時に上顎左側臼歯部を歯周病の進行により抜歯、59歳時に上顎右側臼歯部の動揺を自覚したため来院した(2001年1月、図4a、b)。45歳の健康診断時に、FGP180mg/dl、HbA$_{1c}$ 8.1%にて糖尿病と診断されていた。その後、食事療法、運動療法ならびに投薬治療により、来院時はHbA$_{1c}$ 7.0%にコントロールされていた。歯肉は腫脹発赤しており、糖尿病性の歯肉所見が歯肉辺縁から付着歯肉部まで観察された。炎症症状が強いことから、機械的なプラークコントロールと同時に、抗菌剤投与を行った。歯肉の急性炎症は消退し、歯周治療開始から3か月後のHbA$_{1c}$は6.5%以下にコントロールされた(図4c)。患者は糖尿病と歯周病治療に非常に積極的で、糖尿病に関しては発症時より1か月ごとの定期検診と投薬治療は中断することなく継続し、運動療法としてほぼ毎日15,000〜30,000歩の歩行を励行している。しかし、HbA$_{1c}$値が6.5〜7.0%前後からあまり変化しなかったため、2005年4月に某総合病院に教育入院し、その時の食事制限の仕方を日頃の食生活に生かし、また空腹時血糖と体重を毎日自己測定し、生活習慣のコントロールを積極的に行ったところ、現在HbA$_{1c}$ 6.1〜6.3%と安定している。1日3回合計50分程度のブラッシングを行い、SPT時のオレリーのPCRは10〜15%前後にコントロールされている(図4d、e)。

V 糖尿病が歯周病に影響を及ぼすメカニズム

糖尿病が歯周病に影響するメカニズムとして、以下のような機序が考えられている[18〜22]。

1．多形核白血球の機能異常

宿主の防御機構に関与する好中球の接着能、殺菌能、貪食能の低下が糖尿病患者で確認されている。一方、好中球の機能異常が、早期の歯周炎(侵襲性歯周炎)の発症にかかわることは以前より指摘されている。また、糖尿病患者の多くは過剰反応性の単球、マクロファージを有し、内毒素(リポ多糖類、LPS)のような細菌抗原による刺激が炎症性サイトカインの顕著な産生をもたらすことも示唆されている。したがって、宿主感染に対する抵抗力の低下が、歯肉炎や歯周炎の発症、進行に関与すると考えられる。一方、糖尿病治療薬(表3)で頻用されているスルフォニル尿素剤やインスリン抵抗性改善剤で、白血球減少症の副作用があるため、同薬剤服用者ではさらに不利になる。

1）糖尿病

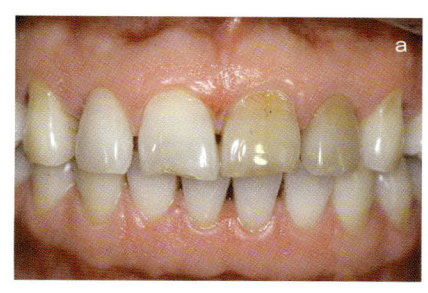

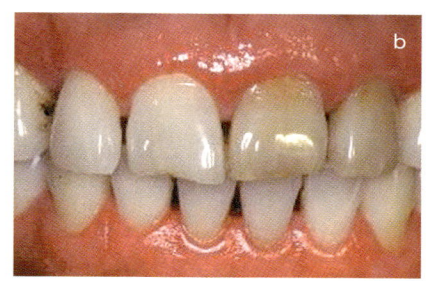

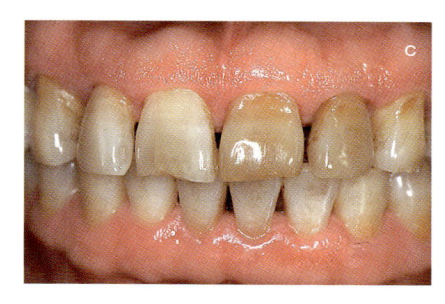

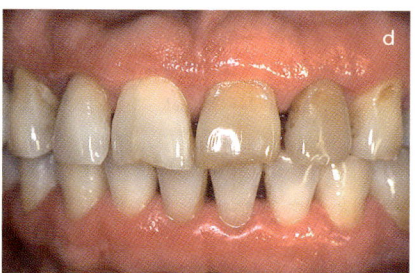

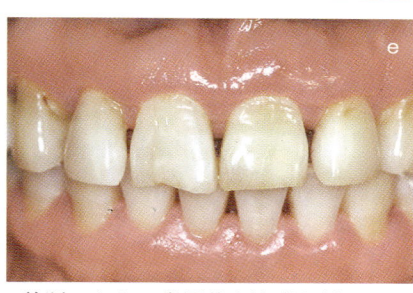

図3a　初診時、1993年5月。
図3b　糖尿病の発病判明、1995年1月。
図3c　糖尿病のコントロール状態が良好、2001年10月。
図3d　典型的な糖尿病関連歯肉炎像、2002年1月。
図3e　糖尿病のコントロール状態を確認しながら歯周病治療、2007年1月。

図3　初診時52歳男性。通常の慢性歯周炎の診断のもと、歯周基本治療を行っていたが（a）、2年後の来院時に歯肉に異常所見を認めた。すなわち、プラークに起因した歯肉炎とは異なり、プラークに関係なく辺縁歯肉から歯肉歯槽粘膜にかけて、急性炎症のような発赤を呈していた。全身の抵抗性の異常を疑い、血液検査を行った。FPG 186mg/dl、HbA1C 7.4％を示し、糖尿病を発症していたことが判明した。2型糖尿病の診断下、投薬治療（血糖降下剤）が開始された（b）。

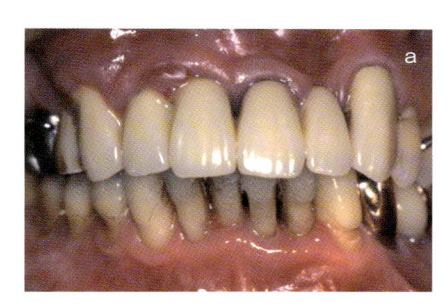

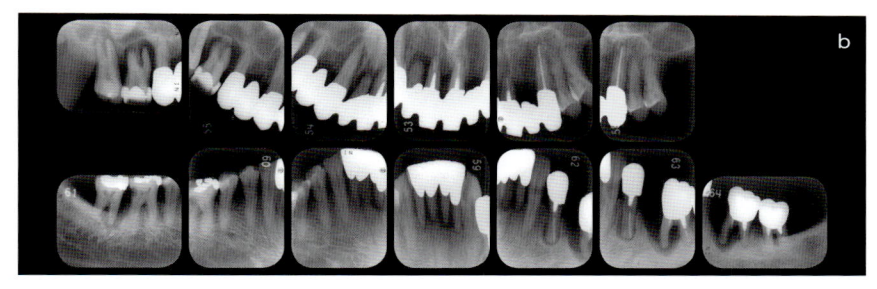

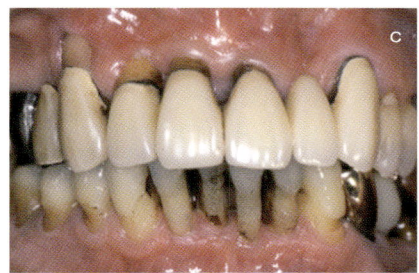

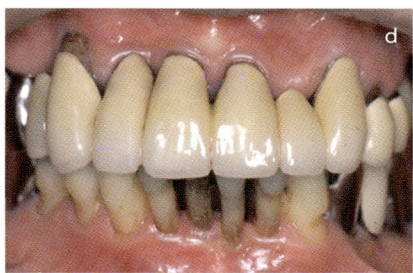

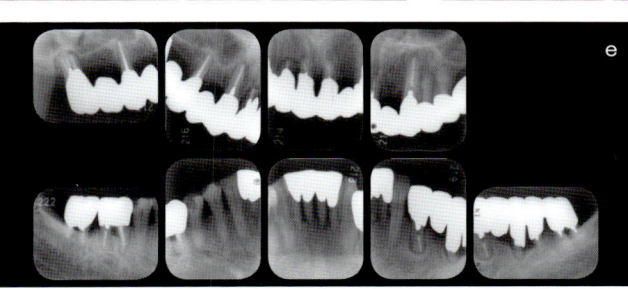

図4a、b　初診時、2001年1月。
図4c　歯周基本治療時、2002年7月。
図4d、e　サポーティブペリオドンタルセラピー時、2007年5月。

図4　59歳男性。上顎右側臼歯部の動揺を主訴に来科した。45歳より糖尿病を発症し、糖尿病をともなう慢性歯周炎の診断のもと歯周治療を開始した。

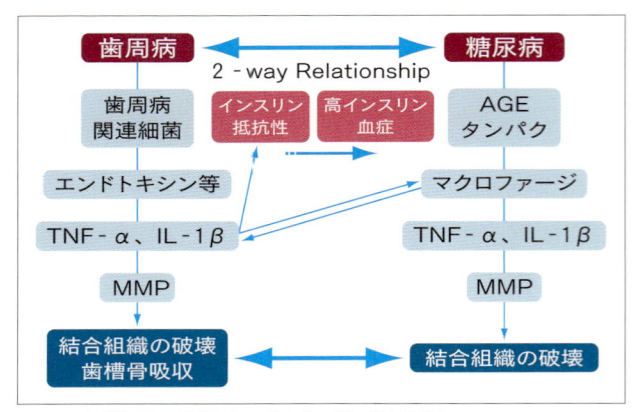

6 口腔が引き金となる全身疾患との関連

図5 糖尿病と歯周病が相互に及ぼす影響。

2．コラーゲン代謝と終末糖化物質（Advanced Glycation Endproducts、AGEs）

免疫機能が低下しているため外傷が治りにくいうえに、その治癒に必要な線維芽細胞やコラーゲンの形成、増殖などの能力も低下している。また、ほかの組織と同様、AGEsが歯周組織においても生成され、糖尿病患者の歯肉には非糖尿病者に比べて約2倍のAGEの蓄積が見られたことが報告されている。AGEsの生成は、動脈の平滑筋細胞の増殖をもたらし血管壁を肥厚させる。毛細血管では、基底膜においてAGEsの修飾を受けたコラーゲンの架橋結合が増加し、これらのタンパク質の通常の分解を抑制し、基底膜の肥厚から血管の狭小化を進行させ、細小血管障害による合併症に関与していく。歯肉組織へのAGEsの蓄積は、単球の組織への遊走を促進させ、一度組織中に生成されるとAGEsは単球表層のRAGE（AGE受容体）に結合する。これにより単球の遊走は停止し局所にとどまり、AGEsとRAGE間の相互作用の結果、単球は形質変化をきたし活性化し、炎症サイトカインを顕著に産生するようになる。

3．高血糖

in vitro では、高血糖状態が続くと歯肉、歯根膜線維芽細胞のコラーゲン合成の低下、コラゲナーゼ（好中球由来）活性の上昇、AGEs化により、創傷治癒不全に至る。たとえば、歯根膜由来の線維芽細胞を高グルコース濃度下（450mg/dl）で培養すると、細胞が過剰のフィブロネクチンレセプター（VLA-5）の発現による細胞の走化性を低下させ、創傷治癒遅延が起こる。逆に、低グルコース濃度下（10mg/dl）ではVLA-5の発現が減少し、アポトーシス様細胞死が誘導され歯周組織への細菌感染が助長される。血糖値の上昇は、歯肉溝滲出液（Gingival Cervical Fluid、GCF）中のグルコース濃度の上昇に反映される。したがって、糖尿病患者でのGCF中のグルコース濃度の上昇は、歯周組織の創傷治癒過程と細菌感染に対する局所の宿主応答に不利になる。さらに、活性型ビタミンDは、ビタミンDを媒介としてインスリンのはたらきにより腎臓で作られているが、インスリンの作用不足により活性型ビタミンDが足りず、せっかく摂取したカルシウムが腸から吸収されにくくなっている。活性型ビタミンDには後述の骨芽細胞のはたらきを高める作用もあるが、高血糖状態ではその作用が低下する。

4．骨代謝—骨芽細胞への影響—

骨芽細胞にはインスリンを受けとる受容体があり、インスリンには骨芽細胞を増殖させる作用がある。したがって、インスリン不足により骨芽細胞は減少し、骨形成が低下し骨密度が低下する。特に、1型糖尿病では絶対的なインスリン欠乏状態にあるため、骨芽細胞のインスリン受容体を介した骨代謝への影響が顕著で、小児・若年期に発病することが多いことから、成長期にインスリン欠乏のために骨が十分に成長できず、成人後の十分な最大骨量が期待できない。すなわち、糖尿病は骨密度低下による骨粗鬆症のリスクとされている。

5．血管への影響

AGEsに関連して、糖尿病患者で起こる腎臓、網膜や神経周囲の最小血管系に影響するような変化は、歯周組織においても生じている。すなわち、歯肉の毛細血管内皮の基底膜と小血管の血管壁の肥厚が見られる。この肥厚は基底膜を通過する酵素の拡散と栄養の供給を障害する。小血管の血管壁の肥厚は血管腔を狭窄させ、歯周組織の恒常性維持に悪影響を及ぼす。

6．炎症性サイトカインの動態

歯周病関連細菌である *Porphyromonas gingivalis* 由来のLPS刺激に対して糖尿病患者の単球は、非糖尿病者に比べて24〜34倍の腫瘍壊死因子α（Tumor Necrosis Factor、TNF-α）、4倍のプロスタグランジンE_2（Prostaglandin E_2、PGE_2）やインターロイキン-1β（Interluikin-1β、IL-1β）を産生することが報告されている。また、GCF中のPGE_2やIL-1β濃度も、糖尿病患者では顕著に高値である。また、炎症性サイトカインの産生については、それを過剰に産生しやすいような遺伝的素因（免疫グロブリンFcγ受容体やT細胞受容体、ヒト白血球抗原の構造遺伝子の多型、炎症性サイトカイン（IL-1）の調節遺伝子の多型）が関与する可能性が示唆されている。

表7 補助的薬物療法をともなう／ともなわない非外科的歯周治療が血糖コントロールに与える効果(参考文献9、16より改変引用)。

報告者	研究方法	対象者数	糖尿病タイプ	調査期間	治療法	HbA₁c値(%)の変化
Rocha et al. (2001)	RCT	40	2型	6か月	SRP＋アレンドロネート VS SRP＋プラセボ	試験群：−2.5±2.5 対照群：−2.3±2.1 $p=0.78$
Al-Mubarak et al. (2002)	RCT	52	1型＋2型	3か月	SRP＋水によるポケット内洗浄 VS SRP単独	試験群：8.06±0.29→7.7±0.36 対照群：8.5±0.31→8.3±0.36 $p>0.05$
Skaleric et al. (2004)	Pilot RCT	20	1型	6か月	SRP＋ミノサイクリン	ベースラインから3か月後 試験群：−0.63±0.97 対照群：−0.58±1.12 $p=0.92$ ベースラインから6か月後 試験群：−0.61±0.93 対照群：−0.96±1.27 $p=0.49$
Kiran et al. (2005)	RCT	44	2型	3か月	全顎1回法によるSRP VS 治療なし	試験群：−0.86 対照群：−0.31 $p=0.033$
Promsudthi et al. (2005)	CCT	52	2型	3か月	SRP＋ドキシサイクリン VS 治療なし	試験群：−0.19±0.74 対照群：0.12±1.05 $p>0.05$
Faria-Almeida et al. (2006)	前向き研究	20	2型	6か月	SRP	ベースラインから3か月後 7.6±1.5→6.3±1.1 $p<0.05$ ベースラインから6か月後 7.6±1.5→5.8±0.6 $p<0.003$
Navarro-Sanchez et al. (2007)	症例対照研究	20	2型	6か月	SRP	−1.3±1.4 $p<0.0016$
Jones et al. (2007)	RCT	165	2型	4か月	SRP＋ドキシサイクリン＋クロルヘキシジン VS 治療なし	試験群：−0.65 対照群：−0.51 $p=0.47$

HbA₁c：糖化ヘモグロビン　　RCT：Randomized Controlled Trial　ランダム化比較試験　　CCT：Controlled Clinical Trial　比較臨床試験
SRP：スケーリング・ルートプレーニング

Ⅵ 慢性炎症としての歯周炎の糖尿病への影響[18〜22]

　前述のピマインディアンを対象として、糖尿病と歯周病の合併している群とそうでない群で、2年間ごとに血糖コントロールがどのように変化するかを観察した研究がある。血糖コントロールの指標としてはHbA₁cを用い、これが9％を超える者の割合を比較した。重症の歯周病をもつ糖尿病群では、HbA₁cが9％を超える者の割合は約40％に達した。一方、歯周病がないか軽度の群では、その割合は18％であり、両者の間には明らかに血糖コントロール状態に差が生じていることがわかった。重度の歯周炎に罹患していることは、その後の糖尿病の予後、血糖コントロールが悪くなることに関して6倍のリスクになるという報告であった。すなわち、糖尿病と歯周病が合併している場合は、歯周病によって糖尿病も悪影響を受け、血糖コントロールは悪化する。また、重度な歯周炎罹患者では、10年までの経過観察中に心血管系や腎臓の合併症発症率が高くなることも示されている。

Ⅶ 歯周病と糖尿病の相互関係
（2-way Relationship(Grossi、1998)、Bidirectional Interrelationships(Taylor、2001)）(図5、表7)[18〜22]

　細菌に感染した状態(コントロールされていない歯周炎)では、インスリンに対する抵抗性が悪くなり、血糖値が高くなりやすいことがわかっている。さらに、歯周炎に起因する咀嚼障害により、食事の量が減ったり食べるものが偏ると、食事療法や薬物療法

6 口腔が引き金となる全身疾患との関連

表8 糖尿病コントロール状態への歯周病治療介入の影響に関する報告(参考文献9より改変引用)。

報告者 報告年	研究 デザイン	糖尿病の タイプ	被験者数 a. 治療群 Te (年齢) b. コントロール群 Ct (年齢)	観察期間	歯周病治療	糖尿病の 評価	歯周病治療介入の糖尿病コントロール状態への効果
Aldridge et al. 1995 (Study 1)	RCT	1型	a. 16 (16〜40) b. 15 (16〜40)	2か月	Te：口腔清掃指導、スケーリング、修復物のマージン調整；Ct：治療なし	糖化ヘモグロビン、フルクトサミン	なし
Aldridge et al. 1995 (Study 2)	RCT	1型	a. 12 (20〜60) b. 10 (20〜60)	2か月	Te：口腔清掃指導、スケーリング・ルートプレーニング、抜歯、根管治療；Ct：治療なし	糖化ヘモグロビン	なし
Smith et al. 1996	治療介入	1型	a. 18 (26〜57) b. 0	2か月	口腔清掃指導、スケーリング・ルートプレーニング	糖化ヘモグロビン	なし
Westfelt et al. 1996	治療介入	1型 + 2型	a. 20 (45〜65) b. 20 (45〜65)	5年	口腔清掃指導、スケーリング・ルートプレーニング、歯周外科	糖化ヘモグロビン	なし
Grossi et al. 1996、1997	RCT	2型	a. 89 (25〜65) b. 24 (25〜65)	12か月	Te：ドキシサイクリン、プラセボ、超音波スケーリング、歯周ポケット内洗浄(水、クロルヘキシジン、ポビドンヨード)；Ct：超音波スケーリング、歯周ポケット内洗浄(水、プラセボ)	糖化ヘモグロビン	ドキシサイクリン投与群では、3か月後で糖化ヘモグロビンが有意に改善された.
Christgau et al. 1998	治療介入	1型 + 2型	a. 20 (30〜66) b. 20 (30〜66)	2か月	口腔清掃指導、スケーリング・ルートプレーニング、歯周ポケット内洗浄(クロルヘキシジン)、抜歯	糖化ヘモグロビン	なし
Collin et al. 1998	後向き研究	2型	糖尿病群25 (58〜76) 非糖尿病群40 (59〜77)	2〜3年	なし	糖化ヘモグロビン	重度の歯周炎患者で糖化ヘモグロビンが高かった.

RCT：ランダム化比較試験

を正しく進められなくなる。したがって、歯周病を放置すると糖尿病そのものに悪影響を与え、血糖コントロールが悪いことで、さらに歯周病が進行しやすくなる。そこで、積極的な歯周炎のコントロールによる糖尿病の血糖コントロールへの影響についての報告が、1995年以降に見られるようになった。糖尿病のコントロール状態への歯周病治療介入の影響に関する代表的な8報告を表7にまとめた。

わが国では、岡山大学のグループが2型糖尿病患者13名に局所的な抗菌的歯周治療、すなわち、週に1度、歯肉縁上スケーリングと全歯周ポケットへの局所抗生物質(ミノマイシンゲル、ペリオクリン、サンスター、大阪)の投与による1か月後の変化を検討している。その結果、歯周ポケット内の総細菌数が減少し、炎症の消退につれて血中TNF-αも有意に減少した。そしてHbA$_{1c}$も0.8%の有意な低下を示した。

一方、Mongardiniらは、慢性歯周炎患者や侵襲性歯周炎患者に対する非外科的な1回法による全顎のスケーリング・ルートプレーニング(One-stage Full-mouth Scaling and Root Planing、FMSRP)と、従来から行われている2週間ごとの1/4顎ずつ4回の来院によるスケーリング・ルートプレーニングの効果を8か月後まで比較検討し、臨床的、細菌学的に詳細に評価し、FMSRPの良好な改善効果について報告している[23]。その結果を踏まえて、Rodriguesらは、FMSRPが2型糖尿病患者の血糖コントロール状態に影響を及ぼすかについて検討した[24]。すなわち、30名の2型糖尿病・慢性歯周炎患者をランダムに以下の2群に分け3か月後に評価した。1群15名(G1)でアモキシシリン(クラブラン酸、ペニシリ

1）糖尿病

報告者 報告年	研究デザイン	糖尿病のタイプ	被験者数 a. 治療群 Te(年齢) b. コントロール群 Ct(年齢)	観察期間	歯周病治療	糖尿病の評価	歯周病治療介入の糖尿病コントロール状態への効果
Iwamoto et al. 2001	治療介入	2型	a. 13(19～65) b. 0	1か月	歯周ポケットへのミノマイシン投与	糖化ヘモグロビン	歯周ポケットへのミノマイシン投与により、1か月後で糖化ヘモグロビンやインスリン抵抗性が有意に改善された.
萩原ら 2002	治療介入	2型	a. 9 (47～69) b. 9 (45～59)	8～10か月	口腔清掃指導、スケーリング・ルートプレーニング	糖化ヘモグロビン	なし
Al-Mubarak et al. 2001	RCT	1型＋2型	a. 26(51.2) b. 26(51.5)	3か月	Te：口腔清掃指導、スケーリング・ルートプレーニング、自宅での1日2回の歯肉縁下の歯周ポケット内洗浄；Ct：口腔清掃指導、スケーリング・ルートプレーニング	糖化ヘモグロビン	糖化ヘモグロビンに変動はなかったが、実験群で、血中の I-1β や PGE2 が有意な低下を示した.
Rodrigues et al. 2003	RCT	2型	a. 15(不明) b. 15(不明)	3か月	Te：1回法による全顎スケーリング・ルートプレーニングとアモキシシリン875mg投与；Ct：1回法による全顎スケーリング・ルートプレーニング	糖化ヘモグロビン	1回法による全顎スケーリング・ルートプレーニングだけで、糖化ヘモグロビンの有意な改善を示した.
Kiran et al. 2005	RCT	2型	a. 22 (56.0) b. 22 (52.8)	3か月	Te：1回法による全顎スケーリング・ルートプレーニング；Ct：治療なし	糖化ヘモグロビン	1回法による全顎スケーリング・ルートプレーニング群で、糖化ヘモグロビンの有意な改善を示した.

ン系）875mg 投与（1日2回2週間、1回目の処置24時間前に服用開始）と FMSRP を併用した群と、2群15名（G2）の FMSRP 単独群である。FMSRP は局所麻酔下で、キュレットと超音波スケーラーを用いて、36時間以内に2回に分けて全顎のスケーリング・ルートプレーニングを行った。歯周治療3か月後、両群とも歯周炎は臨床的に改善し、HbA_{1c} も低下した（G1群：実験開始時 221±60mg/dl から3か月後 210±64mg/dl、実験開始時 9.5±2.4％から3か月後 9.2±1.6％、G2群：実験開始時 175±68mg/dl から3か月後 188±79mg/dl、実験開始時 8.8±1.8％から3か月後 7.6±1.4％）。しかし、HbA_{1c} の有意な低下は、G1群でなく G2群で見られ（G1群：変化量 0.3±1.6％、G2群：変化量 1.2±1.3％）、空腹時血糖値は両群とも有意な変化は見られなかった。

したがって、抗菌療法を併用しなくても、非外科的な1回法の全顎スケーリング・ルートプレーニングだけで、歯周病の各パラメータだけではなく、HbA_{1c} の有意な改善が得られる可能性が示された。同様に、Kiran らは2型糖尿病・慢性歯周炎患者44名に対して、RCT による FMSRP 群と無処置群での3か月後の比較検討を行った[25]。その結果、FMSRP による有意な HbA_{1c} の低下（FMSRP 群：実験開始時 7.3±0.7％から3か月後 6.5±0.8％、変化量 −0.86、無処置群：実験開始時 7.0±0.7％から3か月後 7.3±2.1％、変化量 0.31）を報告した。

歯周病は糖尿病の第6番目の合併症であり、逆に、糖尿病は歯周病の危険因子であることがはっきりしてきた。さらに1996年以降、慢性炎症である歯周炎の治療の介入による血糖コントロールへの影響につ

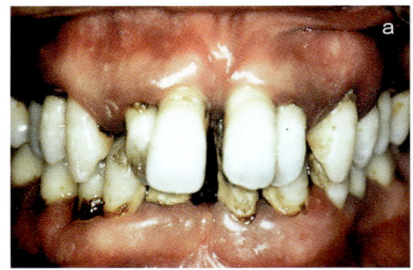

6 口腔が引き金となる全身疾患との関連

図6a、b　40歳男性初診時、1983年4月。

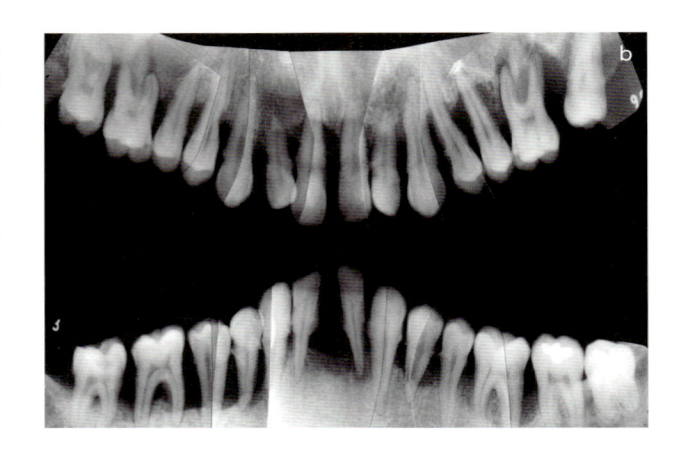

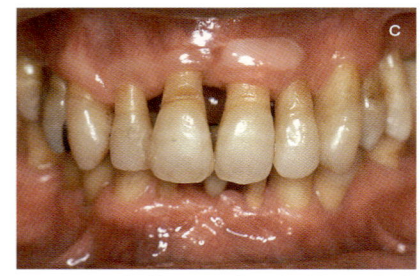

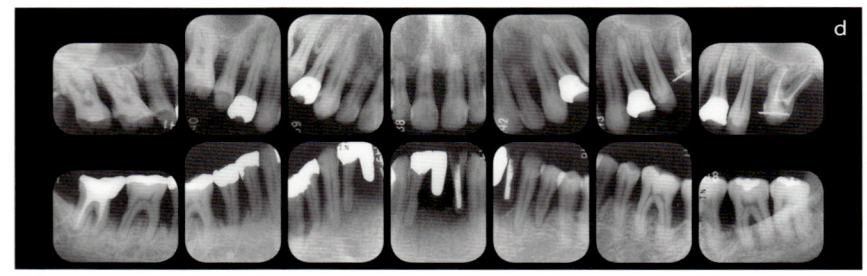

図6c、d　初診から23年が経過。63歳時、2006年1月。

いての検討が行われてきた（表8）。すなわち短期間であるが、抗菌療法を併用した歯周病治療により、血糖コントロールの有意な改善の可能性が示唆された。Iwamotoらの報告では、1か月後でHbA₁c実験開始時 8.0％から1か月後 7.1％と、0.8％の改善であった。また、抗菌療法を併用しなくても、非外科的な1回法の全顎スケーリング・ルートプレーニングだけで、歯周病の各パラメータだけではなく、HbA₁cの有意な改善が得られることが示された。Rodriguesらの報告では、HbA₁c 8.8％が3か月後 7.6％で約1.2％の低下[24]、Kiranら報告では、HbA₁c 7.3％が3か月後 6.5％で約0.8％の低下であった[25]。

この機序として、歯周ポケットには種々のグラム陰性菌が慢性的に常在し、病原菌からはエンドトキシンであるLPSが放出され、これが歯周組織を構成するタンパク質と結合して、その結合体がさらに単球を活性化する。活性化した単球からは、TNF-αなどの炎症性サイトカインが過剰に産生される。これら炎症性サイトカインはインスリンの標的細胞である脂肪組織や骨格筋に作用してインスリン抵抗性をもたらし、その結果、血糖コントロールが悪化して、高血糖状態が招来されると考えられる。すなわち、TNF-αはインスリン標的細胞内におけるインスリン信号を阻害し、細胞表面の糖の取り込みに関与するグルコーストランスポーター（糖輸送担体、GLUT-4）の発現を抑制することでインスリン抵抗性をもたらす。さらに、TNF-αは肥満患者の内臓脂肪細胞にも多量に発現していることが明らかになってきた。抗菌薬の投与は歯周組織における感染症を沈静化し、炎症性サイトカインの産生を抑制することになる。その結果、末梢組織におけるインスリン抵抗性が取り除かれることになり、血糖コントロールが改善すると考えられる。Lamsterらは、HbA₁cの1％の低下により長期的に25％～30％の合併症を防ぐことができることから、糖尿病患者への積極的な歯周病治療の意義を強調している[26]。

図6に呈示した症例は、40歳男性、喫煙（1日20本、20歳より）をともなう侵襲性歯周炎患者の初診時の口腔内写真（1983年4月、図6a、b）である。歯周組織破壊は進行し、総義歯を宣告され健診では糖尿病を指摘されていた。禁酒、禁煙を実践し、食の改善を含めた生活改善に努めた。その結果、歯周基本治療後に矯正治療も可能となり、歯周炎も糖尿病も改善され、およそ23年が経過した（63歳、2006年1月、図6c、d）。歯周炎のコントロールが、糖尿病に罹患しかけていた糖代謝を正常化したものと推察される。もし40歳時に全顎抜歯後に総義歯にしていたら、生

活習慣は変らず糖尿病に罹患し、20年後の現在は多くの合併症に罹患していた可能性がある。

歯周治療にともなうHbA_{1c}の改善は、統計学的には有意ではあるものの、10%〜7%と血糖コントロール状態にばらつきが見られ、肥満因子を除外した評価を考慮する必要があり、血糖コントロールの長期的な安定への歯周治療の効果の持続性など、今後、解決するべき問題点があるため慎重に考えていく必要があると思われる。

参考文献

1. 糖尿病ネットワーク：世界の糖尿病人口. http://www.dm-net.co.jp/kaigai/atlas/ Accessed Oct 8, 2008.
2. 厚生労働統計一覧：http://www.mhlw.go.jp/toukei/itiran/index.html Accessed Oct 8, 2008.
3. Löe H. Periodontal disease The sixth complication of diabetes mellitus. Diabetes Care 1993; 16(1): 329-334.
4. Salvi GE, Lawrence HP, Offenbacher S, Beck JD. Influence of risk factors on the pathogenesis of periodontitis. Periodont 2000 1997; 14: 173-201.
5. 吉田俊秀. 肥満に弱い日本人. 日経サイエンス 2002; 32(11): 26-32.
6. Saito T, Shimazaki Y, Koga T, Tsuzuki M, Ohshima A. Relationship between upper body obesity and periodontitis. J Dent Res 2001; 80(7): 1631-1636.
7. 葛谷健，中川昌一，佐藤譲，金澤康徳，岩本安彦，小林正，南條輝志男，佐々木陽，清野裕，伊藤千賀子，島健二，野中共予，門脇孝. 糖尿病の分類と診断基準に関する委員会報告. 糖尿病 1999; 42(5): 385-404.
8. 門脇孝，羽田勝計，富永真琴，山田信博，岩本安彦，田嶼尚子，野田光彦，清野裕，柏木厚典，葛谷英嗣，伊藤千賀子，名和田新，山内敏正. 糖尿病・糖代謝異常に関する診断基準検討委員会報告—空腹時血糖値の正常域に関する新区分—. 糖尿病 2008; 51(3): 281-283.
9. 稲垣幸司，野口俊英. Periodontal Medicine 最近の潮流から—いま明らかになっていること（前編）—. ザ・クインテッセンス 2005; 24(7): 41-54.
10. Taylor GW. Bidirectional interrelationships between diabetes and periodontal diseases: an epidemiologic perspective. Ann Periodontol 2001; 6(1): 99-112.
11. Papapanou PN. Periodontal diseases: epidemiology. Ann Periodontol 1996; 1(1): 1-36.
12. Saremi A, Nelson RG, Tulloch-Reid M, Hanson RL, Sievers ML, Taylor GW, Shlossman M, Bennett PH, Genco R, Knowler WC. Periodontal disease and mortality in type 2 diabetes. Diabetes Care 28(1): 27-32, 2005
13. 坂野雅洋，稲垣幸司，真岡淳之，小倉延重，野口俊英，森田一三，中垣晴男，藤本悦子，足立守安，田口明. 糖尿病教育入院患者の歯周病罹患状態と糖尿病合併症との関係. 日歯周誌 2006; 48(3): 165-173.
14. Abhijit V. Kshisagar, Kevin L. Moss, John R. Elter, James D. Beck, Steve Offenbacher, Ronald J. Falk. Periodontal disease is associated with renal insufficiency in the atherosclerosis risk in communities (ARIC) study. American Journal of Kidney Disease 2005; 45: 650-657.
15. 大場堂信，赤沢佳代子，二宮洋介，桐野晃教，明丸倫子，石本智子，戸野早由利，中村輝夫，片岡正俊，篠原啓之，木戸淳一，永田俊彦. 人工透析患者の歯周病罹患度に関する疫学的研究. 日歯周誌 2000; 42: 307-313.
16. Salvi GE, Carollo-Bittel B, Lang NP. Effects of diabetes mellitus on periodontal and peri-implant conditions: update on associations and risks. J Clin Periodontol 2008; 35 (Suppl. 8): 398-409.
17. 日本糖尿病学会. 糖尿病における合併症の実態把握とその治療に関するデータベース構築による大規模前向き研究. http://www.jds.or.jp/ Accessed Oct 8, 2008
18. 野口俊英，菊池毅，稲垣幸司. 歯周病と糖尿病. ザ・クインテッセンス 2007; 26(11): 3-5.
19. 河野隆幸，西村英紀. (財)ライオン歯科衛生研究所(編). 編集委員：長谷川紘司，野口俊英，山田了，花田信弘，眞木吉信，山崎洋治. 歯周病と糖尿病の関連性—その新しい捉え方—，新しい健康科学への架け橋 歯周病と全身の健康を考える. 東京：医歯薬出版; 162-174: 2004.
20. 西村英紀. 肥満・糖尿病と歯周病の奇妙な三角関係 オーラルヘルスと全身の健康 歯周病予防から始めるヘルスプロモーション(第1版). P&Gジャパン(株); 17-18: 2007.
21. Anderson CP, Flyvbjerg A, Buschard K, Holmstrup P. Relationship between periodontitis and diabetes: Lessons from rodent studies. J Periodontol 2007; 78(7): 1264-1275.
22. Kim J, Amar S. Periodontal disease and systemic conditions: a bidirectional relationship. Odontology 2006; 94(1): 10-21.
23. Lamster IB, Lalla E. Periodontal disease and diabetes mellitus: discussion, conclusions, and recommendations. Ann Periodontol 2001; 6(1): 146-149.
24. Mongardini C, van Steenberghe D, Dekeyser C, Quirynen M. One stage full- versus partial-mouth disinfection in the treatment of chronic adult or generalized early-onset periodontitis. I. Long-term clinical observations. J Periodontol 1999; 70(6): 632-45.
25. Rodrigues DC, Taba MJ, Novaes AB, Souza SL, Grisi MF. Effect of non-surgical periodontal therapy on glycemic control in patients with type 2 diabetes mellitus. J Periodontol 2003; 74(9): 1361-1367.
26. Kiran M, Arpak N, Unsal E, Erdogan MF. The effect of improved periodontal health on metabolic control in type 2 diabetes mellitus. J Clin Periodontol 2005; 32(3): 266-272.

2）誤嚥性肺炎
その予防と口腔ケア

米山歯科クリニック
米山武義

I　はじめに

　1999年、日本老年医学会雑誌に「老人性肺炎の病態と治療」という論文が掲載され、新しい老人性肺炎予防の戦略が示された[1]。その中で目を見張ったのは、口腔ケアという項目が太字で新しく加わったことである。このことは、口腔ケアが老年医学の呼吸器疾患の分野で客観的な評価を得たことを意味する。また2008年、日本老年医学会の専門医の認定研修に口腔ケアの項目「高齢者への口腔ケアの必要性と方法」が新たに加わった。これは口腔ケアの重要性が広く認知され、専門医が学ばなければならないと学会が判断したからであろうと推測する。この動きは何を意味するのか。

　今からおよそ100年前、内科学の祖といわれるOslerが「肺炎は老人の友」と表現したように、要介護高齢者の直接的死因の上位に位置する誤嚥性肺炎は、介護、医療の現場で大きな問題として取り上げられている。これは、食物や口腔細菌を含む口腔・咽頭の分泌物を誤嚥（吸引）することにより引き起こされるといわれているが、一般的に施設に入所する高齢者の口腔内はきわめて口腔衛生状態が悪く、歯がある場合は高い割合で歯周病に罹患している。また、義歯がある場合も義歯の衛生管理・指導がなされていないのが実状である。この傾向は、世界の先進諸国においても共通のようだ。しかし近年、口腔ケアすなわち口腔衛生状態を改善することによって、本疾患の予防の可能性を示唆する研究報告が出された[2]。薬物に頼らざるを得ない肺炎に対し、口腔ケアによって少しでも予防できるならば画期的なことといえよう。超高齢社会を迎えたわが国において、要介護高齢者の抱える誤嚥性肺炎、摂食・嚥下障害をはじめとする深刻な問題に対し、歯科医療人による真剣な取り組みが待たれる[3]。

II　高齢者の肺炎

1．高齢者肺炎の定義と分類

　肺の組織に起こる炎症を総称して肺炎という。肺炎には、細菌性肺炎、ウイルス性肺炎、心筋性肺炎などの感染性肺炎とアレルギー性肺炎、薬剤性肺炎などの非感染性肺炎がある。

　一方、慢性閉塞性肺疾患（COPD）は有毒な粒子やガスの吸入によって肺の炎症反応に基づく進行性の気流制限を呈する疾患であり、主な外因性危険因子は喫煙である。このため高齢者における代表的呼吸器疾患の1つとして肺炎とは別の範疇に属する。

　現在、肺炎は日本人の死因別死亡率の第4位を占めている。そして肺炎で死亡する患者の内訳は、90％以上が65歳以上の高齢者であり、さらに肺炎の年齢階級別死亡率は、70歳を超えると急峻な傾きで増加することが報告されている。これらは、肺炎において、高齢は重症化と死亡の危険因子の1つであることを示している。しかし高齢者でも肺炎を起こさない人の方がはるかに多く、加齢が肺炎の直接原因ではなく、加齢に関連した種々の疾患とその患者のおかれた状況が原因だと考えられる[4]。

　病原微生物の感染によって起こる65歳以上の肺炎を高齢者肺炎と定義する。これを発症機序別に市中発症型肺炎（Community Acquired Pneumonia）、院内発症型肺炎（Hospital Acquired Pneumonia）、および施設居住者肺炎（Nursing Home Acquired Pneumonia）に分けるが、市中発症型肺炎は基礎疾患がないか、あっても軽微な個体が市民生活中にかぜ症候群などを契

2）誤嚥性肺炎　その予防と口腔ケア

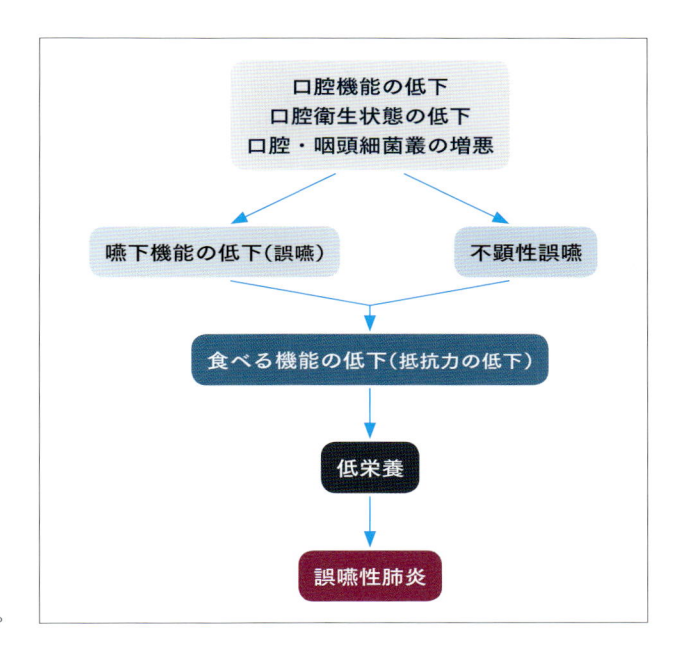

図1　口腔機能の低下と誤嚥性肺炎。

機に発症する肺炎である。院内発症型肺炎は何らかの基礎疾患の入院治療中に新たに発症するものであり、耐性菌によって難治化しやすく、施設居住者肺炎では誤嚥性肺炎の頻度が高くなるが、個々の病態には共通点と差異がそれぞれ存在する。

高齢者の肺炎は症状・所見が明確でないまま進行して、重篤な経過を取る例も多い。また食思不振や倦怠感、痴呆様症状など肺炎とは思えない症状を呈する例もあり、綿密な観察が必要である[5]。

2．高齢者における誤嚥性肺炎の発症機序

呼吸器系は、その入り口の一部を消化器系と共有している。咽頭は食物、水分や唾液等を食道に嚥下し、空気を下気道に吸気、呼気する分岐点であり、呼吸運動と関連して微妙な調節を行っている。嚥下機能が阻害されると、唾液、逆流した胃内容物や飲食物が下気道に吸引されるようになる。この場合、通常は、咳反射により咳を生じ誤嚥物は喀出されるが、そこに障害があると誤嚥物はそのまま下気道に吸引されてしまう。

嘔吐物などを大量に誤嚥した場合の重症肺炎をメンデルソン症候群と呼ぶが、むしろ高齢者肺炎の発症に重要なのは、唾液や逆流した胃内容物を眠っている間に少しずつ下気道に吸引する不顕性誤嚥であるといわれる。不顕性誤嚥を防ぐために、物をうまく飲み込むための嚥下反射と、物が気管に誤って入った時にそれを喀出する咳反射がある。多くの体性反射や自律神経反射は加齢により鈍ってくるが、嚥下反射と咳反射は必ずしも加齢の影響を受けない。健常高齢者では、嚥下反射も咳反射も20歳代の若者と変わりない[6]が、肺炎を起こした高齢者では嚥下反射と咳反射が明らかに鈍っているという報告もある。Kikuchiら[7]は、老人性肺炎に罹患しその後回復した者を対象に、就寝前に上顎頬側歯肉にインジウムアイソトープをのり状に塗布し、寝ている間に徐々に溶けるようにして、翌朝、肺シンチグラムを撮影、誤嚥の有無を調査した。その結果、肺炎の罹患経験をもつ者の70％で肺中にアイソトープが誤嚥されていた。一方、年齢的にマッチングさせた健康な老人で誤嚥があった者はわずか10％のみであった。このことは、老人性肺炎（誤嚥性肺炎）が不顕性誤嚥（Silent Aspiration）により引き起こされる可能性が高いことを示している。このほかに高齢者における低栄養の問題が普遍的に横たわっている。以上のいくつかのリスクをまとめると図1のようなメカニズムが予測される。

III　口腔ケアの意味するもの

1．口腔ケアの意味と意義

看護教育の指導者として有名なヴァージニア・ヘンダーソン（Virginia Henderson）が、1960年、著書『看護の基本となるもの』の中で「歯を磨くことはごく簡単なことであると多くの人は思っているが、意識を失っている人の口腔を清潔に保つのは非常にむずか

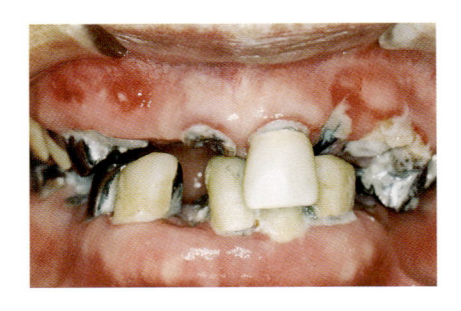

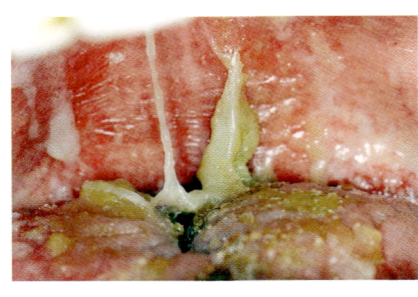

6 口腔が引き金となる全身疾患との関連

図2 在宅で療養されている70代女性の口腔内所見。口腔衛生管理がなされていないだけでなく著しい口腔機能の低下も認められた。

図3 病院で長期入院されている70代男性の咽頭部の所見。痰が乾燥し、気道をさらに狭窄している。発熱を繰り返している。

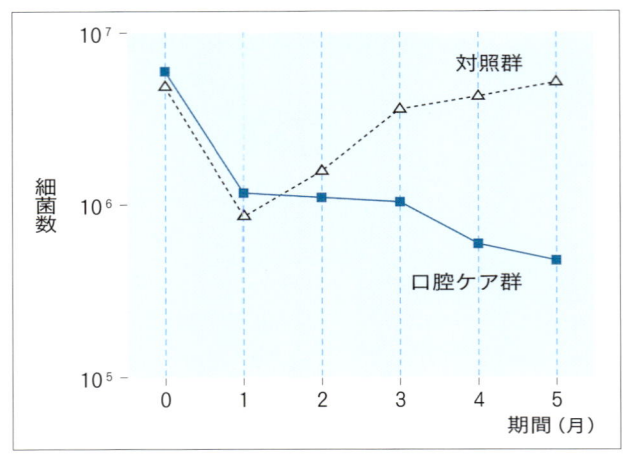

図4 口腔ケア群と対照群の咽頭部総菌数の変化。口腔ケア群では、総菌数は調査期間中減少し続け、5か月目には開始前の1/10となった(参考文献9より改変引用)。

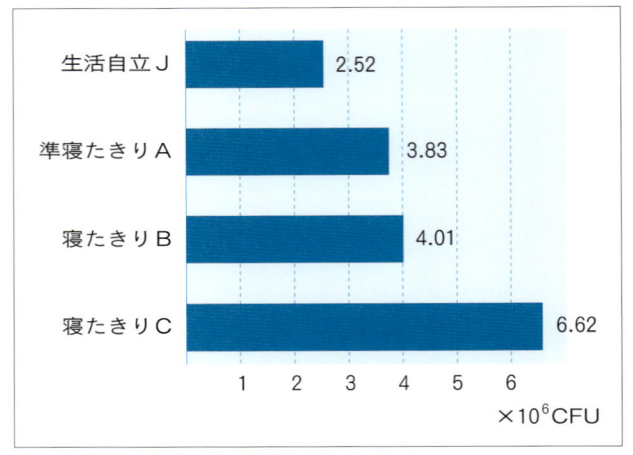

図5 寝たきり度と細菌数(総菌数)。

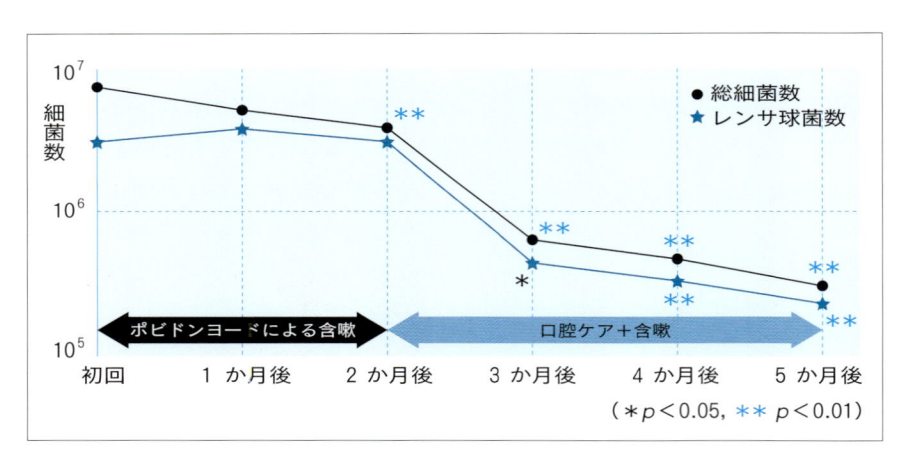

図6 バイオフィルム。バイオフィルムの破壊に対し抗菌薬や消毒薬だけでは限界があることが多い(石川 昭ほか．口腔ケアによる咽頭細菌数の変動．デンタルハイジーン 2001；21(2)：187より改変引用)。

しくまた危険な仕事であり、よほど熟練した看護婦でないと有効にしかも安全に実施できない。実際、患者の口腔内の状態は看護ケアの質をもっともよく表すものの1つである」と記し、口腔という敏感で人間の尊厳にかかわる器官のケアの難しさと重要性をひしひしと述べている(図2、3)。

口腔は口唇、頰、口蓋、口腔底によって囲まれ、歯、舌、狭い口腔前庭部などを有し、咽頭、食道につながっている。硬組織である歯は粘膜と異なり、身体の内側より唾液の分泌や血液を介する免疫細胞や抗菌物質の供給が期待できない。義歯も同様で、これらの生体防御メカニズムがはたらきにくい部位といえる。歯や義歯などはバイオフィルムが形成されやすく、歯ブラシなどでていねいにくまなく清掃しなければ、細菌性のバイオフィルムを十分に破壊できない。

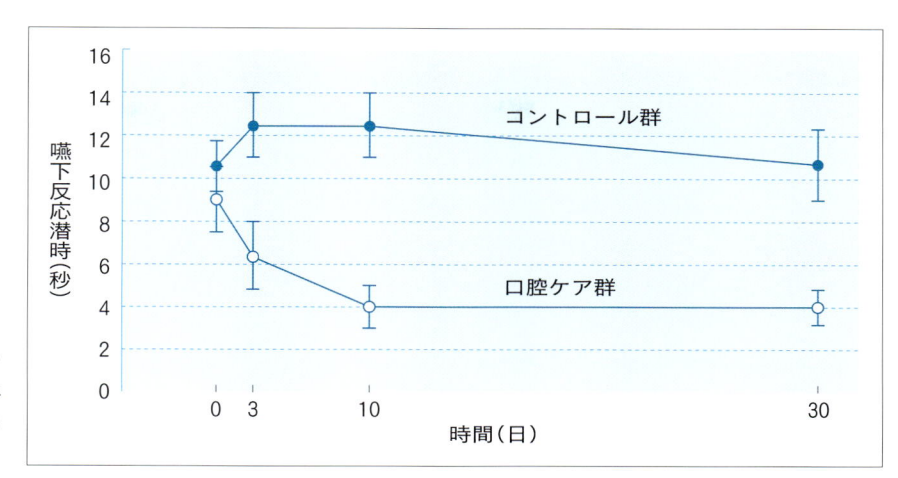

2）誤嚥性肺炎　その予防と口腔ケア

図7　口腔ケアと嚥下反射。毎食後5分間歯ブラシで歯ぐきを刺激することによって嚥下反射が回復した（参考文献13より改変引用）。

　口腔ケアを語るとき、広義にとらえるときと狭義にとらえるときがある。つまり、広義には口腔のもっているあらゆるはたらき（摂食、咀嚼、嚥下、構音、審美性・顔貌の回復、唾液分泌機能等）を健全に維持する、あるいは介護することをいい、口腔衛生管理に主眼をおく一連の口腔清掃と義歯の清掃を、狭義の口腔ケア、もっとも基本的な口腔ケアと考えるべきである。一方、口腔ケアを衛生管理に主眼をおく器質的口腔ケアと機能面に重点をおく機能的口腔ケアとに分ける考え方もある。そして最近、口腔ケアを高齢者に対する口腔管理の一環としてとらえる考え方が出された。つまり、口腔管理は、①専門的器質的口腔ケア（バイオフィルムの徹底除去）　②口腔機能リハビリテーション（摂食・嚥下リハビリテーションの一環）　③義歯管理も含めたいわゆる歯科治療から成り立ち、口腔から全身の健康を守る包括的な取り組みとして歯科の中で受け入れられつつある。

2．口腔ケアが咽頭細菌数に及ぼす影響

　特別養護老人ホームにおいて、5か月間にわたり入所者を2群に分け、口腔ケア群では積極的な口腔清掃を行い、対照群は従来どおりにとどめることで、口腔ケアの効果を歯周病学的、細菌学的に検討した研究が報告された[8,9]。なお、口腔ケアは1日1回の歯科衛生士の資格と経験をもつ介護者による徹底的な機械的清掃および本人による口腔清掃とした。具体的には軟毛の歯ブラシに加え、歯間ブラシによる残存歯と歯間隣接面の清掃、歯石沈着歯面のスケーリング、義歯の清掃など徹底したプロフェッショナル・オーラル・ヘルス・ケア（POHC）を継続した。その結果、期間中のプラーク付着状況および歯肉炎は、口腔ケア群で統計的にも有意に低下した。

　さらに、これらの中から口腔ケア群7名および対照群8名を選択し、咽頭細菌叢の採取を行い、盲検下で総菌数の比較を行った。その結果、総菌数は対照群では2か月目以降徐々に増加していったのに対し、口腔ケア群では調査期間中減少し続け5か月目にはケア開始前の約1/10となった（図4）。

　この研究をふまえ、別の特別養護老人ホーム2施設と老人保健施設1施設で、寝たきり度と咽頭細菌数、発熱日数と咽頭細菌数の関係について調べた。その結果、自立度が低く介護が必要な人ほど、咽頭細菌数が有意に高いことが判った（図5）。また機械的清掃による口腔ケアと非機械的（化学的）清掃の効果について比較した。その結果、含嗽剤による化学（薬物）的な口腔ケアだけでは、咽頭部の細菌数の減少効果は限られ、機械的な口腔ケアを主体とした薬物含嗽が重要であることが示唆された（図6）[10,11]。

Ⅳ　口腔の刺激による嚥下反射の改善

　通常、唾液は無意識のうちに嚥下され、誤嚥することは稀である。ヒトの生体は本来、誤嚥を防ぐメカニズムが備わっているため、この誤嚥を防ぐ主要なしくみは2つある。

　1つは、食べ物を飲み込むときにはたらく嚥下反射、もう1つは気管・気管支内に入り込もうとする異物を押し出そうとする喀出に関連する咳嗽反射である。特に、嚥下反射の障害は、不顕性誤嚥（Silent Aspiration）の主な原因になる。たとえば、不顕性誤嚥のある人は口腔内に唾液がたまっても、それがたまっていると感知できず、嚥下反射が起こらない。このような人は、咳嗽反射も低下している可能性が高い[12]。

最近、この2つの反射改善に口腔ケア（口腔清掃）の有効性が示された。それは、1か月間にわたる集中的な口腔ケアを提供することで、嚥下反射の改善が見られ[13]、咳を起こす反射の改善が見られたという研究である。口腔清掃を中心とした口腔ケアは、感染源対策としての細菌の除去ばかりでなく、嚥下反射、咳反射に関与する物質であるサブスタンスPの分泌を増加させ、両反射を活性化する感染経路対策としても有効であることが明らかになった（図7）。

V 継続した口腔ケアと誤嚥性肺炎予防に関する検討

全国11か所の特別養護老人ホーム入所者を対象として、施設ごとに、入所者を介護者による毎日の口腔清掃に加え、週に1〜2回歯科医師もしくは歯科衛生士による専門的、機械的な口腔清掃を行う群と新たな介入を行わないこれまで通りの対照群とに無作為に分け、2年間の発熱日数、肺炎による入院、死亡者数を比較することで、口腔ケアによる誤嚥性肺炎予防について客観的な検討を試みた。また、誤嚥性肺炎と歯周病との関連を検討するために、この対象者を有歯顎者と無歯顎者に分け、発熱、肺炎の発症率の比較を行った[2,14]。

対象者は、全国11か所の特別養護老人ホーム入所者のうち、期間中に肺炎以外で死亡した51名を除いた366名で、口腔ケア群は184名（平均年齢82.0歳）、対照群は182名（平均年齢82.1歳）である。口腔ケアの内容は「施設介護者もしくは看護師による毎食後の歯磨きと1％ポビドンヨードによる含嗽、さらには週に1回の歯科医師もしくは歯科衛生士による専門的、機械的な口腔清掃」と規定し、使用器具等、細かなケア方法については2年間の口腔ケアをまっとうできるよう各施設、各対象者に適する形で行うこととした。具体的には居室あるいは食堂に隣接した洗面台、洗面所へ車椅子・歩行器などで移動し、移動ができない人はベッド上で行った。口腔清掃の方法は、軟毛から普通の硬さに至る歯ブラシ、歯間ブラシ、ツゥースエッテ®等のスポンジブラシによる機械的な清掃を中心に行った。清掃は歯、粘膜、舌および義歯に対して各人の必要度を考慮に入れたうえで実施した。また、口腔内状況を群分けの際に考慮しないよう、対象者の選択は口腔内診査前に無作為に行った。

口腔ケア群ならびに対照群の開始時の全身状況に有意な差はなかった。一方、期間中に7日以上の発熱を発生した者は、口腔ケア群27名（15％）、対照群54名（29％）と対照群で有意に多かった（$p<0.01$）。同様に、肺炎を引き起こした者は、口腔ケア群21名（11％）、対照群34名（19％）であり、対照群の方が有意に多く発症していた（$p<0.05$）。特に、肺炎による死亡者数を見ると、ケア群では14名（7％）であったが対照群では30名（16％）と有意に多く（$p<0.01$）、発症した肺炎がより重度となっていた（表1）。また、期間中の発熱者は、口腔ケア群と対照群との間で調査期間の延長とともに差が拡がっており、長期間継続することにより口腔ケアの効果がさらに著しく表れることが予測された。（図8、9）。

有歯顎者と無歯顎者の発熱者数、肺炎発症者数を比較すると、両群の間に有意な差はなかった。さらに、両群ともケア群で発熱や肺炎の発生が低下している傾向が認められ、特に有歯顎群においては有意であった（$p<0.01$）（表2）。期間中6か月ごとのADLの変化には、口腔ケア群、対照群の間で有意差はなかった。一方、MMSは、口腔ケア群に比べて対照群で有意に低下していた（$p<0.05$）。このことからも口腔ケアは認知機能の維持向上のためにも有効であることが示唆された（図10）。

VI 高齢者におけるインフルエンザ予防対策としての口腔ケア

1999年、静岡県のある特別養護老人ホームに歯科健診で訪問する機会があった。応接室に通され、施設長、看護師長および介護主任と話をしているうち口腔ケアの効果の話題になり、「口腔ケアのおかげで、この冬、インフルエンザの流行時に、うちは1人もかからず、職員皆でほっとしました」というエピソードを聞いた。1998年冬から1999年春にかけて日本中をある種のパニックに陥れたインフルエンザの話題だった。この施設では、その2年前から積極的に口腔ケアを導入し、インフルエンザが流行した時期さらに口腔ケアの介入度を高め、加えて日本茶を積極的に利用者の方に飲んでいただき、水分の補給をしたそうだ。周辺施設でインフルエンザが流行したため危機感を募らせる中、多くの職員が感じたことは、口腔ケアが気道感染の予防に大変有効であるということだった。当時、口腔ケアという言葉は普及しつつあったが、施設関係者の間で十分理解されていたわけではない。しかし、この施設の現場職

2）誤嚥性肺炎　その予防と口腔ケア

	口腔ケア群	対照群
発熱発生者数(%)	27(15)	54(29)**
肺炎発症者数(%)	21(11)	34(19)*
肺炎による死亡者数(%)	17(7)	30(16)**

(*：$p<0.05$、**：$p<0.01$)

表1　口腔ケア群と対照群の発熱発生者数、肺炎発生者数、肺炎による死亡者数。2年間の延べ7日以上の発熱発生者ならびに肺炎による入院、死亡者数は、口腔ケア群で有意に少なくなっていた(参考文献14より引用)。

	有歯顎者		無歯顎者	
	口腔ケア群	対照群	口腔ケア群	対照群
発熱発生者数(%)	13(11)	26(26)**	14(18)	28(34)*
肺炎発症者数(%)	10(9)	21(21)**	7(9)	17(20)
肺炎による死亡者数(%)	7(6)	20(20)**	6(7)	11(13)

(*：$p<0.05$、**：$p<0.01$)

表2　有歯顎者、無歯顎者における口腔ケア群と対照群の比較。有歯顎者においても、無歯顎者においても、口腔ケア群の方が、発熱発生者、肺炎発症者ならびに死亡者が少なく、とりわけ有歯顎群においては有意であった。

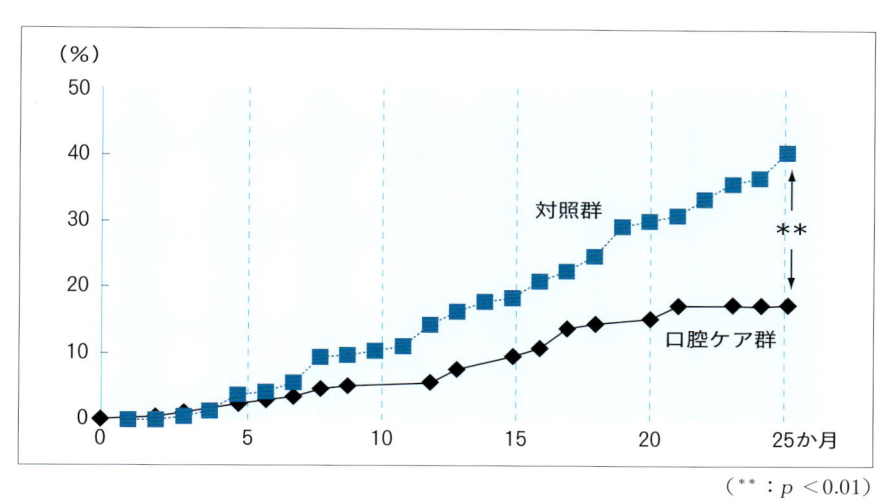

図8　期間中の発熱発生率。期間が長くなるにつれ、口腔ケア群と対象群の発生率の差が大きくなっていた($p<0.01$)。

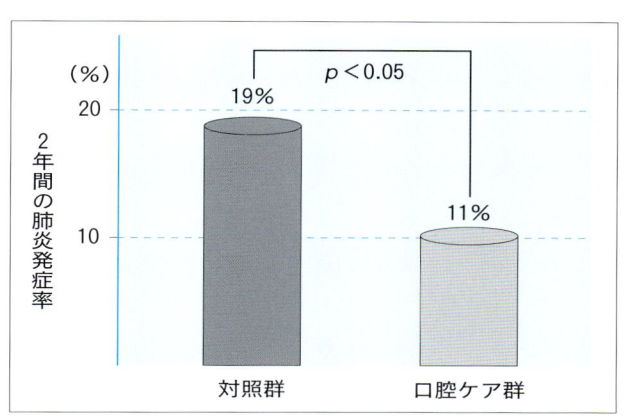

図9　口腔ケアと誤嚥性肺炎予防(参考文献2より改変引用)。

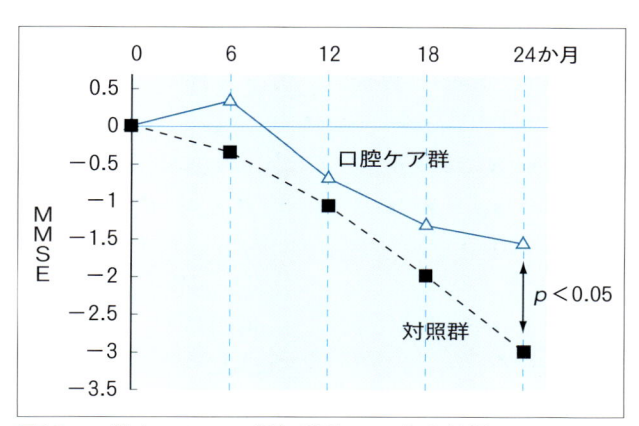

図10　口腔ケアによる認知機能への介入効果(MMSE：Mini Mental State Examination)。

6 口腔が引き金となる全身疾患との関連

	肺炎を発症した者	肺炎を発症しなかった者
該当者数	55名	311名
平均年齢	83.0±7.2歳	81.4±7.5歳
脳血管障害既住者	50.7%**	33.6%
開始時ADL	12.1±5.6**	17.5±6.4
開始時MMS	9.3±8.5**	14.2±8.8

(**: $p<0.01$)

表3 肺炎を発症した者としなかった者の開始時の全身状況。肺炎を発症した者は、肺炎を発症しなかった者に対して、有意に脳血管障害の既往のある者が多くADL、MMSが有意に低かった。

員の直感と行動は的を得ていたわけである。

さて、それから5年経過した2004年3月、老人保健健康増進事業「口腔ケアによる気道感染予防教室の実施方法と有効性の評価に関する事業報告書」という研究報告書が地域保健研究会から出され[15]、論文としてまとめられた[16]。この中で、府中市内の通所介護を受けている在宅療養高齢者98名に対して施設職員の日常的口腔ケアに加えて、歯科衛生士による口腔清掃を中心とした器質的口腔ケアと集団的口腔衛生指導を週に1回実施した。その結果口腔ケアを受けた群では対照群に比較し、唾液中の総細菌数、ノイラミニダーゼ活性、プロテアーゼ活性がともに有意に減少し、インフルエンザの発症は統計的にも有意に減少した。具体的には、発症は1/10まで抑えられた。今まで、看護や介護の現場で「何となくよいようだ」といわれてきたことが科学的に証明されると、口腔ケアに対する見方は一変した。

VII 肺炎発症の背景から見た予防戦略

1. 肺炎発症の背景

高齢者の肺炎の発症機序としては、脳血管障害の既往により嚥下反射、咳反射が低下し、不顕性誤嚥が増加し、口腔内細菌が下気道に到達しやすくなること、および宿主側の防衛機構である免疫能がADLの低下により減弱していることなどが複合して引き起こされることが指摘されている。これまでの研究結果[14]より、肺炎発症にかかわる全身状況として、ADLと脳血管障害の既往が有意であった(表3)ことは、まさしくこの肺炎の発症機序を裏づけるものといえる。山谷、佐々木らは、最近の新しい老人性肺炎の治療戦略をまとめているが[1]、この中で口腔ケアを誤嚥から肺炎に至る最後の砦を守る方法として打ち立てている。

不顕性誤嚥により誤嚥性肺炎が引き起こされる背景には、ADLの低下のほかに、たとえば、胃食道逆流によって、pHのきわめて低い胃酸を誤嚥することで化学性肺炎が発症するように、誤嚥の量とその性状もその大きな要因の1つとしてあげられる。また痰の管理が重要と考える。その意味で口腔から咽頭に至るケアは、今後ますます重要視されると思われる。

2. 老人性肺炎(誤嚥性肺炎)予防の戦略

最近、老人性肺炎の病態解明が進み、治療・予防法も見なおされ、新しい戦略の展望が開かれつつある。それらをまとめてみると、①食事内容の調整、②肺理学療法の実施、③日常的口腔ケアと専門的口腔ケア、④薬物療法(ACE阻害剤、DOPA剤の投与)、⑤胃食道逆流の予防→食後の上体起し、⑥脱水の予防、⑦睡眠時の管理、⑧ADLの改善、⑨落ち込みの予防・精神的なケア(心のケア)、⑩シーツなどの衛生面の管理等があげられる。老人性肺炎、とりわけ誤嚥性肺炎と脳血管疾患との関係が明らかになるにしたがい、生活習慣病としての脳血管疾患を予防することはひいては誤嚥性肺炎予防につながり、わが国における高齢者の死亡パターンを変え得る力になり得ると考える。歯科医療関係者は、この健康長寿につながる流れに対して食べ方や、食生活の改善の提案や口腔保健を通して貢献できるものと信ずる。

参考文献

1. 山谷睦雄ほか．老人性肺炎の病態と治療．日老医誌　1999；36：835-843.
2. Yoneyama T, Yoshida M, Matsui T, Sasaki H. Oral care and pneumonia. Lancet 1999；354：515.
3. 加藤武彦．歯科在宅往診に関する"10の問題点"．日本歯科評論 2001；61.
4. 矢内　勝．高齢者の誤嚥性肺炎．エキスパートナース　2001；17：43-45.
5. 渡辺　彰，折茂　肇（編）．高齢者の肺炎．新老年学（第2版）．東京大学出版会　1999.
6. Kobayashi H, Sekizawa K, Sasaki H. Aging effects on cough reflex. Chest 1997；111：1466.
7. Kikuchi R, Watanabe N, Konno T, Mishima N, Sekizawa K. Sasaki H. High incidence of silent aspiration in elderly patients with community-required pneumonia. Am. J. Respir Crit Care Med 1994；150：251-253.
8. 米山武義，相羽寿史，太田昌子，弘田克彦，三宅洋一郎，橋本賢二，岡本　浩．特別養護老人ホーム入所者における歯肉炎の改善に関する研究．日老医誌　1997；34：120-124.
9. 弘田克彦，米山武義，太田昌子，橋本賢二，三宅洋一郎．プロフェッショナル・オーラル・ヘルス・ケアを受けた高齢者の咽頭細菌数の変動．日老医誌　1997；34：125-129.
10. 厚生省　平成10年度老人保健強化推進特別事業　社会福祉施設等入所者口腔内状態改善研究モデル事業報告書．静岡：浜松市保健福祉部保健福祉総括室健康増進課口腔保健医療センター編，1999.
11. Ishikawa A, Yoneyama T, Hirota K, Miyake Y, Miyatake K. Professional oral health care reduces the number of oropharynqeal bacteria. J Dent Res 2008；87(6)：594-598.
12. 菊谷　武（監）．基礎から学ぶ口腔ケア．第1章　口腔ケアの基礎知識．東京：Gakken，2007.
13. Yoshino A, Ebihara T, Ebihara S, Fuji H, Sasaki H. Daily Oral Care and Risk Factors for Pneumonia Among Elderly Nursing Home Patients. JAMA　2001；286：2235-2236.
14. 米山武義，吉田光由，佐々木英忠，橋本賢二，三宅洋一郎，向井美惠，渡辺　誠，赤川安正．要介護高齢者に対する口腔衛生の誤嚥性肺炎予防効果に関する研究．日歯医学会誌　2001；20，58〜68.
15. 佐々木英忠，奥田克爾，阿部　修，菊谷　武，小川弘純，北原　稔，足立三枝子，田中甲子．平成15年度　厚生労働省老人保健健康増進等事業　口腔ケアによる気道感染予防教室の実施方法と有効性の評価に関する研究事業報告書．東京：地域保健研究会　2004，59-66.
16. Abe S, Ishihara K, Adachi M. Sasaki H, Tanaka K, Okuda K. Professional oral care reduces influenza infection in elderly. Arch. Gerontol Geriatr　2006；43(2)：157-164.

3）心冠動脈疾患

東京歯科大学微生物学講座教授
石原和幸

I　はじめに

1970年代以降、歯肉縁下バイオフィルム中細菌が歯周炎発症に果たす役割が次々に明らかにされてきた。菌種数においても歯肉溝中細菌は、当初300種といわれていたものが、培養できないものも含めて500種を超える菌種が存在することが報告されている。さらにこの多菌種が集合したバイオフィルムとしての性状についても活発な解析が行われている。これらの細菌は、体外である歯肉溝や口腔粘膜上に存在している。しかし、一度う蝕や歯周病などの疾患が起こると、歯髄の露出や、上皮の潰瘍化といったバリアの破綻が起こり、体外の細菌やその成分が体内に侵入してくる。特に歯周炎のような慢性疾患の場合、それによって起こる菌血症は一過性とはいえ長期間にわたる。このような状況の持続が起こるということからは、血中に入り込んだ細菌が、口腔のみだけでなく生体のほかの部位に何らかの影響を与えるということが予想される。抜歯、歯周外科などによる菌血症は多数報告され、中にはブラッシングや咀嚼によって起こるという報告もされている（表1）[1]。歯周炎による歯肉溝上皮の断裂した部分の面積は、たとえば、すべての歯に中等度から重度の歯周ポケットがあったとすると、手のひら程度になる。このバリアを失った部分に歯肉縁下バイオフィルムが接触していれば、当然、菌血症が起こってくる。最近、Kinaneら[2]がPCRによって行った検出結果でも、表1に示されているほど高頻度ではないが、超音波スケーリング（23%）、プロービング（16%）、ブラッシング（13%）の頻度で菌血症が起こっていることを示している。以前から菌血症の影響として、心内膜炎のような急性の疾患が病巣感染として知られていたが、これに加えて動脈硬化症や糖尿病のような慢性疾患にも、歯周病原性細菌が関わっていることが明らかにされつつある。

II　動脈硬化と心筋梗塞・脳梗塞

脂質の動脈壁への沈着により動脈壁の変性が起こるのが動脈硬化症である。この中心を占めるものがアテローム性動脈硬化症（Atherosclerosis）である。アテローム性動脈硬化症は生活習慣によって長い時間をかけて起こる疾患であり、その原因としては、高血圧、高脂血症、喫煙、糖尿病といった古典的リスクファクターが関わるということがわかっていた。そのため、10年以上前には高脂血症や高血圧を何とかすれば、心冠状動脈疾患は20世紀末には減少するのではという希望的観測があったが、そのような楽観論は実現しなかった。心冠状動脈疾患は増加を続け、発展途上国と西ヨーロッパでの罹患率の増加および西欧諸国での肥満と糖尿病の急速な増加により、このままいくと世界的に死因の主要なものになりつつある。しかし、以前から古典的リスクファクターで判定した場合、リスクが低い人でも心筋梗塞のような疾患を引き起こすことが謎になっていた。そのため古典的リスクファクターと別の因子の関与についても解析が加えられてきた。この慢性病変のメカニズムに新たな方向性を与えたのがRoss[3]の報告であ

表1　歯科処置による菌血症の発生率（%）。

処置	菌血症の確率	範囲
抜歯	60	18 - 85
歯周外科	88	60 - 90
ブラッシングと洗浄	40	7 - 50

（参考文献1より改変引用）

3）心冠動脈疾患

る。Rossは、アテローム性動脈硬化症に炎症が関わっているのではないかという考えを提唱した。これ以後、この関連が多数の研究によって確かめられてきた。このメカニズムの解明の中心となってきたのは動物での動脈硬化モデルである。ただ、動物を普通に飼育してもアテローム性動脈硬化症が起きないため、モデルを作成するために、遺伝子を変異させた動物の作成が試みられた。その結果、apoE遺伝子*を欠失させたマウス等を用いることによって、アテローム性動脈硬化症の形成が可能であることが明らかにされた。これらのマウスで炎症に関与する細胞機能を変化させ、それによって起こるアテローム性動脈硬化症を解析することによって、炎症とアテローム性動脈硬化症の関わりが次第に明らかにされてきた。

アテローム性動脈硬化症病巣の形成には、マクロファージ、T cellなどの細胞によって起こされる血管内膜での炎症性反応が重要な役割を果たしている。この中での主役は、低比重リポタンパク（LDL）とマクロファージである。LDLが血液中から血管壁に入り込むと、それが内膜部分で酸化されて酸化LDLになったり、酵素によって修飾を受ける。これらのLDLにより隣脂質が遊離され、これが血管内皮細胞を刺激する（図1）[4]。その結果、血管の内側に接着分子と炎症関連タンパクの遺伝子が発現する（図2）[5]。血小板はこの部分に作用し、さらに内皮細胞を活性化させる。接着分子は血液中の単球の血管壁への接着を引き起こし、単球が血管内に入りこむのを誘導する[6,7]。血管内膜に侵入した単球は、マクロファージに分化し、スカベンジャーレセプター*によって酸化LDLを取り込み細胞室内にコレステロールをためていく。そして、それが細胞内にたまってくると、マクロファージは泡沫細胞となり血管壁に居座る。またマクロファージは、Toll-like receptor*により病原体の成分を認識し、炎症性サイトカイン、ケモカイン、プロテアーゼなどを産生することによって、血管内皮に炎症や組織障害を起こす。炎症の惹起は、Th 1細胞*がマクロファージによって抗原提示を受けることによって出すTh 1タイプサイトカインによっても増強される（図3）。

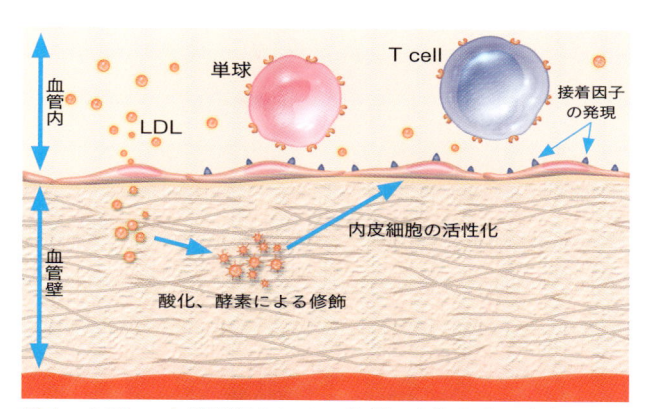

図1　LDLの血管壁侵入による作用。高脂血症の患者では、過剰なLDLが血管壁内膜に浸潤する。LDLは内膜内で酸化や酵素による修飾を受ける。これら変性したLDLは、炎症性の物質を誘導し、血管内皮細胞の接着因子発現を誘導する。

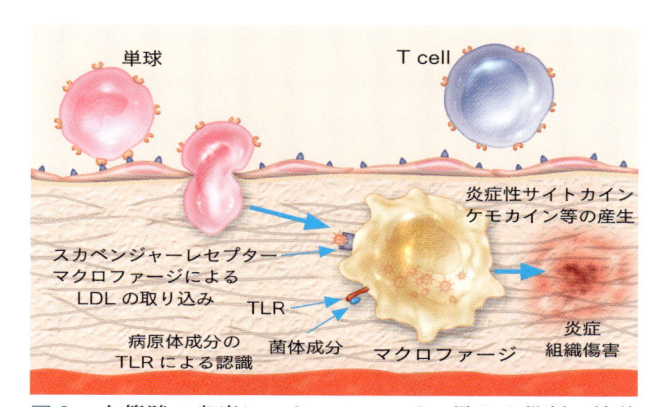

図2　血管壁の炎症にマクロファージの果たす役割。接着分子の発現により単球やT cellの内膜への侵入が増加する。血液中の単球は血管内皮細胞により活性化され、血管壁に侵入してマクロファージに分化する。マクロファージは、スカベンジャーレセプターによって酸化LDLを貪食し、細胞内にLDLを蓄積し、泡沫細胞へと変化していく。また、マクロファージは細菌の成分などをToll-like receptor（TLR）のようなパターン認識レセプターによって認識し、炎症性サイトカイン、ケモカインや炎症性物質を遊離し、血管壁の炎症と組織傷害を引き起こす。

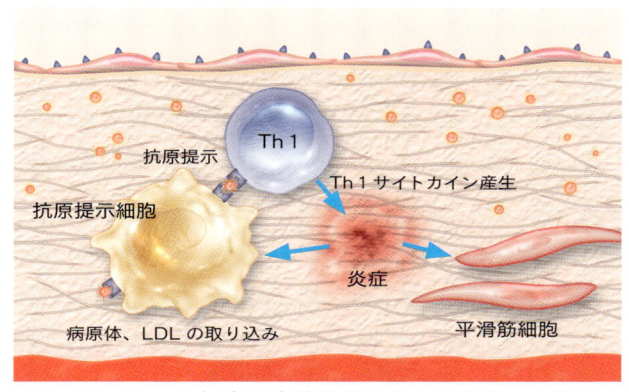

図3　ヘルパーT細胞が病巣形成に果たす役割。血管壁に浸潤したTh 1細胞も、interferon γのようなTh 1 typeサイトカインを産生し炎症を引き起こし、血管平滑筋細胞の内膜への遊走を促し、線維被膜形成に関わる。

---

*apoE：血漿リポタンパクで、リポタンパク質の代謝に重要な機能を果たす。
*スカベンジャーレセプター：変性（酸化、アセチル化）したLDLを認識し取り込むレセプター。
*Toll-like receptor：自然免疫の病原体認識に関わるレセプター。病原体に共通な内毒素、リポタンパクなどの構造物の分子パターンを認識する。
*Th 1細胞：ヘルパーT cellのうち細胞性免疫を司どる細胞を調節する細胞群。Th 1が出すinterferon γのようなサイトカインをTh 1 type cytokineと呼ぶ。

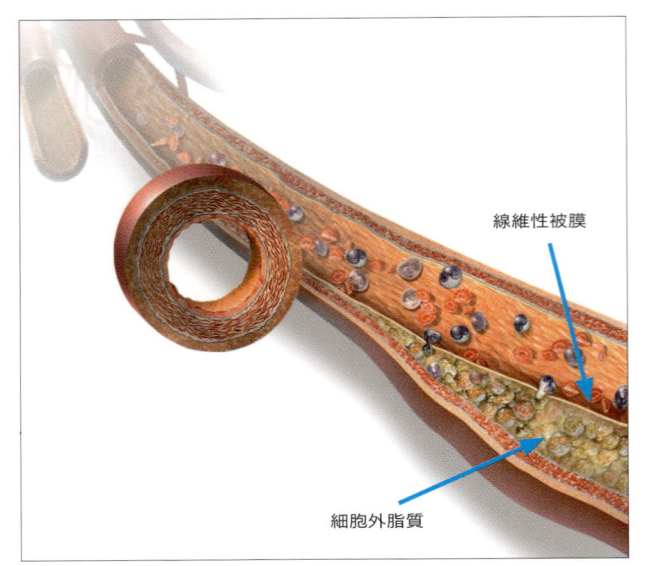

6 口腔が引き金となる全身疾患との関連

図4 血管内膜に形成された細胞外脂質。泡沫細胞が増加してくると細胞外脂質が形成され、それを線維性被膜が覆う（奥田克爾、石原和幸ほか：「オーラルヘルスと全身の健康」P&Gジャパン（株）、2007より転載引用）。

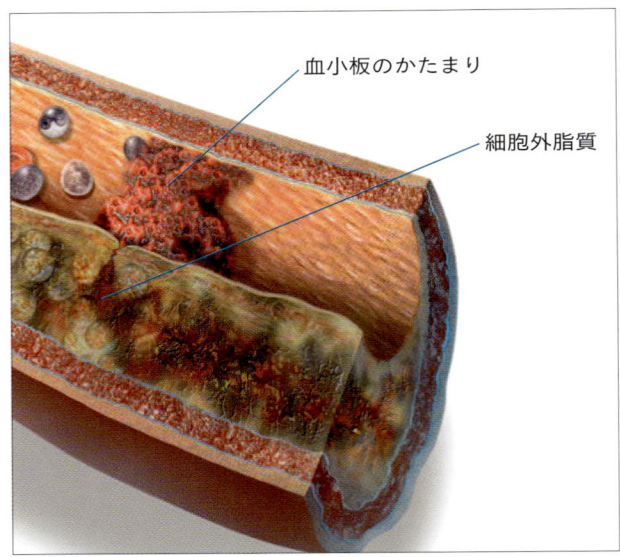

図5 動脈硬化病巣（プラーク）の破綻。細胞外脂質を覆う繊維性被膜がマトリクスプロテアーゼにより分解され断裂すると、止血機構によってその部分で血小板の凝集が起こる。これが血栓となることにより心筋梗塞や脳梗塞が起こる（奥田克爾、石原和幸ほか：「オーラルヘルスと全身の健康」P&Gジャパン（株）、2007より転載引用）。

泡沫細胞やT cellの浸潤が進むとともに、血管の内膜での脂質沈着が次第に強くなっていく。初期の脂質の沈着は線条のようであるが、それが集まり血管の内腔に膨隆するような大きな細胞外脂質が形成されるようになる（プラークの形成、図4）。これを覆う線維性被膜は不安定である。この部分が破綻すると、そこを修復しようと血小板が凝固塊を形成する（図5）。これによってこの部分が閉塞を起こすか、これが外れてさらに下流に行き閉塞を起こすかによって、心筋梗塞や脳梗塞が引き起こされ、命に関わることになる。

炎症反応がアテローム性動脈硬化症に関わることが明らかになってくると、肺炎クラミドフィラ（*Chramidophila pneumoniae*）、ヒトサイトメガロウイルス（human cytomegalovirus、HCMV）、胃潰瘍の病原体の *Helicobacter pylori* といった感染症の病原体と心筋梗塞などの心血管系疾患との関わりが解析されるようになった。歯周炎も口腔における慢性感染症であり、一過性の菌血症によって長い期間をかけて血管に影響を与える可能性があることから解析が行われてきた。

III 動脈硬化と歯周炎のリンクの解明

1．疫学的アプローチ

口腔環境の悪さと循環器系統のトラブルについての解析は1980年代に始まっている。1988年から2000年までに行われた横断調査では、5つの報告中4つで歯周炎と心冠状動脈疾患の間に関係が認められている[8]。それに引き続き、より精度の高い縦断研究が大規模なサンプルを用い行われた。1993年から2002年までに行われた15の縦断研究のうち、11では歯周炎と心血管系疾患について弱いが関連があるという結果が出ている。関係を認めているものでは、歯周炎患者での心血管系疾患のodds比（OR）＊が最高で3を超えるというデータが出されている。これらの結果は、心疾患の発症率に歯周炎が何らかの影響を与えていることを示唆している。さらに脳血管障害との関連を解析した5つの報告では、4つの解析が脳梗塞と歯周炎の間に関係を認めている。しかし、これにはまだ問題点が残されている。その1つ

＊odds：ある事象（疾病）の起こりやすさを2つの群で比較して示す統計学的尺度。この場合odds比が3であれば、口腔内が健康な人が心冠状動脈疾患に罹患する可能性を1としたとき、歯周炎の人が罹患しやすさが3倍であることを示す。

3）心冠動脈疾患

表2 歯周病原性細菌。

菌　種
Porphyromonas gingivalis
Aggregatibacter actinomycetemcomitans
Tannerella forsythia
Treponema denticola
Fusobacterium nucleatum
Campylobacter rectus

表3 心冠状動脈からの歯周病原性細菌の検出。

菌　種	PD ≥ 4 mm の部位が 4か所未満（N=17） 歯肉縁下	PD ≥ 4 mm の部位が 4か所未満（N=17） 冠動脈壁	PD ≥ 4 mm の部位が 4か所以上（N=34） 歯肉縁下	PD ≥ 4 mm の部位が 4か所以上（N=34） 冠動脈壁
P. gingivalis	47.1	5.8	58.8	29.4
A. actinomycetemcomitans	41.2	17.6	29.4	26.5
T. forsythia	41.2	5.8	41.2	5.9
T. denticola	58.8	11.8	67.7	29.4
C. rectus	29.4	17.6	41.2	14.7

は、歯周炎の程度の指標として用いられているものが、研究によりまちまちであることである。この点が、複数の結果の間での比較検討を難しくしている。また、すべてが後ろ向き調査であるため、この関連が直接の因果関係かどうかを明らかにするには、まだ不十分といわざるを得ない。

2．動脈硬化症病変からの歯周病原性細菌の検出

微生物がその疾患の原因である場合、ほとんどの場合その病巣から病原体が検出されてくる。先に述べたように、歯周炎が悪化すると歯肉上皮が破綻するため一過性の菌血症が増加する。そのため歯肉縁下細菌がアテローム性動脈硬化症病巣形成に関わる可能性が考えられる。この観点からアテローム性動脈硬化症病巣から歯周病原性細菌の検出が試みられている。歯周病原性細菌には表2に示すようなものがあるが、この多くが検出の対象とされてきた。最初に動脈硬化病巣から歯周病原性細菌の検出を示したのはChiuら[9]である。Chiuらは、動脈硬化症と慢性感染症病原体の関わりを明らかにする目的で、頚動脈内膜切除術により採取した頚動脈のサンプルに対して、肺炎クラミドフィラ、HCMV、単純ヘルペスウイルス（herpes simplex virus‐1）、歯周病原性細菌のPorphyromonas gingivalis、および感染性心内膜炎で検出されることの多いStreptococcus sanguinisに対する特異抗体を用いて免疫染色を行い、これらの微生物が頚動脈サンプルから認められ、サンプルによっては4種の微生物がすべて認められたことを報告している。Haraszthyら[10]は、頚動脈内膜切除術により得たサンプルからDNAを抽出し、歯周病原性細菌の検出を行った。50サンプル中80％のサンプルから1種類以上の細菌が検出された。30％からTannerella forsythia、26％からP. gingivalis、18％からAggregatibacter actinomycetemcomitans、14％からPrevotella intermediaが検出されている。歯周病原性細菌以外ではHCMV、肺炎クラミドフィラがそれぞれ38％、18％認められている。著者らが心冠状動脈のバイパス手術を受けた人の、口腔内と手術時に得た動脈壁からの歯周病原性細菌検出率を調べたデータ[11]を表3に示した。口腔内からは33.3〜64.7％、動脈壁からは5.9〜23.5％で歯周病原性細菌が検出されていた。患者を4mm以上の歯周ポケット数が4か所未満と4か所以上の2群に分けて、歯周病の程度と歯周病原性細菌の検出率を比較すると、心冠状動脈からの歯周病原性細菌検出頻度は、P. ginigvalis、T. denticola、A. actinomycetemcomitansの3菌種では、歯周ポケットが4か所以上の患者の方が高くなっていた。Kozarovら[12]は、アテローム性動脈硬化症病変から、生きたP. gingivalisとA. actinomycetemcomitansが認められたことを報告している。これらの結果は、一過性に血流に入り込んだ歯周病原性細菌が心冠状動脈の血管壁に到達していることと、その頻度が歯周炎の重症度と関係していることを示唆している。

3．歯周病原性細菌の感染と心冠状動脈疾患

Beckら[13]は、歯周病原性細菌を含む17菌種の細菌の感染を血清抗体価で調べ、それと頚動脈の内膜中膜肥厚度との間の関係を調べている。喫煙経験者の内膜中膜肥厚度と歯周病原性細菌の関係は、T. denticolaでOR=1.7、P. intermediaでOR=1.5、Capnocytophaga ochraceaでOR=1.5、Veillonella parvulaでOR=1.7であった。他方、喫煙経験のない患者ではPrevotella nigrescensはOR=1.7、A. actinomycetemcomitansはOR=1.7、C. ochraceaはOR=2.0であった。心冠状動脈疾患と同じような結果が脳梗塞でも報告されている。Pussinenら[14]は、P. gingivalisとA. actinomycetemcomitansに対する抗体価による感染の有無と脳梗塞についての解析を

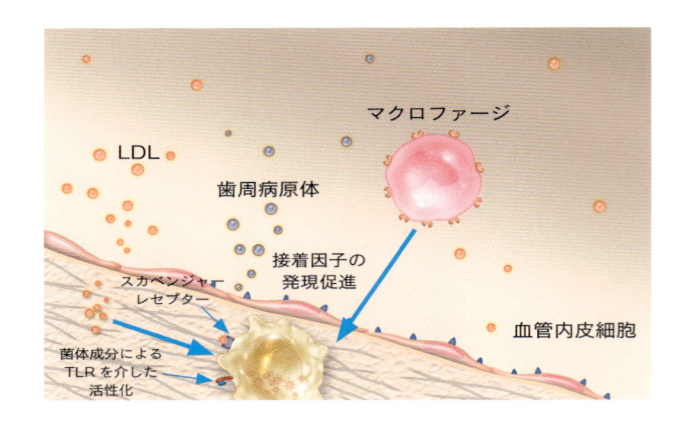

6 口腔が引き金となる全身疾患との関連

図6 歯周病原性細菌と atherosclerosis 形成。歯周病原性細菌は血管壁の接着分子発現や、TLR を介したマクロファージ活性化等を介して、動脈硬化病巣形成に関わる可能性が考えられる。

行った。P. gingivalis に対し IgA の上昇が認められている男性の OR は1.63、IgG の上昇が認められている女性の OR は2.30であった。さらに喫煙経験がない男性で P. gingivalis に対する抗体価が認められている男性では OR が3.31であった。この解析では A. actinomycetemcomitans 感染と脳梗塞の発症との間に関係は認められなかった。これらの報告は歯周炎と心冠状動脈疾患・脳梗塞などの血管系疾患の関係に歯周病原性細菌が何らかの役割を果たしていることを示唆している。

4．動物実験による関与メカニズムの解析

歯周病の病因論の解析から、歯周病原性細菌が Toll-like receptor を介して免疫担当細胞を刺激し、interleukin 1、Tumor Necrosis Factor α（TNF-α）などの炎症性サイトカインや Inferferon γ のような Th1 type cytokine を産生することが明らかになっている点[15~18]、血小板凝集能をもつ菌種が存在するという点[19]では、アテローム性動脈硬化症の発症のプロセスに泡沫細胞の形成、血管内膜での炎症反応、血小板凝集などの作用を介して歯周病原性細菌が影響を与えることは十分可能である（図6）。そのため、さらに因果関係を明らかにするために、歯周病原性細菌が動物でのアテローム性動脈硬化症形成へ及ぼす影響についても検討が加えられてきた。Roth ら[20]は、P. gingivalis を感染させた動脈の内皮細胞は、非感染のものよりもマクロファージの動脈内皮細胞への接着が上昇していることを示している。Dorn ら[21]はヒト冠動脈内皮細胞に P. gingivalis を感染させる実験を行い、本菌が血管の内皮細胞に対して侵入性があることを示している。Yamakita ら[22]は、血管内皮に侵入した P. gingivalis の細胞内での生存には、本菌のプロテアーゼであるジンジパインが重要な役割を果たしていることを示している。マウスのマクロファージの cell line を用い、LDL 存在下で P. gingivalis を感染させると泡沫細胞形成が促進されることも示されている[23]。

Li ら[24]は、apoE 欠損マウスに対し高脂質食を与えたうえで、10^7 の P. gingivalis 菌体を静脈から投与すると、大動脈のアテローム性動脈硬化症病変の面積が非感染のマウスの9倍であったことを報告している。Lalla ら[25]は、apoE 欠損マウスに対し高脂質食を与えたうえで、P. gingivalis を口腔内および直腸に接種し、アテローム性動脈硬化症の形成を解析した結果、P. gingivalis の接種によって、マウスの歯槽骨の吸収が起こるとともに、大動脈のアテローム性動脈硬化症の部位が、P. ginigvalis 非感染マウスに比べ増加していることを明らかにした。Jain ら[26]は、ウサギに高脂質食を与え、歯に糸をまきつけ、P. gingivalis が感染しやすい状態にしたうえで口腔感染させ、アテローム性動脈硬化症との関係を解析している。感染部位の歯槽骨では骨吸収が起こっているとともに、非感染のウサギに比べて P. gingivalis の感染したウサギでは大動脈に脂質沈着が起こっていた。このウサギでの結果は、特に遺伝子欠損を起こさせていない通常の動物でも、P. gingivalis によるアテローム性動脈硬化症促進作用があることを示している。ただ、この実験では、大動脈の脂質沈着を起こした部分には P. gingivalis は検出されていない。この著者らは、菌体が血管に必ずしも侵入する必要はなく、血流中に入り込んだ菌体成分によって脂質の沈着を引き起こすのではないかと考えている。Gibson ら[27]は、P. gingivalis の野生株の apoE 欠損マウスへの感染は、血管内皮細胞の TLR2、TLR4 の発現を上昇させるとともに、アテローム性動脈硬化症の形成を促進していることを報告している。この促進作用は、本菌の付着因子であ

る線毛の欠損株では低下が認められている。動物実験によって得られた結果を統合すると、図6のようにP. gingivalis 感染が菌体の血管壁への侵入、または血流内に侵入した菌体成分が血管内皮細胞や免疫担当細胞に作用することによって、アテローム性動脈硬化症形成促進に関わることを示唆している。さらに、歯周病原性細菌がHCMVのような歯周炎以外の病原体とともに影響を与えていることも考えられるため、ほかの感染症も考慮した視点での解析も今後必要になってくると考えられる。

5．介入実験による解析

Tonetti ら[28]は、ランダマイズを行った120人の重症歯周炎患者を、通常のスケーリング、ルートプレーニングを行った群（59人）と、麻酔下で全顎のスケーリング、ルートプレーニングとミノサイクリンの局所投与を行った群（61人）に分けた。この2群に対し、炎症のバイオマーカー、血液凝固のマーカー、内皮細胞の活性化、血流依存性血管拡張反応＊を測定し、これらを指標として動脈硬化について検討している。24時間後では、麻酔下で集中的な治療を行った群は、通常治療群に比べ血流依存性血管拡張反応は低く、炎症と相関する CRP、interleukin‐6、血管内皮の活性化を示す E-selectin、von Willbrand factor は高くなっていた。しかし60日後、集中的な治療を行った群では、血流依存性血管拡張反応が通常の処置群に比べ高くなっていた。以前までの疫学解析は、すべて後ろ向き調査であったのに対し、この報告では、ヒトでの前向き調査で介入実験をすることにより、歯周治療によって動脈壁の状態が改善されていることを明らかに示している。この解析は、従来までの疫学的解析のうち、歯周炎とアテローム性動脈硬化症との関係を示すもっとも強力な evidence であるといえる。

Periodontal medicine の流れはゆっくりではあるが着々と進みつつある。その結果、Floss or die? といわれた頃に可能性だけが示されていたものについて、明らかにその関連を示す evidence が蓄積されつつある。今後は、前向きの疫学的解析を行うことにより、その動脈硬化に与える影響の強さについて解析するとともに、病変形成の各ステップの解析を等物モデルを用いて詳細に行うことによって、その関与がどのようなルートを介して起こっているかを突き止めていく必要がある。これらの解析は、歯科医学がどのように全身の健康に対してアプローチすべきかの方向性を明らかにし、これからの歯科医学の意義をさらに拡げていくと考えられる。

＊血流依存性血管拡張反応：血管内皮細胞機能の検査法で、安静時に下腕を駆血し、解除したときに起こる血管の拡張を測定する。動脈硬化の危険が高いと拡張度合いが低くなる。

参考文献

1. Durack DT. Prophylaxis of infective endocarditis. in Principle and Practice of Infectious Disease Vol 1 5th ed. Philadelphia : Churchhill Livingstone 2000；917‐925.
2. Kinane DF, et al. Bacteraemia following periodontal procedures. J Clin Periodontol 2005；32：708‐713.
3. Ross R. Atherosclerosis — an inflammatory disease. N Engl J Med 1999；340：115‐126.
4. Leitinger N. Oxidized phospholipids as modulators of inflammation in atherosclerosis. Curr Opin Lipidol 2003；14：421‐430.
5. Dai G, et al. Distinct endothelial phenotypes evoked by arterial waveforms derived from atherosclerosis-susceptible and-resistant regions of human vasculature. Proc Nat Acad Sci USA 2004；101：14871‐14676.
6. Eriksson EE, et al. Importance of primary capture and L-selectin-dependent secondary capture in leukocyte accumulation in inflammation and atherosclerosis in vivo. J Exp Med 2001；194：205‐218.
7. Cybulsky MI and Gimbrone MA Jr. Endothelial expression of a mononuclear leukocyte adhesion molecule during atherogenesis. Science 1991；251：788‐791.
8. Scannapieco FA, Bush RB, and Paju S. Associations between periodontal disease and risk for atherosclerosis, cardiovascular disease, and stroke. A systematic review. Ann Periodontol 2003；8：38‐53.
9. Chiu B. Multiple infections in carotid atherosclerotic plaques. Am Heart J 1999；138：S534‐S536.
10. Haraszthy VI, et al. Identification of periodontal pathogens in atheromatous plaques. J Periodontol 2000；71：1554‐1560.
11. Ishihara K, et al. Correlation between detection rates of periodontopathic bacterial DNA in carotid coronary stenotic artery plaque and in dental plaque samples. J Clin Microbio 2004；42：1313‐1315.
12. Kozarov EV, et al. Human atherosclerotic plaque contains viable invasive Actinobacillus actinomycetemcomitans and Porphyromonas gingivalis. Arterioscler. Thromb Vasc Biol 2005；25：e17‐e18.
13. Beck JD, et al. Associations between IgG antibody to oral organisms and carotid intima-medial thickness in community-dwelling adults. Atherosclerosis 2005；183：342‐348.
14. Pussinen PJ, et al. Systemic exposure to Porphyromonas gingivalis predicts incident stroke. Atherosclerosis 2007；193：222‐228.
15. Lamont RJ and Jenkinson HF. Life below the gum line : Pathogenic mechanisms of Porphyromonas gingivalis. Microbiol Mol Biol Rev 1998；62：1244‐1263.
16. Miyamoto M, et al. The Treponema denticola surface protease dentilisin degrades interleukin-1β (IL-1β), IL-6 and tumor necrosis factor alpha .Infect Immun 2006；74： 2462‐2467.
17. Asai Y, Jinno T and Ogawa Y. Oral treponemes and their outer membrane extracts activate human gingival epithelial cells through toll-like receptor 2. Infect Immun 2003；71；717‐725.
18. Onishi S, et al, Toll-like receptor 2-mediated interleukin-8 expression in gingival epithelial cells by the Tannerella forsythia leucine-rich repeat protein BspA. Infect Immun 2008；76：198‐205.
19. Naito M, et al. Porphyromonas gingivalis — induced platelet aggregation in plasma depends on Hgp44 adhesin but not Rgp proteinase. Mol Microbiol 2006；59：152‐167.

20. Roth GA, et al. Infection with a periodontal pathogen increases mononuclear cell adhesion to human aortic endothelial cells. Atherosclerosis 2007 ; 190 : 271-281.
21. Dorn BR, Dunn WA Jr, and Progulske-Fox A. Invasion of human coronary artery cells by periodontal pathogens. Infect Immun 1999 ; 67 : 5792-5798.
22. Yamatake K, et al. Role for gingipains in *Porphyromonas gingivalis* traffic to phagolysosomes and survival in human aortic endothelial cells. Infect Immun 2007 ; 75 : 2090-100.
23. Qi M, Miyakawa H, and Kuramitsu HK. *Porphyromonas gingivalis* induces murine macrophage foam cell formation. Microb Pathog 2003 ; 35 : 259-267.
24. Li L, et al. *Porphyromonas gingivalis* infection accelerates the progression of atherosclerosis in a heterozygous apolipoprotein E-deficient murine model. Circulation 2002 ; 105 : 861-867.
25. Lalla E, et al. Oral infection with a periodontal pathogen accelerates early atherosclerosis in apolipoprotein E-null mice. Arterioscler Thromb Vasc Biol 2003 ; 23 : 1405-1411.
26. Jain A, et al. Role for periodontitis in the progression of lipid deposition in an animal model. Infect Immun 2003 ; 71 : 6012-6018.
27. Gibson FC 3rd, et al. Innate immune recognition of invasive bacteria accelerates atherosclerosis in apolipoprotein E-deficient mice. Circulation 2004 ; 109 : 2801-2806.
28. Tonetti MS, et al. Treatment of periodontitis and endothelial function. N Engl J Med 2007 ; 356 : 911-920.

4）早産・低体重児出産

東京医科歯科大学大学院医歯学総合研究科歯周病学分野教授
和泉雄一
北海道医療大学歯学部歯周歯内治療学分野教授
古市保志
鹿児島大学大学院医歯学総合研究科歯周病学分野教授*
鹿児島大学大学院医歯学総合研究科歯周病学分野助教**
野口和行*、長谷川梢**

I 早産・低体重児出産とは

　早産とは妊娠22週以降から37週未満の分娩、低体重児出産とは出生体重が2,500g未満の新生児の出産のことである（図1）。37週未満の早産児は胎外生活に適応できるだけの十分な成熟度に達する前に出生するため、低体重児であったり未熟徴候を有していたりすることが多い。また、新生児の未熟成が強いほど、集中的な新生児管理を必要とし、救命できた場合でも種々の合併症や後遺症を残す場合もある。
　少子高齢社会の現代日本においては、出生率は減少しているが、早産・低体重児出生率は増加している（図2）。これは、医療技術の進歩により、新生児死亡の減少やハイリスク（35歳以上や基礎疾患のある）女性における妊娠出産が可能となったためであると思われる。しかし、医療技術の発達した今日でも、早産は周産期死亡の重要な要因であることに変わりはなく、そのリスク因子や原因の解明が注目されている。

II 歯周病が早産・低体重児出産を引き起こすメカニズム

　「歯周病が早産・低体重児出産に影響しているのではないか」と最初に報告されてから十数年が経過している。そして現在、次の2つが影響を及ぼすメカニズムとして考えられている（図3）。

1．歯周病に起因する炎症性物質の影響
（1）分娩発来・早産と炎症性物質
　早産は、出産の時期に至る前に分娩が引き起こされた状態である。そのため、まずは分娩発来のメカニズムを知る必要がある。

　分娩は子宮収縮と頸管熟化によってもたらされるが、その機序についていまだ定説はない。しかしその仮説の1つに、炎症性物質が重要な役割を果たしているというものがある。分娩が近づくと、胎児、羊水、胎盤などからのさまざまな生理活性因子や、ストレッチングなどの機械的因子などが刺激となり、プロスタグランジンが産生され、それが子宮筋の収縮を惹起する。同時に、IL-1βやIL-8、TNF-αのような炎症性物質の分泌や好中球の遊走なども起こり、プロテアーゼやコラゲナーゼが放出され、頸管熟化がもたらされる。つまり炎症性物質が中心となり、子宮収縮と頸管熟化が惹起されることによって分娩出産へと至るというものである。
　早産の原因疾患として、細菌性膣炎や絨毛羊膜炎があげられているが、これらの疾患では、産科器官で早期に炎症性物質の上昇が起こり、頸管熟化や子宮収縮が分娩期前に引き起こされるためと考えられている。

（2）歯周病と炎症性物質
　歯周病は口腔内の慢性感染症であるため、歯周病局所においては、さまざまな炎症性物質が持続的に産生されていることが予想される。実際の報告でも、歯周病に罹患している部位の歯肉溝滲出液中の炎症性物質（IL-6、IL-8、TNF-α、IL-1β、PGE$_2$）の濃度や総量が有意に高いことが明らかにされている[1〜3]。さらには口腔内局所だけでなく、歯周病患者の血清IL-1α、TNF-α、PGE$_2$濃度が有意に高いことが報告されており、また歯周治療によりそれらのサイトカイン濃度が有意に低下することも報告されている[3,4]。

（3）歯周病と早産・低体重児出産と炎症性物質
　上記のように、歯周病と早産は共通の炎症性物質

4）早産・低体重児出産

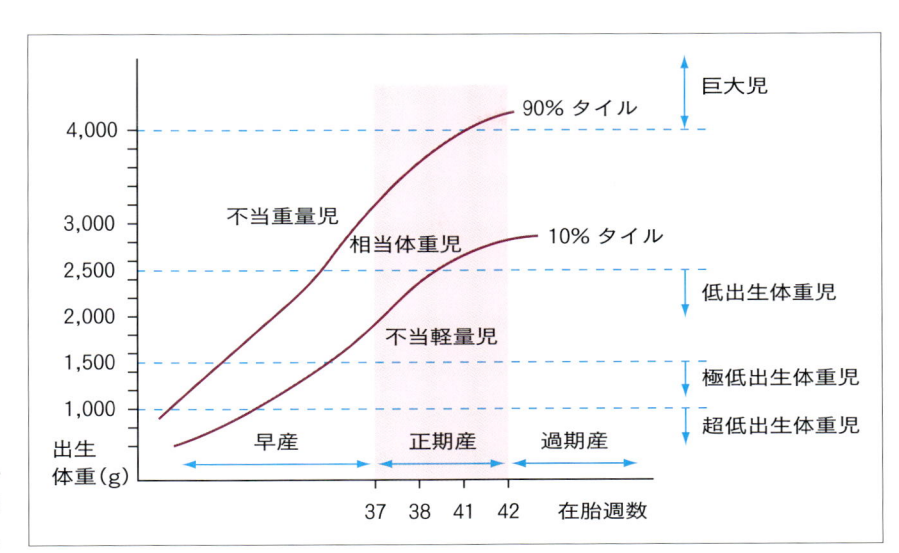

図1 新生児の出生体重および週数からの分類（小川雄之亮ら（編）. 新生児学（第2版）. メディカ出版, 2000；25より改変引用）。

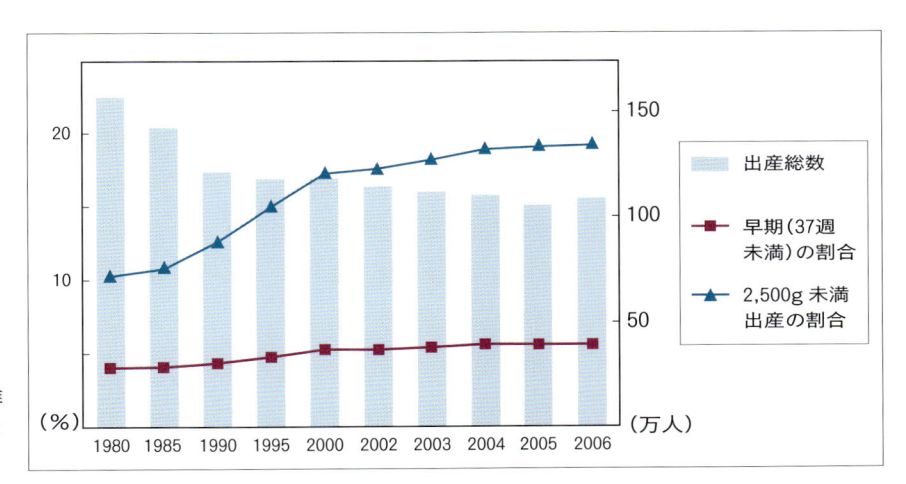

図2 低体重児出産、早産の出生率の推移（厚生労働省. 人口動態調査. 平成18年より改変引用）。

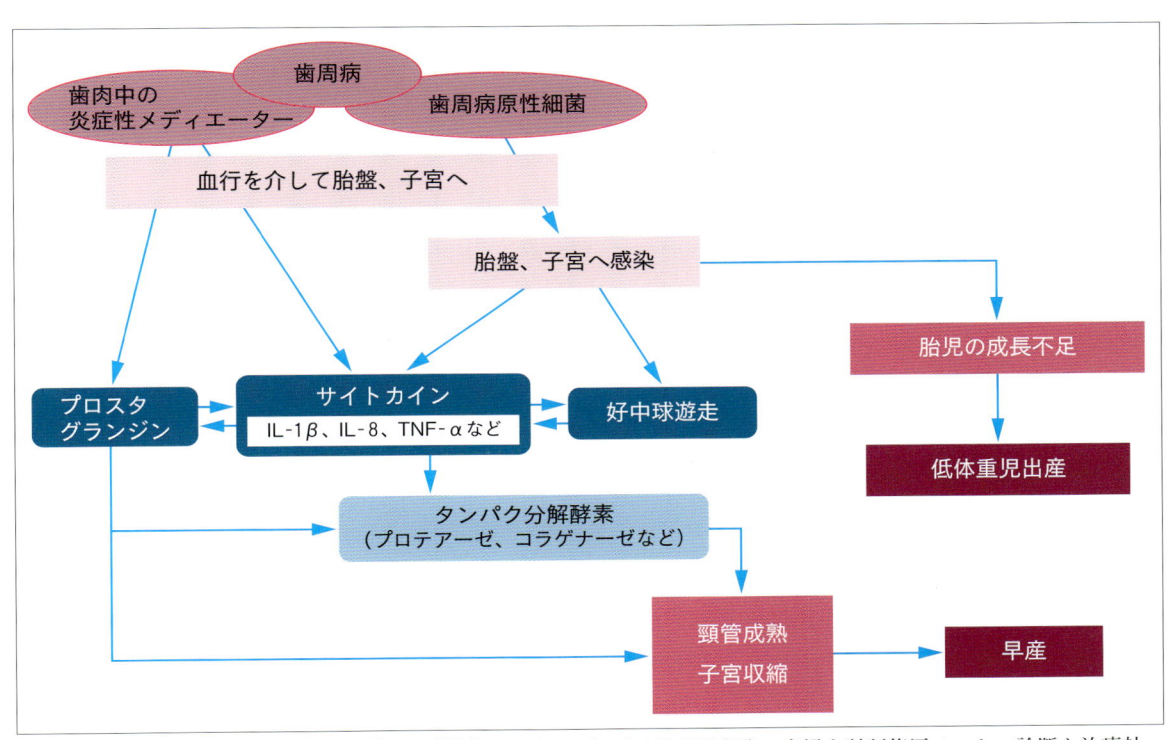

図3 歯周病と早産・低体重児出産との関連のメカニズム（三橋直樹（編）. 産婦人科研修医ノート. 診断と治療社, 2000；271より改変引用）。

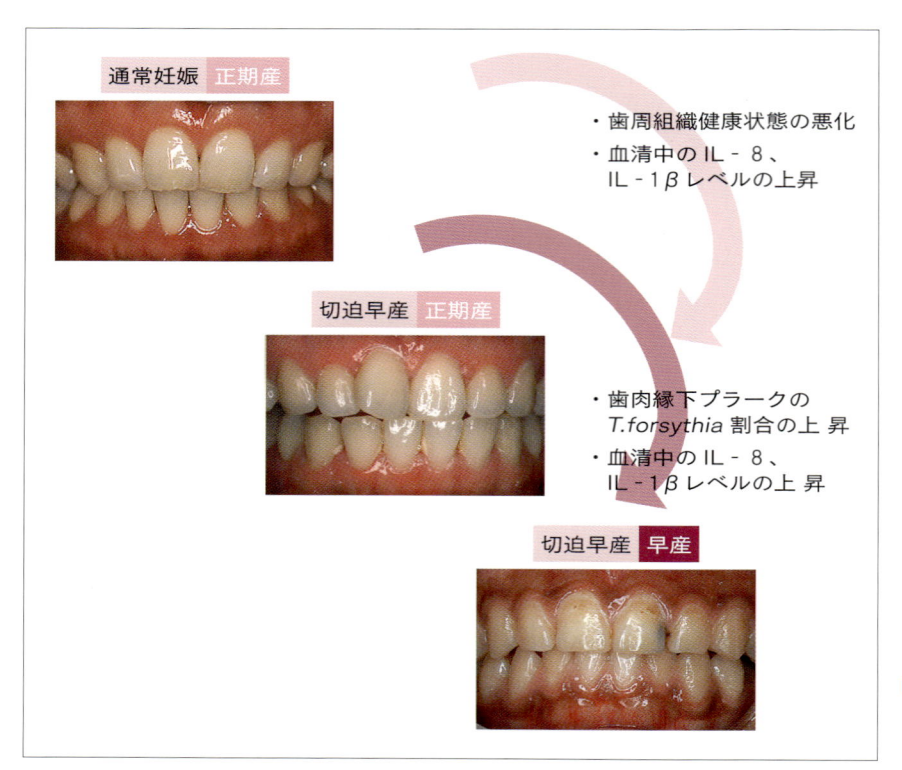

6 口腔が引き金となる全身疾患との関連

図4 通常妊娠／正期産、切迫早産／正期産、切迫早産／早産。各妊婦の口腔内と関連物質。

が大きく関わっている。つまり、重症な歯周病の妊婦では持続的な歯肉の炎症で上昇した炎症性物質により、正常な出産時期前に分娩発来が引き起こされることが推測される。

このメカニズムに関しては、2003年の著者らの報告の中で考察されている[5]。著者らは、原因不明の切迫早産（早産徴候のある状態）の妊婦と、通常妊娠妊婦を対象に、歯周組織検査、歯肉縁下プラークと血清の採取を行い、出産結果を調査した。その結果、切迫早産妊婦は通常妊娠妊婦と比較し、口腔内健康状態の悪化が見られ、血清中のIL-8、IL-1βの濃度が高いことを明らかにした。さらに、切迫早産で実際早産となった人は、切迫早産でも正期産であった妊婦と比較し、歯肉縁下プラーク中の*Tannerella forsythia*の割合、血清中のIL-8、IL-1βの濃度が有意に高いことを示した。また、歯周組織健康状態と、血中のIL-8、IL-1β濃度の間には有意な正の相関が、歯周組織健康状態や血清中のIL-8、IL-1β濃度と出産時の妊娠週数との間には有意な負の相関が認められた。このことから、健康な歯肉の妊婦では、分娩期（37～40週）近くになって血液中のサイトカインのレベルが上がり子宮筋の収縮が起こっているが、歯周組織に炎症が存在すると血液中のサイトカインのレベルが早期に上昇するため、切迫早産の状態に陥り、さらに血液中のサイトカイン濃度の上昇が続くと、早期に子宮筋が収縮し早産になるというメカニズムを著者らは考えている（図4）。

2. 歯周病原性細菌が直接産科器官に伝播することによる影響

歯周病原性細菌が直接血行性に産科器官に伝播し、影響を及ぼす可能性がある。つまり、血行性に運ばれた歯周病原性細菌やその菌体成分により産科器官に感染が生じ、早産・低体重児出産が引き起こされているのではないかとの説である。

口腔内から口腔以外の組織へ血行性に歯周病原性細菌が伝播する可能性に関しては、アテローム性動脈硬化症の研究で以前から報告されており、動脈壁のアテロームから歯周病原性細菌が検出されたことは有名である。

産科領域でも、2007年にLeonらが、切迫早産妊婦の羊水からの歯周病原性細菌の検出を試み、26名のうち8名の切迫早産妊婦から*Porphyromonas gingivalis*が検出されたことを報告した[6]。また、同年Barakらは、妊婦の胎盤から歯周病原性細菌を検出している[7]。

このように、口腔内の歯周病原性細菌が産科器官

に伝播する可能性があることが明らかになってきている。しかしながら、歯周病原性細菌がそこで感染を引き起こしているかどうか、さらには早産・低体重児出産に影響を及ぼしているかどうかはまだ明らかになっておらず、今後の研究が望まれている。

Ⅲ 歯周病と早産・低体重児出産との関連性を裏づけるエビデンスはあるのか

現在までの研究報告は、疫学研究、メタアナリシス、介入研究に分けられる。疫学研究は関連性を調べるための手法であり、1996年のOffenbacherらの報告[8]を皮切りに、世界各国からさまざまなデザインで研究報告されている。メタアナリシスは、独立して行われた複数の臨床研究のデータを統合して評価するものであり、被験者数が少なく決定的な結論を導きだせないようないくつかの研究結果を、総合的に評価する場合に威力を発揮する。介入研究は治療による影響を調べるものであり、疫学研究で一定の結論が得られた後に行われるものである。介入研究は歯周治療による早産・低体重児出産への影響を検討することに加え、歯周病と早産・低体重児出産との関連性を明らかにするために有用な方法でもある。以下に疫学研究、メタアナリシス、介入研究の代表的な論文のいくつかに考察を加える。

１．疫学研究

（１）Offenbacherら（1996年）[8]の報告

Offenbacherらは1996年に、歯周病と早産・低体重児出産の関連性について初めて発表し、世界中に大きなインパクトを与えた。彼らはアメリカのノースキャロライナ大学に通院中の妊婦よりボランティアを募り、同意を得た妊産婦124名に対し、妊娠期間中、あるいは産後3日以内に、Clinical Attachment Level（CAL）、Probing Depth（PD）を測定した。その後、早産・低体重児出産か否かで評価を行った。その結果、検査を受けた124名の妊婦のうち、早産・低体重児出産グループ（31名）のCALの平均値は、コントロールグループよりも有意に大きかったこと、CALが3mm以上の歯周組織破壊を呈する部位が歯列全体の60％を占めた妊婦／母親においては、早産・低体重児出産の発現の危険率が、年齢、人種、喫煙、アルコールなどの早産・低体重児出産へのリスクファクターを加味しても、全体で5.9倍、初産であった母親では6.7倍であったことを報告した。

（２）Davenportら（2002年）[9]の報告

この報告では、歯周病と早産・低体重児出産とは関連がないとしている。イギリスのRoyal London Hospitalで出産した産婦743名を対象に、産後24時間以内にPD、出血指数、CPITNを検査した。その後、早産・低体重児出産か否かを評価した。その結果、PDの平均、出血指数の平均、CPITNの平均値に有意な差が認められず、歯周病の罹患度と早産・低体重児出産との間には有意な相関は認められなかったと報告した。

（３）Hasegawaら（2003年）[5]の報告（図4）

著者らのグループはアジアから初めて、医科的に管理されていなければ早産となった可能性が高い妊婦を被験者にすることで、早産と歯周病との関連性を明らかにした。産婦人科に入院中の、産科的な原因がないが切迫早産（37週未満に出産の兆候がみられる病態）と診断された妊婦と、切迫早産と診断されなかった妊婦合計88名に対し、妊娠中期にPD、CAL、Plaque Index（PlI）、Gingival Index（GI）、Bleeding on Probing（BOP）、歯肉縁下プラークの採取、血清の採取を行い、切迫早産および早産との関連を調べた結果、切迫早産と診断された妊婦においてCAL＞＝3mm以上の割合、BOP、PlI、GIが有意に高いことを明らかにした。また、プラーク中の細菌分析では、切迫早産で実際早産となった妊婦においては、正期産であった妊婦に比べ、*Tannerella forsythia*の割合が有意に亢進していた。このようなことから、日本人においても、歯周病と切迫早産、早産との関連性があることが示された。

このように現在までにさまざまな疫学研究がなされてきているが、疫学調査の結果は必ずしも一致しているとはいえず、明確な結論が出ていない。その理由の1つとして、歯周病と早産・低体重児出産はともに多因子疾患であり、さらに両疾患には共通のリスク因子が存在していることが影響しているかもしれない。共通のリスク因子としては、年齢、喫煙、人種、民族などがあげられる。人種、民族を例にとってみて見ると、早産の発現率は、地域によって異なっており（アジア；15％、北米；7％、南米；11％、ヨーロッパ；4〜12％、オーストラリア；6％、アフリカ；10〜12％）、早産のリスクは黒人で高いとされている。また、歯周病に関しても、侵襲性歯周炎の罹患率には人種によって差が見られると報告されている。このような共通リスク因子が複雑に絡み合い、影響し

6 口腔が引き金となる全身疾患との関連

表1 歯周病が及ぼす危険率(メタアナリシスの結果)(参考文献10より改変引用)。

	オッズ比	95% CI	P値
早産・低体重児出産	2.83	1.95〜4.10	P＜0.0001
早産	2.27	1.06〜4.48	P＜0.05
低体重児出産	4.03	2.05〜7.93	P＜0.0001

あって、明確な結論を出すのを困難にしている可能性もある。逆に考えると、両者の関連について世界各国から多くの疫学研究報告があることは、人種や民族という視点から考えるうえで、非常に望ましいことともいえよう。

もう1つの原因として、疫学研究の手法の違いも影響していると考えられる。対象妊婦の背景である、リスク因子(人種、喫煙、年齢、初産、社会経済学的状態、教育状況)や産科的治療薬の投与だけでなく、歯周病の評価方法や評価の時期に関しても、研究によって違いがある。今後、さまざまな背景を考慮した、同一規格の大規模な研究がなされることが期待される。

2．メタアナリシス

(1) Vergnes ら(2007年)[10]の報告

現在までに世界各国からさまざまな研究報告があり、歯周病と早産・低体重児出産の関連性について明確な結論を得られていない。そのため、メタアナリシスが Vergnes らによって行われた。彼らは、歯周病と早産・低体重児出産の関連性に関する論文180から、信頼できる論文17編に絞り込み、それらを用いて分析を行った。その結果、歯周病である妊婦の早産・低体重児出産に対する危険率は2.83倍、早産に対する危険率は2.27倍、低体重児出産に対する危険率は4.03倍(いずれも有意差有り)であったことを報告している(表1)。その一方で、彼らは論文の質とオッズ比に関してメタ回帰分析を行った結果、論文の質がよいほどオッズ比が有意に低くなるという関係を導き出している。

3．介入研究

(1) Lopez ら(2005年)[11]の報告

2005年に Lopez らは、843名の妊婦を対象に、妊娠中に歯周治療を行ったグループ(560名)と行わなかったグループ(283名)それぞれで、早産、低体重児出産、早期低体重児出産の発現率を調べた。その結果、歯周治療を行わなかったグループと行ったグループを比較すると、歯周治療を行わなかったグループでは、早産率は5.65％、低体重児出産率は1.15％、早期低体重児出産率は6.71％であったのに対し、歯周治療を行ったグループでは早産率は1.42％、低体重児出産率は0.71％、早期低体重児出産率は2.14％であり、治療の有無で早産と早期低体重児出産の発現率に有意な差があることを示している。

(2) Michalowicz ら(2006年)[12]の報告

2006年に Michalowicz らは823名の妊婦のうち、歯周治療(口腔清掃指導、局所麻酔下での Scaling and root planing(SRP))を行った407名の妊婦と、行わなかった405名の妊婦の早産・低体重児出産の出生率を比較した。その結果、歯周治療を行ったグループでは早産が12.0％(49名／407名)、低体重児出産率が9.9％(40名／406名)であったのに対し、歯周治療を行わなかったグループでは、早産が12.8％(52名／405名)、低体重児出産率が10.7％(43名／403名)であり、両群間に有意な差は認められなかったことを報告した。そのため、歯周治療を行っても早産・低体重児出産には影響がないとした。

(3) Gazolla ら(2007年)[13]の報告

2007年に Gazolla らは妊娠中期に歯周治療(口腔清掃指導、局所麻酔下での SRP)を行い、歯周治療が早産・低体重児出産に及ぼす影響だけでなく、歯周治療による歯周組織の改善度と早産・低体重児出産の発現率の違いに関して報告した。彼らは歯周病の妊婦を、歯周治療を行うグループと行わないグループに分け、さらに歯肉が健康な状態の妊婦グループを含めた3グループの早産・低体重児出産の発現率を観察した。その結果、早産・低体重児出産の発現率は、歯周組織状態が健康であった妊婦は4.1％(5名／122名)、歯周病であったが歯周治療を受けた妊婦は7.5％(20名／266名)であったのに対し、歯周病であったが治療を受けなかった妊婦は79.0％(49名／62名)であったことを報告している(図5)。さらに、歯周

4）早産・低体重児出産

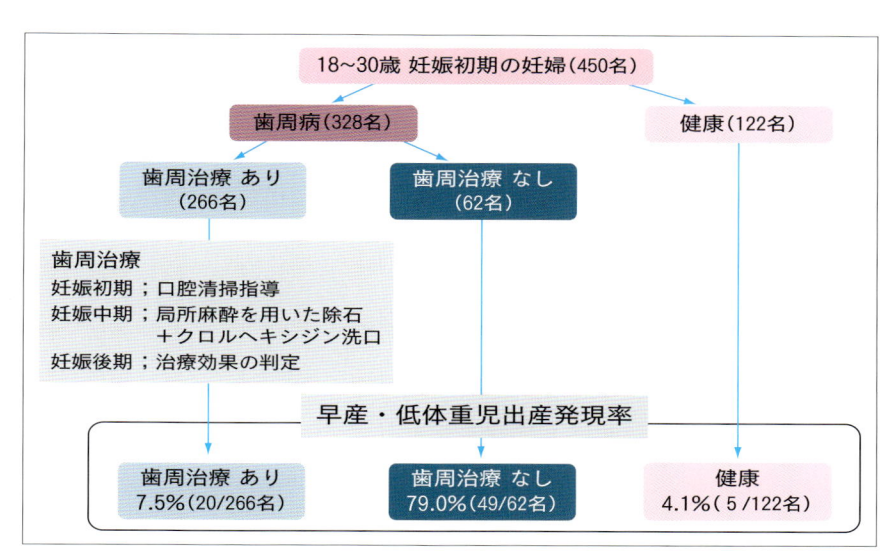

図5 歯周治療が早産・低体重児出産に及ぼす効果（参考文献13より改変引用）。

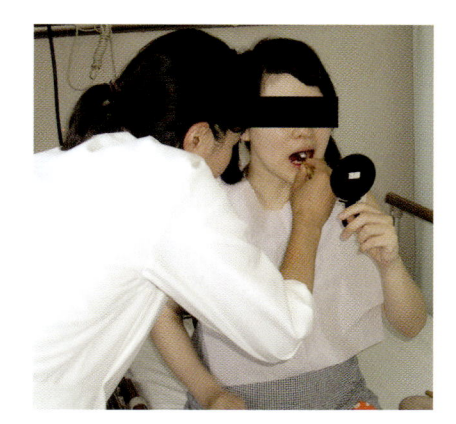

図6 切迫早産妊婦への口腔清掃指導の様子。

治療を行った妊婦のうち、歯周治療が99.5％成功した'歯周病罹患度1'の歯周病妊婦の早産・低体重児出産の出生率は2.6％（5名／192名）であったのに対し、成功率が0％であった'歯周病罹患度3'の歯周病妊婦の早産・低体重児出生率は50％（2名／4名）であったことを明らかにした。

（4）著者らの取り組み（図6）

現在著者らは、切迫早産で入院中の妊婦を対象に口腔清掃指導を行い、口腔清掃指導が切迫早産・早産に及ぼす効果について調べている。現在までに、52名の原因不明の切迫早産の妊婦の健診を行った。そのうち、1か月間口腔清掃指導を行い、口腔内改善状況が診査できた22名に関し分析を行った。22名の妊婦で早産は12名（54.5％）、低体重児出産は7名（31.8％）であり、口腔清掃指導を行わなかった以前の研究の結果（早産45.0％、低体重児出産40.0％）と比べても、有意差は認められなかった。口腔清掃指導を行った妊婦では、指導前後で口腔内健康状態の有意な改善が認められたが、歯周組織の改善と早産・低体重児出産との間に有意な関連性は認められなかった。これらの結果は分析に用いることのできた妊婦の数が少なく結論を出すには十分なデータとはいえないかもしれない。また口腔清掃指導のみの介入方法では出産状況に効果を与えない可能性もある。今後は被験者の人数を増やし、介入方法を含めたさらなる検討を行う予定である。

上記以外にも介入研究はいくつか報告されているが、Michalowiczら[12]の報告のみが否定的な結論となっている。この報告に関しては、歯周病と早産・低体重児出産の関連性を研究している数名の研究者が、この論文の研究手法などについて異議を唱え、「否定的な結論を導き出すには十分なエビデンスとはならないのではないか」との意見を述べている[14,15]。今後の報告を注意深く見守っていく必要があるかもしれない。

IV まとめ

現在までに、歯周病と早産・低体重児出産には関連性がある可能性が高いことが明らかにされ、歯周治療により早産・低体重児出産の発生頻度が減少するという報告も出されてきている。

しかし、残念なことにこのような歯周病と早産・低体重児出産の関連性に関しては、歯科医療従事者の間でもまだよく知られていないのが現状である。今後は、歯周病が出産に関連する危険因子の1つである可能性を多くの妊婦さんに伝えていくことはもちろんのこと、歯科医療従事者、産科医を含む医療従事者、行政にも妊婦の口腔内健康状態を維持することの重要性を啓発していくことが大切になってくるのではないだろうか。

妊婦の口腔内環境を良好にすることは、母親本人だけでなく、生まれてくる子供、社会の口腔内健康状態の向上につながる可能性がある。このような観点からも今後の研究により、歯周病と早産・低体重児出産の関連性が確立され、妊婦への歯周治療の必要性について、認識が高まることが望まれる。

参考文献

1. Gamonal J, Acevedo A, Bascones A. Jorge O, Silva A. Levels of interleukin-1 beta, -8, and -10 and RANTES in gingival crevicular fluid and cell populations in adult periodontitis patients and the effect of periodontal treatment. J Periodontol 2000 ; 71 : 1535-1545.
2. Ozmeric N, Bal B, Balos K, Berker E, Bulut S. The correlation of gingival crevicular fluid interleukin-8 levels and periodontal status in localized juvenile periodontitis. J Periodontol 1998 ; 69 : 1299-1304.
3. Leibur E, Tuhkanen A, Pintson U, Soder PO. Prostaglandin E$_2$ levels in blood plasma and in crevicular fluid of advanced periodontitis patients before and after surgical therapy. Oral Dis 1999 ; 5 : 223-228.
4. Gorska R, Gregorek H, Kowalski J, Laskus-Perendyk A, Syczewska M, Madalinski K. Relationship between clinical parameters and cytokine profiles in inflamed gingival tissue and serum samples from patients with chronic periodontitis. J Clin Periodontol 2003 ; 30 : 1046-1052.
5. Hasegawa K, Furuichi Y, Shimotsu A, Nakamura M, Yoshinaga M, Kamitomo M, Hatae M, Maruyama I, Izumi Y. Associations between systemic status, periodontal status, serum cytokine levels and delivery outcomes in pregnant women with a diagnosis of threatened premature labor (TPL). J Periodontol 2003 ; 74 : 1764-1770.
6. Leon R, Silva N, Ovalle A, Chaparro A, Ahumada A, Gajardo M, Martinez M, Gamonal J. Detection of Porphyromonas gingivalis in the Amniotic Fluid in Pregnant Women With a Diagnosis of Threatened Premature Labor. J Periodontol 2007 ; 78 : 1249-1255.
7. Barak S, Oettinger-Barak O, Machtei EE, Sprecher H, Ohel G. Evidence of periopathogenic microorganisms in placentas of women with preeclampsia. J Periodontol 2007 ; 78 : 670-676.
8. Offenbacher S, Katz V, Fertik G, Collins J, Boyd D, Maynor G, McKaig R, Beck J. Periodontal infection as a possible risk factor for preterm low birth weight. J Periodontol 1996 ; 67 : 1103-1113.
9. Davenport ES, Williams CE, Sterne JA, Murad S, Sivapathasundram V, Curtis MA. Maternal periodontal disease and preterm low birthweight : case-control study. J Dent Res 2002 ; 81 : 313-318.
10. Vergnes JN, Sixou M. Preterm low birth weight and maternal periodontal status: a meta-analysis. Am J Obstet Gynecol 2007 ; 196 : 135 e131-137.
11. Lopez NJ, Da Silva I, Ipinza J, Gutierrez J. Periodontal therapy reduces the rate of preterm low birth weight in women with pregnancy-associated gingivitis. J Periodontol 2005 ; 76 : 2144-2153.
12. Michalowicz BS, Hodges JS, DiAngelis AJ, Lupo VR, Novak MJ, Ferguson JE, Buchanan W, Bofill J, Papapanou PN, Mitchell DA, Matseoane S, Tschida PA. Treatment of periodontal disease and the risk of preterm birth. N Engl J Med 2006 ; 355 : 1885-1894.
13. Gazolla CM, Ribeiro A, Moyses MR, Oliveira LA, Pereira LJ, Sallum AW. Evaluation of the incidence of preterm low birth weight in patients undergoing periodontal therapy. J Periodontol 2007 ; 78 : 842-848.
14. Looney SW. Re : Treatment of periodontal disease and the risk of preterm birth. J Periodontol 2008 ; 79 : 1-2 ; author reply 2-3.
15. Offenbacher S, Beck J. Has periodontal treatment failed to reduce adverse pregnancy outcomes? The answer may be premature. J Periodontol 2007 ; 78 : 195-197.

5）骨粗鬆症

朝日大学口腔病態医療学口腔病理学分野教授・副学長
竹内　宏

I　はじめに

骨粗鬆症とは、「骨折につながる骨強度（骨密度と骨質の両方）の低下を特徴とする代謝性骨疾患」である。通常、症状はほとんどなく、骨折によって本症に気づくことが多いので、「沈黙の病気」とも呼んでいる。

わが国においてはまだ本症の患者数の正確な統計がなく、約1,000万人程度と推定されているのみである。しかし、さらなる高齢化によって、2050年には4,500万人を超えると見込まれている[1]。

この骨粗鬆症が口腔と無関係ではなく、いろいろな病変や症状をともなうことが明らかになった。ということは、今後、歯科医にとって新たな治療の分野が1つ加わり、しかも、その治療頻度がきわめて高くなることを示している。さらに加えて、本症の治療薬の中心的な存在のビスホスホネート（BP）系薬剤投与によって強い口腔障害が現れることから、歯科医は一刻も早く本症のもろもろを知っておかなければならない時期に達している。

本稿ではこれらを理解するために、次の項目をあげて説明を加える。

- II）骨量の増齢的変化
- III）骨粗鬆症の種類
- IV）骨粗鬆症の成因（特に閉経後性骨粗鬆症）
- V）骨量測定法
- VI）骨粗鬆症の症状
- VII）骨粗鬆症の治療法（薬物療法）とその功罪（特にビスホスホネート（BP）系薬剤投与による口腔障害）

II　骨量の増齢的変化

ヒトの場合、20歳前後に骨量は最高値に達する。そして40歳後半から次第に骨量低下を来たすようになる。男性では年当たり約1％であるのに対し、女性ではこれより少し高い。この状態が持続してやがて骨粗鬆症状態に陥ると老人性骨粗鬆症と診断される。この種の骨粗鬆症は、骨の代謝回転が低下することによって発症することから低回転型骨粗鬆症に分類している。一方、女性では閉経期を境にして低下率が著しくなる。閉経後数年間は2～3％に留まるが、それ以後急速に増加し10倍にも達する。当然、骨脆弱性が高まり易骨折性を招来する。これが閉経後性骨粗鬆症であるが、骨の代謝回転は亢進するために高回転型骨粗鬆症に分類する[2]。すなわち、骨形成も高まるが骨吸収がこれをはるかに上回ことによって起こる。

III　骨粗鬆症の種類

骨粗鬆症と呼ばれている疾患には、上述の①老人性骨粗鬆症、②閉経後性骨粗鬆症のほかに、③ステロイド性骨粗鬆症、④癌治療誘発性骨粗鬆症、⑤臓器移植後性骨粗鬆症などがあり、いずれも骨容量を保持したまま骨塩量と同じ割合で有機基質量も低下する。このために骨はきわめて脆弱になる。

骨折は椎体骨折がもっとも多く、一度骨折すると2～3年で多発し始め、やがて円背に陥る。これが急性に生じる場合を臨床骨折と呼び（30～40％）、慢性的に骨の変形で生じるものを形態骨折と呼ぶ（60～70％）。これら骨折による疼痛のために患者は苦痛をともなう。それだけに留まらず、骨折に陥っ

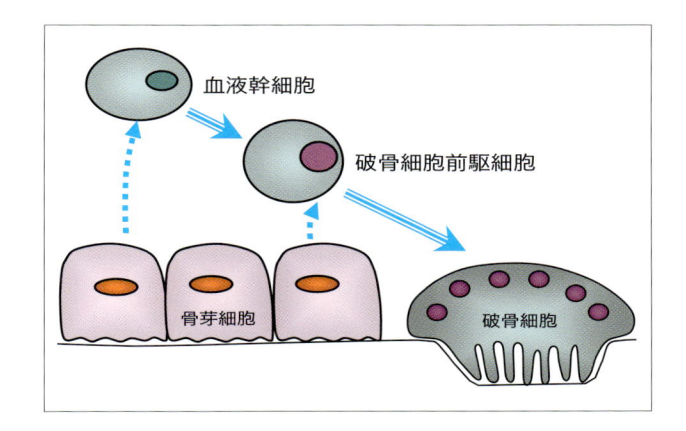

図1　骨代謝における骨芽細胞と破骨細胞の関係。

た椎体の数が増加すると生存年数が短縮される傾向にある。本症がQOL(Quality of Life)を低下させる疾患の1つとして重要視されている要因はこれだけに留まらず、後述する種々の二次的症状にある。

なお、顎骨の骨折例はきわめて稀であるが、これも後述するように、本症の治療薬のBP系薬剤投与によって口腔に特有の副作用が頻度高く現れ、これを体験あるいは遭遇すると患者・歯科医ともに悩むことになる。

IV 骨粗鬆症の成因（特に閉経後性骨粗鬆症）

ステロイドホルモンのエストロゲンは卵胞ホルモン(17β-エストラジオール)のような発情ホルモンに特有な生物学的性状をもつ物質の総称で、卵巣、胎盤、精巣、副腎皮質で作られ、女性の二次性徴と生殖機能に必須である。これら機能に関連する組織細胞は、本ホルモンに対する特異的レセプターであるERをもっている。ERにはERαとERβの2種類がある。ちなみに、ラットのERβは、前立腺、卵巣で多く発現され、そのほか、膀胱、子宮、精巣、脳、動脈、肺でも発現されている。このERは核内受容体スーパーファミリーに属しており、リガンド誘導性転写制御因子として機能する。すなわち、ERはリガンド結合ドメインに結合したエストロゲンの存在下で、DNA結合ドメインを介してゲノム上のエストロゲン応答エレメントに結合し、近くに存在する標的遺伝子の転写を調節すると見なされている。このようなERは骨芽細胞や破骨細胞にも発現されており、骨代謝にも関係していることは明らかである。これを裏付ける実例として、ヒトにおけるER異常症のうち、男性では骨端線閉鎖不全症、骨量低下、高身長のようにエストロゲン不応性が見られる。また、アロマターゼ異常症によってエストロゲン合成不能の例でも種々の骨代謝性疾患が見られる。しかし、もっともよく知られている実例は何といっても閉経後性骨粗鬆症との関係である。

閉経後性骨粗鬆症は破骨細胞の異常な機能亢進によって生じるが、破骨細胞はつねに存在する細胞ではなく、骨代謝の機能要請に応じて血液幹細胞から分化してくる。その分化にもっとも深く関わっているのは骨芽細胞である。すなわち、骨芽細胞が発現する破骨細胞の分化促進因子や調節因子を受けて、破骨細胞が分化してくるのである。なお、骨芽細胞以外にも破骨細胞の分化に影響する因子が存在する。これらの因子は複雑に作用し合っている。これが災いして骨粗鬆症の成因についてはまだ仮説の域を出ない。しかし、仮説といえども骨粗鬆症の成因を理解するためには、骨代謝とこれにまつわる骨芽細胞と破骨細胞の分化機構をまず知らなければならない。

1. 骨代謝機構

骨代謝は、古くなった骨の破骨細胞による除去(骨吸収)と、その欠損部への骨芽細胞による骨形成によって営まれている。これをリモデリングと呼び、このようなリモデリングに関わる骨芽細胞は骨髄の間葉系幹細胞に由来し、破骨細胞は血液幹細胞に由来する。そして、破骨細胞の分化には骨芽細胞の存在が必須である(図1)。

(1) 骨芽細胞の分化

間葉系幹細胞からの骨芽細胞の分化に際しては、この中のある種の細胞が分化誘導因子のBone Morphogenetic Proteins(BMPs)やbasic Fibroblast Growth Factor (bFGF)の作用を受けて転写因子のRunx2を発現し、これがきっかけとなって前骨芽細胞に分化する。この細胞は続いてOsterixを発現して未熟骨芽細胞

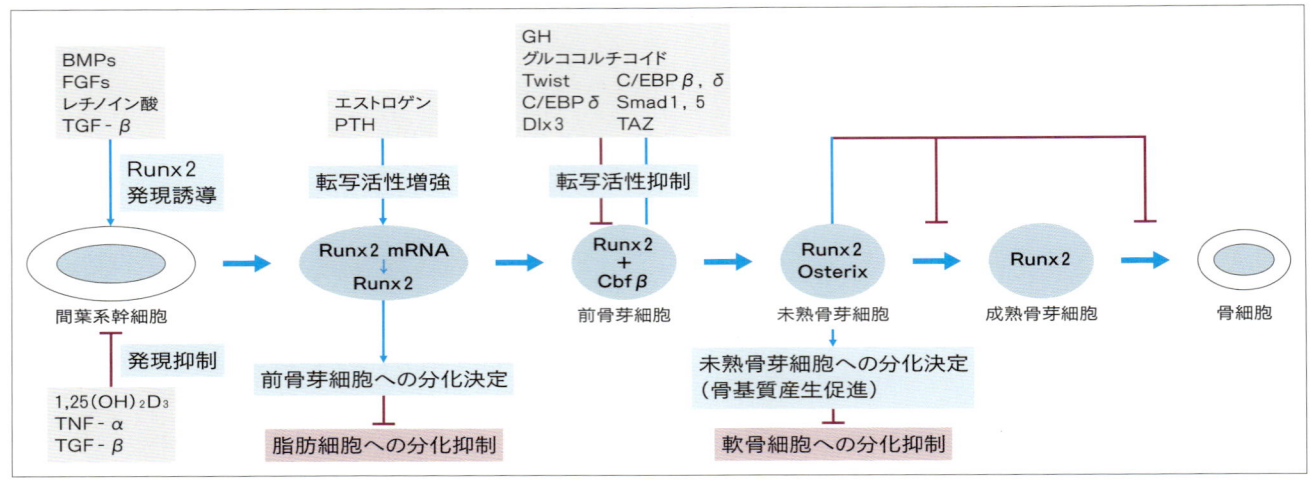

6 口腔が引き金となる全身疾患との関連

図2 骨芽細胞・骨細胞の分化に関わる調節因子群(特にBMPs、Runx2およびosterixが重要)。

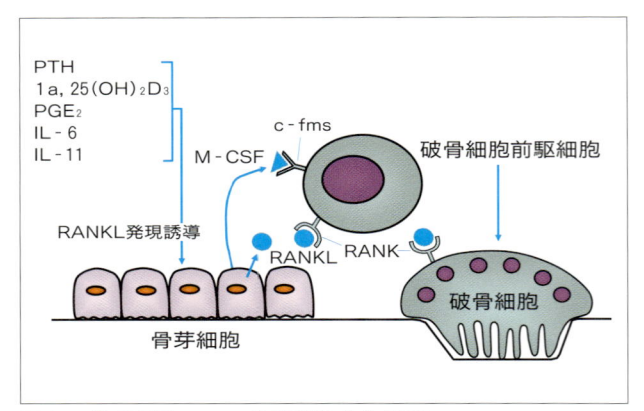

図3 骨芽細胞による破骨細胞分化誘導。

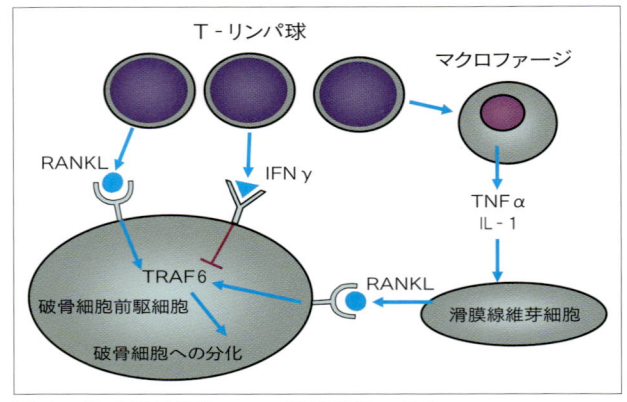

図4 免疫担当細胞による破骨細胞の分化。

に、そして最後にRunx2とOsterixを発現して成熟骨芽細胞に分化する(図2)。

(2) 破骨細胞の分化

このようにして分化した骨芽細胞は、骨形成を行うばかりでなく、破骨細胞の分化にも関与している。破骨細胞の分化には、免疫担当細胞や、Wnt経路と呼ぶ因子も関わっている。

①骨芽細胞が関わる分化(M-CSFとRANKL)

分化した骨芽細胞は、リモデリングに際して、造血幹細胞から単球／マクロファージ系細胞に分化した細胞にMacrophage Colony-Stimulating Factor(M-CSF)を、また骨裏装細胞(静止骨芽細胞)がReceptor Activator of Nuclear Factor κ B Ligand(RANKL)を分泌し、マクロファージ系細胞はこれらをレセプターのc-fmsとReceptor Activator of Nuclear Factor κ B(RANK)によって結合する。結合体は細胞内の情報伝達系を介して転写因子に伝達される。M-CSFを受けてマクロファージ系細胞は生存を図ることができるようになる。また、RANKLを受けて破骨細胞前駆細胞に分化する。この破骨細胞前駆細胞はさらに細胞融合して多核巨細胞である破骨細胞に成熟する(図3)。

②免疫担当細胞が関わる分化(INFγ、INFβ、TNFα)

炎症時に浸潤してくるT-リンパ球が発現するinterferon γ や β (INFγ、β)は、破骨細胞前駆細胞のレセプターと結合すると、TRAF6を介して破骨細胞への分化と機能を抑制する。

一方、マクロファージが産生するTumor Necrosis Factor α (TNFα)やInterluekin-1(IL-1)は、滑膜線維芽細胞などのレセプターと結合し、RANKLを発現させて破骨細胞の分化を促進させる(図4)。

③Wntシグナル経路が関わる分化

この経路は、破骨細胞への分化調整を行う。Wntは元々発生初期に多方面にわたって機能する重要な分子で、そのレセプターは7回膜貫通型タンパクのFrizzledであり、この共同レセプターとしてLRP5/6

5）骨粗鬆症

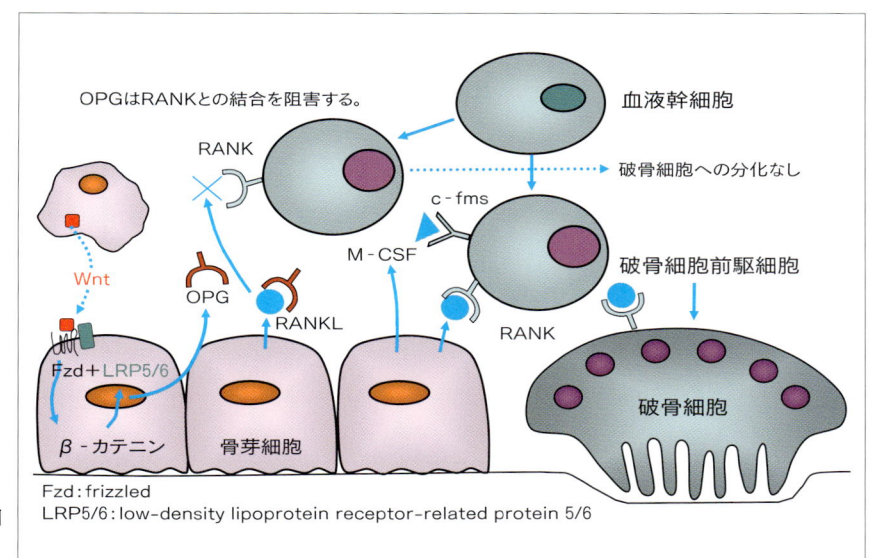

図5 Wnt 経路による破骨細胞の分化調節。

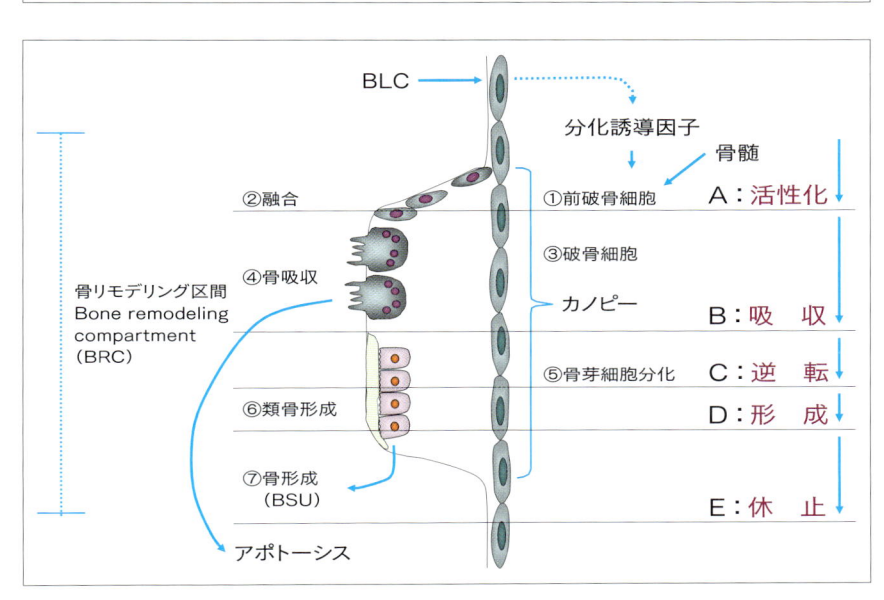

図6 リモデリングの過程。

が必要である。Wnt とこれらレセプターとの結合によって、β-カテニンが核へと移行し、Osteoprotegirin（OPG）の発現を促進させる。OPG は RANKL と結合する一種のレセプターであり、先に RANKL と結合することによって RANK との結合を阻害するデコイレセプター（囮レセプター）として機能し、これによって破骨細胞の分化を調整している（図5）。

（3）骨代謝

骨の新旧交代（リモデリング）に際しては、以上のような複雑な方法でまず破骨細胞前駆細胞が分化し、休止状態の骨芽細胞（静止骨芽細胞）が覆う骨表面に配列する（活性化）。続いて、破骨前駆細胞は細胞融合して多核巨細胞になり、吸収を開始する（吸収）。破骨細胞は吸収が終わると移動し、そこで未熟骨芽細胞が骨芽細胞に分化・増殖する（逆転）。骨芽細胞は類骨を形成し、数日後に石灰化する（形成）。そして、新生骨面は静止骨芽細胞で覆われ、リモデリングは完了する（休止）。この過程は3〜6か月を要して行われ、周期的に反復する（図6）。

破骨細胞の骨面への吸着は、破骨細胞が骨基質に接触することによって外側基底膜が吸着し、吸着面に明体と波状縁が生じ、これがポドゾームを介して基質面に強固に接着することによって起こる。吸収の本態は脱灰である。これは、H_2O と CO_2 を材料として、炭酸脱水素酵素によって H^+ を産生し、波状縁から放出されて骨を脱灰する。同時にカテプシンやマトリックスメタロプロテアーゼ（MMP）が波状縁から出て1型コラーゲンなどの骨基質の有機基

167

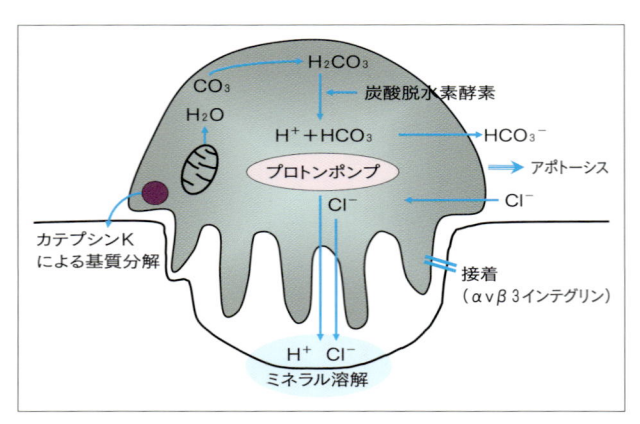

6 口腔が引き金となる全身疾患との関連

図7 破骨細胞による骨吸収。

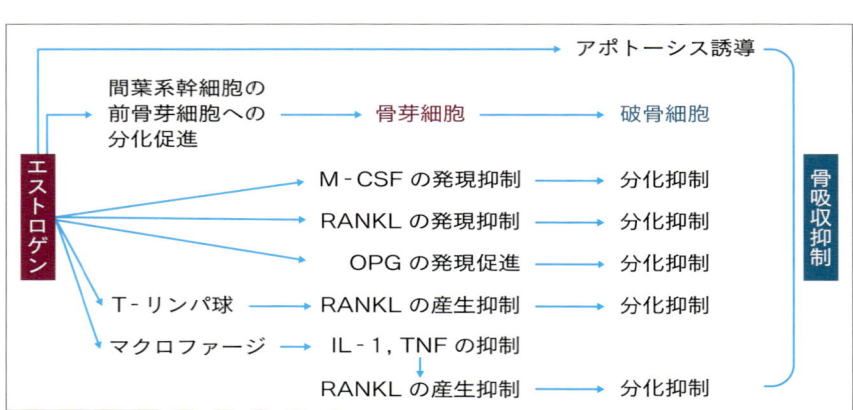

図8 エストロゲンの骨代謝調節作用。

質を分解する。その後、ある種の物質をリガンドとして破骨細胞の受容体が受け取り、破骨細胞自体が細胞死の道を選び、このことによって破骨細胞は骨吸収を終える(図7)。

以上のようなリモデリングの場においては、細胞分化のためや、骨吸収とその部の骨補填のために骨芽細胞と破骨細胞とがつねに同居している。この関係をカップリングと呼ぶ[3~7]。

2．閉経後性骨粗鬆症の成因

(1) エストロゲンによる骨代謝調節(図8)

エストロゲンは上に述べた骨芽細胞や破骨細胞の分化の一部に関係する。このことは、ひいては骨代謝とも関係をもつことを意味している。骨芽細胞と破骨細胞はエストロゲンレセプター(ER)のERαとERβをそれぞれもっている。

そして、骨芽細胞がエストロゲンを受け取ると、次のような作用が生じる。

①M‐CSFの発現抑制
②RANKLの発現抑制
③OPGの発現促進
④Insulin-like Growth factor‐1やTGFの産生促進

これらはいずれも骨吸収に対して抑制的に作用する。また破骨細胞に作用すると、アポトーシスの誘導を行う。さらに、免疫担当細胞が受け取ると、骨吸収抑制性サイトカインの産生が生じる。すなわち、B‐リンパ球やT‐リンパ球がエストロゲンを受け取ると、これらリンパ球によるRANKLの産生が抑制される。また、マクロファージが受け取ると、TNFα、IL‐1、IL‐6の産生が抑制されるが、TNFαはRANKLと類似の作用があり、このためにその産生低下は破骨細胞分化抑制につながる。IL‐1はTRAF6の活性化を抑え、ひいてはRANKL‐RANKシグナルに対して抑制的にはたらき、やはり破骨細胞の分化を抑える[3~9]。

(2) エストロゲン欠乏による骨粗鬆症の成因

単純に考えれば、これらのエストロゲンの生理的作用を裏返しにすると、閉経による骨粗鬆症の成因をうかがうことができる。これまでは、エストロゲン欠乏は破骨細胞に直接的に作用するのではなく、次のように、骨芽細胞に作用してそれが間接的に破骨細胞に影響が及ぶと考えられてきた。

①M‐CSFの発現抑制作用の喪失
②RANKLの発現抑制解除
③OPGの発現抑制(RANKLの作用の制御の喪失)

さらに、近年、破骨細胞に対するアポトーシスの回避も考慮されつつある[8,9]。また、近年、老人性

骨粗鬆症もエストロゲンの影響を受けると考えられている。

V 骨量測定法

骨粗鬆症の骨量評価法には、エックス線や超音波を用いる方法がある。われわれに近縁なエックス線法には、DEXA(Dual Energy X-ray Absorptiometry)、SXA法、QCT法、pQCT法などがある。

SXA法は一種類のエックス線によって骨密度を測定する方法で、空気の影響を受けるため、皮膚や筋肉とエックス線吸収値が等しい水に測定する骨を浸さなければならない。主に頭骨や踵骨の測定に用いる。DEXA法は二種類の異なる波長をもつ単波長エックス線を用いる。エックス線吸収量の差によって骨と軟組織とを区別でき、しかも測定精度が高い。QCT法は既知量の標準ファントムを計測し、測定しようとする骨のCT値と比較することによって骨量を測定する。QCTによって海綿骨、皮質骨の両方が自動的に分離・解析できる。これを末梢骨専用に開発されたのがpQCTである。

VI 骨粗鬆症の症状

1．全身症状

初期には自覚症状はほとんどない。また、日常生活においても支障はない。進行するにつれて骨の脆弱性が顕著となる。その結果、頭や体全体の重みに耐えられなくなって椎骨骨折を起こし背骨が曲り始める(円背)。その分、身長が低くなり、さらに進行すると、足、腕、腰の骨がちょっとした弾みで骨折しやすくなる。

そして、このまま寝たきりになることが多い。その副次的症状として、無気力、精神活動低下、認知症、高血圧、脳血管障害、視力障害、聴力障害、呼吸器疾患、心疾患、膀胱炎、糖尿病、パーキンソン病、変形性関節症、慢性関節リウマチ、褥瘡など、実に多くの症状あるいは病変を併発し、これらの中には、死期を早めることになる疾患も少なくない[1]。

2．骨粗鬆症時の口腔病変と症状および治療
（1）病変と症状

それでは骨粗鬆症における口腔変化はどうであろうか。骨粗鬆症と口腔との関係についての検索の歴史はそれほど古くはない。したがって、本症と口腔との関係についての詳細は究められてはいないのが

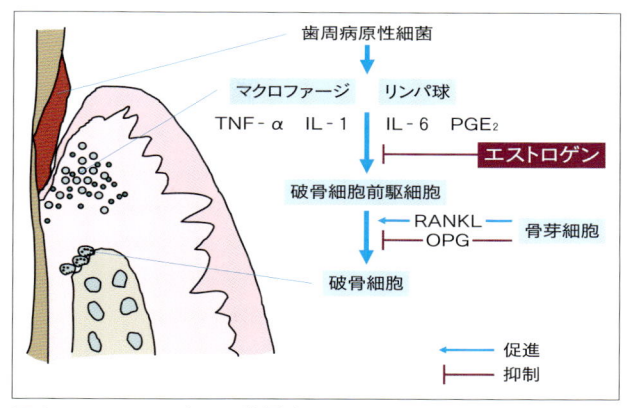

図9 エストロゲンと歯周炎。

現状である。しかし、口腔変化あるいは口腔症状には特殊性のあることが明らかになってきた。それは、骨粗鬆症そのものにともなうものと、BP系治療薬投与にともなう2種類があるということである。

骨粗鬆症そのものによる代表的な口腔症状を要約すると、以下のものがある。
①下顎骨の海綿骨領域の骨量低下
②歯周炎
③歯周炎の増悪(急速な無歯顎化)

海綿骨領域の骨量低下に関しては、下顎骨の海綿骨領域の骨密度の低下が強く現れ[9]、さらに、海綿骨のみならず、近年、閉経後性骨粗鬆症患者のパノラマエックス線撮影で、下顎骨の皮質骨の骨吸収による侵食が認められることが知られるようになった(図8)。そして、これが本症、特に脊柱性骨粗鬆症を最初に見つけ出す有効な所見になり得るといわれている[10]。

歯周炎との関係については、歯周炎の進行と中手骨密度の低下が相関していること[11]、さらに、歯周ポケットが深く、歯周炎が進行しているほど骨粗鬆症の疑いが強いことが報告されている[12]。このような歯周炎とエストロゲンとの関係については、免疫担当細胞を介する成因が考えられている。エストロゲンと免疫担当細胞との間で展開される骨代謝については上述したが、そのエストロゲンの欠乏によって免疫担当細胞を介する破骨細胞分化促進作用が起こり、歯槽骨の吸収につながると考えられる。これらサイトカインは、通常の炎症性歯周炎の骨吸収に関わるサイトカインと本質的に同一である(図9)。

このような顎骨の変化を卵巣摘出した実験動物を用いて組織学的に観察すると、卵巣摘出3か月後に

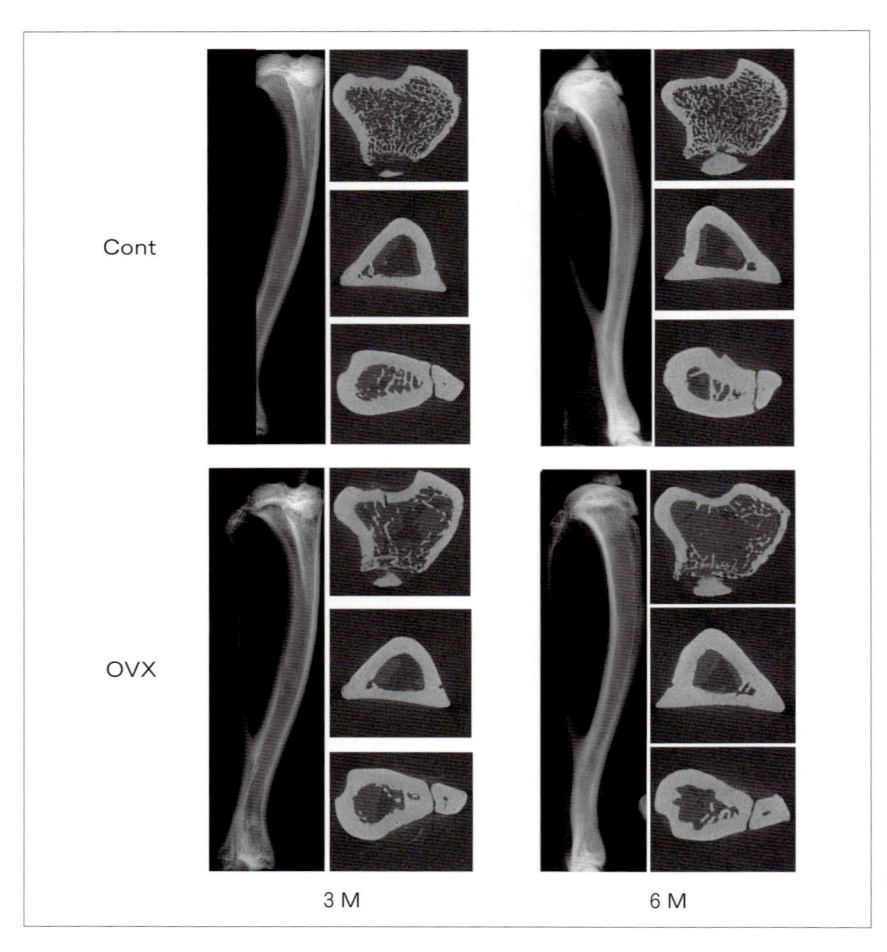

6 口腔が引き金となる全身疾患との関連

図10a 骨粗鬆症モデルラットにおける脛骨の変化。

はマイクロCTで脛骨のような長管骨の骨皮質の菲薄化や海綿骨密度の低下が現れ、骨粗鬆症と類似した骨病変が生じ得ることがまず確認できる（図10a）。6か月後ではさらにこの傾向が強まる。顎骨では、歯槽骨部のハヴァース管やフォルクマン管の内腔の開大、歯頸部歯槽骨の破骨細胞性吸収、下顎切歯を通す管や下歯槽管に相当する管の開大、歯槽中隔の吸収が見られる（図10b、c）。サルを使った卵巣摘出実験でも、下顎骨にやはり管状の骨吸収が次第に増えてくることをエックス線像からも観察できる。この管は、ハヴァース管の内壁からの吸収が生じ、増大したものである（図11）。歯槽骨のこのような多くのハヴァース管やフォルクマン管の吸収は、骨表面からの破骨細胞による歯槽骨吸収をさらに進行させる結果を招くと考えられ、これがエストロゲン欠乏性、すなわち閉経後性骨粗鬆症における歯周病の特徴になるかも知れない。

（2）骨粗鬆症罹患時の口腔治療

骨粗鬆症と口腔疾患の治療との関係については、ビスホスホネート系薬物の投与が行われていない状況下では、抜歯、歯周外科などの小規模の外科的治療の範疇であれば、危惧すべき障害はほとんど見られない。また、かなりの外科的侵襲があるインプラント治療（人工歯根の埋め込み）でも、骨粗鬆症が原因すると見られる弊害はほとんど報告されていない。

骨粗鬆症と補綴治療との関係を考慮した場合、皮質骨の吸収が義歯床の適合性を次第に失ってゆく可能性が考えられる。しかし、骨吸収の度合いが骨梁と骨皮質とではかなり違うので、義歯製作時に十分に骨吸収の程度を精査し、これに見合った適合性のよい義歯を装着すれば、短期間のうちに不適合になるとは考え難い。ただ、義歯床にかかる圧が皮質の吸収を加速させる可能性は考慮する必要があるかもしれない。

なお、BP系治療薬投与後の口腔変化には顎骨壊死などがある。これら口腔病変あるいは症状については、後に詳述するがこの投与期間中の治療は危険である。

5）骨粗鬆症

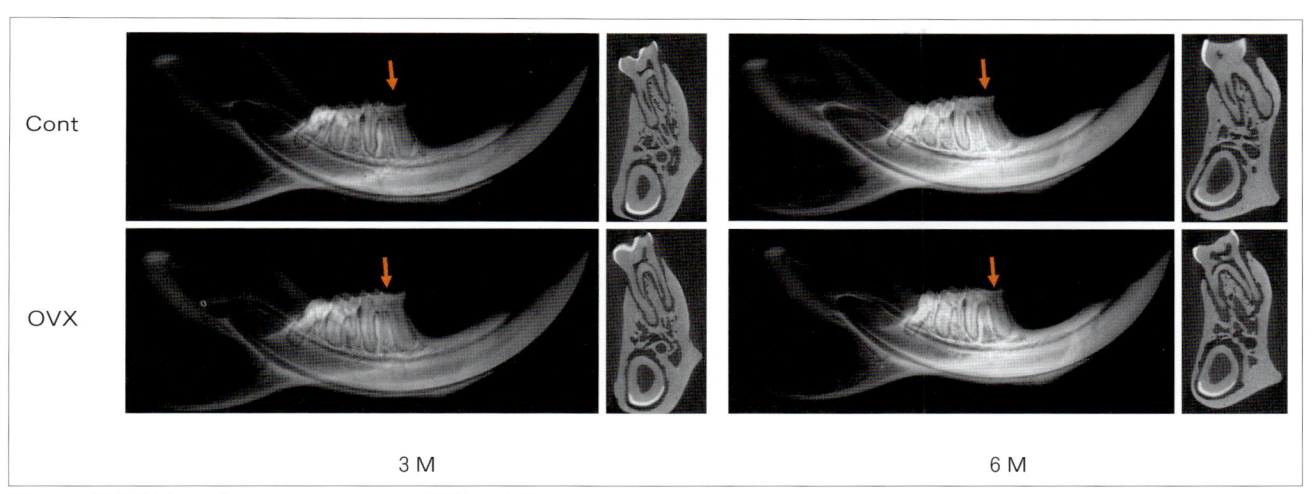

図10b　骨粗鬆症モデルラットにおける下顎骨の変化。

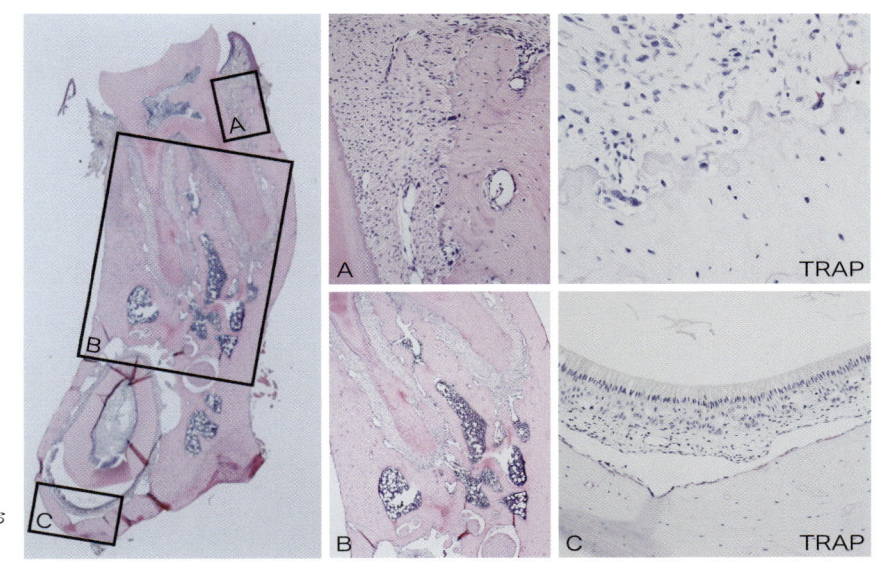

図10c　骨粗鬆症モデルラット（6 M）における下顎骨の組織学的変化。

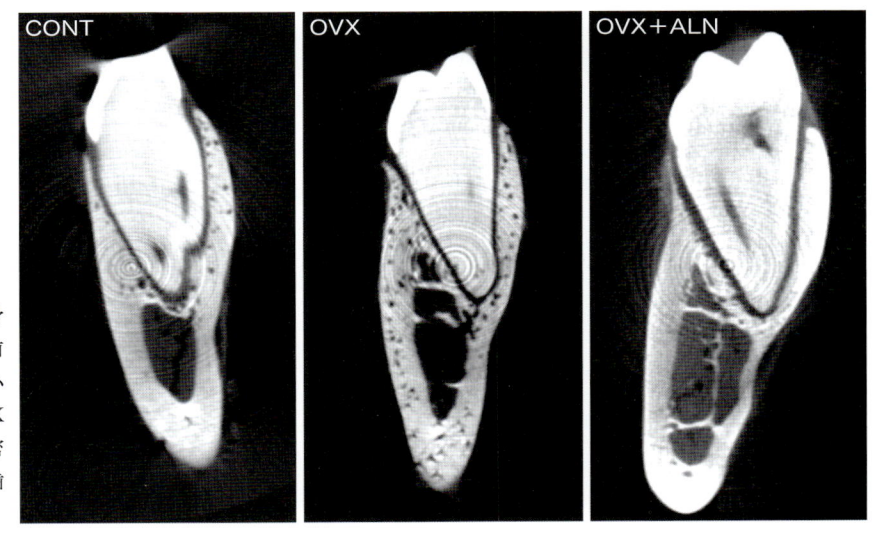

図11　骨粗鬆症モデルサルにおける下顎骨の変化。下顎第二大臼歯の近心根を通る前額断面マイクロCT像。皮質骨に多数の小さな穴が生じている（OVX 卵巣摘出）。OVX ＋ ALN（アレンドロネート）の皮質骨は緻密な骨質で形成されている（提供：朝日大学歯学部 口腔解剖学 江尻貞一教授）。

171

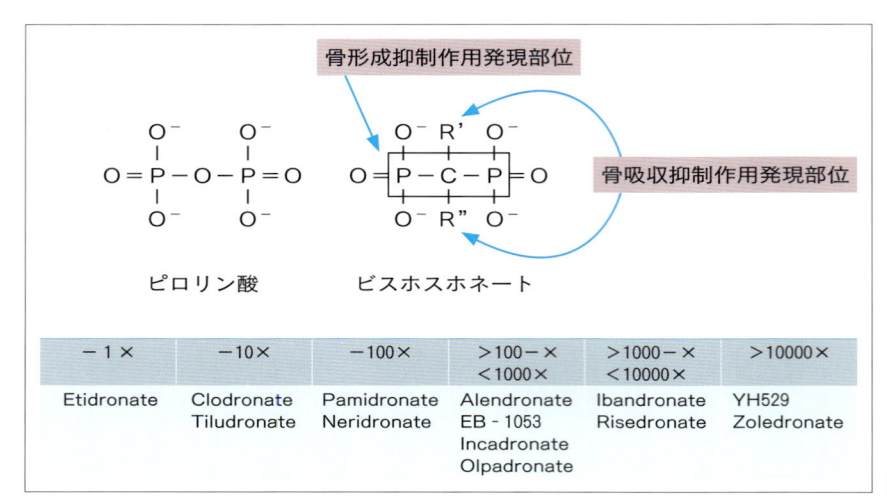

6 口腔が引き金となる全身疾患との関連

図12 ビスホスホネートの構造活性相関。

Ⅶ 骨粗鬆症の治療法（薬物療法）とその功罪

1．薬物療法

骨粗鬆症の治療の主体は薬物療法で、過去には、カルシウム製剤、活性型ビタミンD_3製剤、ビタミンK製剤、カルシトニン製剤投与療法あるいはエストロゲン補充療法が行われている。しかし、これらには一応の効果は期待できるものの完全ではなかったり、危険な副作用が現れるものが多い。特にエストロゲン補充療法では、心臓発作、脳卒中、乳癌、血栓形成などの危険因子が潜んでいる[7]。

今日、BP系製剤投与が多発性骨髄腫や悪性腫瘍の骨転移の治療とともに骨粗鬆症の治療の主役の座を占めるに至っている。BPsの基本骨格はピロリン酸であり、P-O-P骨格のO基をC基に置換させたものである。これは、ピロリン酸の石灰化阻害作用を利用した異所性石灰化の治療薬の開発に端を発した。すなわち、ピロリン酸は生体内でホスファターゼによって加水分解されて非活性となるために、低濃度で強い骨吸収抑制作用のあるP-C-P骨格のBPが開発されるに至った。BPsはヒドロキシアパタイトに親和性を示す。その投与量の50％が骨に集積し、ほかは速やかに尿から排泄され、骨以外の臓器には集積されない特徴がある。このために、副作用がきわめて少ないうえに著しい骨量増加と骨折予防効果を示す。なお、P-C-P構造自体、骨との親和性が強いが、側鎖が変わると骨吸収効果も変化する。BPsは現在、第3世代まで開発されているが、第1世代のエチドロン酸を基準とすると、その親和性は第2世代の側鎖がパミドロン酸あるいはアレンドロン酸では100～1,000倍になり、リセドロン酸（環状構造）やゾレドロン酸の第3世代ではそれぞれ10,000倍かそれ以上になる[15,16]。側鎖に窒素分子を有するBPsは薬効が高く、その数が増えるほどさらに効果が高まる(図12)。ところが、後述する骨壊死も起きやすいという矛盾がある。

経口投与ではこの危険性が低くなるが、BPsの消化管からの吸収が1％以下(0.6％)と吸収性が低いために、過去には、早朝にコップ一杯の水とともに服用し、その後30～60分間はいかなる飲食も避けること、身を起こしてはならないなどの制約があってかなり不便であった[17]。しかし最近、アレンドロン酸ナトリウムを含む経口投与用のBPが開発され、週1回、朝食前の服用で済むようになっただけでなく、むしろ運動を積極的に行うよう指示されている。

BPsによる骨吸収抑制作用の本態はまだ十分に解明されておらず、次のような仮説が立てられている。すなわち、図13に示すように、ヒドロキシアパタイトに親和性を示し、長く骨内に留まるために、骨吸収を行いつつある破骨細胞も同時にBPを取り込んでしまい、これが引き金となって破骨細胞にいろいろの障害が現れ、その1つとして波状縁が消失し、さらに、アポトーシスが誘導されると考えられている[1,18]。この点をまとめると次のようになる。

①メバロン酸からファルネシルピロリン酸への合成を阻害し、低分子量Gタンパクの細胞膜への結合を阻害する。このために、破骨細胞の細胞骨格の破壊が生じ、また、アポトーシスの誘導が生じる。

②AMPと結合し、加水分解されないATPアナログとなり、これがtRNAの合成を阻害すること

5）骨粗鬆症

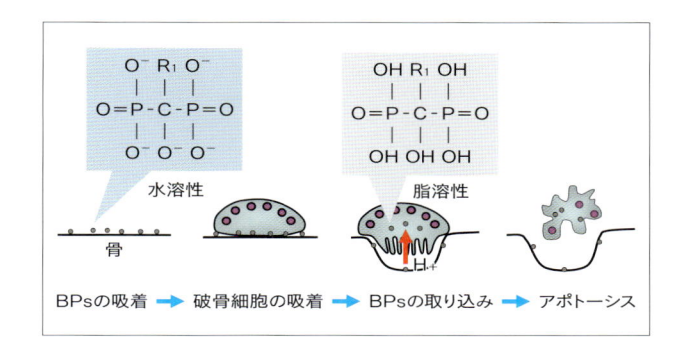

図13　BPsによる骨吸収抑制作用。

図14　BPsの副作用（顎骨壊死、骨露出）（参考文献25より引用）。
図15　BPsの副作用（腐骨と骨髄炎）。

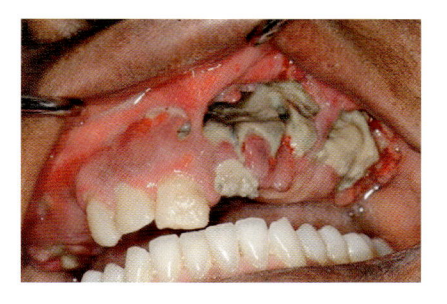

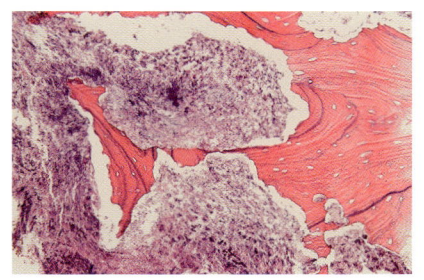

によって、破骨細胞に毒性物質として作用する。
③破骨細胞の波状縁下の酸性条件（pH3〜4）は水溶性BPを非水溶性に変え、脂溶性BPとして破骨細胞に取り込まれ、毒性を発揮する。

以上のBPsの薬効は、単に骨吸収抑制作用に留まることなく、ほかの組織に細胞傷害を及ぼす。そのBPsの細胞傷害性は、上述のメバロン酸代謝系を介した細胞機能抑制作用によると考えられ、骨芽細胞、血管内皮細胞、Tリンパ球（自然免疫に関与するTリンパ球）などに傷害を及ぼす。これが、次に述べるBPsの副作用として現れる。

2．BPsの功罪（副作用）

BPsの最大の副作用は、骨露出あるいは骨壊死である。この骨病変は、1年以上にわたる投与で発症率が飛躍的に高まり、他部では非感染性骨壊死が多いのに対して、口腔には感染性骨壊死が多い（BP関連顎骨壊死；BRONJ）[19,20]。非感染性骨壊死は骨の虚血性壊死と見なされ、Avascular Necrosisの名が付けられている。このような骨壊死は、静脈注射用BPs投与を受けた患者に多い傾向があり、たとえば、顎骨壊死は経口薬による発症率が0.1〜0.4％であるのに対し、静注用BPsでは0.8〜12％と顕著な差がある。また、BPsの種類によっても異なる。ゾレドロン酸（静注）の約40％、パミドロン酸（静注）の26％、アレンドロン酸（経口）の2.5％と統計されている[21]。このような骨壊死は、上述のメバロン酸を介する骨芽細胞や血管内皮細胞の傷害が、破骨細胞による骨吸収の低下あるいは停止といった骨代謝の不均衡とあいまって生じると考えられる。

歯科医としては、骨粗鬆症自体による口腔症状もさることながら、このようなBPsによる副作用としての口腔症状に注目すべきである。口腔の副作用の代表的な病変には以下のものがある。
①顎骨壊死、骨露出
②顎骨疼痛、歯の動揺（歯周病）
③難治性瘻孔

骨露出は静注では1年以上、経口投与では4〜5年以上でもっとも発症しやすく、自然発症もあるが、大半は抜歯、歯周治療、根管治療を主とする歯科治療にともなって起こる。図14のように患部の口腔粘膜は壊死に陥って消失し、そのために骨が露出する。露出部の骨は壊死骨で、腐骨状態になっているかあるいは周囲骨に移行し、いずれの場合も周囲骨は骨髄炎を起こしている。病理組織的学的には、骨は骨小腔に骨細胞のない典型的な壊死骨で、骨縁は鋸歯状を呈し、周囲骨は慢性顎骨骨髄炎の様相を呈する。骨露出の辺縁は肉芽で覆われている。なお、露出部には細菌コロニーが見られ、ここにはActinomycesが多い（図15）。骨露出の成因は不明であるが、口腔粘膜下の顎骨に沈着した多量のBPsが、やはりメバロン酸を介する上皮細胞から始まる口腔粘膜組織の壊死性変化を引き起こすとともに、その再生を障害することによる考えられている。

なお上述のように、骨壊死や骨露出の多くは、歯

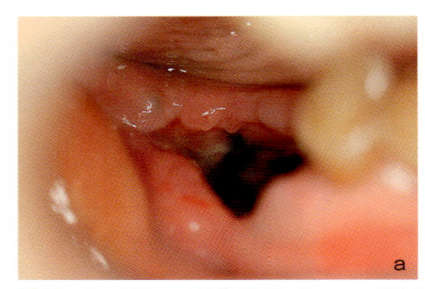

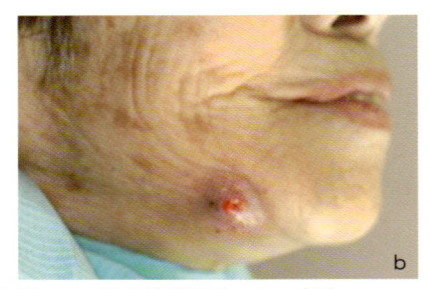

6 口腔が引き金となる全身疾患との関連

図16a、b　BPsの副作用（抜歯による難治性瘻孔）。a. 抜歯治癒不全、b. 瘻孔。

科医がBPs服用者であることを知らないで治療を行った際に、突発的に現れるので十分な注意が必要で、今後、訴訟の対象になるケースも増えてくることは間違いない。ちなみに、骨露出は自然露出が約25％であるのに対して、抜歯後露出が約38％、歯周外科後露出が11％で、そのほか、インプラント治療後に4％、根管治療時に0.8％である[22]。

瘻孔も少なくない。この多くは骨壊や抜歯後に併発する（図16）。

以上の口腔の副作用は発症してからの治療法はまだ確立されていない。この現状下においてまず行っておくべきことは、BPs投与前に、抜歯、根管治療、歯周治療、補綴治療を行っておくことである。これを実施するには、一般医師との緊密な連携が必要である[23〜25]。

もし、誤って治療を実施した後に骨露出が生じた場合の処置としては、根治療法がないために、まずは抗生物質（ペニシリン、アモキシシリン、エリスロマイシン、クリンダマイシン、アジスロマイシンなど）や鎮痛薬を主とする対症療法を試みるべきであり、壊死骨の除去や露出骨の被弁術などは病状を余計に増悪させかねないので細心の注意が肝要である。

参考文献

1. 米田俊之. 新しい骨のサイエンス（第2版）. 東京：羊土社, 2004.
2. 新井嘉則ほか（監）. Hard Tissue, 硬組織研究ハンドブック. 第5章 加齢と骨. 松本歯科大学出版会　2007；234-235.
3. Mundy GR et al. Cytokines and Bone remodeling. In Osteoporosis (Marcus R et al edi.), Vol. 1, Chapter 3. Academic Press；2008：491-515.
4. 松本俊夫. 骨・軟骨代謝と注目の骨疾患, 骨新生から骨疾患の病態解明・治療まで, 新臨床医学のための分子医学シリーズ. 東京：羊土社, 2002.
5. 米田俊之ほか（編）. 最新の骨研究に迫る. 解明が進む分子機構と骨疾患, そして再生医療へ. 実験医学（増刊）　東京：羊土社, 2002.
6. 髙柳広（編）. 骨研究がわかる, シグナル研究から広がる骨代謝と生体制御のストローク, わかる実験医学シリーズ. 東京：羊土社, 2007.
7. 須田立雄ほか. 骨の化学. 東京：医歯薬出版. 2007.
8. 今井裕記ほか. Current Topics, エストロゲンは破骨細胞におけるエストロゲン受容体αを介したFasリガンドの誘導により骨量の減少を阻害する. 実験医学　2008；2006：811-823.
9. Weinstein RA and Manolagas SC. Apoptosis and osteoporosis. Am J Med　2000；108：153-164.
10. 黒須康成ほか. 定量的コンピューター断層撮影法（QCT法）を用いた下顎骨骨密度と腰椎骨密度との関係. 日歯会誌　2004；46：202-208.
11. Taguchi A et al. Validation of dental panoramic radiography measures for identify postmenopausal women with spinal osteoporosis. AJR 2004；183：1755-1760.
12. Inagaki K et al. Low metacarpal bone density, tooth loss and periodontal disease in Japanese women. J Dent Res　2001；80：1818-1822, 2001.
13. 佐藤連造ほか. 閉経後女性の歯周病所見と骨密度, Oasteoporosis Jpn 2003；11：333-338, 2003.
14. 江尻貞一. （未発表）
15. ローゼン, CJ. エイジング研究の最前線（第3章）. 老化が引き起こす病気, 骨粗鬆症の最新治療. 東京：日経サイエンス別冊, 2000；72-81.
16. 竹山禎章ほか. 各種ビスホスホネートの薬理作用と薬物動態. Clinical Calcium　1969；13：211-212.
17. Miller PD. Bisphosphonate：Pharmacology and Use in the Treatment of Osteoporosis. in Osteoporosis (Marcus R et al edi.), Vol. 2, Chapter 3. Academic Press　2008：1725-1742.
18. 松本俊夫（編）. 新・分子骨代謝学と骨粗鬆症. 東京：メディカルレビュー社, 2001.
19. Farrugia MC et al. Osteonecrosis of the mandible or maxilla associated with the use of new generation bisphosphonates. Laryngoscope 2006；116：115-120.
20. 浦出雅祐. ビスホスホネートと顎骨壊死. 特集, 歯科と骨粗鬆症―骨生物学と歯科医学の融合点―. CLINICAL CALCIUM　2007.
21. Marx RE et al. Bisphophonate-induced exposed bone (osteonecrosis/osteopetrosis) of the jaws：Risk factors, recognition, prevention, and treatment. J Oral Maxillofac Surg　2005；63：1567-1575.
22. Migliorati CA et al. Managing the care of patients with bisphophonate-associated osteonecrosis. JADA　2005；136：1658-1668.
23. Farrugia MC et al. Osteonecrosis of the mandible or maxilla associated with the use of new generation bisphosphonates. Laryngoscope 2006；116：115-120.
24. Marx RE. Oral & Intravenous Bisphosphonate-induced Osteonecrosis of the Jaws. Histology, Etiology, prevention and Treatment. Chicago：Quintessence Publishing Co Inc., 2007.
25. Ruggiero SL et al. Osteonecrosis of the Jaws Associated with the Use of Bisphosphonate：A Review of 63 Cases., J Oral Maxillofac Surg 2004；62：527-534.

7 歯科医学と生命の結びつき

1) 医歯の分水嶺
―医科と歯科は如何に分かれたか

日本歯科大学学長
中原　泉

I　医制における口中科

　医科と歯科は、ある日唐突に分離した訳ではない。明治以降の約40年にわたるプロセスを経て、しだいに分かれゆく状況が醸成され、やがて亀裂が広がっていった。著者は、降雨を左右に分かつ山嶺に喩えて、これを医歯分水嶺時代と呼ぶ。

　新政府の基礎が固められていくなか、明治5年、学制発布による教育制度が確立された。つづいて、懸案であった医学教育と医師資格を定める医制が、同7年(1874)8月に東京、ついで京都、大阪の3府に布達された。これは欧米の制度を模範にして衛生行政全般を規定し、わが国の近代的な衛生行政制度を基礎づけた。しかし、当時の混沌とした社会情勢等から、緊急を要する事項や条件の整った事項から順次実施され、法令というより衛生行政の方針を示した訓令的な性格を有していた。

　この医制で従来、野放し状態であった医術開業を規制し、試験を受けて免状を得なければならない、という試験免許制を定めた。従来開業者には試験を要せず、仮免状を与える暫定措置が採られたものの、当時としてはきわめて大胆な改革であった。

　医制において、歯科はどのような取扱いであったのか。開業の試験と免許に関して、同第37条に具体的に明示した。「医師は医学卒業の証書及び内科、外科、眼科、産科等専門の科目二箇年以上実験の証書(原注略)所持する者を検し、免状を与へて開業を許す」。同条文には、歯科の科目名は見られない。

　同条後段の試験科目の注記に、「産科、眼科、整骨科、及び口中科等専ら一科を修むる者は、各其局部の解剖、生理、病理、及手術を検して免状を授く」と記された。すなわち、産科、眼科、整骨科と並んで、専ら口中科一科を修める医師として扱われていた。すなわち医制は、医歯一元制を採用していたのである。

　しかし同じ専門科でも、産科、眼科は第37条の両項にあげられているが、整骨科と口中科は注記にあるのみである。これら4つの専門科は身体局部の担当であるから、全身の課目は必要ないので、内外科に較べて受験しやすい試験であった。この試験の難易度が、内外科と専門科のレベルに格差を生んでいった。したがって、全科医と専門科医とは、いわば大医と小医という関係にあったといえる。

　とりわけ、整骨科と口中科の取扱いをみれば、当時の両科の位置づけが推察できる。当時は、各地方庁により行政処理にバラツキがあり、群馬や栃木など、従来開業の口中療治者を口中科として取扱っていた県もあった。口中科には、旧幕以来の入歯師や歯抜師と同一視するイメージが重なっていたことは否めない。

II　小幡の歯科専門試験

　医制発布の翌年4月、医術開業試験に"歯科"専門で受験を求める人物が現われた。米人歯科医 St. G. Elliott の弟子であった小幡英之助である。彼は慶応義塾に学んだあと、横浜で開業していた Elliott のもとで約2年半、西洋歯科医術を修めた。当時は、口中科、口歯科、口科が用いられ、歯科という名称は見られなかった。小幡には西洋歯科医術 Dentistry を学んだ、という自負と誇りがあった。

　Dentistry とは、ラテン語の dens(歯)と英語の ist(…をする人)と ry(業)の造語であった。ちなみに、Odontology は、ギリシア語の Odont(歯)と英語の logy(学)に由来する。

　進取の気性に富んだ小幡は、この Dentistry を歯

1) 医歯の分水嶺 ―医科と歯科は如何に分かれたか

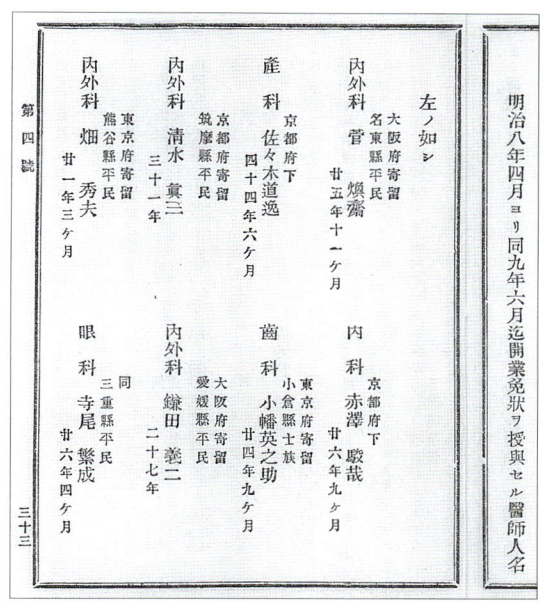

図1 明治八年四月より同九年六月迄開業免状を授与せる医師人名（内務省衛生局雑誌第四号、明治9年）。

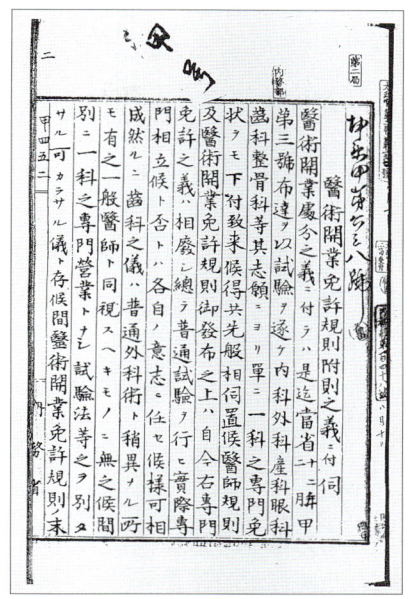

図2 坤衛甲第638号・医術開業免許規則附則之義に付伺（公文録、明治16年。独立行政法人国立公文書館所蔵）。

科と訳し、歯科専門試験を医術開業試験を委託されていた東京医学校（のちの東京大学医学部）に出願した。彼はのちに、その人となりを"資性頑固にして直言直行、憚るところなく奇行に富む"と評された。

東京医学校の校長長與専斎らは、先例のない専門科目に困惑した。小幡は、同郷の先輩で同試験の幹事長であった三輪光五郎や東京府関係者に八方手を尽したといわれる。長與専斎は、文部省当局と諮り、関係教授と熟議し、専門科としての歯科での受験を許可した。まだ法令の定まらぬ時代だったので、小幡の独り善がりが罷り通ったのだ。

同試験は6月、教授赤星研造を試験主任とし、長與専斎、教授石黒忠悳、教授三宅秀、総幹事草郷清四郎、幹事長三輪光五郎と、錚々たるメンバーが試験委員となった。口頭試問三問は、外科学の三宅が作問したといわれる。
①歯鍵を示して、其用法を問ふ。
②抜去したる大臼歯を示して、その名称、左右の区別及其抜去法を問ふ。
③ハッチンソン氏歯に関することを問ふ。

Tooth key（歯鍵）は近世期の抜歯器具で、19世紀中頃には現代と同じ抜歯鉗子が開発されていたから、時代錯誤の問題であった。大臼歯の各部名称やその抜歯法は、妥当な予想問題といえる。また、ハッチンソン氏歯は、先天性梅毒患者に見られる中切歯の形態異常である。当時は、梅毒は通常の病気であっ

たが、小幡のような西洋歯科医術を修めた者でなければ、難解な問題であったろう。

この試問に対し、小幡はどのように答えたか？明治45年の雑誌は、「諸種の問題に対して極めて明晰なる解答をせり」と記した。それが昭和元年には、「小幡の答弁流るゝが如く」と講談調になる。昭和15年に至ると、「小幡の答弁流るゝが如く、試験官をして感動せしめた」と絶讃し、これが斯界の定説となった。

実際には、明治8年10月に東京医学校から東京府知事宛にだされた報告書には、小幡の成績は「品位五等に分ち候得ば、中の上（原注：即ち三等）位に応候出来栄に有之候」とある。中の上（原注：五等中の三等）では優秀とはいいがたい、並みの成績であった。諸誌の記述は、後世の史家の過褒である。

Ⅲ 医師試験規則の歯科

小幡は医術開業試験に合格し、同年10月に歯科医術開業免状を授与された。医制発布にともなう出願が早かったので、彼の免状は全国で4番目、東京府では最初の取得であった。内務省衛生局雑誌には、「明治八年四月より同九年六月迄開業免状を授与せる医師人名左の如し」と列記した（図1）。

「内外科　菅　煥斎　大阪府寄留名東県平民　廿五年十一ヶ月

```
内　　科　　赤澤　駿哉　　京都府下　　廿六年九ヶ月
産　　科　　佐々木道逸　　京都府下　　四十四年六ヶ月
歯　　科　　小幡英之助　　東京府寄留小倉県士族　　廿
四年九ヶ月
内外科　　清水　真三　　京都府寄留筑摩県平民　　三
十一年　　　　　　　　　　　　　　　　　　（以下略）」
```

なお、この免状は医術開業を許可する業務免状であり、医師の身分を定めた身分免状ではない。

むろん、小幡は歯科免状として最初であったが、それ以降、彼が先鞭をつけた歯科は時代にマッチしたのだろう、独り歩きをはじめる。翌9年には、小幡とはElliottの相弟子であった佐治職ほか1名が口中科免状を受けたが、それ以降は10年に2名、11年7名と歯科免状のみが続いた。小幡のネーミングは志願者には新鮮に映ったのだろう。口中科に代わるトレンディな名称は、急速に関係方面に滲透していったことが窺える。

衛生行政が内務省に一本化された明治12年（1879）、はやくも小幡効果が表れた。同省は、地方庁の事務的な不均衡を是正するため、2月に医師試験規則を全国に布達し、試験内容と試験方法の統一を図って試験制度を強化した。同規則の第2条に医術の科目として、内外科、専門内科、専門外科、および産科、眼科、**歯科**があげられた。内科と外科の専門科を設ける一方、医制に掲げた専門科のうち、産科と眼科が残り、口中科が歯科に名称変更されたのである（整骨科は、すでに明治9年の通達により除外されていた）。

当時、行政サイドは、歯科は歯という診療個所を表現するのに適当な用語と判断したのだ。小幡の歯科免状から3年半にして、歯科の名称が認知され、法的根拠をもった公称として取扱われることになった。これが、今日の**歯科**の始まりである。

いうまでもなく、歯科医師の診療行為は、歯にとどまらず、口腔軟組織、歯槽骨、顎骨に及ぶ。本来、診療科目は患者はじめ一般国民に対し、その医者の専攻すなわち担当する診療領域を知らせる重要なサインである。したがって、その守備範囲を的確に表現する名称であり、患者が容易に理解できるネーミングでなければならない。

当時の学識からすれば酷ないい方になるが、小幡は口腔という認識を欠いていた。彼のスタンドプレーのために、それから百数十年間、歯科医師はこの局所のみをさす狭小な名称に悩まされ続けることになる。そして現在も、"歯科医師は歯だけ"という誤解と偏見から解放されていない。

小幡の功罪は扨置いて、これによって医科と歯科は、一段と分水嶺に近づくことになった。

IV　歯科医術開業試験

それから4年半後の明治16年（1883）10月、内務省より医術開業試験規則と医師免許規則が布達された。

前者は従来の医師試験規則に代えて、試験を医術開業試験と歯科医術開業試験の2種類に分けた。これにより従来の専門科は医術開業試験に統合されて一本化し、歯科のみ独立した試験が設けられ、歯科だけ従来どおり一科の専門免状を受けることになった。

これに関して、同年7月31日付で内務卿山田顕義より太政大臣三條実美宛に、坤衛甲第638号「医術開業免許規則附則之義に付伺」が提出された。趣旨は、歯科一科を専門科として、医歯の試験を分けることであった（図2）。

「医術開業処分の義については、これまで当省（原注：十二年二月）甲第三号布達をもって試験を遂げ、内科・外科・産科・眼科・歯科・整骨科等その志願により単に一科の専門免状をも下付致し来たり候えども、先般あい伺いおき候、医師規則および医術開業免許規則ご発布の上は、自今右専門免許の義はあい廃し、総て普通試験を行い、実際専門あい立て候と否とは各自の意思に任せ候ようあい成るべく、**しかるに歯科の儀は普通外科術とはやや異なる所もこれ有り**、一般医師と同視すべきものにこれ無く候あいだ、別に一科の専門営業となし試験法等これを別たざるべからず儀と存じ候あいだ、医術開業免許規則の末尾に別紙附則あい加え申したく、この段あい伺い候条、至急ご決裁を仰ぎ候なり」。

これに対し可とする決裁が下され、先の医術開業試験規則の布達となった。これが医科と歯科の分かたれる事実上の分水嶺となった。医制の医歯一元制が、10年足らずで二元化へ移行したのである。

では、なぜ歯科が医科から鬼子のように分離したのか。その理由は、同伺にある"しかるに歯科の儀は普通外科術とはやや異なる所もこれ有り"という文言に尽きる。

この文言の背景には、①旧来の入歯師・歯抜師のイメージが払拭されていない。②医療は独乙医学を導入して範としたが、歯科医療は米国歯科医学を倣った。③医師には歯硬組織に対する異和感が強く、外科の一部門として受容できなかった。④患者国民

1) 医歯の分水嶺 ─医科と歯科は如何に分かれたか

表1 医歯分水嶺時代の変遷

明治7年(1874)	医制発布される。同条文には歯科の科目名はない。試験科目の注記に、産科、眼科、整骨科とともに、専門科として口中科が見られる。
明治8年(1875)	小幡英之助が、東京医学校に歯科専門の医術開業試験を出願し受験し、歯科医術開業免状の業務免許を受ける。
明治12年(1879)	医師試験規則が布達され、医術の科目として、内外科、専門内科、専門外科、産科、眼科、歯科があげられる。
明治16年(1883)	医術開業試験規則が布達され、試験が医術開業試験と歯科医術開業試験に分けられる。 上記と併わせて医師免許規則が布達され、歯科医術開業試験合格者は、歯科専門医師として医籍に登録した。
明治17年(1884)	内務省は医籍とは別に歯科医籍を設け、歯科専門医師は歯科医籍に登録した。
明治39年(1906)	医師法、歯科医師法が制定され、歯科医師の公的身分が確立した。

の口腔衛生思想が乏しく、歯科医療に対する理解が得られなかった。⑤歯科医学校は皆無で、西洋歯科医学を学ぶ術(すべ)もなかった。⑥明治16年までに歯科免状を受けた者は全国で29名に過ぎず、行政にあって歯科を主張できる者もいなかった。⑦アメリカはじめ欧米諸外国の多くは、医歯二元制度を採っていた等々があげられる。

V 医籍と歯科医籍

次に、明治16年(1883)に布達されたもう1つの医師免許規則は、医術開業免許に関する法令である。その第1条に「医師は医術開業試験を受け、内務卿より開業免状を得たる者とす」と定められた。これによって医師の試験制度とともに、免許制度の徹底が図られた。ただし、この免状は医術開業を許すという業務免許で、医師の資格を保証する身分免許ではない。

ところが法令の不備で、同条には歯科医術開業に関する文言がなかった。そのため行政措置として、歯科医術開業試験合格者には歯科医術開業免状を与え、医籍に登録した。この医籍に登録された歯科医術開業合格者は、あくまで医師であった。というのは、当時はまだ法令上に歯科医師という用語は見られず、歯科医師という公称はなかった。だから正確には、歯科専門医師あるいは医師歯科専門という呼び方をしなければならない。

翌17(1884)年1月から、内務省は医籍登録の作業に入った。このとき、別々の試験、別々の免状であるが、医籍は同じであるはずなのに、迂闊にも医籍とは別に歯科医籍が設けられた。歯科医籍登録の第1号は青山千代次であるが、この異なる籍は行政の事務処理上の誤りであって、他意はなかったと思われる。だが、この杜撰から生じた2冊の登録簿の存在が、のちの身分法制定に際し、医歯を区分する根拠として強弁を張ることになる。

この時期には、医歯関係者にはまだ医歯一元論・二元論という認識はなく、一・二元論論争は始まっていない。けれども、医歯は曲折を経ながら二元化への道筋を辿り、分水嶺に分けられて医歯二元制に状況設定され、後戻りのできない事態に至っていた。

それから22年後、明治39年(1906)5月に医師法と歯科医師法が制定され、ここに医歯二元制が定まった。この身分法により、医師と並んで歯科医師という公称と身分がスタートした(表1)。

参考文献
1. 中原 泉. 現代医歯原論─歯科医師へのアプローチ─. 書林, 1979.
2. 樋口輝雄. 小幡英之助の受験書類について─. 日本歯科医史学会会誌, 27巻4号, 2008.

2) 口腔科学を知る

日本歯科大学名誉教授
鴨井久一

I　はじめに

　国民の健康づくりの概念は、明治政府によって「富国強兵」の一環として策定され、口腔の重要性も認識されていたが、国家として充分な対策と配慮ができず、民間の歯科医学養成機関に委ねてきた。したがって、全身から口腔を見るのではなく、局所的に歯の詰め物、入れ歯などの技術面が強調されてきた。内科学や外科学の医学とは異なり、歯科医学は今日の二元論的に制度化されてきた。現代になって、1970年、ヘルスケアプログラムの中で、栄養・運動・休養のバランスが取り上げられ、健康づくりの中で口腔の役割やオーラルヘルスの重要性が認識されてきた。1989年、日本歯科医師会、厚生省（当時）が「8020運動」を提唱し、自分の歯を80歳で20本残すことが、全身の健康にかかわってくる重要性をアピールしてきた。この運動は2009年の現在でも定着し、20年近く継続され、口腔と全身との関連について多くのエビデンスが報告されてきた。さらに2000年には、「健康日本21」の中で、生活習慣病対策の6番目に「歯の健康」の目標値が設定された。2003年には「健康増進法」が策定され、生活習慣病対策、健診のあり方などが国民に大きな関心を呼んだ。2005年に日本国内8医学会が生活習慣病と関係の深い内臓脂肪を「メタボリックシンドローム（MS）」の中心的存在に位置づけ、日常生活の中で健診の考え方を定着させてきた。また同年には「食育基本法」が発表され、噛むことの意義、肥満対策が打ち出された。従来、口腔は全身疾患との関連性でも、分限的に「歯科」という位置づけで、消化器、感覚器、呼吸器との関連性を時系列的に述べた書物は少なく、ミクロ的に歯に集中し、口腔全体の概念が欠如していたことは残念なことである。1990年前半期、アメリカの疫学研究から始まった「ペリオドンタルメデシン」の概念は、中・後期の病態研究も含めて歯周治療の中に取り込まれ、歯周病と糖尿病、心臓血管病、低体重児出産・早産、呼吸器疾患、骨粗鬆症などの関係がより明確となり、その対応は従来の歯科医療のあり方に大きな問題を投げかけている。本稿は歯周病と生活習慣病との位置づけ、メタボリックシンドローム、肥満などの関連を絡めて解説する。

II　歯周病と生活習慣病との関係[1～3]

　生活習慣病という用語は、1996年に成人病を改称した疾患群を指し、従来の加齢という要素に生活習慣を加えた呼称である。2000年に、「21世紀における国民健康づくり運動（健康日本21）」が実施され、各項目に関して、2010年を目途にエビデンスの蓄積による「まとめ」が予定されている。それらの内容の中で、加齢にともなう成人病、生活習慣がもたらす疾病などを9分野に分け、予防の方向性や目標値などを設定している。「歯の健康」は6番目に記載され、生活習慣の改善として、小児期には間食としての甘味食品・清涼飲料の頻回摂取の是正、学齢期にはフッ化配合歯磨剤使用の増加、成人期には歯間部清掃用具の使用増加などを目標にあげている。現在、高血圧、高脂血症、糖尿病、心臓血管障害などが生活習慣病といわれている。

　歯周病[1]は1950年代までは対症療法（症状改善）が主体で、炎症に対する切開、スケーリング、外科的手術（古典的で代表的なノイマン剥離掻爬手術など）、抜歯などが主体に行われていた。「歯槽膿漏症」といわれ、加齢が原因で骨吸収をともなう歯の喪失が自

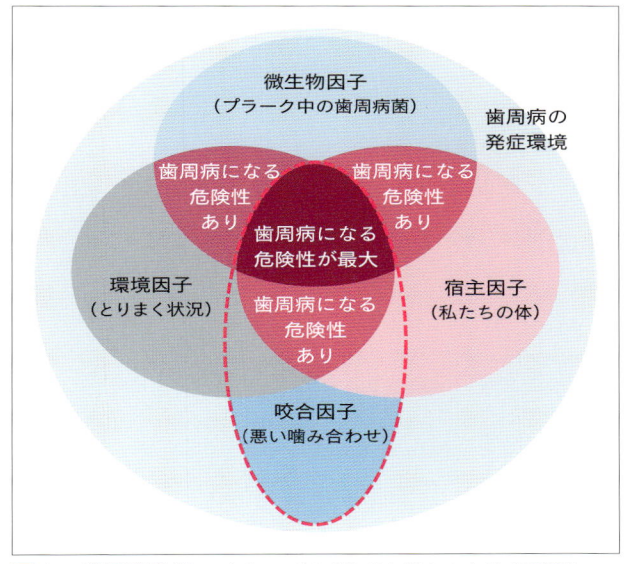

図1 歯周病発症のメカニズム（参考文献3より改変引用）。

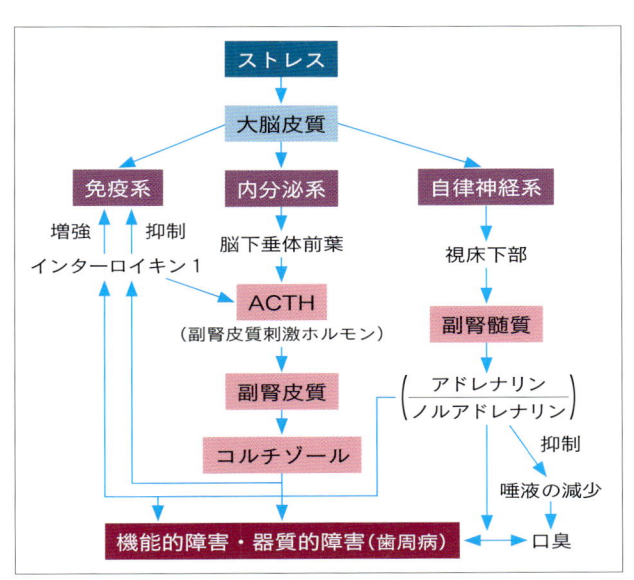

図2 ストレスは免疫、内分泌、自律神経とが相互的に関連し、機能的や器質的障害が生じる（鴨井久一．いまからはじまる口腔ケア．東京：学健書院　2007：90〜91より改変引用）。

然に生じる疾患といわれていた。しかし、1980年代になると、病態像も明確に解明され、歯周病とは感染症で多因子性疾患であることが解明され確立された（図1）。歯周病は歯肉・歯槽骨・歯根膜・セメント質に生じる病変で、初期の発症は歯肉溝上皮を介して歯周病原性細菌が定着し、付着上皮（接合上皮）間結合（デスモソーム）が破壊され、さらにヘミデスモソームの崩壊で歯周ポケットが形成され深化する。その原因は数十種類の歯周病原性細菌で、代表的な細菌として、*Porphyromonas gingivalis*、*Tannerella forsythia*、*Treponema denticola*、*Aggregatibacter actinomycetemcomitans* などがあげられる。さらに歯周病原性細菌を構成するデンタルプラークを、細菌集団として捕られるバイオフィルムの概念[2]が確立された。バイオフィルムは体外で合成する多糖類でグリコカリクスを形成し、細菌同志がQSシグナル（Quorum Sensing Signal）でバイオフィルムをより強固にした。すなわち、細菌同志が集落を形成し、情報伝達、増殖時の抑制、阻止などを行い、生態系の維持を図っている。プラークバイオフィルムは、成熟とともに「きのこ状の形態」を形成し、内部水路チャンネルで栄養物の摂取と老廃物の排泄を行っている。表面に菲膜を形成し、バイオフィルムの除去が困難な環境を構築し、感染症であるが抗菌剤の効果が届きにくい薄いフィルム状の膜を形成している。歯周病のリスク因子として生体宿主の防御因子や環境因子などがある。特に環境因子は生活習慣病と密接に関係している。環境リスク因子として、代表的な喫煙、口腔内清掃不良、ストレス、教育レベル、食生活などがあげられる[3]。

1．喫煙

喫煙は口腔内でタバコ中のニコチンがコチンに変化し、歯肉毛細血管が収縮し血流の循環障害をもたらす。歯にタール（ヤニ・ステイン）が沈着し、粘膜には慢性刺激による癌性変化をもたらす可能性がある。

2．口腔内清掃不良

プラークバイオフィルムの機械的除去（ブラッシング＋補助ブラシ）を、日常生活の中で食後定着させ、習慣化することが重要である。宿主因子の生体機能の低下にともない、免疫機能も低下し、糖尿病をはじめ、多くの全身疾患の引き金となる。

3．ストレス

生体のもつ免疫機能は個人差があるが、一般的に自律神経系、内分泌系、免疫系がネットワークを形成し、宿主の恒常性を維持している。ストレスや外的攻撃性が強いと顆粒球が増加し、リンパ球が減少し、恒常性が崩れ歯周病をはじめ、全身疾患の誘因になる（図2）。

4．教育レベル

口腔は文化レベルが高いほど、その維持や口腔清掃に対する関心が強い。また、口腔の健康教育におけるレベルが高いほど、日常生活におけるプラークコントロールの意識は高い。

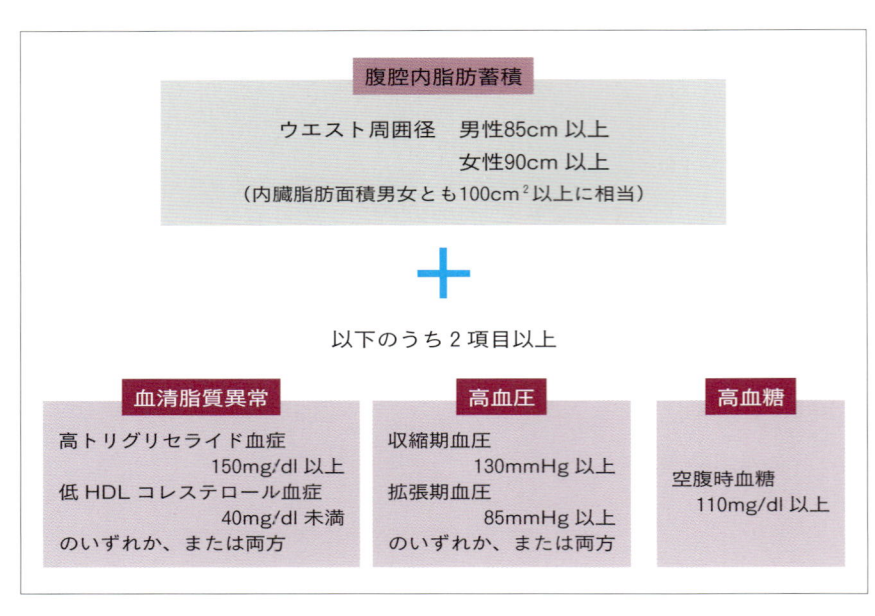

図3 メタボリックシンドロームの診断基準。

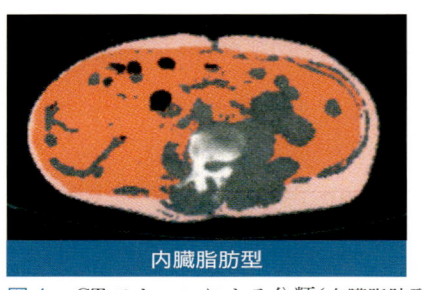

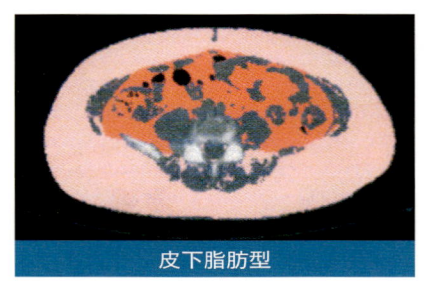

図4 CTスキャンによる分類(内臓脂肪型,皮下脂肪型,複合型)。

5．食生活

　食生活は食文化様式で異なるが、食材の調理法や保存法の発達で、食物摂取は炭水化物から脂肪や甘味を好むようになり、食自体が軟らかい傾向にあり、咀嚼回数の減少と肥満の関係が明らかになってきた。

　歯周病は微慢性炎症による感染症であるが、局所のバイオフィルムプラークの特性から、バイオフィルムを機械的に除去することで、抗菌剤が効果を示す。このことが生活習慣性の観点からも、日常の口腔清掃を定着させる必要性が求められる理由である。

III 歯周病とメタボリックシンドローム（MS）との関係[4〜7]

　メタボリックシンドロームは、かつてはシンドロームX、死の四重奏、インスリン抵抗性症候群、内臓脂肪症候群などと呼ばれていた。生活習慣病の原因である肥満、運動不足、遺伝因子の3項目が取り上げられ注目を集めてきた。特に、インスリン抵抗性と関連した内臓脂肪の蓄積、高脂血症、高血圧、血糖値の上昇を特徴として、危険性を高める複合型リスク症候群を「メタボリックシンドローム」と呼んでいる。国内の8学会がMSの診断基準を2005年4月に発表した[4]。その診断基準を絡めると図3のようである。また腹部肥満を「内臓脂肪型」と「皮下脂肪型」に分け、上半身肥満（リンゴ腹、男性型）と下半身肥満（西洋梨腹、女性型）とに分類し、CTスキャンによる臍上での内臓脂肪面積100cm^{2}とし、100cm^{2}を越えると男女ともに複数の病態と合併する頻度が高くなるという仕組みが見られた（図4）。

　糖尿病罹患率は予備軍を含めて1870万人（2006年、国民健康・栄養調査より）といわれ、MSの中でも多い疾患である。糖尿病（DM）と歯周病は深い相関性を示し、特に2型糖尿病と歯周病との関連は深く、重度歯周病の糖尿病患者は非糖尿病患者の約3倍、歯肉炎が重症化した歯周炎の発症率は約2.6倍、歯槽骨の吸収は約4倍高くなるという報告がある。

　歯周病から見た糖尿病が重症化する影響を図5に

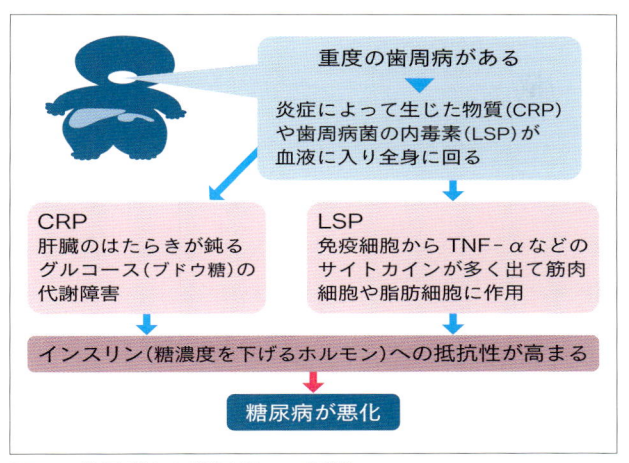

図5 歯周病から糖尿病への影響。

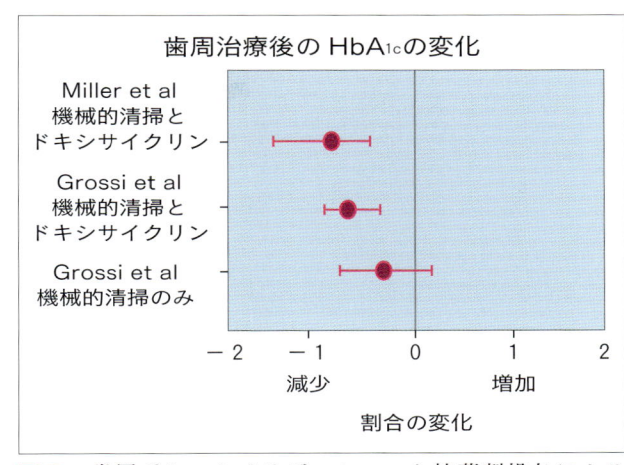

図6 歯周ポケットイリゲーションと抗菌剤投与によるHbA1cの減少率を示す。

UKPDS
(United Kingdom Prospective Diabetes Study)
UKPDS35．(BMJ405 - 412,2000)

・HbAic1%↓ 全死亡率21%予防
　　　　　　　(0.50 - 0.94)
・小血管障害　　37%
・末梢血管障害　43%
・大血管障害
　　心筋梗塞　　14%
　　脳卒中　　　12%

図7 UKPDSの調査結果。

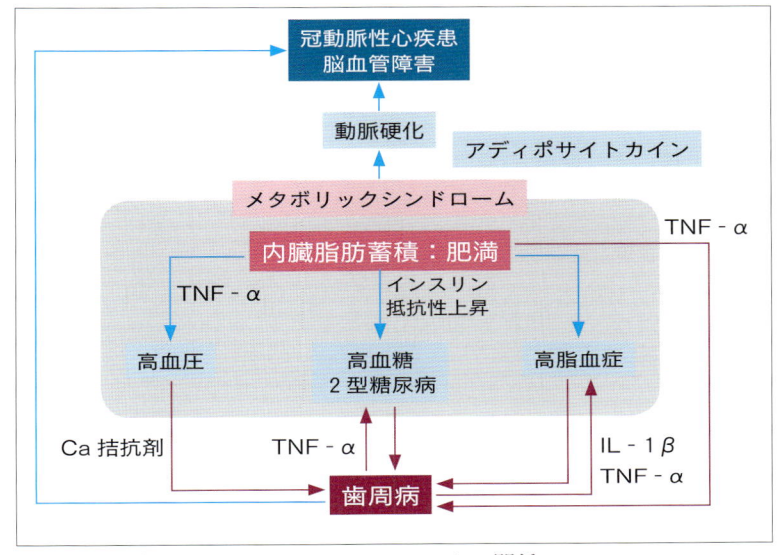

図8 歯周病とメタボリックシンドロームとの関係。

示した。歯周病原性細菌から産生する内毒素(LPS)と歯肉炎症で発症する炎症マーカーの1つであるCRP(高反応性タンパク)が、微小血管を通して肝臓に作用し、脂肪細胞や筋肉細胞を経てグルコースの代謝障害が生じる。脂肪細胞から、TNF-α、IL-6やIL-1βが産生され、TNF-αはインスリン抵抗性を高め、IL-6やIL-βは肝細胞からのCRPの産生を誘導する。また、糖尿病患者は好中球の機能異常から歯周病に易感染症といわれてきたが、糖尿病合併症の原因であるタンパク糖化反応の終末糖化産物、AGE(Advanced Glycation End-products)タンパクが産生する。このAGEタンパクは、糖とタンパクが酵素を介さないで糖化反応を起こし、血管に沈着し、歯肉の微小血管に障害を起こし、炎症性サイトカインが歯周病を増悪する。すると歯周組織のポケットから滲出するGCF(歯肉溝滲出液)中のグルコース濃度が上昇し、歯肉コラーゲンの合成を低下させ、組織破壊を助長する。唾液分泌量が低下することも歯周病の増悪因子といわれている。

歯周治療の中で基本的なSRP(スケーリング・ルートプレーニング)と、いろいろな薬液による洗浄と全身への抗菌剤の投与により、HbA1cを減少させることが可能である[5](図6)。UKPDS(イギリスの前向き糖尿病研究)では歯周治療でHbA1cが1%減少されると、末梢血管障害(歯肉内微小血管を含めて)の43%が予防可能となることを報告している(図7)。これらの事実はペリオドンタルメデシンを裏づけるもので、歯周病とMSの関係[7]を図8に示す。

7 歯科医学と生命の結びつき

表1 BMIと肥満度を示す。

BMI(Body Mass Index)		
BMI	日本肥満学会	WHOの基準
BMI＜18.5	低体重	Underweight
18.5≦BMI＜2.5	普通体重	Normal range
25≦BMI＜30	肥満1度	Preobese
30≦BMI＜35	肥満2度	Obese Class I
35≦BMI＜40	肥満3度	Obese Class II
40≦BMI	肥満4度	Obese Class III

肥満度の分類。BMI(体格指数＝体重(kg)÷身長(m)^2)

肥満症 肥満に起因し、または肥満に関連して健康障害を合併し、その合併が予測される場合で医学的に減量を必要とする。

① 2型糖尿病・境界型糖尿病
② 高血圧
③ 高脂血症
④ 高尿酸血症・痛風
⑤ 冠動脈疾患：心筋梗塞・狭心症
⑥ 脳梗塞：脳血栓症・一過性脳虚血症
⑦ 睡眠時無呼吸症候群
⑧ 脂肪肝
⑨ 整形外科的疾患：変形性関節症・腰椎症
⑩ 月経異常
----
⑪ 歯周病(肥満症に認定されていない)

図9 肥満症と疾病の分類。

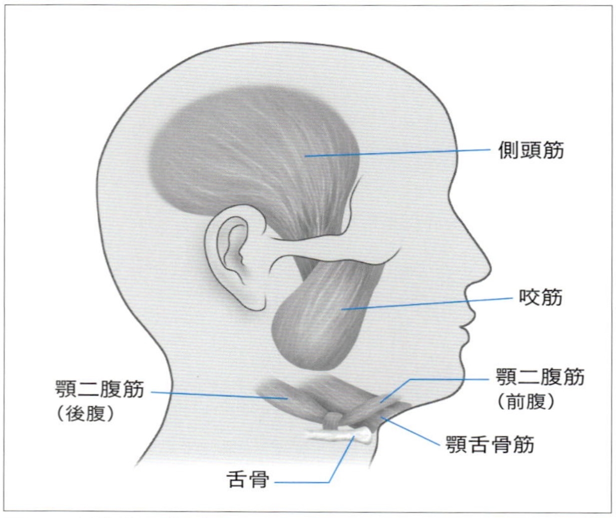

図10 咀嚼筋の位置を示す。

IV 歯周病と肥満との関係[8〜11]

肥満の原因は口腔領域で咀嚼の問題と密接な関係がある。肥満とは「摂取エネルギーと消費エネルギーとのバランスが崩れ、摂取エネルギーが多くなると体内脂肪に変化し、脂肪組織となって蓄積される」状態をいう。肥満の測定は、体格指数、BMI(Body Mass Index)で表示し、体重(kg)を身長(m)の2乗で除した数値で表現している。日本人のBMIを表1に示す。肥満症は「肥満に起因し、または肥満に関連して健康障害を合併し、その合併が予測される場合で、医学的に減量を必要とする病態」をいう。BMIの肥満判定に健康障害が10項目中、1つ以上あれば肥満症と認定する(図9)。

1．咀嚼受容器と感覚受容器との関係[11]

咀嚼刺激受容器は、歯と歯槽骨を連接している歯根膜線維より歯槽骨神経へ伝わり、三叉神経の運動核を経て中脳路核へと伝わる。咀嚼は、歯と歯との咬合に咀嚼筋が関係し、咬筋、側頭筋、内側翼突筋、外側翼突筋、顎二腹筋などが関係し、下顎と舌骨との間に、顎舌骨筋、オトガイ舌骨筋など開咬に関連した筋肉が存在している。さらに、上・下顎歯の咬合は、顎間節の咀嚼筋と関与している(図10)。

感覚受容器としての舌は、味細胞が集まって味蕾を形成している。味は舌表面全体で感じられるが、舌の場所に鋭敏に反応する部位があり、舌の先端部が「甘味」、舌縁部の前部が「塩味」、後部が「酸味」、舌後部は「苦味」の味蕾が分布している(「感覚器官の作用機序・口腔のしくみ」の項 P.24参照)。味覚の神経伝道路は、口蓋神経、舌神経、舌咽神経、迷走神経などが延髄に入り、狐束に集結する。そして狐束核から視床に入り大脳皮質の味覚域に入る。

2．脳と咀嚼器官との関係

ヒトの脳は大別して大脳、小脳、そして脳幹に分

2）口腔科学を知る

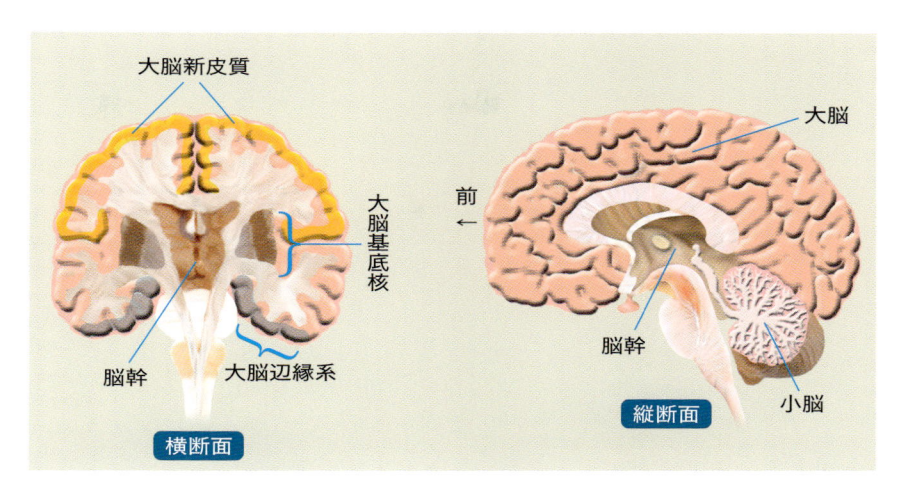

図11　大脳の横断面と縦断面。

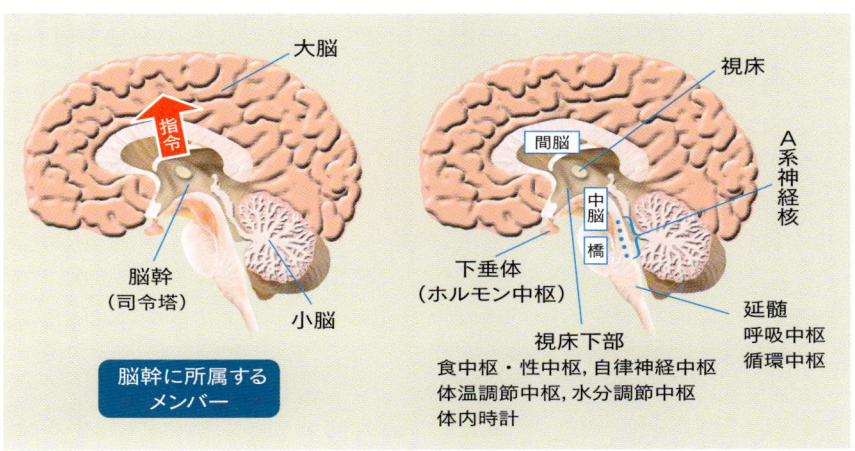

図12　脳幹のメカニズムと咀嚼回数の問題。

けられる。大脳は大脳新皮質、大脳辺縁系および大脳基底核に分類され、外界からの情報を感覚器と知覚神経を介してその味覚の価値（おいしい、まずい）を評価し、咀嚼筋（骨格筋）に伝え、咀嚼（運動）という形で表している。小脳は身体のバランスを保ち、運動の微調節を図り、顔面の表情などに作用している。口腔から見た脳は、食することの認識と分析、行動計画の立案（咀嚼）と実行（嚥下）の階程に集約される。

3．大脳と肥満との関係（図11）

大脳新皮質は前頭葉、頭頂葉、後頭葉、側頭葉に分けられ、前頭葉は主に精神（心）を司っている（前頭連合野）。また感覚野には各感覚器が存在し、認知と行動を司っている。大脳辺縁系は動物脳とも呼ばれ、扁桃核は本能的な好悪や憤りなどの感情を表現する個所である。大脳は新皮質と辺縁系との両者が拮抗対立しており、「ストレス」として影響を与えている。大脳では、精神と本能的欲望との葛藤を上手に抑制することで、「食」の過剰摂取を自己管理し、それが肥満防止につながる。

4．脳幹と肥満との関係（図12）

脳幹には、間脳（視床・視床下部）、中脳、橋、延髄が存在する。口腔領域と関係が深いのは視床下部で、摂食・性中枢があり、そのほか、自律神経、体温調節、水分調節中枢などが存在する。脳幹の中で摂食中枢と肥満の関係を見ると、「早食い」の問題がある。脳幹の視床下部にある摂食中枢が食欲を指令し、反対に食欲を阻止する満腹中枢が存在する。空腹時は血中の血糖値（グルコースインスリン）が低下し、血中のアドレナリンが上昇し胃の空腹収縮が生じる。摂食で血糖値の濃度は上昇し、血中のアドレナリンは低下し、大脳からセロトニンが分泌され、その刺激が満腹中枢に伝わり満腹感が得られる。摂食中枢と満腹中枢にはタイムラグ（時間差）があり、飲食物の糖分が消化・吸収される[9]。

血糖値の濃度が上昇するまでに20分前後の時間を必要とする。食事を20分以前で終了した場合、満腹中枢の血糖値が上昇していないために、満腹感が得られず、さらに摂食行動をとる場合が多く、早食い

185

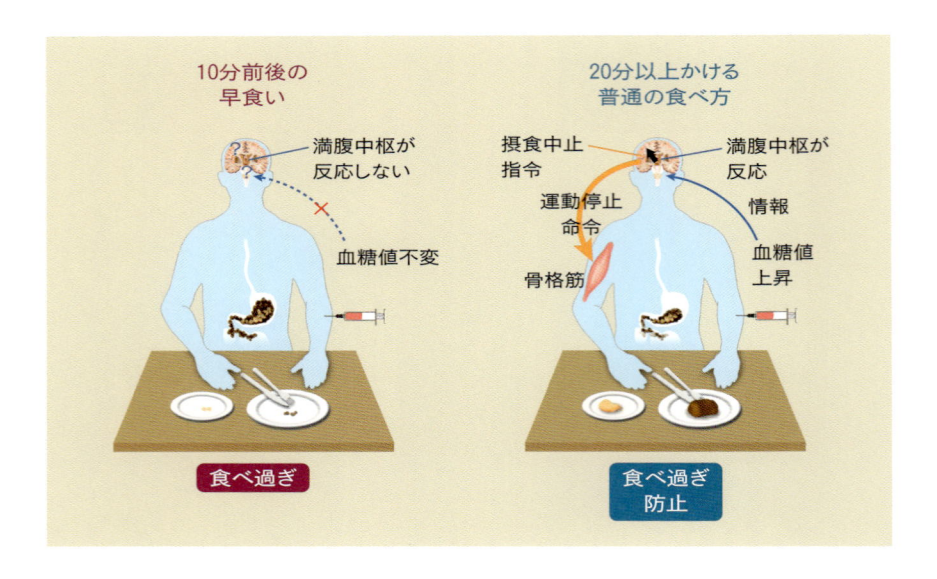

図13 脳幹のメカニズムと咀嚼回数の問題。

による過食が消化器系の胃・腸に負担をかけ、体内脂肪蓄積による肥満の原因となる。咀嚼力を高めることが（食魂が泥状になるまでよく噛む）、食生活のQOLと肥満防止に連動することを、口腔領域から強く提言する必要がある（図13）。

5．肥満防止の噛む効果（臨床例）[10]

1899年、ホーレス・フレッチャーが「フレッチャーリズム」を提唱した。フレッチャーは時計職人で、大変な肥満で当時の生命保険にも加入できず悩んでいた。当時の成人摂取カロリーは3000kcalといわれていたが、フレッチャーはその半分の1600 kcalを目標とし、減カロリーを目指して努力した。到着目標のために、その1つとして早食いをやめてよく噛んで食べることを実行した。その結果、現在いわれているダイエットに成功し、その自己管理法を1911年「フレッチャーの完全咀嚼法」として三原則を提唱した。よく噛むことの重要性を説き、満腹まで食べない、食物は片寄らずバランスを摂り、味わいながらよく噛んで自然に飲み込むようにする。この三原則は消化器系の負担を減少させ、消化吸収を完全にするため、少量の食物で満腹中枢を満たす基本的な考え方を示している。

V　まとめ

口腔内の感染症・生活習慣病をなくすために、日常生活の中で口腔内清掃の徹底を図り、う蝕・歯周病の予防に努める。また、よく噛むことが肥満防止につながることや、生活習慣病の軽減・予防には、口腔が重要な機能を有していることを広く国民に示し理解を求めることが大切である。

参考文献

1．NPO日本歯周病学会．歯周病の診断と治療の指針．2007．
2．奥田克爾．バイオフィルム：デンタルプラーク細菌の基礎知識．日本歯科評論　2004；64（2）：52-58．
3．鴨井久一，沼部幸博．歯周病をなおそう．東京：砂書房　2008：14-15．
4．メタボリックシンドローム診断基準委員会．メタボリックシンドロームの定義と診断基準．日内誌　2005；94（4）：794-809．
5．Grossi SG, Skrepcinski FB, DeCaro T, Robertson DC, Ho AW, Dunford RG, Genco RJ. Treatment of periodontal disease in diabetics reduces glycated hemoglobin. J Periodontol 1997；68：713-719.
6．UK Prospective Diabetes Study (UKPDS) Group. Intensive blood-glucose control with sulphonylureas or insulin compared with conventional treatment and risk of complication in patients with type 2 diabetes (UKPDS 33). Lancet 1998；352：837-853.
7．村上伸也，三木隆起．Preventive Periodontology．歯周病とメタボリックシンドローム．東京：医歯薬出版　2007；123-127．
8．Saito T. et al. Relationship between upper body obesity and periodontitis, J Dent Res. 2001；80（7）：1631-1636.
9．中野優．21世紀の健康マニュアル．日本放送出版会　2001；172-195．
10．鴨井久一，池主憲夫，佐藤保．メタボリックシンドロームと歯周病．東京：the Quintessence　2006；25(10)：2006-2269．
11．上田実．咀嚼健康法．東京：中公新書　1998．

3）歯科医療の再生（iPS、GTR、エムドゲイン®、インプラント、全身疾患への応用）

名古屋大学医学部附属病院遺伝子再生医療センター*
名古屋大学大学院医学系研究科頭頸部・感覚器外科学講座・顎顔面外科学教授**
山田　陽一*、上田　実**

I　はじめに

　次世代に期待される歯科のトピックスの1つとして、人工多能性幹細胞（iPS細胞）の発見によりさらなる注目を受けている再生医療があげられる。再生医療を用いた治療法は低侵襲で、現在、自己細胞を用いて臨床応用が進んでおり、体に優しいテーラーメイド医療ととらえることができる。本稿ではその現状と到達点を述べるとともに、口腔領域から全身疾患へのアプローチも含め、患者救済の大きな力となりうる再生医療について口腔領域からの発信という観点から概説する。

II　口腔から見た再生医療

　歯科領域は咀嚼、嚥下を含め、食べることに大きく関与し、全身の健康に影響する重要な領域である。この分野は、古くからいわゆる再生医療が行われてきた領域でもある。組織再生誘導法（GTR法）やエナメル基質タンパクを用いた歯周組織再生法（エムドゲイン®）がそれである。現在の再生医療とは少し性質を異とするが、失われた組織を再生させようとする目的は同一で、いち早く臨床応用されている。「医学は人に応用されてはじめて意味を成す」というのは万人の認めるところであり、医療は実際に臨床応用されることによって、初めて社会貢献することができる。

　一方、医科領域では失われた機能や組織を回復させるために、臓器ごと代えてしまう臓器移植が進められてきた。しかし、臓器ドナー不足などにより十分な成果が上がっていない現状が存在する。そこで、臓器移植医療に代わり、自己細胞を応用することにより、失われた組織をよみがえらせようとする再生医療が注目を集めている。再生医療は3要素（幹細胞、足場、生理活性物質）（図1）により組織構築を図るもので、1993年にLanger RとVacanti JPにより提唱された概念である[1]。中でも細胞、特に「幹細胞」が一番重要な役割を担うと考えられている。この幹細胞を用いた再生医療の臨床応用はすでに現実のものとなり、最近の万能細胞や体性幹細胞に関する細胞生物学研究の進展により、対象は皮膚、骨、軟骨再生からほとんどすべての組織、臓器再生へと展開し、メカニズムなど解明されつつある。また、病気の治療のみならず、高齢社会におけるQOL（Quality of Life）向上にも貢献する医療として発展している。

　現在、口腔領域から採取された幹細胞により、全身疾患が治せる可能性も見出されており、全身領域の1つとして口腔領域を広くとらえる必要が急務となりつつあるといえる。

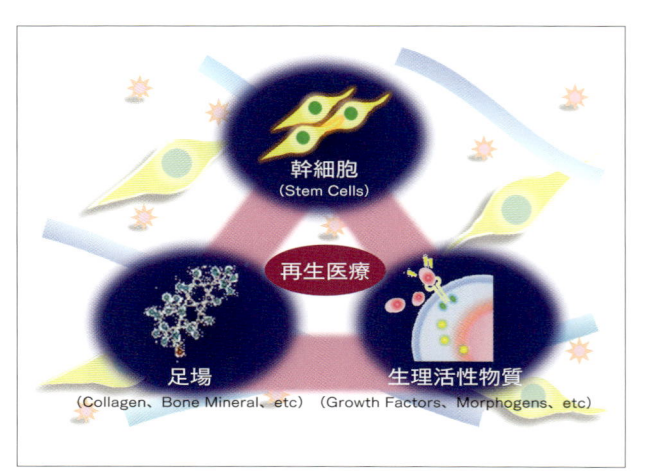

図1　再生医療の3要素。

3）歯科医療の再生（iPS、GTR、エムドゲイン®、インプラント、全身疾患への応用）

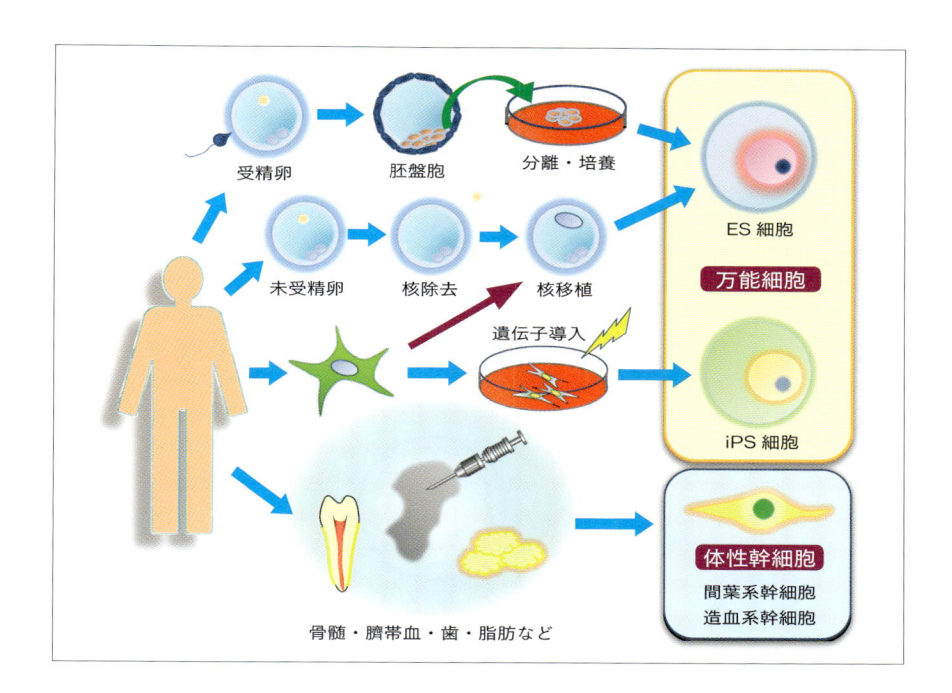

図2 万能細胞と体性幹細胞。

III 再生医療の主役；幹細胞

　再生医療の3要素の中でも、組織再生のKeyとなるのは幹細胞である。この幹細胞はすぐれた増殖能力をもち、さまざまな組織再生のもととなる細胞に分化という形で関わっていく。大きく、①万能細胞；ES細胞（胚性幹細胞：Embryonic Stem Cell）やiPS細胞（人工多能性幹細胞：Induced Pluripotent Stem Cell）と②体性幹細胞；（造血幹細胞：HSCs；Hematopoietic Stem Cellsや間葉系幹細胞：MSCs；Mesenchymal Stem Cellsなど）に分けることができる（図2）。

　万能細胞（ES細胞）は個体、ヒトまでも再生できる能力があり、クローン羊のドリー誕生はまだ記憶に新しい。しかし、このES細胞は受精卵から作製されるため倫理的問題、拒絶反応、癌化に対する検討項目も多く、臨床応用までにはまだ時間を要するといわれている。また、ヒト皮膚細胞にレトロウイルスベクターにより4ないし3種類の転写因子（Oct3/4、Sox2、c-MYc, Klf4）を導入することにより、ES細胞と同じ能力をもつiPS細胞を京都大学再生医学研究所・山中伸弥教授らが発見したこと[2]で、再生医療がさらに大きな注目を浴びることとなった。この研究の意義はヒト受精卵を用いる必要がなく倫理問題を回避されたことにあるが、ウイルスにより導入することや遺伝子組み込みを行うため、安全性に懸念を示す意見もある。実際に臨床応用するためには乗り越えねばならないハードルが存在し、すぐに実用化するのは厳しいのが現状である。これに対し、体性幹細胞は白血病などの治療に用いられているHSCsやMSCsがあげられ、現在の臨床応用の主役である。特にMSCsは骨髄、末梢血、臍帯血、歯髄、乳歯、角膜、網膜などから見い出されており、従来幹細胞が存在しないといわれていた脳、心臓においても確認されている。また、骨、軟骨、脂肪、神経、筋、血管などの分化に加え[4]、本来分化しないとされていた肝臓、神経などへ分化するという可塑性[3]を有することも注目される。さらに、自己由来細胞であるため、安全性、拒絶反応などの問題、倫理的問題も少ないことから、体性幹細胞は現時点では、患者貢献の有用性という点では万能細胞にすぐれるといえる。

IV 臨床応用の進む歯科再生医療

　歯科の再生医療は今や30年以上の歳月が流れようとしている。特に古くから臨床応用されている歯周組織再生に目を向けてみると、ハイドロキシアパタイト、自家、他家骨による骨移植法、吸収性、非吸収性膜によるGTR法、エムドゲイン®、各種増殖因子などを用いた再生医療があげられる。これらは従来のプラークコントロール、フラップ手術といった原因除去療法に加え、GTR法は細胞遮断膜を設置し、歯槽骨、セメント質の源となる幹細胞の成長に期待するものである。手術はフラップ手術に準じるが、適応を十分に考慮しないと組織再生が得られないこともある。また、エムドゲイン®はブタ発生期歯胚から抽出されたエナメル基質タンパクで、歯

7 歯科医学と生命の結びつき

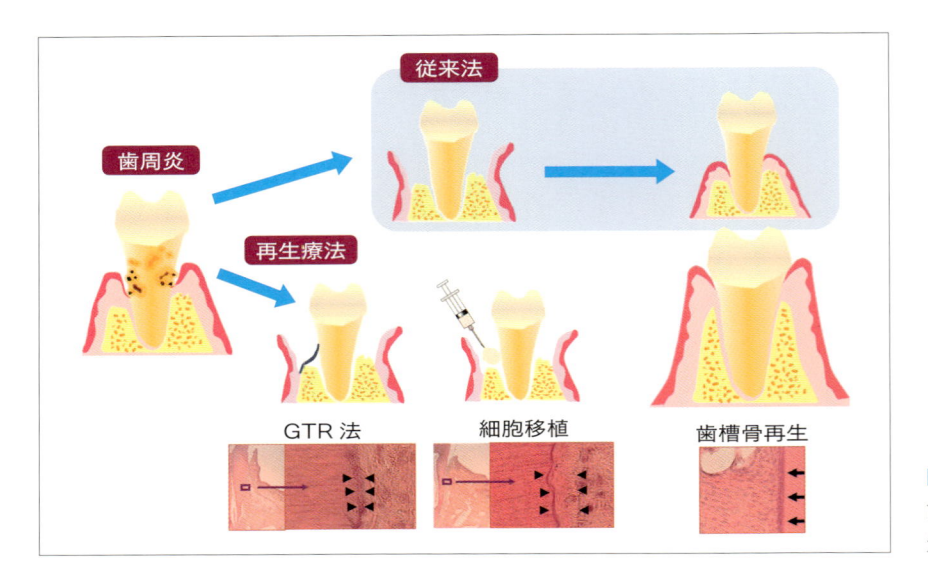

図3 歯周組織再生。組織像はイヌ感染歯周病モデルにより再生されたセメント質像。

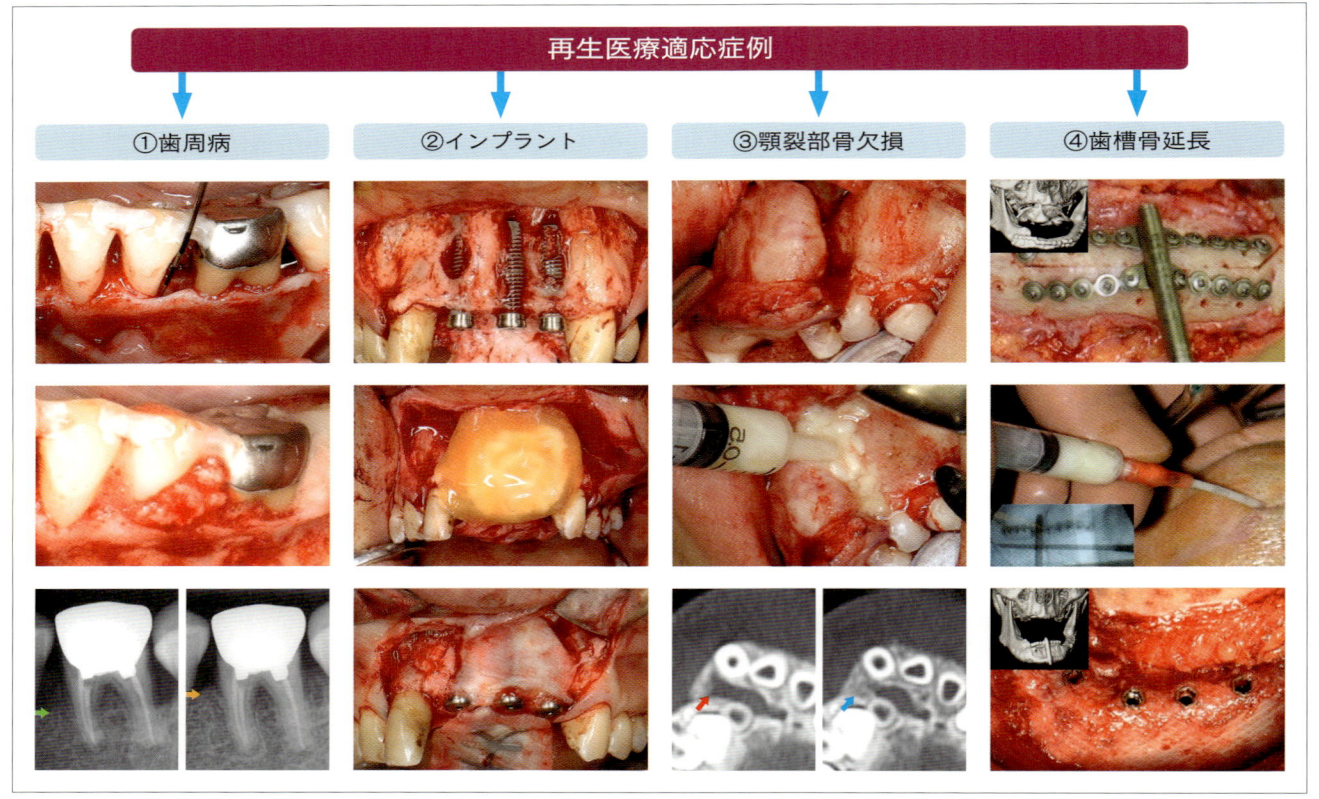

図4 再生医療（注入型培養骨）のさまざまな臨床応用例。①歯周病（左：術前のエックス線写真➡。右：術後のエックス線不透過像の亢進➡が確認される）、②インプラント、③顎裂部骨移植（左：術直後エックス線写真➡。右：術後3か月のエックス線写真、骨再生➡が確認される）、④歯槽骨延長術への応用。

根セメント質の形成に関与し、二次的に歯槽骨、歯根膜の再生を施す。再生医療の3要素のうち、増殖因子のはたらきを期待した治療法ということになるが、この効果の程にも少々疑問を投げかける意見もある。一番の問題点は、再生セメント質は天然のセメント質構造と異なり、GTR法では有細胞セメント質が、エムドゲイン®では無細胞セメント質が形成される。一方、幹細胞を用いた歯周組織再生療法では、イヌ歯周病感染モデルの実験より、天然のセメント質と同じ有細胞セメント質と無細胞セメント質構造により再生されていることが明らかとなった（図3）。これら基礎研究の後、倫理委員会の承認を受け、安全性、有効生を確認し、MSCsを用いた再生医療を臨床応用するに至った。再生医療の概念に

3) 歯科医療の再生(iPS、GTR、エムドゲイン®、インプラント、全身疾患への応用)

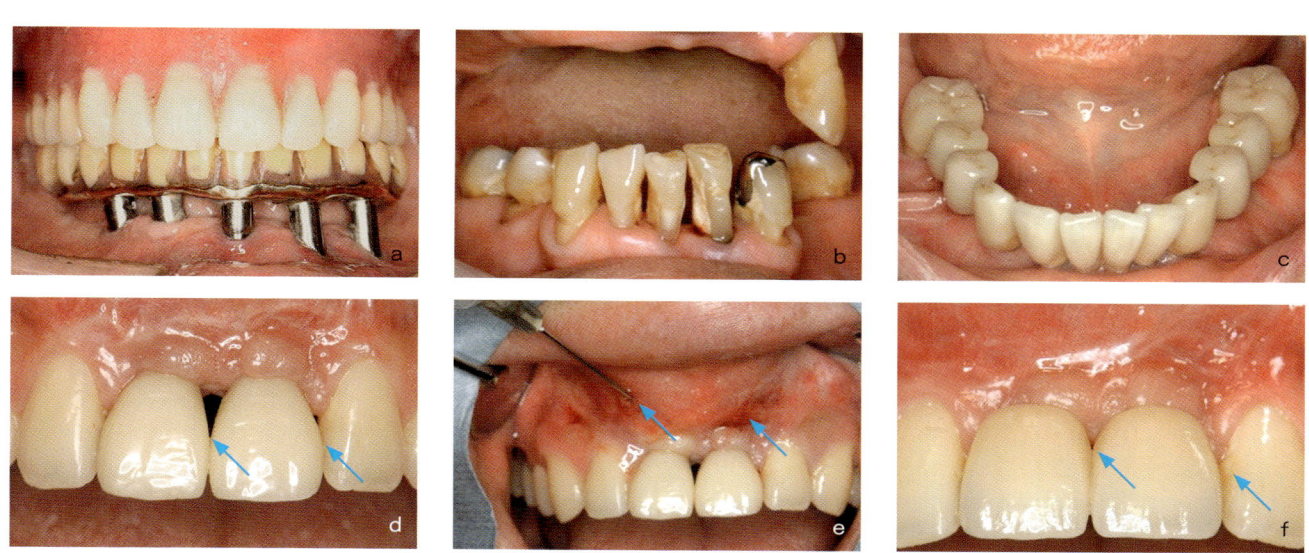

図5 従来のインプラント治療と再生医療を応用した審美的治療(治療法のパラダイムシフト)。a. 従来のインプラント治療。b. 再生治療前の初診時の口腔内所見。c. 再生医療により再建された口腔内所見(b患者)。d. 前歯部へのブラックトライアングルが存在し、審美的に問題が存在する。e. ブラックトライアングルに再生医療による歯間乳頭再生術としてその再生材(MSCs、PRP、細胞外マトリックス)を注入する。f. 再生されたブラックトライアングル。審美的改善が得られている。2年が経過し、良好である。

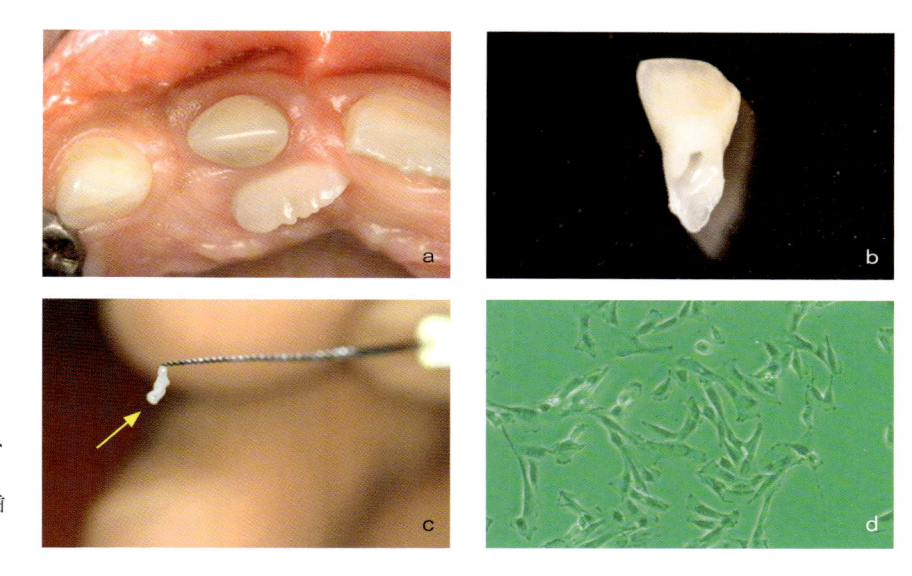

図6 乳歯から乳歯幹細胞の採取、分離、培養。a. 脱落前の乳歯。b. 乳歯。c. 採取した乳歯歯髄。d. 培養過程の乳歯幹細胞。

則り、幹細胞には骨髄由来のMSCsを、足場、生理活性物質には自己血液から調製した多血小板血漿(PRP)を応用し、ゲル化させることにより注入型とした。操作性、賦形性をもたせることで、顎骨など複雑な形態を有する部位に対しても応用可能である。

臨床応用は歯周病[5]、インプラントのための歯槽骨再生、顎裂部骨欠損、歯槽骨延長術、骨梁強化などに応用され、50例の臨床例を経過し良好な結果を得ている(図4)[6]。インプラントの上顎洞底挙上術においては、6年半の長期予後症例も良好であり、再生骨の吸収も認めていない[7]。さらに現在、患者はより美しく、自然さを求め、QOL(Quality of Life)の向上を願うようになってきている。機能回復のみならず、審美的にブラックトライアングルなどに対する回復を求める声も多く、低侵襲な再生医療を用いての歯間乳頭再生術により期待に応えることも可能となっている(図5)。

実際に良好な結果を得ている臨床応用に加え、最近、乳歯、永久歯の歯髄中に骨、軟骨、脂肪、象牙質などに分化する幹細胞(歯髄幹細胞：Dental Pulp Stem Cells；DPSCs)が存在することが明らかになっている[8〜10]。著者らも脱落、抜去した乳歯から乳歯幹細胞を分離、バンキングすることに成功した(図6)。この細胞は、骨髄由来幹細胞、永久歯由来歯髄幹細胞に比べても①細胞の増殖、分化能が高い。②同種移植の可能性がある。③採取が簡単で侵襲

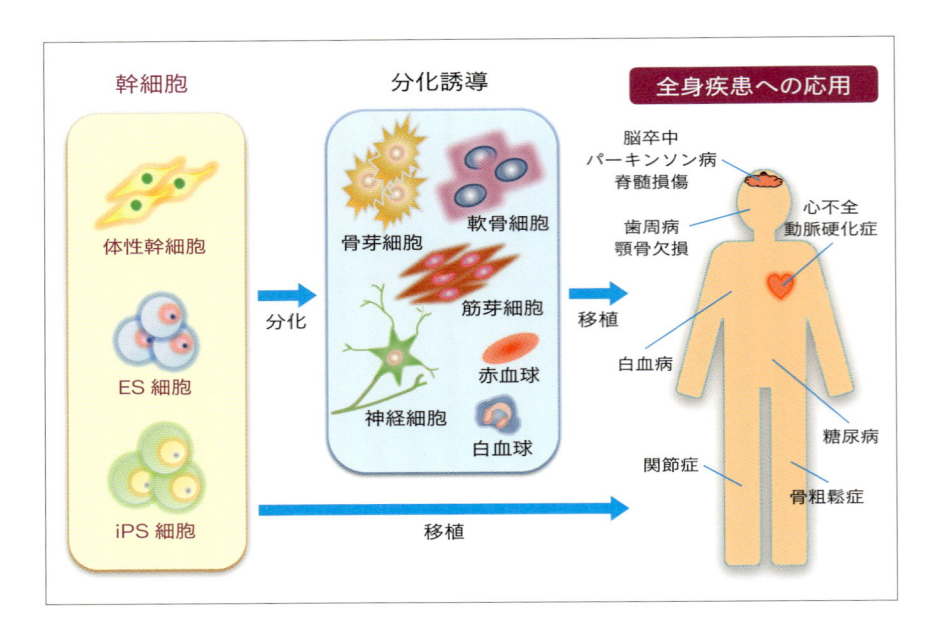

図7 再生医療の将来。幹細胞を用い、難治性疾患への治療応用も期待される。

が少ない（乳歯は子供が6～10歳のころ自然脱落する）。④凍結保存のバンキングも可能で、再利用できるなどの利点がある。このように口腔領域から採取された幹細胞は有用性が高く、歯槽骨、血管、神経などが再生されることも確かめられており、今後は、全身難治性疾患（心・血管疾患治療への応用：心筋梗塞・動脈硬化症、軟骨再生医療への応用：変形性関節症、神経疾患治療への応用：脊髄損傷・パーキンソン病、糖尿病治療）や歯槽骨再生[5〜7]、う蝕に対する再生医療（歯髄、象牙質再生）への応用も可能となる日も近いであろう（図7）。

V おわりに

歯科の再生医療による臨床応用は良好な経過をたどっている。このような自己幹細胞を用いた再生医療は自己再生能力を最大限に活用する、次世代の先進医療として期待され、患者自身の細胞を必要に応じて調整するテーラーメイド医療として展開していくものと思われる。一方、実際の臨床現場において、細胞培養期間を要することは歪めず、急性時などタイムリーに移植ができるわけではない。将来、同種移植を含め、あらかじめ準備、培養された幹細胞をバンキング、マッピングしておくレディーメイド医療としても発展していくであろう。

口腔領域の改善のみならず、Key Factor たる幹細胞を口腔領域から提供し、細胞移植という再生医療により、治療をあきらめていた臓器欠損、機能不全など難治性疾患に対する治療にも貢献することで、患者救済に向け領域横断的に発展を遂げられるであろう。

参考文献

1. Langer R, Vacanti JP. Tissue engineering. Science 1993；260：920-926.
2. Takahashi K, Yamanaka S. Induction of pluripotent stem cells from mouse embryonic and adult fibroblast cultures by defined factors. Cell 2006；126(4)：663-76.
3. Wagers AJ, Weissman IL. Plasticity of adult stem cells. Cell 2004；116(5)：639-48.
4. Pittenger MF, Mackay AM, Beck CB, Jaiswal RK, Douglas R, Mosca JD, Moorman MA, Simonetti DW, Craiq S, Marshak DR. Multilineage potential of adult human mesenchymal stem cells. Science 1999；284：143-147.
5. Yamada Y, Ueda M Hibi H, Baba S. A novel approach to periodontal tissue regeneration with mesenchymal stem cells (MSCs) and platelet-rich plasma (PRP) using tissue engineering technology？a clinical case report. Int J Periodont Rest 2006；26, 363-369.
6. Yamada Y, Ueda M, Hibi H, Nagasaka T, Ueda M. Translational research for injectable tissue-engineered bone regeneration using mesenchymal stem cells and platelet‐rich plasma-from basic research to clinical case study. Cell transplant 2004；13：343-355.
7. Yamada Y, Nakamura S, Ito K, Kohgo T, Hibi H, Nagasaka T, Ueda M. Injectable Tissue-Engineered Bone using Autogenous Bone Marrow derived Stromal Cells for Maxillary Sinus Augmentation：Clinical Application Report‐From 2 to 6 Years Follow Up‐. Tissue Eng 2008；14：1699-1707.
8. Gronthos S, Mankani M, Brahim J, Robey PG, Shi S. Postnatal human dental pulp stem cells (DPSCs) in vitro and in vivo. Proc. Natl. Acad. Sci. USA 2000；97：13625-13630.
9. Yamada Y, Fujimoto A, Ito A, Yoshimi R, Ueda M. Cluster analysis and gene expression profiles: A cDNA microarray system-based comparison between human dental pulp stem cells(hDPSCs) and human mesenchymal stem cells(hMSCs) for tissue engineering cell therapy. Biomaterials 2006；27：3766-3781.
10. Miura M, Gronthos S, Zhao M, Lu B, Fisher L, Robey PG, Shi S. SHED: Stem cells from human exfoliated deciduous teeth. Proc. Natl. Acad. Sci. USA 2003；100：5807-5812.

4) 医療の質・安全の取り組み

東京医科歯科大学大学院医歯学総合研究科麻酔・生体管理学教授
海野雅浩

I　はじめに

　安全な医療はその質が保証され、医療行為の危険性やミスのリスクを予防、回避するなどのリスクコントロールがなされて初めて達成される。医療安全は医療の質保証と良好なリスクマネージメントによって成り立つ。

II　医療の質とは

　医療の質はきわめて多面的な要因から構成されており、一面的な定義は難しいが、少なくとも医療者側の提供する医療のプロセスと結果が良好であり、患者側の満足度が高ければ医療の質は保証されたといえよう。医療の質は患者側と医療者側双方から保証されたものでなければならない。患者にとっての医療の質は、①いつでも現行の医療水準を満たした適正な医療が受けられること、②患者のニーズに見合った医療であること、③安全で副作用、合併症が少ない、快適な医療であること、④十分な情報（インフォームドコンセント：分かりやすい説明）が与えられていることなどの諸条件が満たされて初めて保証されることになる。これらの条件を満たすには、医療者側は患者のニーズに応え、満足させられるだけの専門的な知識と技術を習得していなければならない。そのためには、先端的医療であれ、日常的な診療行為であれ、適正なレベルを保持し、つねにレベルの向上のための研鑽を積んでいなければならない。しかし専門的な技術と知識を身につけ、適正なレベルを維持しているだけでは不十分である。専門技術の質を保証する要件は医療プロセスの妥当性と結果の確実性にある。すなわち、医学的知見（エビデンス）に基づいた診断と、理にかなった医療プロセスが良好な結果（治療成績）を生み出す。適切かつ妥当な医療プロセスとはリスク（インシデントなど）の発生が排除された合理的な診療行為をいう。たとえ治療結果がよくても、治療経過、手順が不適切で、リスクの発生の危険性が高ければ、医療の質が保証されたことにはならない。医療者側の独善的な診療行為はたとえ、先端的な診療内容であっても患者の満足は得られず、質の保証も得られたことにはならない。提供する医療の質は、つねに医療者自身によって評価、検証されなければならない。

1．医療の質評価の3要素

（1）構造

　建物、設備、診療機器や診療組織体制の整備状況、専門職員数などが構成要素である。老朽化した建物や設備、診療機器、旧態依然とした診療組織と体制では、現行の適正な医療水準を達成することは不可能である。歯科診療所においても、高齢者、障害者、幼少児に対する診療室、待合室、受付などのバリアフリー化、転倒防止策、院内アメニティー化の改善などを心がける必要がある。さらに効率的な診療機器の整備やAEDの設置と、それを使用できる体制作りなどが求められる。

（2）過程

　診断、治療、看護の内容、医療を提供する方法など一連の診療プロセスをさす。このプロセスの適否は治療結果に大きく影響する。歯科医学の知見（エビデンス）に基づいた診断と診療プロセスにおいて、リスクの軽減と回避が事前に図られている必要がある。さらに提供する医療水準が適正でなければならない。適正な医療水準の目安として、専門学会や公的な機関で認定されたガイドライン、診療マニュア

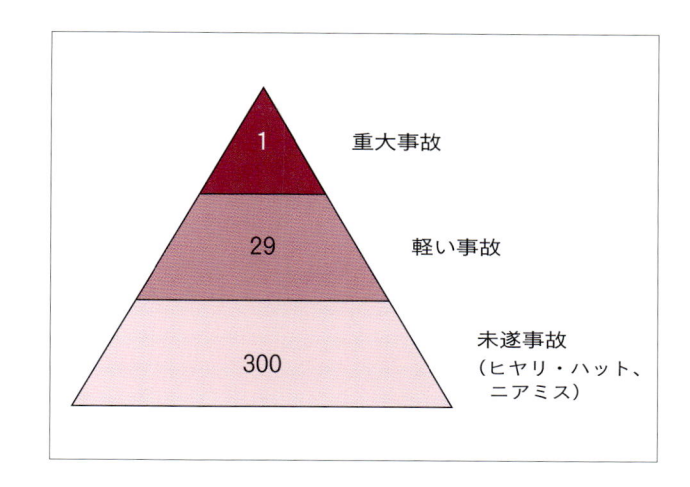

図1　ハインリッヒの法則。

ルが活用できる。各専門領域におけるガイドラインや診療マニュアルはその時々の医療水準を反映しているからである。臨床家は提供する医療がその時代の水準に適したものであるか否かをつねに検証していなければならないし、専門的技術と知識の習得とスキル向上を怠ることはできない。

(3) 結果

治療成績、診療内容の予後、生存期間、苦痛、身体機能などをいう。診療結果は患者と医療者双方にとって医療の質評価を左右する大きな要素である。通常は結果がよければ質の評価が高く、悪ければ低いと考えられ、結果によって医療の質を評価するのが妥当のように思える。しかし、よい結果が必ずしも質が高いとはいえない。難治性の疾患や症状、現行の医療水準では治療困難な疾患では、最善の治療を行ってもよい結果が得られるとは限らない。結果のみで医療の質を評価するのではなく、医療のプロセスがエビデンスに基づいた理に適ったものかどうか（受けた医療が適切であったか否か）が重要である。

III　リスクマネージメント

医療は不確実なものである。医療行為が人に依存しているからである。医療事故の多くは、人の思い込み、危機意識の欠如、無意識の動作、未熟な技術などによって発生する。専門的トレーニングを積み、豊富な知識、技術と経験を有していても「人はだれでも間違える」。これをヒューマンエラーという。

ヒューマンエラーに起因した医療事故は後を絶たない。人への注意喚起、努力、注意集中でヒューマンエラーの減少を図ることはできるが、根絶は不可能である。歯科診療は患者情報の収集・分析（診断）、治療計画の策定、治療手順の適否の判定、治療の実施と一連の診療過程を経て実施される。この過程の中で、ヒューマンエラーに起因するミスが生じやすい。ヒューマンエラーを完全に回避することは困難であるが、ヒューマンエラーが起こっても患者へのリスクを最小限に食い止めるよう努力すべきである。

リスクを低減、回避し、安全策を立案することをリスクマネージメントという。リスクマネージメントの役割にはインシデントの事例収集、インシデントの未然防止策および再発防止策の立案がある。

1. インシデントの事例収集

インシデントとは、患者の診療・ケアにおいて本来のあるべき姿からはずれた事態、行為の発生を意味する。患者に被害が及んだ有害事象（アクシデント）もしくは起こりそうになった好ましくない事象（ヒヤリ・ハット）のすべてを含む。ニアミスもヒヤリ・ハットとほぼ同義である。ヒヤリ・ハット事例の多発は重大事故の発生の前兆であるといわれている。1件の重大事故の背後には29件の小事故の発生があり、さらにその背景には300件の被害を生じなかったヒヤリ・ハット事例があるという（ハインリッヒの法則：図1）。

自発的報告制度に基づいてインシデント事例を収集、分析、類型化し、原因の特定をすることで小事故あるいは重大事故の予兆を把握できるだけでなく、再発防止対策を立案することが可能となる。さらにインシデント事例を分析して情報を共有化することで、インシデントの未然防止策につなげることができる。

2. 未然防止策の立案

診療業務のプロセスを点検、分析してインシデント発生の危険因子を見つけ出して、未然防止を図る

表1

医療安全管理のための指針

1. 当該病院などにおける安全管理に関する基本的考え方。
2. 安全管理委員会その他の当該病院などの組織に関する基本的事項。
3. 医療に係る安全管理のための従業者の研修に関する基本方針。
4. 当該病院などにおける事故報告などの医療に係る安全の確保を目的とした、改善のための方策に関する基本方針。
5. 医療事故など発生時の対応に関する基本方針。
6. 医療従事者と患者との情報の共有に関する基本方針。
7. 患者からの相談への対応に関する基本方針。
8. その他医療安全の推進のために必要な基本方針。

表2

安全管理のための委員会

1. 安全管理委員会の管理および運営に関する規定が定められていること。
2. 重要な検討内容について、患者への対応状況を含め管理者へ報告すること。
3. 重大な問題が発生した場合は、速やかに発生の原因を分析し、改善策の立案および実施並びに従業者への周知を図ること。
4. 安全管理委員会で立案された改善策の実施状況を必要に応じて調査し、見直しを行うこと。
5. 月1回程度開催するとともに、重大な問題が発生した場合は適宜開催すること。
6. 各部門の安全管理のための責任者で構成されること。

ものである。未発生の事象に対し行われる。未然防止策は、医療行為によって患者にどんな不利益が起こるか(リスクの特定)、不利益な事象が発生した場合の与える損害の大きさと範囲評価(リスク評価)、不利益な事象に対する予防策あるいは発生した場合の対応策(リスクへの対応)からなる。未然防止策の立案方法には失敗モード影響分析法(Failure Mode and Effects Analysis:FMEA)と危険予知トレーニング(KYT)がある。FMEAは業務プロセスの中で、インシデントが発生しそうな危険領域をあらかじめ設定し、業務プロセスの流れを図示、分析し、インシデントの潜在的原因となるものを抽出して対策を立案する方法である。立案された対策を事前に実施して(事前介入)、インシデントの発生を未然に防止する。

KYTは診療にともなうリスクを予知し、リスク排除のための判断、行動を促す方法である。リスクを察知する能力、リスクに関する知識、起こりうる事象に対する理解力や洞察力を養うことができるので、リスク感性を高めるために有用な方法であり、医療者1人のトレーニングだけでなく、医療チームのトレーニングにも活用できる。

3．再発防止策の立案

実際に発生したインシデント事例を分析し、その原因を特定して、対策を策定し、立案した対策を実際に運用して再発防止を図るものである。原因分析にはいろいろな方法が開発されている。

根本原因分析(Root Cause Analysis:RCA)法は実際に発生したインシデントを分析するもので、事象発生までの経緯を作図し、それがなぜ発生したのかを分析する。ついでインシデントの因果関係図を作成して、その中で根本原因を特定する。その結果を基に再発防止の対策を立案して実施する。そのほかの分析法としてSHEL分析や4M-4E、トライポッド理論などがある。この中、SHEL分析はインシデントの発生要因の分析であり、職場の慣習やマニュアルなど無形のもの(Software:S)、設備や機器など有形のもの(Hardware:H)、職場の環境(Environment:E)、当事者(Liveware:L)、および当事者以外のスタッフ、患者など関係者(L)に分けて、発生要因を分析して対策を立てる方法である。

IV 歯科医療の質・安全確保のための制度面の取り組み

1．医療安全の制度化

平成19(2007)年4月1日に施行された医療法の改正によって「安全管理のための体制の確保」のため、歯科診療所に対し医療安全の確保、院内感染対策、医薬品安全確保、医療機器安全確保について指針などの作成と実施が義務づけられた。医療安全管理指針は表1に示す内容である。医療安全管理指針の基本的考え方は、事故の発生を未然に防ぐこと、事故発生には救命措置を最優先すること、ヒューマンエラーが起こりうることを前提として事故に発展しないシステムの整備などを目的としている。

(1)医療安全管理委員会の設置

医療に係る安全管理のための委員会は表2の基準を満たす必要がある。安全管理指針については、各

4）医療の質・安全の取り組み

表3

施設基準
1．所定の研修を修了した常勤歯科医師の1名以上の配置。
2．1名以上の歯科衛生士の配置。
3．AED、酸素ボンベおよび酸素マスク、血圧計、パルスオキシメーター、救急蘇生セットの設置。
4．偶発症など緊急時の円滑な対応のために、別の保険医療機関との事前の連携体制の確保。
5．口腔内で使用する歯科医療機器などについての感染症対策。
6．感染症患者に対する歯科診療についてユニットの確保などの診療体制の常時確保。
7．歯科ユニットごとに飛散物質の吸収のための歯科用吸引装置などの設置。
8．医療安全対策実施の院内掲示。

診療形態に則した医療安全対策を策定する必要があり、その組織の実情に見合った定期的な見直しが必要である。無床診療所および歯科診療所に関しては当該委員会の設置は任意である。

（2）医薬品安全管理責任者の配置

医薬品の業務手順書の作成、医薬品に係る安全確保のための指針などの整備、委員会の開催、責任者の設置、定期的確認と記録、従業員に対する研修の実施、医薬品の情報収集、安全使用を目的とした改善方策のための措置などが義務づけられた。医師、歯科医師、薬剤師、看護師および歯科衛生士のいずれかの資格を有する常勤職員が責任者となる。

（3）医療機器安全管理責任者の配置

医療機器の情報収集、安全使用を目的とした改善方策、医療機器保守点検計画の作成および保守点検、従業者に対する研修、責任者の設置、安全使用を目的とした改善方策のための措置などが義務づけられた。保守点検の外部委託を行う場合は、医療法15条の2に規定する基準を順守し、保守点検の実施状況、使用状況、修理状況、購入年などの記録を保存する。医師、歯科医師、薬剤師、看護師、歯科衛生士、臨床検査技師、診療放射線技師、臨床工学士のいずれかの資格を有する常勤職員が責任者となる。

（4）医療安全管理に関する研修

平成14（2002）年の医療法規則改正により、大学病院、総合病院などに勤務する医師、歯科医師、薬剤師、看護師、歯科衛生士、歯科技工士、職員などに年2回の医療安全の研修が義務づけられた。平成19（2007）年施行の医療法改正によって、一般歯科診療所の歯科医師、歯科衛生士、歯科技工士、職員にも、医療安全管理研修および院内感染対策研修が年2回程度課せられることになった（外部講習会の受講でも可）。

（5）院内感染対策委員会設置

院内感染対策指針の策定、院内感染対策委員会の設置（歯科診療所は任意）、従業者に対する院内感染のための研修（歯科診療所は外部講習会で可）、感染症発生状況報告、院内感染対策改善方策の実施が義務づけられた。

2．安全管理のコスト

医療安全対策を効果的に推進するためには、施設、設備の整備、教育研修など安全確保に掛るコスト評価がなされなければならない。厚生労働省医療安全対策検討会議報告書「今後の医療安全対策について」によれば、国および都道府県は安全、安心で良質な医療の確保に必要な基盤整備と人材の確保、それに必要な財源確保について配慮すると述べられ、医療安全のコストについての必要性が提言された。歯科においては、平成20（2008）年度の診療報酬改定で歯科外来診療環境体制加算30点（初診時1回）が保険収載された。表3にこの加算のための施設基準を示す。加算は歯科医療の安全整備を配慮した対応であるが、安全管理コスト評価については、なお今後検討すべき課題である。

3．安全管理教育

卒前教育では、歯科学生が最低限学習しておくべき歯科医療における安全管理が歯学教育モデルコア・カリキュラムに採用されており、共用試験（CBT, OSCE）でその習得状況を確認する（表4）。卒後の歯

7 歯科医学と生命の結びつき

表4

歯科医療における安全性への配慮と危機管理

（1）安全性の確保

一般目標

医療事故は日常的に起こる可能性があることを認識し、事故を防止し、安全で信頼される医療を提供しなければならないことを理解する。

到達目標

1. 歯科医療における事故の特異性を説明できる。
2. 医療事故はどのような状況で起こりやすいかを説明できる。
3. 医療事故を防止するには個人の注意力はもとより組織的なリスク管理が必要であることを説明できる。
4. 事故の可能性を予測し、それが重大事故につながらないシステム（フェールセーフ）の必要性を説明できる。
5. 医療事故や潜在的医療事故（ニアミス）に関する情報を共有し、再発防止に役立てることができる。
6. 医療機関における安全管理体制（事故・ニアミス報告書、リスク管理者、事故防止委員会、事故調査委員会など）を概説できる。

（2）危機管理

一般目標

実際に医療事故やニアミスが発生した場合の対処の仕方を身につける。

到達目標

1. 医療事故とニアミスが発生した場合の対処の仕方を身につける。
2. 医療事故とニアミスの事例の原因を分析し、防止対策を説明できる。
3. 医療事故とニアミスの可能性と対応を説明できる。
4. 医療事故に関連した法律（行政処分、民事責任、刑事責任、司法解剖）の基本的事項を説明できる。

表5

医療安全のための体制

1. 医療に係る安全管理のための指針を整備すること。
2. 医療に係る安全管理のための委員会を開催すること。
3. 医療に係る安全管理のための職員研修を実施すること。
4. 医療機関内における事故報告などの医療に係る安全の確保を目的とした改善のための方策を講ずること。
5. 医療に係る安全管理を行う者を配置すること。
6. 病院においては医療に係る安全管理を行う部門を設置すること。
7. 患者からの相談に適切に応じる体制を確保すること。

科医師の研修制度は、生涯研修の第一歩と位置づけられている。この中で患者の安全管理は最重要課題である。「医道審議会歯科医師分科会歯科医師臨床研修検討部会意見書」報告書（厚生労働省医政局、平成16（2004）年9月28日）には「医療安全のための体制」の規定が設けられており、歯科医師臨床研修施設においては表5に示す事項が義務づけられている。協力型臨床研修施設においては、表5の1から5までの体制を確保し、6、7の体制整備に努める。

参考文献

1. 海野雅浩, 小谷順一郎, 渋井尚武, 森崎市治郎. 一から学ぶ歯科医療安全管理（1版）. 東京：医歯薬出版, 2005.
2. 海野雅浩. 歯科における医療安全対策（管理）ガイドライン作成に関する研究, 厚生労働科学研究費補助金（医療安全・医療技術評価総合研究事業）. 平成19年度総括研究報告書, 2008.
3. 海野雅浩. 歯科における医療安全対策（管理）ガイドライン（案）. 平成18年度厚生労働科学研究費補助金（医療安全・医療技術評価総合研究事業）, 2008.

5）歯科医師の倫理・職業倫理
①歯科医師の法とコンプライアンス

名城大学教授・コンプライアンス研究センター長
郷原信郎

I　はじめに

　本稿のテーマは歯科医師の職業倫理であり、歯科医療の現場に立つ当事者としての立場から、須藤先生は歯科医療界の現状を憂い、歯科医師職業倫理の確立を強く訴えている（本章「②歯科医師の境位」の項 P.204参照）。著者は法律家としてコンプライアンスをめぐるさまざまな問題について研究し、企業・団体に対してコンプライアンスの指導やサポートをしている。引きも切らず次々と明らかになる企業不祥事との関係でコンプライアンスが昨今注目を集めているが、その考え方は医療界にも通じるものである。そこで、歯科医療の職業倫理の問題を「コンプライアンス」の視点から分析してみたいと思う。

II　職業倫理とコンプライアンス

　コンプライアンスとは何か。職業倫理とどういう関係にあるのか。
　コンプライアンスは「法令遵守」と訳されることがある。また、法令だけでは足りないという観点から「倫理法令遵守」と考えるべきだといわれることもある。しかし、著者はむしろコンプライアンスを「遵守」ととらえるところに問題があると常々主張している。
　法令にしろ倫理規定にしろ、「規則を守らなければならない」という意識が先に立つと、その規則が作られたそもそもの目的である社会的要請が見失われてしまい、何のために規則を守っているのか、ということを考えなくなってしまう。もし社会的な要請がすべて法令・規則に反映されているならそれでも問題はない。しかし日本の社会の特徴として、法令と社会の実態との間にギャップがあることが多いということがいえる。日本は司法が社会内での問題解決に果たしてきた機能が比較的低い社会である。特に医療のような生命、Quality of Life（QOL）に関わる領域では、法令が社会の要請を完全にキャッチアップすることは不可能である。つまり、コンプライアンスを規則の「遵守」と考えていると、規則は守っているのに不祥事を起こして世論の厳しい批判にさらされるといった事態が起こりうる。
　コンプライアンス（Compliance）は動詞 Comply からきているが、この Comply の本来の意味は「充足する」、「調和する」ということである。また、工学上コンプライアンスは「物体のしなやかさ」を意味する。すなわち、コンプライアンスとは「組織に向けられた社会的要請に応えてしなやかに鋭敏に反応し、目的を実現していくこと」ととらえるべきである。
　この定義の「組織」は「職業（プロフェッション）」に置き換えることもできる。成文化した「倫理綱領」や「職業倫理規定」を確立することはもちろん重要である。しかし、それらの規定を文言どおりに遵守するのではなく、歯科医師に対する「社会的要請に応える」という本来の目的をつねに意識することが重要である。真のコンプライアンスとは、法や規則の背後にある価値観を尊重し、社会的要請に対する鋭敏さと目的実現に向けた関係者間の協働関係を養うことである。

III　医療におけるコンプライアンス

　歯科医療におけるコンプライアンスについて考える前に、医療一般におけるコンプライアンスについて考えてみたいと思う。

医療において、社会の要請とは何か。まず、何よりも患者の生命・身体を守るため、当該疾病の治療において、一般に求められる水準の医療を誠意をもって提供することである。さらに最近はインフォームド・コンセント、すなわち疾病や治療の内容について説明を行って患者側の自己決定権を尊重することが重視されている。また、医療が患者・家族の期待に反する結果を招いた場合、その原因を究明し、説明することも重要な社会の要請である。そして、その期待に反する結果が適切な医療を提供しなかったことに起因するのであれば、患者・遺族に相当な賠償を行う義務がある。医療保険制度の視点からは診療報酬の請求を適正に行うことも社会的要請の1つであろう。これらの社会的要請は歯科医療においても基本的にあてはまると考えられる。

そして医療におけるコンプライアンスについてはいくつかの特殊な要因がある。まず、医療行為は患者の生命・身体に重大で回復困難な結果をもたらす可能性が高い。しかもそれを客観的に評価することは容易ではない。複数の医師や看護師が関与する医療行為については、指揮命令系統が明確ではなく責任の関係も複雑である。また、医療機関と患者の関係について、医療の専門性ゆえに患者がその内容の優劣を客観的に判断することが困難であること、患者の疾病に関する情報が主治医に集中するため患者が主治医の変更を選択することが困難であること、患者は医師に「完璧」を求めており、「失敗」を認めることがきわめて困難であることなども医療の世界の特徴といえる。医療をめぐるトラブルの多くは、これらの特殊な要因が背景となって発生している。

Ⅳ　歯科医療におけるコンプライアンス上の特徴

上に述べた一般の医療の場合、歯科医療との相違点は何か。まず、医療行為から患者の身体に生じる結果は、一般の医療ほど重大には考えられていない。最大の不利益は歯とそれに付随する歯周組織を失うことであって、生命を失うところまではいかないからである。また、医療行為は歯科医師個人が単独で行うのが通常で、指揮命令系統の問題は原則としてない。医療機関と患者との関係については、患者にとって治療行為の優劣は長期間経過後に問題が起こるかどうかによって初めて判明するものも多く、客観的評価は一般医療よりも困難な面もある。また、個々の歯の治療は一般的には独立しており、歯科医師を変更することは困難ではない。患者が医師に求める「完璧さ」の程度は一般の医療ほどではないだろうが、「失敗」を認めることは少ないと思われる。

最近の歯科医療においては、新たな視点がコンプライアンス上重要になってくる。まず、経済性の視点があげられる。歯科医療では一般医療に比べて保険対象外の治療のオプションが豊富である。医療の質とコストは基本的に正比例の関係に立つはずであるが、個別の歯科医療の対価が適正かどうかを患者側が検証することは困難である。

また、高齢化社会を迎え、歯を健康に保つことによるQOLの向上がきわめて重要な問題となっている。患者側に歯の健康のQOLに占めるウェイトを正しく認識させることが必要である。

さらに保険外診療がすでに相当な割合を占めている歯科診療において、「すべての患者への最低限の医療の質の確保」と「対価に見合った高品質の歯科医療の提供」の両者を適正に維持することに関して、一般の医療とは異なった配慮が求められている。

もっとも、質と対価のバランスの視点が重要であるといっても、それはあくまで歯科「医療」に対する社会的要請であるということである。須藤先生のご指摘のように一般の商品を取り扱う商人のような意識でいる歯科医師がいるとすれば、コンプライアンスの対象である社会的要請を初めから見誤っているといわざるを得ない。歯科医療を行う歯科医師全体を1つの組織と見た場合、須藤先生の主張される倫理綱領の教育・徹底を組織として推進する仕組みの構築が重要である。個々の歯科医療機関においては、歯科医療行為の経済的効率性を向上させるために、企業化・法人化を検討することも必要である。

医療に対する社会の要請が複雑化・多様化する中で、現在の医療制度がさまざまな矛盾や問題点を抱えていることは明らかであり、歯科医療制度の改善のために歯科医師の団体が活動していくことも重要である。しかし日歯連による不透明な政治献金のような問題が発生すると、歯科医療全体の信用を失墜することは須藤先生のご指摘のとおりである。活動の適正さ、透明性という面での各段の配慮が必要である。

Ⅴ　コンプライアンス実現に向けての課題

最後に、以上に説明してきたコンプライアンスの

実現のためのポイントを整理して本稿を締めくくる。

まず、歯科医療の重要性について国民の認識の一層の向上を図り、歯科医療のあり方について国民の理解を得る努力が重要である。その際、医療行為の質の確保と対価の適正さを透明性をもって示すべきであり、平行して、現在は個人中心である歯科医療の組織のあり方を見直すことも必要であろう。環境整備としての歯科医療制度改善の方向性としては、「かかりつけ歯科医制度」の充実と普及がある。制度の目的を達成するためには、歯科医師側からの情報提供・アプローチが必要性になるであろう。

（文献は須藤論文に包括）

5）歯科医師の倫理・職業倫理
②歯科医師の境位

脱皮できない蛇は滅びる。
その意見を取りかえていくことを妨げられた精神も同様だ。
——ニーチェ——

NPO法人歯科保健機構理事長（歯科医師）
須藤文弘

I　はじめに

　歯科医師の倫理、歯科医師の使命、歯科医師の職業倫理について述べるよう命を受けた。とても責任の重い、難しい命題である。「倫理」については洋の東西に万巻の書があふれ、膨大な記述が存在している。今更、浅学非才の筆者が解説の必要はない。「倫理」そのものについては形式的に触れるにとどめたい。しかし、倫理、職業倫理に関する問題は日本の各界に共通するものであり、ひとり歯科界、歯科医師の問題ではないことを最初に明らかにしておきたい。政・官・財界の問題であり、宗教界と教育界、そして法曹界と報道界、その他多くの分野が共通して抱える問題である。各分野が昨今厳しく糾弾されていることは周知の事実である。皮肉なことは、糾弾している主体そのものもまた糾弾されるという事態が多発していることである。

　さて、直近の職業倫理の象徴的話題として、「居酒屋タクシー」がある。顧客確保のために知恵を絞ったタクシー業者が、利用する霞が関の官僚たちにビールやつまみを提供したというものある。官僚たちに、国の行政を司る選良たる矜持も誇りもないことを露呈した一件だといえよう。タクシー業者と同じ意識レベル、同じ土俵で、生きていることをまざまざと見せつけてくれた。高度な教育を受け狭き門を通過し、選良たる使命感倫理感を植えつけられたはずの者にしてこのありさまである。狭き門の向こう側とこちら側の人間が、本質的に同じ価値観で生きているということなのだろう。これでは「官の恥ずべき行為」は当然起こるし、世間が眉をひそめる「破廉恥な行為」は繰り返し起きるであろう。

　学際、業際が進められている。これはこれで、優れた結果を生み出すよい方法である。とはいえ、各業界にはそれぞれの守られるべき倫理、使命感が厳然と存在しているはずである。しかし、現在きわめて深刻なのは、その各業界の倫理や使命感の壁が崩れ落ち、すべてが境界をなくして混じり合ってきたことである。憂慮すべきは、高度な「倫理」を要求される業界と、さほど高度ではない業界の交流の結果、「倫理」が低きに流れることであろう。

　日本がこのまま進むなら、それこそ「金がすべて」の低劣にして愚昧な国家国民になり果てることは明白である。そして、終戦時「中学生レベル」と評されたわが民族は、「歴史観も倫理感もなく、道徳も弁えない民族」として、世界の笑い者になり、さらに退化した劣等民族と嘲られることになるであろう。形而上のコトが影をひそめ形而下のコトが力を強める中で、手の施しようのないわが国の国家現状にあって、歯科医師は、歯科医師会はどのようにあるべきかを考えてみよう。

　なお前項では、日本のコンプライアンスの権威であり医療コンプライアンスに造詣の深い、桐蔭横浜大学法科大学院郷原信郎教授に「歯科医師の法とコンプライアンス」について論じていただいた。

II　倫理とは

　ここでは、「倫理（ethics）」と「道徳（moral）」はほぼ同義語として使う。語源であるギリシア語のethos、ラテン語のmoresはともに「習俗・習慣」を表し、ほとんど意味に違いはない。ただ、漢語の伝統では、和辻哲郎が詳しく述べているとおり「倫理」は「倫（なかま・人々の間柄）」の「理（ことわり・すじ道）」、つまり倫理を「人々の間柄」の「道理」として使用している。

近年は人間関係だけでなく、自然環境との関係も考えて「環境倫理」といういい方もする。また倫理の一般的定義は、"道徳上の義務に関する科学"あるいは"人間性と人間の行為の理想的な姿に関する科学"であり、要約すれば倫理とは、「正と不正に関する哲学である」といえる。

III 団体ないし組織が倫理規範を設けるようになった理由はどこにあるのか

職業倫理という言葉は、われわれの社会では一般に特定の集団に適用され、守られるべき特定の徳義規定、あるいはこれに対する特定の概念を指して用いられる。職業倫理行為の水準は、集団・団体によって微妙に異なる。一般的にいって公共奉仕的な仕事や、高度な学識を必要とする責任ある職種については、その責任や義務の度合いが高ければ高いほど、劣悪な行為に対する社会の批判の目はより厳しくなっている。

いかなる専門家集団でも、成功と社会的地位の保全が成り立つ陰には、必ずといってよいほど自分たち自身による内部規制があるもので、これ抜きにして法律という外部的な規制のみでの成功や、社会的地位が保全されているという例はありえない。かといって倫理規範だけで統制がとれていける集団は存在しない。統制が保たれていくためには、強制力の強い制定法や法律行為の助けを借りざるを得ない。このような事情から専門職は、①個人的な行動の倫理、②職業団体が定める倫理規範、③政府が制定した関係法規、以上３つの綱に自分の行動が規制されることになっている。

歯科医師は高度な教育を受け、体面も重んじる人々であるのに、なぜ倫理規範を明文化してまで持つ必要があるのか、との疑問があるかもしれない。しかし、公正な判断というものは人によってかなり異なるもので、それは共通の取り決めである成文化した法規（規範・法律）があって、初めて成り立ち得るものであるという認識が必要である。事実、人間はこのような明文化した法規を持ったからこそ、一歩一歩進化を重ねて、今日の文明社会に到達した。これと同じく、１つの職業集団が、単なる同業者集団から脱してプロフェッションの地位を獲得し得るか否かは、高度に発達した倫理規範を持って、それを励行するか否かにかかっている。

IV ご来店のお客様

数理哲学に"内包と外延の理論"がある。参入者の増加につれて本来の目的や意思が薄められてしまうという解釈が許されると思う。

「当店ではご来店のお客様にご満足いただけるようスタッフ一同…」という文章を目にした。Webを渉猟して最近の開業歯科医の実情を調べていた時である。一瞬わが目を疑い、気を取り直して冷静に読み返してみたが、確かに「当店」「お客様」という文言が歯科クリニックのWebに存在していた。この歯科医師は歯科医師法や医療法下の歯科医師ではなく、商法下の「商人（アキンド）」ではないかとすら思ったのが正直なところである。

学会や講習会に参加すると金髪や茶髪の歯科医師は珍しくもなく、耳にピアスの男性歯科医師に出会うことも稀ではない。彼ら、彼女らと席を同じくし、同じ方向を向いている時の違和感もさることながら、このWebを見た時の衝撃たるやその比ではなかった。「患者さま」という表現にすら抵抗を感じる筆者には、医療人たる歯科医師のありようとは到底思えない。

歯科医療を行うことは、サービスを提供するのであって、商品・物品を提供することではないはずである。一部の歯科医師には、（特に広告に依存する医療を行っている歯科医師には）補綴物は商品であるとの認識に立つ者があり、最近の審美歯科を行う歯科医師には自分は美容師と何ら変わりがないと思っている者もいると聞く。しかしながら、この前提は理論的にも医学的にも誤っているといえる。どのように簡単な装置でさえも、患者個人の機能回復を目的として製作されているものである。患者各々の解剖学的、生理学的個性に応じて作られているものであり、あらゆる点で生物学的口腔条件に適合するものでなければならない。また、大量生産は不可能であり、大量生産したものに少しばかり手を加えて装着できるという安易なものでもない。

歯科医師の中には、プロフェッションとしての誇りをまったく持たず、医療サービスというよりも商品を販売するという物品販売業者のような概念を持って診療にあたっている者がいる。ここで改めてしっかり認識しておくべきことは、商品の市場原理とは根本的に異なる基盤に立つ医療というものを国民は期待し、それを望み、かつまたそのことを要求する権利を有しているということである。

V　魔女裁判・異端尋問

　従来の歯科医師会の行動原理が一般社会のそれといかに隔たりがあったかの一例を示してみよう。以下は、実際に体験した歯科医師の証言に基づいて記していることを明らかにしておく。

　昭和48年に開業したその歯科医師の述懐によれば、その当時、突如として歯科医師会に"適正配置委員会"なるものが設置され、不運にもその対象第一号となった。東京隣県のある都市でのことである。既存の開業医の業権擁護を目的とした規制で、新規開業医が自由に開業することを規制し、その地域の歯科医師会が推奨する場所に開業を許可するというものであった。「適正配置」なる考え方は医師会に端を発し、歯科医師会が即刻追随したものであった。その歯科医師が開業した地域は、医師会の適正配置委員会が日本でも有数の強権を発揮した地域であった。当然、歯科医師会もそれを見習い、医師会がやっているとおりに実行し、独占禁止法が適用されるまで猛威を振るった。

　この新規開業の歯科医師はその地区の歯科医師会の役員から、魔女裁判・異端裁判のような執拗な尋問を受け、官と一体となった拷問のごとき"保険指導"に数回にわたり呼び出され、人権を無視され、人間の尊厳を根底から否定するやりかたで徹底的に揺さぶられた。このような、非道な違憲行為が平然と行われていた。

　多くの歯科医師は、以上のような考え方や行為は、歯科医師会内部のごく内輪のことだと思っているようである。しかし、一人の歯科医師の周囲には歯科界以外の人たちが多数存在しており、このように無法な行為に眉をひそめ、かくの如き歯科界の体質に批判的になることを忘れてはならない。全国で同様な行為が重ねられるにつれ、一般社会の中に歯科界に対する"悪しき評価"が蓄積され沈澱し、もはや挽回不能で深刻な事態に陥ってしまっているかもしれないのである。

　われわれ歯科医師は自分たち自身が社会の一員であり、その仕事も社会の中に位置し、その行動は世間の監視の中にあることの自覚があるならば、かくの如き行為には到底至らないはずである。まさに、視野狭窄、閉塞思考以外のなにものでもないといえよう。

　今後、歯科医師の数が増え、厳しい生存競争を強いられることが予想される。既存の歯科医院と新規開業のそれとの軋轢はさらに高まる。この事態にいかに対処するのか、「日本歯科医師会」の叡智が厳しく問われ注視されるところである。

VI　故武見太郎　元日本医師会会長との回想

　長らく歯科医療は特殊だと聞かされてきた。筆者にはこれが理解できなかった。このことについて30代半ばに、ある経済雑誌に論文を載せたことがあった。歯科界の先輩たち、伝統ある歯科大の実力者たちにはきわめて不評で、「君は歯科のことが何もわかっていない」と酷評されたことがある。「歯科は特殊なのだ」ともいわれた。なぜに歯科界を片隅に閉じ込めようとするのであろうか。また何がどう特殊なのかを医師や患者、広く世間に説明ができないで、自分たちだけで「特殊」を主張しても何ら理解を得られないと思う。当時からそのように思っていた。また、大学専門課程の3年生の時、仲介する方に恵まれ当時お茶の水にあった日本医師会館に会長・故武見氏をお訪ねし、先生の謦咳に接することができた。当時、故武見氏は歯科医師に対して侮辱的発言（飾り職人・墓場泥棒など）が多々あり、これから歯科医師になるべく勉学中の学生である筆者にとって看過できないものであった。しかし、それに対し当時の日本歯科医師会は沈黙の態であった。この発言に怒りを感じた筆者は、向こう見ずながら故武見氏と対決したいというのが目的であった。日本歯科医師会のあり方について故武見氏のご意見を伺ったところ、率直に話をしてくれた。故武見氏によれば「医療界の片隅に『飾り職人か建具屋』のような仕事をしている一群がいる」、「中医協などに出てきているが、ほとんどの主張がないし、あっても納得できる論旨の展開ができていない」。

　つまり、「医療をしているということを認められたければ、もっと医学を学び、医療人らしくあることだ」というものであった。確かに故武見氏の論は、歯科医師として聞けば反論もあるが、一般常識から見れば納得せざるを得ない面もあった。

　当時の若い筆者の目には、日本歯科医師会は日本の社会の大きなうねりの中で小さく凝り固まり、片隅にうずくまる特殊な集団に見えた。

　筆者を取り巻く家族親族の中に歯科医師は一人もいなかった。また、その者たちは歯科医師に対して偏った見解の持ち主たちであり、歯科学生である筆者に対して冷ややかな目を向けていたことも事実で

あった。故武見氏の口から紡ぎ出される言葉によって、歯科医師のある側面を思い知らされた筆者は、体から力が抜けていく感じを覚えたことが、昨日のことのように思い出される。歯科の学生たちが夢を持つことができる歯科界であるにはどうすればよいかを質したところ、いくつかのことをあげて筆者を励ましてくれた記憶が残っている。

VII 「歯科医師会」は何をなすべきか

若い歯科医師の入会が少ないということであるが、経済的な問題は無視できない。しかし、若い歯科医師にとって歯科医師会は、会員であることが自らの誇りと思える団体であろうか。前述した如く、歯科医師会に対して"負の印象"を蓄積し、歯科医師会に批判的な世間の子弟の参入も増えている。その親や周辺の人々が抱く歯科医師会に対する見方には、内部にいるものには予想し難いほどの厳しいものがある。

今のまま推移するならば、行政筋からは軽視され、一般社会からも嘲笑を浴び続けているだけの孤立した団体となってしまうであろう。では、歯科医師会が一般社会から認められ、そこから発信されるものに信頼感を持って受け止められるようになるにはどうすべきであろうか。そのためには、歯科医師会が1つの職業団体として、国民とどのような関わり方をするのかについて、より明確な姿勢を打ち出さなければならないと思う。

VIII 日本歯科医師会の掲げる「歯科医師の倫理綱領」

「信頼される歯科医師」（昭和62年9月16日）についで、これまでに「歯科医師の倫理綱領」（平成17年5月26日理事会決定）が発表されている。このたび、「信頼される歯科医師II 歯科医師の職業倫理」（平成20年8月）が発表された。刻下、日本歯科医師会はきわめて優れた人物を会長として擁しており、従来欠落していた諸点について立て直しを行うには絶好の機会であろうと思われる。このたび発表された「歯科医師の職業倫理」は、期待に違わぬ立派なものと評価される。さらに、この「歯科医師の職業倫理」が日本歯科医師会の独力で作りあげたということが高い評価を得るものと思われる。

第1章 歯科医師の基本姿勢、第2章 患者を尊重した歯科医療、第3章 歯科医師としての社会的責任、第4章 歯科医師の倫理のまとめられた内容は、読む者誰にも理解しやすく平易な文章で表現されており、担当役員の苦心のほどが十分感じられる。

公認されている公益団体としての「日本歯科医師会」がこのような「職業倫理」、「歯科医師の倫理」を有しないことを憂えていた全国の歯科医師は、この快挙を等しく嘉し安堵したことは想像に難くない。これでやっと、一人前の「職業団体」としての体裁も整ったといえよう。

倫理について、日本歯科医師会会長大久保氏は「歯科医師の職業倫理II」の中で、「われわれ医師・歯科医師に要求されるのは『病める人』である患者の身体だけでなく、その精神にも向きあう真摯な姿勢が、医師である前にわれわれに求められる人間としての姿勢である『倫』であり、その後に持ちうる最大限の知識と技術を患者に提供する筋道が『理』ではないだろうか。これが医師・歯科医師の倫理ではないだろうか」と述べている。まさにそのとおりであり、医師・歯科医師はかくあるべきであり、本来そのような考えが常識であったはずである。

しかし、問題はここからであろう。目下のところ、日本歯科医師会のホームページに公表されていないようである。現代は、国民がいつでも誰もがこれらをHP上で閲覧できることが必要である。「専門の職業団体」としての基本理念はどのようなものであるのか、社会・国民に公表しなければならないであろう。

さらに重要なことは、この「職業倫理」「歯科医師の倫理」をどのようにしてすべての歯科医師に徹底させるかであろう。

「日本歯科医師会」は、このことに関しての指針を示す必要がある。そのことを、国民に知らしめ、認知させることが要求されるであろう。

IX 「日本医師会」と「日本弁護士連盟」の倫理綱領

日本医師会には「医師の倫理綱領」は厳然と存在している。国民だれもがHP上で読むことが可能である。しかも、第一章 医師の責務、1．医師の基本的責務、2．患者に対する責務、3．医師相互間の責務、4．医師以外の関係者との関係、5．社会に対する責務。第二章 生殖医療。第三章 人を対象とする研究と先端医療として、それぞれの項目ごと

に事細かく記載されている。膨大な量に圧倒される。しかしながら、強制加入の医師の身分団体ではなく、任意加入の職能利益集団でしかない。医師の不行跡に対する法的効力をもつ専門職の倫理規定がないなど、先進諸国と比較すると医師の側にしか立っていないとの批判を免れない。さらに見ると、どれも漠然としており、すぐにメンバー同志のピアレビューの手助けになるとは到底思えない。これに対し医師と同じく専門職業集団である弁護士会はほぼ完全な自治権を有している。弁護士となるためには日本弁護士連合会に備えた弁護士名簿に登録されることが必須条件となっている。つまり加入が義務づけられた身分団体なのである。職務の性格の違いはあるが、今後医師会も歯科医師会もその立場を明確にするためには、医師法・歯科医師法の改正を避けられないが、おおいに参考にすべきだと思う。

X 大学における「倫理」教育

現代わが国の大学における教養教育課程の崩壊の惨状は目を覆いたくなるほどである。産業界の要請に従い文科省がこれに応じた結果、「社会に出て即戦力」となる人材の養成が叫ばれ、「哲学・倫理」などの教科が各大学から次々と姿を消しつつある。医学・歯学を問わず理工系の大学においては、急速な科学技術の進歩がゆえに、従来のカリキュラムではその全貌を教育することが叶わず、専門的な教育が低学年の中に入って行き、ますます「リベラルアーツ」が片隅に追いやられた。

つまり、人間性を陶冶し、他者とのコミュニケーション能力を涵養すべき重要な機会が失われているということになる。医学・歯学の分野では、教育すべき内容が膨大にあり、これに忙殺されるあまり、大学教育に本来必要な「倫理学や哲学」、「人間学」や「社会学」の教養学的側面が軽視されがちになる。しかし、「人をみる」分野において肝心な学問が疎かにされていることの重大さに今一度視点を据え、大学本来の姿に立ち返らなければならないと思う。

さて、大学歯学部・歯科大学においてはいかがであろうか。

先端歯科学、急速に進歩した歯科医療を教育するためには時間が足りないとはよく聞く言説である。当然、リベラルアーツの衰退は免れない。しかし、看過できないのは、「国家試験に合格すること」を最終目標に掲げた教育を行っているかの如き大学の存在が散見されることである。

大学歯学部・歯科大学で学ぶ学生が「国家試験に受かる水準の歯科医学・歯科医療技術」を学び、「歯科医師免許証」をもらえる最低限度の知識・技術の習得が目標であり目的であるとするならば、きわめて深刻な問題を孕んでいるといえよう。

このような事態が継続するならば、大学と大学教授の権威は失墜し、尊敬の対象からはほど遠い存在となり、やがては大学という名の「技術専門学校」の域に堕落していくことは想像に難くない。

ここにきて、人間としての「倫理観の欠如」はもとより「礼節」さえわきまえず、「金の亡者」の如き若者の輩出に憂慮する産業界からさえ、「仕事に必要なことは入社後会社で教育するから、大学での教育でもっと教養ある人材を養成して欲しい」との声が聞こえるようになった。まことに情けない事態であると認識せざるを得ない。文科省には、腰の据わった長期展望にたった教育方針の確立を望みたい。時代の要請に応じての手なおしは当然予測されるし必要であるが、根本のところで見識の欠落を露呈していると思われる。

大学教育の場における、教養教育の復活とその担当教官の復権が強く望まれる。大学歯学部・歯科大学における教育改革の喫緊の重要課題とすべきときである。専門教育に多忙さを感じている方が教育する側はある意味楽かもしれないが、それではバランスのとれた「医人」は育たないのではないか。大学内部からの意識改革が望まれるところである。

XI 信頼の担保

大学ではしかるべく教育がされ、国家試験をクリアーして実際に診療にあたる歯科医師に対しては、「日本歯科医師会」が卒後の「歯科医師の倫理・職業倫理教育」を担当することが望ましいと思う。国家試験においても、重要視される事項となることは当然要求される。歯科医師は「倫理」「職業倫理」をその存在と仕事において原点として捉えていることを、社会・国民が認知することが肝要である。

そのことが「担保」されてはじめて、「歯科医師会による健康情報」をはじめ各種の情報に対する信憑が確立され、医療費の設定交渉の場が現実的なものとして承認されやすくなるはずである。高度な歯科医療を安定的に提供するためには、卒後の研修にコ

ストがかかることを含め、医院の経営を継続させ地域医療に貢献するための医療費の設定が容認されやすくなる環境が整備される必要がある。また、資本主義産業界を相手として医療用機材薬剤を調達するという現実と、雇用するスタッフなどに対する十分な諸待遇など、医院を取り巻く環境は資本主義的経済社会そのものであることを国民に理解されなければならない。

XII　おわりに

わが国には、社団・財団などあまたの公益法人が存在している。いずれも崇高な目的を掲げているが、その実態は官僚の天下り先の確保の方便であったり、節税対策のものも少なくない。せっかく欧米を見習い立派な制度を導入しても、いつの間にか旧来からの日本的村社会の論理の中で、本来あるべき姿から大きく乖離しているものが少なくないことは否めない。

日本という国が真の独立国として、国際舞台で独自の路線を示していくことが困難な状況にあることは周知の事実である。さすれば、今後はますます米国を基準とする政治が日本を変えていくことになるであろう。もっとも、昨今は、米国主導にも陰りがみられるが、日本の政治が米国との協調を根幹としている限りにおいては避けて通れないと考えられる。

現在、日本歯科医師会を中心に歯科の各団体が、国民のための歯科医療を確保し、歯科医師の業権の拡大を図るにあたって、積極的に活動をしていることは評価されるべきところであることは論をまたない。しかし、このまま推移しても限界は明らかである。米国型医療の参入がさらに積極的な攻勢をかけてくる前に、すべての歯科医師の結束は喫緊の課題であると思われる。歯科医師法の改正が前提となるが、日本弁護士会の如く全歯科医師が登録される歯科医師会となり、専門職の団体としての自治権を獲得することは、重要な選択であると思う。

これからの歯科医師たちが路頭に迷わないように、指導を仰ぐ相手を求め得ない事態にならぬよう、先達の歯科医師、歯科医師会役員諸賢の奮起を心から期待したい。

歯科医師の団体の中で、都道府県歯科医師会の一部や矯正歯科や口腔外科学会など一部専門医の団体は独自に「倫理綱領」を掲げて活動していること、また大学歯学部や歯科大学には充実した「倫理教育」のカリキュラムを有し、熱意ある教育を行っている事実を見逃してはいないことを記しておきたい。

参考文献

1. William W Howard, Alex L Parks. 髙木圭次郎　ほか(監訳). 歯科医師の倫理と法律. 東京：医歯薬出版, 1975.
2. 稲葉一人. 歯科医師のための法によるリスクマネージメント. 東京：医歯薬出版, 2005.
3. 石井拓男, 岡田眞人, 尾﨑哲則, 平田幸夫, 宮武光吉(編). スタンダード社会歯科学(第3版). 東京：学建書院, 2008.
4. 信頼される歯科医師. 日本歯科医師会, 1996.
5. 信頼される歯科医師II　歯科医師の職業倫理. 日本歯科医師会, 2008.
6. 日本歯科医師会倫理規範. 日本歯科医師会, 1987.
7. 日本歯科医師会倫理綱領. 日本歯科医師会, 2005.
8. 鈴木　直. 輸入学問の功罪—この翻訳わかりますか？　東京：ちくま新書, 2007.
9. 第7講医療の倫理と法. http://www.law.kyusyu-u.ac.jp/~sako/07bios/lec07.pdf
10. 西村高宏(神戸学院大学非常勤講師、哲学・倫理学・臨床哲学). 日本における「医師の職業倫理」の現状とその課題. http://www.med.osaka-u.ac.jp/0J5/nishimura.pdf
11. 医師の職業倫理. 日本医師会. http://www.med.or.jp/nichikara/syokurin.html
12. 鈴木莊太郎(日本学術会議連携会員). 特集1◆科学者の行動規範　医学の教育・研究・診療における　行動規範について. http://www.h4.dion.ne.jp/~jssf/text/doukousp/pdf/200701/0701_2226.pdf
13. Code of Ethics 髙田一樹(立命館大学大学院先端総合学術研究科). 倫理規定・倫理規程・倫理規約・倫理綱領. http://www.arsvi.com/d/c06.htm
14. 木村利人(早稲田大学人間科学部教授). 医の倫理の課題と展望—バイオエシックスの視座から. http://www.bioethics.jp/lichtthesis97_2-j.html
15. 国家公務員倫理規程(平成十二年三月二十八日政令第百一号)最終改正：平成一九年八月三日政令第二三五号. http://law.e-gov.go.jp/htmldata/H12/H12SE101.html
16. 佐々木　拓(京都大学大学院文学研究科). 各国の医師の職業倫理. http://www.fine.bun.kyoto-u.ac.jp/tr4/NLsasaki.pdf
17. 過去のお知らせ. 日本歯科医師会. http://www.jda.or.jp/news/32/index.html
18. 日本弁護士連合会. 弁護士とは 弁護士自治. http://www.nichibenren.or.jp/

8 どう変わる歯科医学の未来

1）大学での取り組みと未来像

鶴見大学歯学部探索歯学講座教授
花田信弘

I　口腔と全身の研究成果

　厚生労働科学研究「口腔保健と全身の関係」の研究が進展するにつれて、口腔保健の向上は全身的な健康の向上に欠かせないものであり、歯科医師が住民の健康づくりやプライマリーケアに関する指導の役割を担う医師であることが明らかになってきた。実際に口腔から始める健康づくり（Health through Oral Health）ということばは、かつてWHOが発信したスローガン[1]であり、この概念には年を追うごとに重要さとエビデンスが蓄積されてきている。しかし、口腔と全身の関係あるいはプライマリーケアという新しい概念を、歯科医師が個別の臨床の中で受容するようになるには、歯学教育における論理的思考訓練、いわゆる「リベラルアーツ」が必要である。リベラルアーツとは数学、哲学など論理的な思考に重点がおかれている学問、教育の分野のことである。これまでにないまったく新しい臨床の地平を切り開くには、それを担当する歯科医師に高度な論理をまとめる知性が必要であり、論理的な思考を身につけた歯学生だけが今後の歯科医学の発展に対応できると思われる。

II　求められる医療倫理の確立

　医師の医療技術と倫理について、古くは紀元前4世紀にヒポクラテス（紀元前460年 - 紀元前377年）が論じている。ヒポクラテスの功績で重要なことは、医学技術から迷信や呪術を切り離し、医療技術を科学にしたことである。この業績から「医学の父」や「医聖」と呼ばれている。また医師の倫理性を重んじ、医療倫理を確立させた功績も重要である。これは「ヒポクラテスの誓い」として現在まで医学教育に受け継がれている。

　一方、医療不信の高まりを受けて、厚生労働省は2005年から、医療事故などを起こした医師・歯科医師に対する行政処分をより厳格化にしている。具体的には医師・歯科医師免許取り消しの適用範囲を広げる一方、新たに「戒告」処分を設け、従来は「指導」にとどめていた診断書虚偽記載など軽微なケースについても戒告処分の対象としている。また、「医業停止」処分を受けた医師・歯科医師はこれまで、停止期間が過ぎれば、無条件で復帰できたが、今では医業停止を受けた医師・歯科医師に対して、倫理、技術の両面における再教育を義務づけている。

　では、行政処分の厳格化に際して求められる歯学生の医療倫理の確立について、大学ではどのように取り組むべきであろうか。

III　求められるノブレス・オブリージュ

　医師の倫理の原則は前述のヒポクラテスの誓いである。この誓いは1508年、ドイツのヴィッテンベルグ大学医学部で医学教育に採用されてから、今日まで500年にわたって、ヨーロッパや北米の医学教育に用いられている。しかし、「ヒポクラテスの誓い」を歯学生が覚えることで済むほど倫理問題は単純ではない。「誓い」の意味するものを理解するには歯学生に対して論理的な思考を訓練する教育、つまりリベラルアーツが必要である。体系化された歯科医学を学び、同時にリベラルアーツを学ぶことによって、臨床に対する論理的な思考が可能になり、歯科医学に基づく歯科医師としての職業倫理を獲得することができる。リベラルアーツの教育は物事の考え方を

養うことに重点を置いている点で、専門学科や職業課程の教育と対比される。リベラルアーツによる論理的な思考方法を学ばなければ、教科書を丸覚えする学生だけが増殖することになるが、それでは古い教科書を聖書のように見なす歯科医師が増え、日々進歩する医療技術を理解する歯科医師が少なくなる。日本の大学教育におけるリベラルアーツはもともとノブレス・オブリージュ(地位の高さにともなう義務感)を旗印としたエリート教育の中で行われていた。しかし、大学の大衆化が進み、大学が自由な民主社会の推進力となる善良なる市民の養成所に転換すると同時に、大学では専門職業課程の教育が重視され、大学におけるリベラルアーツを教える教養部や歯学進学課程は廃止になった。これによってリベラルアーツは歯学教育においては一気に衰退した。このことがノブレス・オブリージュに基づく職業倫理観の変化と関連があるのかもしれない。「ヒポクラテスの誓い」はノブレス・オブリージュを前提とする誓いである。医師・歯科医師がエリートではなく単なる一般市民ならば、「ヒポクラテスの誓い」は成立しない。

IV 最新の教育理論の導入

次に、医療技術の確立について、これからの大学ではどのように取り組むべきであろうか。その答えは、最新の教育理論の導入であろう。これまでの大学教育は教育者の経験によって行なわれてきたが、臨床研修歯科医の研修カリキュラムの作成を契機として、少人数教育であるチュートリアルにPBL(Problem Based Learning)を加えるなど最新の教育理論が導入され始めている。

また、歯学部の臨床実習では「臨床実習開始前の学生評価のための共用試験システム」、いわゆる共用試験が導入されている。共用試験では、「私が教え、私が試験問題を作り、私が採点し、私の基準で学生の合否を決める」という教育の密室性を排除し、教える人と評価をする人を別々にしている。臨床実習開始前の学生に対して行なわれる2つの共用試験(CBT；Computer Based Testing と OSCE；Objective Structured Clinical Examination)は、学生が臨床実習に参加するに足る基本的な能力(態度・知識・技能)を備えているかどうかを評価するためのものであるが、外部の評価者を含めて複数の評価者が評価に加わっている。

V デンタル・スクール構想

文部科学省が設置した21世紀医学・医療懇談会は、1999年4月「21世紀に向けた医師・歯科医師の育成体制の在り方について(21世紀医学・医療懇談会第4次報告の概要)」という報告書を提出している。懇談会第1次報告(1996年12月)で提言された4年制専門職大学院「メディカル・スクール(デンタル・スクール)」構想については、引き続き検討することになっている。

その後、文部科学省が設置した中央教育審議会大学分科会医療系WG(第2回)の2004年11月24日答申でも、幅広い教養と基礎科学の素養を身につけた人材(大学既卒者)に医療人教育を実践するデンタル・スクール構想に高い評価が与えられている。これまでの歯学部の学士入学制度とデンタル・スクールの違いは、前者が高卒者の大量入学を前提とするシステムであるのに対し、後者が大学既卒者に特化されたシステムである点である。

デンタル・スクール構想では、すでに大学でリベラルアーツの教育を受け、高い倫理観をもつ人材を入学試験で選抜し、歯学部教育の4年間は専門歯科医療技術の伝授にのみ集中できるので、高い倫理観と教育効果を同時に期待できる。同様の構想は地方自治体にも存在し、東京都でもメディカルスクールの構想を立て実施の検討を始めている。

参考文献
1. David Barmes P, Perrein J, Sardo Infirri H, Zedelmaier. Health Through Oral Health. Guidelines for Planning and Monitoring for Oral Health Care. Chicago : Quintessence Publishing Co. Inc. 1989.

2）大学での取り組みと未来像

九州大学病院口腔総合診療部教授
樋口勝規

I　はじめに

　近年、わが国の卒直後の医師および歯科医師の臨床能力がきわめて低いことが喚起されている。これを受けて、医学・歯学教育の改革が進められて久しい。そこで、変わりつつある卒前卒後教育について記す。

II　学部教育

1．臨床能力の向上に向けて

　学部教育では、歯学教育のコアとなる「歯学教育モデルコアカリキュラム」が平成13(2001)年に策定、平成19(2007)年に改訂された。中でも臨床実習の改革が進められ、見学型から診療参加型(Clinical Clerkship)への移行が推奨されている。歯科医師免許を有しない学生が診療を行うことの国民への説明責任として、すべての歯学生の能力を一定水準に確保するために共通の評価試験が導入され、共用試験として臨床実習前に全国規模で施行されている。共用試験はコンピューターで知識を評価する試験(CBT：Computer Based Testing)と基本的臨床能力を評価する客観的臨床能力試験(OSCE：Objective Structured Clinical Examination)の2つからなり、平成14(2002)年から16(2004)年までのトライアル期間を経て、平成17(2005)年から本格実施されている。本格施行後は、臨床実習は共用試験に合格しておくことが条件となった。これらの試験は共用試験実施機構で運営され、臨床能力を評価する歯学OSCEでは5分野(初診時医療面接、基本的診察能力、基本的技能、説明・指導、基本的臨床技能)25課題があらかじめ学生に提示され、その中の6課題が実施機構から各大学へ提示される仕組みである。現在の歯学教育は教育内容が知識、態度、技術に分けられ最終的には全人的教育を目標としていることから、OSCEでは技術領域のみならず医の倫理やコミュニケーション能力まで問われ、多岐にわたる。評価は、内部評価者(実施大学の教員)と外部評価者(他大学教員)から構成され、各評価者の採点シートは機構で集積される。試験およびその運営は派遣されたモニタリング委員により、公正性をチェックする。外部評価者は評価の基準や公正性を担保する目的で、定期的に開催されているOSCE評価者養成ワークショップを受講しておくことが条件となる。

　学生が診療を行うことに関して、法的には「違法性の阻却」が歯科医師法の中に盛り込まれた。

2．教育法の改善

　医療は、医師／症例中心主義(Doctor／Disease Oriented System：DOS)から患者中心主義(Patient Oriented System：POS)へと移行してきた。教育でも、教育者中心型教育(Teacher Centered Education)ではなく学習者中心型教育(Learner Centered Education)へ変化していく傾向にある。各大学では、歯学教育に関わる教員を対象にFD(Faculty Development)を行い、教育法の系統だった改革が試みられている。授業科目は教育目標のすべてを学習者の目線で記載し、学習すべき内容の一般目標(General Instructional Objective：GIO)と行動目標(Specific Behavioral Objectives：SBOs)を設定する。臨床系の教育を行う際、おのおののSBOsに関して教育目標の分類(Taxonomy)を行う。一般には認知領域(知識、解釈、問題解決)、情意領域(態度)、精神運動領域(技術、パフォーマンス)に分けて、おのおのに関して適切な教育の方略を設定していく。以前は教育者が一

2) 大学での取り組みと未来像

歯科医師臨床研修の概要

患者中心の全人的医療を理解し、歯科医師としての人格を涵養し、全ての歯科医師に求められる基本的な臨床能力(態度、技能及び知識)を身につけ、生涯研修の第一歩とすることにある。

図1 医道審議会歯科医師分科会歯科医師臨床研修検討部会意見書 2004.9.28.[2] より抜粋。

表1 歯科医師臨床研修の到達目標[2,3]。

基本習熟コース	基本習得コース
研修歯科医自らが確実に実践できること	頻度高く臨床において経験すること
1. 医療面接	1. 救急処置
2. 総合診療計画	2. 医療安全・感染予防
3. 予防・治療基本原則	3. 経過評価管理
4. 応急処置	4. 予防・治療技術
5. 高頻度治療	5. 医療管理
6. 医療管理・地域医療	6. 地域医療

(医道審議会歯科医師分科会歯科医師臨床研修検討部会意見書 2004.9.28より改変引用。新歯科医師臨床研修評価基準検討会・中間とりまとめ 2006.3 より改変引用)

方的に講義するスタイルが多かったが、学生の記憶や能力の向上に有効な視聴覚や実体験を含めた講義が広く採用されるようになった。効率よい能動的学習方法として、少人数の学生による問題基盤型学習(Problem Based Learning：PBL)やロールプレイがあげられる。PBLは問題解決能力に適した知識構築が得られ、ロールプレイは模擬体験できる。いずれも教員がチューターとして参加することからPBLチュートリアルとも表現され、ゴールは自己学習能力、問題解決能力、臨床推論、グループダイナミックスなどの向上、歯科医師としてのプロフェッショナリズムの涵養にあり、チューターの責任は重大である[1]。模擬患者(Simulated Patient：SP)を相手のロールプレイは臨床体験に近いものとして高く評価されているが、SPの養成や授業への雇用はエネルギーと費用を要する。SPは、OSCEなど試験や評価を対象とした場合は標準模擬患者(Standardized Patient)という。近年では、電子媒体やWEBを利用した教育(e-Learning, Web Based Learning)が積極的に利用されるようになった。

III 卒後臨床教育
—歯科医師臨床研修について—

卒前の改革と並行して、卒直後は1年以上の臨床研修が義務づけられた。歯科医師臨床研修制度は、平成8(1996)年に歯科医師法が改正されて平成18(2006)年から施行され(医科より2年遅れ)、診療に従事する者は臨床研修が必須条件となった。臨床研修終了後は歯科医籍に登録され、診療所の開設者および管理者の要件となる。研修歯科医は、歯科医師免許を有した者であるため労働者でもあり、他職種の新人と同じく「On The Job Training」として賃金が発生し、アルバイト禁止と研修への専念義務が課せられる。

臨床研修本制度の目標は、全人的医療を理解し生涯研修の第一歩とすることにある[2](図1)。以前の研修と異なる点は、①専門分野の研修ではなく基本的・総合的な歯科診療能力を身につける、②高齢化にともなう全身的な疾患を有した患者の対応を目的として、入院患者の管理・歯科治療の研修を必須とする、③患者と歯科医師の信頼関係の構築を目標にコミュニケーションスキルの研修などがあげられる。研修の到達目標は、「医道審議会歯科医師分科会歯科医師臨床研修検討部会意見書」[2]において、基本習熟コースと基本習得コースの2つが提示された。2つのコースはおのおの6つのユニットから構成され、各ユニットはGIOとSBOsが設定されている。その後、SBOsに関して「新歯科医師臨床研修評価基準検討会・中間とりまとめ」[3]により、若干の修正が行われた(表1)。

1. 臨床研修施設

研修を行う施設は、単独型研修施設(1つの施設で研修を行う)と複合型研修施設群(研修を2か所以上の施設で行う)からなる。後者は主となる管理型研修施設とその機能を補助する協力型施設から構成される。平成17年(2005)7月に提出された医道審議会歯科医師分科会・歯科医師臨床研修部会意見書によると、「研修は複合型からなる臨床研修施設群方式が望ましい」とされている。その理由は複数の施設で

213

研修することにより、多分野の研修が可能で、多くの症例を経験することにある。

単独型研修施設または管理型施設は、独自の研修プログラム（研修内容、研修施設の概要や指導歯科医数）などを詳細に作成し、研修前年度に厚生労働省へ提出することが義務づけられている。各施設は1つまたは複数のプログラムを有するが、「歯科医師臨床研修プログラム検索サイト（D-REIS：Education Information System for Dental Residents）」（http://www.d-reisjp.org/）で公開され、研修を希望する者はこのサイトで希望する研修施設とプログラムを検索することができる。

2．マッチング

マッチングは、平成17（2005）年から開始された。マッチングとは、臨床研修予定者（参加者）と研修施設（参加施設）が公開した研修プログラムとのお見合いで、双方が歯科医師臨床研修マッチング協議会（http://www.drmp.jp）に参加登録を行う。参加者は公開されたプログラムを検討し、いくつかの施設の採用試験を受験する。その後、参加者は希望プログラムに順位をつけ、参加施設側は受験した参加者に採用順位をつけてマッチング協会へ登録する。協会ではマッチングアルゴリズムに従って、コンピューター処理後「お見合い」が成立し、各プログラムにおける研修予定者の情報がサイト上で公開され、採用仮契約を行う。正式には、国家試験合格後に本契約となる。不幸にしてマッチングが成立しなかったアンマッチ者は、プログラムの空席情報をチェックして、再チャレンジを行っていく。

3．指導体制と評価

各研修施設では研修管理委員会を組織し、研修プログラムの管理運営にあたる。その基では、プログラム責任者がプログラムや個々の研修歯科医の管理にあたる。評価に関して、各研修ユニットについて経験した症例を、研修歯科医の自己評価と指導者側が評価していく。各施設では独自のフォーマットを作成して行う場合と、オンライン評価システム（DEBUT：Dental training Evaluation and taBUlation sysTem）を利用して行う場合がある。評価にあたっては、ケース制ではなく能力を把握したminimum requirementの設定、形成的評価、個人の能力を最大限に伸ばすことに心がける。そのために、ポートフォーリオが多数の施設で併用されている。

最近では研修中のストレスが問題視され、研修歯科医の約4割は抑うつ状態であることが報告された[4]。したがって、研修歯科医が相談しやすい環境を整備し、全職員が彼らを見守り指導する体制（360度評価）が必要である。指導歯科医は精神面のサポーター的役割（メンター）も兼ね、単に技術の指導だけではなくコーチング技法も身につけ、日頃から相談相手になることが重要である。最終的には、研修管理委員会で終了判定を行い、厚生労働省へ届出て、臨床研修登録証が発行される。その後、生涯研修へと移行することとなる。

参考文献

1. 吉田一郎，大西弘高（編）．実践PBLチュートリアルガイド．東京：南山堂，2006．
2. 医道審議会歯科医師分科会 歯科医師臨床研修検討部会意見書 2004．9．28．
3. 新歯科医師臨床研修評価基準検討会・中間とりまとめ 2006．3．
4. 俣木志朗，平田創一郎，新田 浩，秋山仁志．新歯科医師臨床研修1年終了後の検証．日歯教誌 2007；23（3）：273〜277．

3) 学会での取り組み
歯科における「歯」、「口腔」、「全身」の位置づけ

鶴見大学歯学部特命教授
瀬戸皖一

I　言葉の齟齬について

　歯科の世界においては、しばしば口腔と全身という概念が対比される。しかし、この対比は歯科医師ならびにその関係者の一種の合言葉であって、一般には通用しない。全身は文字通り全身であって、口腔も当然含まれている。口腔も文字通り口腔であって腹腔や胸腔と同じ体腔の1つと考えられる。そんなことは歯科医師であるならば当然わかり切っていることである。しかし日常この言葉を使うときには口腔は歯科医師がかかわる診療域を漠然と総称し、それ以外の身体部分を「全身」といってしまうのが長年の慣わしとなっている。逆説的にいえば、歯科医師は自らの仕事場である歯や口は身体の一部ではなくて、人間の身体は別のところにあるような錯覚に陥っているといわれてもしかたないかもしれない。

　言葉の齟齬の中でもっともシリアスな議論を呼ぶのは「歯科」と「口腔科」である。いうまでもなくわれわれは歯科医師であり、医師とは法的に厳に区別されている。すなわち医師の行う医行為と歯科医師の行う歯科医行為はきわめて厳正に分けられており、歯科医師がわずかでも医行為に抵触すれば、たちまち「医師法違反」で逮捕されてしまう。ところが医行為と歯科医行為の境界はまったくあいまいで、おのおのの定義はいまだになされていない。その間隙をぬって告発者が現れて、結果的に意外に大きな社会問題と化すことが最近多くなってきた。

　もとより人間の身体と心を診療するのに医行為と歯科医行為に分けて厳密に区分することは不可能かつ無意味なので、法律は両行為を明確に区分していないものと思われる。しかし社会通念的にも医行為は歯科医行為をおおむねカバーしているが、歯科医行為の範囲は、その都度の判断で揺れ動くことになる。平成15（2003）年に発生し、現在も係争中である札幌市立病院事件がそのよい例である。

　そこで浮上するのは「歯科」という言葉のもつ狭量なイメージが、社会通念的に「歯科医行為」を狭めているのではないかという懸念である。確かに国民一般の「歯科」認識は昭和初期の感覚とあまり変わらないかもしれない。12年前に「歯科口腔外科」の標榜科名が認可されたとき、監督官庁である厚生省においても、「えっ、歯科の先生は口腔癌の治療をそこまでやるんですか？」といわんばかりであった。またその頃、歯科医政に相当通暁していると自他とも認める国会議員の1人が「まさか、歯科医師が全身麻酔をかけるなんてことはしてないですよね。」といわれてショックを覚えたことも記憶に鮮やかである。もともと国民一般の歯科に対するイメージあるいは期待度は大体それほどのものであり、患者が多く、需要が多いことに支えられて発展してきた診療領域であり、歯科業界がそれ以上の展望を望まない限り、この時点でイメージアップを図るのは難しいかもしれない。

　歯科医師の中でも日常の診療範囲がほとんど「歯」に限局しており、口腔全体を見回して診療する習慣をもたない先生は今でも大勢おられるはずである。すなわち「歯科」という呼称に何の問題も感じない層は厚い。一方、戦後、歯科医学が6年制の新制大学に昇格して以来、多くの専門の学会が誕生し、歯科医師は口腔顎顔面領域の総合的機能回復を自らの診療、研究の主たる目的と考えるようになった。このような学術の発展に照らすと、「歯科」という標榜の中で「歯」以外のいわば余計な畑で仕事をしていると誤解されるのは心外であり、それ自体時代遅れと感

3）学会での取り組み 歯科における「歯」、「口腔」、「全身」の位置づけ

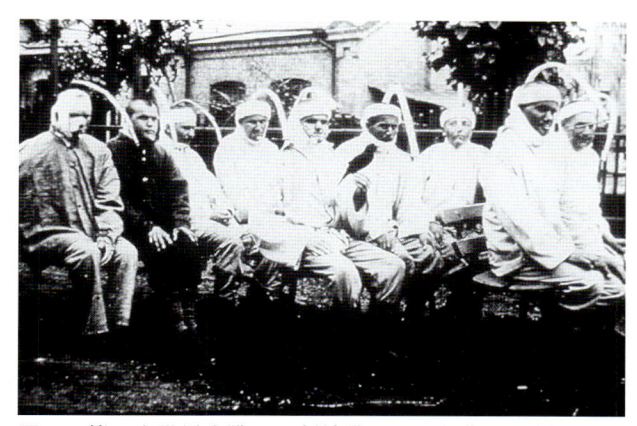

図1 第一次世界大戦では塹壕戦により外傷は顎顔面に集中し、これに対応するには医師と歯科医師が協力せざるを得なかった。その後口腔顎顔面外科のダブルライセンス主義が欧州で力を持ち始めた。これをめぐって20世紀末には世界の口腔外科医を巻き込んでの大論争となった。

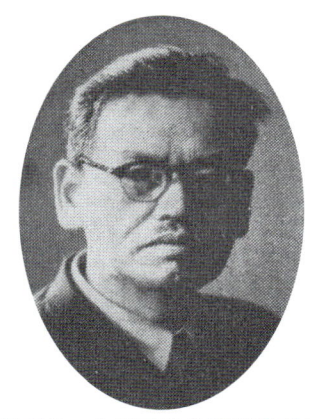

図2 歯科医師であった林了は参議院議員に当選すると、すぐに『歯科医師の死亡診断書交付』についての歯科医師法改正を議員立法で成立させた（参考文献7より引用）。

じることになる。当然「歯」よりも大きなイメージである「口腔」を標榜しようとすることは自然の流れである。

専門領域表示に「口腔」を冠している口腔外科学や、口腔病理学はもちろん、その他にも、「歯」よりも「口腔」のイメージの方に親近感を感じる学術団体あるいは個人は少なくないであろう。実際、世界の歯科医学の趨勢がこの方向に走っているのは紛れもない。本書の題名ならびに内容は基調として「口腔」概念を推進するものと解されるが、このコンセプトを「歯科界」に敷衍するにはまだまだ時間を要するのであろう。現在は業の名称である「歯科」の方が市民権を得ており、「口腔」は「歯科」の範疇の中の一部分にすぎないことをクールに認識して整理する必要がある。

II　医歯二元論の源流

そもそも医歯二元論は1839年に米国Baltimore歯科大学が成立したのが最初のきっかけで、その後ドイツなどでも歯学部が創設されたときに発生したとされる[1]。この頃から欧州においては戦争が繰り返され、戦術、兵器の変遷にともない、顎顔面外傷が急増し、歯科医の存在が不可欠になったとされている。ここで欧州では口腔外科ダブルライセンス論が急に台頭したと思われる（図1）。それが、一世紀以上にもわたって欧州の構造となっていったのである。

日本で医学と歯学がいつ、いかなる理由で分離したのかは必ずしも定かではない。わが国における近代医学の黎明期には医歯一元制の体制であった。すなわち明治7年に公布された「医政」74条に「産科眼科整骨科及ヒ口中科等専ラ一科ヲ修ムル者ハ各其局部ノ解剖生理病理及ヒ手術ヲ検シテ免状ヲ授ク」とある[2]。当時、口中科の概念で産科や眼科と同様に部分免許制であったことがうかがえる。ただし、この「口中科」の名称は古来より存在し、stomatologyの概念に相当すると考えられる。

明治7（1875）年に小幡栄之助が初めて「歯科医師」免許を主張して、これが容れられて歯科医師第一号となったことは有名である。このあたりに医歯二元論の源流を求めることが一般的である[3,4]。

ではなぜ医歯二元となったのであろうか。これを明快に応える文献は案外乏しい。もちろん欧米では先行して医歯二元制をとる国の数が増している状況ではあったが、当時の歯科の需要はきわめて多く、いまだ麻酔、滅菌の概念が十分に普及していなかった時代に見事に除痛ができ、また江戸時代の木床義歯の伝統に裏づけられた機能回復医学のはしりとして、当時国民の生活医学として急速に存在感を増していったものと想像できる[5,6]。実際に旺盛な需要のもとで歯科医を目指す若者は急増し、明治30（1898）年歯科医業の中心として大日本歯科医会が発足して以来、急速に歯科医の力が増し、結局、明治39（1907）年医師法、歯科医師法が同じ年に成立することができたわけである。日本における正式な医歯二元制の始まりであり、歯科医師はもっぱら専門学校で育成された。

217

その後、医師と歯科医師の質的量的バランスはよく、両者の間に大きな齟齬はなかったが、昭和10年代には歯科医師の医行為がどこまで可能かについて事あるごとに大きな議論があったといわれている。やがて終戦を迎えてにわかに歯科界は活気づき、占領軍政下で一気に歯科大学が生まれ、教育の面では医科と歯科は対等となった。占領軍により、明治時代から歯科医師に与えられていた死亡診断権が失われたが、わずか5年後に林了により復活したことは特筆に値する(図2)[7]。このように日本の歯科医は敗戦とともに世界最先端の医歯二元制の中で大きく再出帆し、昭和30(1955)年頃には歯科領域専門学会が次々と誕生し、それらは大きく成長して現在に至っている。しかしこの頃が歯科医学発展の1つのピークであったかもしれない。

一面ではその頃より、歯科医学、歯科医療は医学、医療から少しずつ乖離し始めたといえる。なぜ、またどのように乖離していったかについては別稿に譲るとして、敗戦とともに突然米国主導で完璧に近い二元制の歯科教育体制が発足し得たことは奇跡に近く、当時の歯科指導者にとっては思ってもいない大変化であったことは確かであろう。

問題は、日本の社会が未曾有の大混乱にある中で、きわめて短時間のうちに、しかもかなり他動的にこの大変革がなされたことである。もちろん、これほどの幸運は世界に例がなく、われわれは感謝しなければならないことであるが、他方では相当に未消化のまま受け入れたことは間違いない。この未消化がそのまま現在に至っているため、突然与えられた好環境のもとで発展しつつも、60年を経てなお日本の歯科医学は他の科学領域に、また世界に光輝を発することができず、逆にさまざまな齟齬が噴出して現在の閉塞感に連なっていると考えられないだろうか。

III　日本口腔外科学会の取り組み

歯科医療が医科医療から乖離していくのを、もっとも敏感に感じているのは口腔外科専門医であろう。もとより口腔外科診療においては、顎や口腔に生じるあらゆる疾病を対象として、主に外科的に治療を展開している歯科の一分野であるので、口腔外科そのものが歯科医療に属しつつ医療の一分野を担当しているのである。このことについて国民が十分に理解するまでには時間を要した。

口腔外科は古くより口中医として医療の一角をなしており、しかも「歯科」の概念を含めたものであったと想像される。最初はもっぱら非観血的な治療手段であったとのことであるが、近代外科学の急速な進歩のもとで、文字通り口腔の外科と称されるようになったと思われる。昭和8(1933)年、初めて「口腔外科(歯科外科)」の標榜が許された際にも医科からも歯科からも標榜が可能であった。この標榜科名は終戦後廃止され、平成8(1996)年に「歯科口腔外科」として復活するまでに実に48年を要した。このときにも口腔外科学会からは、以前と同じく医科、歯科双方から標榜できるよう厚生省に申請したが、医科隣接領域から強い要望がでて、さまざまな論議の末、結局歯科医業に限定した「歯科口腔外科」に落ち着いた経緯がある。その上で厚生省において医師会、歯科医師会、耳鼻咽喉科学会、形成外科学会、口腔外科学会の間で2回にわたって討論会が開かれた。この席でもっとも大きな議論となったのは口腔外科の診療範囲である。その結果、具体的に「口唇、頬粘膜、上下歯槽、硬口蓋、舌前2/3、口腔底、軟口蓋、顎骨(顎関節を含む)、唾液腺(耳下腺を省く)を加える部位とすると決まった。これには法的な拘束はないが、法律には医科と歯科の診療範囲に関する記述がほとんどないので、そのまま歯科の診療範囲として一般化しつつある。実際、たとえば耳鼻咽喉科と口腔外科との間で診療範囲について齟齬を生じた場合、必ずこのときの議事録が引き合いに出され、ほとんどすべて解決している[8〜10]。

標榜科名を復活してからは、(社)日本口腔外科学会はますます活性化し、平成15(2003)年には歯科界のすべての学会に先駆けて「口腔外科専門医」認定資格を取得している。国際的には昭和63(1988)年より世界の口腔顎顔面外科医の間で、ドイツやイギリスの主張による口腔外科ダブルライセンス論に対して、日本は歯科単独ライセンスで悪性腫瘍を含めたfull scopeの治療を行い得ることを主張して鋭く対立し、15年にもおよぶ世界中の専門家を巻き込んでの大論争に発展したが、結局、平成13(2001)年全アジアと米国の支持を得てダーバンにて、口腔顎顔面外科領域診療のQualificationに関しては各地域(大陸)における決定に委ねるとの日本口腔外科学会案が圧倒的多数で採択された。この後、日本とアジアでは口腔外科医は歯科医師あるいは医師単独免許で可であることが確認され、認定施設における卒後の研修こそもっとも重要と宣言している。

近年、医科と歯科が次第に乖離していく過程で、

その境界の問題が取り沙汰されるようになり、歯科医師の救命救急、麻酔などに関する医科研修の問題、摂食嚥下、構音機能回復など、医科、歯科に跨る連携医療の可能性とその障壁、頚部、外頬部、中咽頭、眼窩など、いわゆる境界領域における処置の可否など、患者にとっては理解しがたいような相克が医科と歯科の間で出てきている。これらの多くは直接あるいは間接的に口腔外科学会が関与しており、相互連携を求めて個別に取り組んでいる。

IV　がん治療認定について

なかでも悪性腫瘍治療についてはもっとも関心が高く、医科、歯科相互の了解と国民の理解が求められているところである。こうした中で平成18(2006)年12月、全診療科の共通基盤となる臨床腫瘍学に優れた医師の養成と認定を行う日本がん治療認定機構が発足したが、その対象として歯科医師は含まれていなかった。これに対して日本口腔外科学会、日本口腔科学会、日本口腔腫瘍学会が連名で口腔癌治療に貢献している歯科医師を機構認定に含めるよう要請した。機構は早速、歯科医師資格に関するワーキングを作り、好意的に対応していただいた。機構と当該3学会の間の討論であったが、オブザーバーとして関連する学会、厚労省、弁護士、患者代表を招き、建設的な雰囲気の中で会議は進められた。その結果、機構の理事会で基本的に承諾され、さる8月関連する49学会が出席する連絡委員会で検討され了承された。このために機構の定款が大幅に改定されなければならないので相当な時間を要することが当然考えられ、現在正式な通知を待っているところである。具体的には専門医認定資格をもつ日本口腔外科学会が基盤学会となり、口腔外科専門医が将来がん治療認定医として認められるのは（歯科口腔外科）と附記することで合意されている。

この会議では当初から口腔外科専門医が日本の口腔癌治療に大きく貢献していることに異論を挟む人はいなかった。問題は、業が異なり、教育システムが明瞭に分かれている歯科医師に対して寄せられる疑問で、つまり全身にまたがる疾患の治療を分担するための全身医療に対する基本ができているかということに集中する。この疑問は医科医療から乖離しすぎてしまった歯科医療が、二元論を保持しながら医科と連携し医療を分担し得るか否かを論ずるうえで、大きな鍵であることを銘記するべきであろう。

V　教育と学術団体の役割の重み

そこで喫緊の課題として迫られるのが教育改革である。まず戦後医学教育は大きく変化しており、いまもなお彼方では息詰まるような危機感を感じつつ、複雑な国内社会事情を勘案しグローバルスタンダードをリードするべく努力が重ねられている。歯学部は戦前の専門学校から大きく脱皮して、医学部と同じ6年制の大学教育に移行したにもかかわらず、教育システムと教育内容は戦前戦後を通じてほとんど大きな変革がなされぬまま今にいたっていることに気がつく。米国によって医学部、歯学部に導入された教養教育も、いつの間にか軽視されていったが、今、日本学術会議では大きな問題となっている。著者が勉強した東京医科歯科大学では少なくとも3年生まではほとんど完全に医学部の学生と机を並べて教育を受けていたが、わずか30年余りの間に教育は完全に分かれてしまい、最近までほとんど医と歯の間は没交渉であったと聞いている。

結局、業の違いを余りにも徹底するため、きわめて不自然な境界線が無理に引かれるようになった。行政的あるいは司法的には硬い枠をはめたほうが整合しやすいことは理解できるが、臨床の現場では相当の混乱を生じて、患者さんに迷惑をかけることが懸念される。札幌市立病院における歯科医師の医科施設における救急救命研修事件もその象徴的な出来事であったし、歯科医師による全身麻酔が高度なサイエンスとスキルに裏づけられていながら、適応範囲を厳密に歯科、歯科口腔外科の診療範囲に限られていることも医療現場では理解しがたいことであろう。今、日本歯科麻酔学会、日本口腔外科学会はそれらの問題に明確な答えを出されなければならないところに来ている。日本歯周病学会は、特に糖尿病との関わりで、すでに内科系の学会と積極的にまた具体的に連携されている。

日本学術会議では平成20(2008)年4月に「ビスホスホネート治療による顎骨壊死の現状」をテーマとしてシンポジウムを開き、骨転移癌、骨粗鬆症にもっとも効果があるとされ日常的に処方されているビスホスホネートに関して、骨科学者（骨科学研究は歯科領域がリードしている）、内科、整形外科、口腔外科、歯科放射線科の錚々たる専門家をお招きし、講演していただき大きな反響を頂戴した。これは医科と歯科が両領域にまたがる問題を真剣に討議した画期的な試みであると自負している。近い将来に口腔外科、

歯周病科，内科，整形外科，乳腺外科などが合同して臨床研究を行い，きわめて有効な薬剤の副作用の予防対策，治療法を開発する糸口としたいと計画している。

　口腔はさまざまな疾病の症状や兆候が現れやすい部位であり，また口腔疾患が身体全体あるいは特定の部位に大きな影響を与えるものであることは，歯科医師も医師も忘れてはならない。これに異論を唱える人はいないと思うが，医と歯という異なった「業」が人間の身体を少しずつ分断していくような気配も感じられる。いうまでもなく，このときもっとも被害を受けるのは患者である。

　そこで教育と学術の両面から「知の統合」を推進して，医科と歯科が医療を共有しつつ分担していく方向がもっとも望ましいと考えるが，諸方面からのご批判を頂戴したいと願っている。

参考文献

1. 青島　攻．歯科のあゆみ．東京：ABC企画，1973．
2. 能美光房，宮武光吉．歯科六法必携（歯科四法コンメンタール付）．東京：日本歯科評論社，2000．
3. 榊原悠紀太郎．歯科保健医療小史．東京：医歯薬出版，2006．
4. 今田見信．小幡栄之助先生．東京：医歯薬出版，1973．
5. 山田平太，新藤恵久．歯の歴史館．東京：日本医療文化センター，1981．
6. 新藤恵久．木床義歯の文化史．東京：デンタルフォーラム，1994．
7. 榊原悠紀太郎．続歯記列伝．東京：クインテッセンス，2005．
8. 河合　幹．標榜科名問題の経緯について．(社)日本口腔外科学会「広報」23：1996．
9. 村上　勝，河合　幹，光安一夫．新標榜科名　歯科口腔外科について．日本歯科医師会雑誌49(5);431-439:1996．
10. 河合　幹，瀬戸皖一，高久　進．歯科口腔外科標榜の達成とその経緯について．(社)日本口腔外科学会「広報」24：1996．

4）トランスレーショナルリサーチ（TR）と歯科医療との関わり

日本歯科大学名誉教授
鴨井久一

I　はじめに

　歯科医学は従来、臨床系歯科医学と基礎系歯科医学とに大別され、基礎系歯科医学は臨床系歯科医学の基盤として、臨床の場でフィードバックされるのが本来の医・歯・薬学の系の研究体系であった。近年、歯科医学とその周辺の生物・理工学系の成果を生物製剤や医療機器として応用・発展させ、歯科医療の質の向上を意図したトランスレーショナルリサーチ（Translational research）[1〜5]が脚光を浴びてきた。

　Translationとは、本来「翻訳」、「平行移動」の意味で、この呼称は基礎研究と臨床研究の橋渡しという意味で定義づけられている。またTRは「探索医学」ともいわれ、基礎歯科学やライフサイエンス（バイオテクノロジー、ナノバイオロジーなど）を臨床応用に結びつけることで新規素材や医薬品の創出など、国民のグローバルヘルスケアへ寄与することを意図している。歯科基礎医学を含めた工学的・生物学的技術が歯科医療での臨床応用に可能であれば、単なる「翻訳」や「平行移動」でなく、歯学・工学・生物系の「融合」であり、新しい器械、素材としてインテグレートしたものでなければならない[6]。基礎研究者と臨床研究者、両者の智の創出と融合でTRの目的が達成される。TRのルーツを辿ると、北里柴三郎の名前があがる[4]。北里は細菌の嫌気性培養という概念と技法を導入し、酸素を除くことで破傷風菌の培養に成功した。そして破傷風菌の感染防止を抗血清療法として臨床に応用し、治療法として確立するに至った。破傷風という疾病を考えた際に、その根本原因を探索し、その治療法を解明するという「パラダイム変換」の組み立てを行ったのである。

　歯科領域では、最近の事例として歯周組織再生誘導法（GTR法）が臨床に応用されている。GTR法は、Melcher（1976年）が歯周組織の上皮抑制、歯根膜の誘導再生の可能性を示し、動物実験などを経て、ヒトでNyman（1982年）らがミリポアーフィルター膜を用いて、上皮の抑制、歯根膜細胞の誘導・活性化、新付着の概念を発展させ、現在臨床に応用されている。GTR法はTRの先駆的萌芽的な臨床研究といえよう。

　研究のシーズと臨床医のリソースとの互換性システムが容易で、相互乗り入れによる両者のスムーズな交流が、TRの条件としてまさに問われている。具体的には、医薬品、生物製剤、医療機器などを研究開発を経て歯科医療の現場（臨床）で使用可能にすることである。

II　基礎研究と臨床研究

　臨床研究は、周知のごとくわが国では先進国に比べてきわめて遅れており、特に大規模介入試験や登録研究、歯科医療の実態に関する全国的調査や継続的に行うコホート研究などの研究報告も微々たるものである。これらの原因は、講座・研究室の閉鎖性、排他的、自己完結型などに起因するといわれてきたが、問題はその評価にもある。昨今、EBMが大きく取り上げられ、論文の倫理性、技術練成度の高低、研究成果の裏づけという三位一体の構築性が要求されているが、歯科医学の中ではガイドラインの策定さえ不十分な状況下にある。特に大学関連の教育研究病院では、基礎的研究論文に比べて臨床的研究論文の評価は低く、病院組織としての取り組み方に、必ずしも積極的な姿勢が見られないのが現状である。その意味で大学病院での学術研究のあり方は、知の

4）トランスレーショナルリサーチ(TR)と歯科医療との関わり

開始前	研究室	臨床研究
1．素材、対象	基準化しやすい細胞動物、研究者の調達による繰り返しが可能	患者の医療問診、検査データ、繰り返し不可能
2．評価、基準	基準化が容易	臨床パラメータ（バラツキ）
3．対象群	簡単	困難

図1-a　基礎研究と臨床研究の差異（1）。

開始前	研究室	臨床研究
1．観察期間	短期	長期間（経過観察）
2．相関	導きやすい	複雑で曖昧
3．統計的有意義	多数の標本	条件の異なる標本の取り扱い
4．因の固定	介入要素だけ考慮	介入要素と修飾因子
5．外的妥当性	容易	困難、間違いやすい

図1-b　基礎研究と臨床研究の差異（2）。

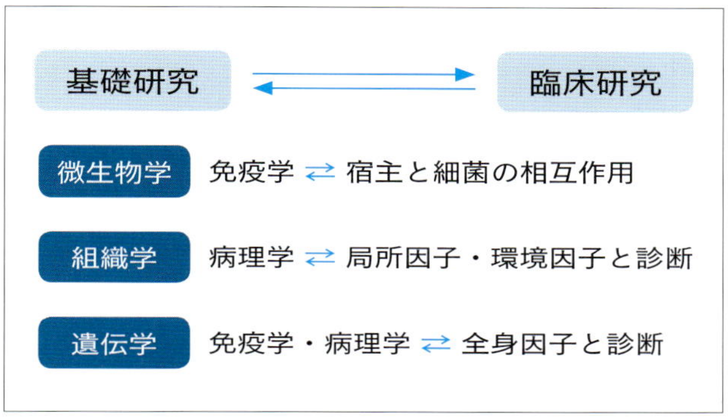

図2　臨床のためのパラダイム変換（例、歯周病研究に見られる基礎研究と臨床研究との互換性）。

教育とその継承の発展にどのように対応しているのか、方法論に多くの問題点を残している。診療科自体、総合診療体系の構築といいながら縦割り型システムが残されており、その中で専門制度の機能も十分でなく、横断的臨床研究の介入がしにくい状況下にある。臨床研究は、図1-a、bに示すように、期間、素材（ヒト）、労力、経済性において、基礎研究に比べて整合性が困難で、現在のような短期集結型の論文評価では、臨床研究がますます敬遠されるものと思われる。因みにインパクトファクター(IF)の高い論文をつくるために、臨床教授が外来患者を診る日数より、ラット動物舎へ通う回数が多いといって揶揄された話題もあった。現在、医療のあり方が各方面から問われているが、質の高い、国民のための医療を考える際に、評価方法も十分に吟味し、評価者の意識を変える必要がある。特に全身との関わりを論じている本書では、臨床のためのパラダイム変換が要求され、今後のTRのあり方、その策定と遂行などを十分に検討し、その成果（アウトカム）に期待を寄せている（図2）。

Ⅲ　探索医療のあり方

　TRを実施するためには、医・歯・薬学、理学・農学・工学などの基礎研究のフィールドと、大学病院や教育指定中核病院などの臨床試験を行うフィールドとが、どのように競合、マッチングするかが重要である。通常、未承認の歯科用医薬品や材料などの開発のプロセスは、つぎの三段階に分けられる。①前臨床研究、②非臨床試験、③臨床試験である。
　前臨床研究の段階では平成13(2001)年に「医療技術産業戦略コンソーシアム(Medical Engineering Technology Industrial Strategy Consortium, METIS)」が設立され、医療機器の重要性とその社会的認知の向上を使命とした活動が行われている。行政から厚生労働省、経済産業省、文部科学省の参加と、医・歯・薬、工学系の専門家、医療機器メーカーやマスコミなどが関わり、活動が行われている。平成16(2004)年、国が取り組む重要テーマを7項目あげているが、そのうち、歯科医療に関連する項目も3項目ほど見られ、①ゲノム科学・タンパク質科学やIT分野技術革新による簡単な診断機器の開発、遺伝子チップ

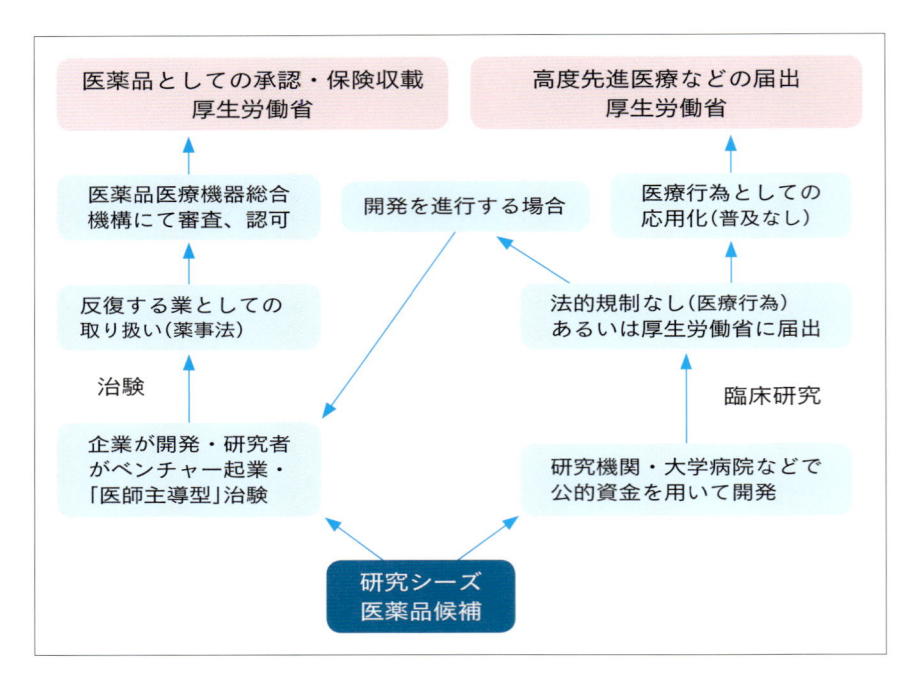

図3 臨床試験のプロセス（川上浩司先生のご厚意による）。

による歯周病の解析や診断、②画像診断器の高度精密化、インプラント埋入時の骨の診断や分析、分子イメージをモチーフした診断や治療など、③骨・軟骨・血管の再生医療などがあげられている。

一方、非臨床試験の問題点としては、前述のごとく臨床研究に対する大学及び関連機関での教育、育成が系統的に行われていないことが指摘されている[1,3]。また臨床研究（試験）では、その方法論、データの統計的処理、薬事法などが体系的カリキュラムの中で欠如し、組織運営上、大きな支障となっている。臨床プロトコールの作成は、GCP（Good Clinical Practice）の基準に従って行う必要がある。また、臨床試験での診療現場を支える専門的知識を修得している薬剤師、看護師（将来は歯科衛生士の参加も望ましい）からなる治験コーディネータ（Clinical Research Coordinator：CRC）やデータ管理者による資料の整理や円滑な治験推進の支援体制が不十分である。また、これらの成果を登録する知的財産の確保に対する対策も放置されている事例が多くみられる。これらは大学・本人の知的財産権として将来に繋がる大切な資源である。さらに、各実施設機関での倫理審査委員会（Institutional Review Board：IRB）の審査と承認にも、多くの労力、時間と経費が必要とされている。IRBは各機関、施設に設置されているが、その機関などを通して医薬品等の臨床試験実施の基準、GCP（Good Clinical Practice）に沿った基準で次のステップへ移行する臨床試験が可能となる。臨床試験に入るには、手続き上、2つの異なったルートがある（図3）。1つは、企業主体で「治験」を行う場合で、厚生労働省から委託を受けて行政対応している「独立法人、医薬品機器総合機構（以下医薬品機構、PMDA）」の審査と認可が必要となる。2つ目として、大学病院が企業を含めてスポンサーシップを執り、歯科医師主導型臨床試験としてPMDAに届出と審査を求めることが可能となった。この場合は、未承認の医薬品であっても、大学が臨床研究として実施する場合、遺伝子、幹細胞治療などの治験を除いて、行政の届出や審査を受けないで行うことが可能である。ただし、臨床結果の届出の際、許認可に付加的事項の追加が多いと、臨床試験のやり直しという痛恨の結果として終わる場合がある。最終的にはPMDAの審査・認可を受けて、臨床試験を実施終了後、厚生労働省から許認可が得られると保険収載となり、各医療機関での使用が初めて可能となる。一方、大学病院などの歯科医師主導で行った臨床試験で、たとえば未承認薬剤の臨床試験を非臨床で行った場合は、先進医療のような当該医療施設のみが医療費を国から受けられる仕組みになっている。

大学主導型で企業がスポンサーとなって臨床試験を行う場合「反復する業としての取り扱い」で薬事法、GCPに沿って治験を実施する必要がある。この様にTRを目的として、研究シーズを開発しようとしても、制度の複雑化、煩雑化、不透明性などが問題提起されている。特にPMDAの人的ソースの不足

4) トランスレーショナルリサーチ(TR)と歯科医療との関わり

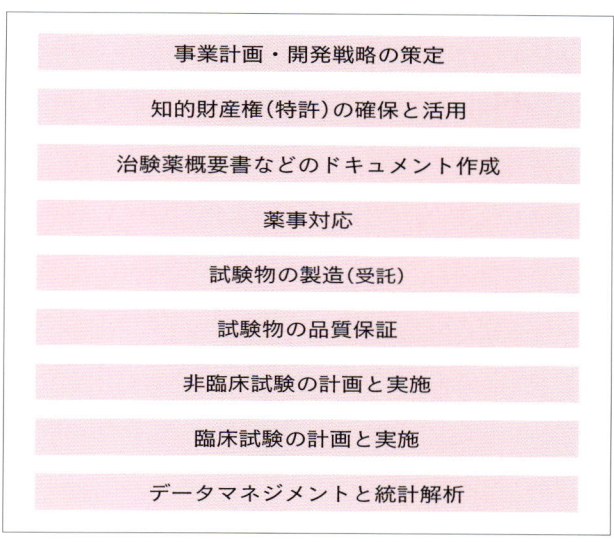

図4 TRに必要な項目(参考文献2より改変引用)。

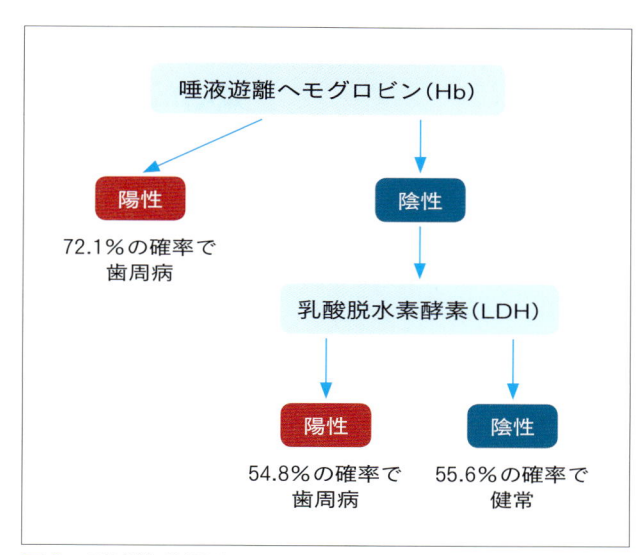

図5 唾液検査(健診での歯周病検査)。

とシステム・法的制限の不備等により、審査方針の不明確さや変更が混乱を引き起こし、加えて、未承認の臨床試験を審査する事例の不足など、審査の遅れと対応の不十分さが多くの有識者から指摘されているところである[1〜4]。臨床試験の問題点はすでにいくつか指摘したが、多施設で共同臨床試験を行うには、情報の共有と統一化をはじめ、診断・判定基準の標準化が必要である。各施設で測定者の教育、測定誤差範囲の縮小、データの質の確保のためにデータマネジメントが要求される。統計的解析の重要性はいうまでもなく、臨床試験の安全性、個人情報保護の確保なども、IRBの監督、指導業務の1つとして重要な位置づけとなる。個人情報の漏洩は社会的問題を提起することから特定不可能な匿名化や外部アクセス不可能な安全装置と漏洩に配慮し、慎重な対処が求められている(図4)。

今後、臨床試験(研究)を活動的に行うには、まず人材の養成が不可欠であり、施行するための臨床研究費の確保と臨床試験に対する評価のインセンティブを高め、臨床研究者に意欲をもたせることが大切である。さらに受皿としてのPMDAや厚生労働省の対応も迅速かつ効率的に強く進めることが治験者、有識者たちから指摘されている。

IV 歯科医療におけるTR

歯科医療の中で、一番遅れているのは機能的検査法である。口腔は視診でグローバルな形態検査がで

きるために、現在行われている機能検査は他科に較べてエビデンスが少ない。ここではTRの代表例として、歯周病の唾液検査を提示する。本研究は平成12(2000)年から平成14(2002)年までの「歯周疾患の予防、治療技術の評価についての総合研究」、平成15(2003)年から平成17(2005)年までの「効果的な歯周疾患のリスク判定法および予防体系の開発」などであり、厚生労働科学研究費補助金が交付された。この研究により歯周病の健診から臨床レベルまでの歯周病検査(唾液)におけるEBMの成果がまとめられた。

特に、唾液は口腔から採取される唯一の材料で、口腔内の健康・疾病状態を反映している。医科では、血液採取による機能変化が診断のルーチンになっているが、口腔領域ではそれに対応するものとして、唾液が大きな役割を果すものと思われる。唾液中の定性的検査は従来多く報告され、一部は臨床応用もされている。定量的機能検査には唾液検査のほかに血液の抗体価検査があるが、エビデンスの蓄積はこれから始まる状況である。唾液検査の特徴は、血液検査と異なり、口腔内固有の状態を反映していることである。そのため血液検査で検出される値と異なった値を示し、ヘモグロビン、乳酸脱水素酵素(LDH)、歯周病原性細菌は、口腔内で検出される特有な値を示している(図5)。

歯周病健診方法のゴールデンスタンダードとしてはCPIが用いられていたが、実際の診査では時間と人的資源を多く要し、効率性の点から問題があっ

225

8 どう変わる歯科医学の未来

唾液基準値の設定
(サロゲートエンドポイント)

Hb	2 ug/mL
LDH	350U/L
P.g 菌	0.01%
T.f 菌	0.05%

図6 唾液検査の基準値(歯周病)。

SPTにおける唾液基準値

Hb	2 ug/mL	*P.g.* 菌	0.01%
LDH	350U/L	*P.i.* 菌	0.2%
ALP	15U/L	*Tf.* 菌	0.05%

図7 予後管理(歯周病)における検査値。

た。唾液検査には診査時間の削減、予知性、リスクファイデングなど経済性をはじめ多くの利点がある。その利点の1つは基準値が設定され、判定が容易になったことである(図6)。さらに歯周病の治療を進めるうえでも、各ステップの検査評価が、数量的表示による患者へのモチベーションにつながり、またIC(インフォームド・コンセント)を行ううえでも効果をあげている。特に歯周病は、積極的治療が終了した段階でメインテナンス治療(SPT)に入るが、3か月、6か月、1か年、2か年の検査時のチェックにおいても、患者の自己管理、歯科医師管理を含めて、約4割に歯周ポケットの深化が見られた知見は、今後のSPTの対応、管理に大きな示唆を与えている(図7)。特に歯科検査は院内検査が主体で、定性的な色の濃淡などでプラス、マイナスを決めていたが、患者側から見ると不安感があることから、確立された検査会社で全国一律な数値的表現による検査値の設定が妥当かつ適正評価だと思われる。

V まとめ

TRは、今後、臨床試験の中で大きな役割を占めるものと思われる。特に再生医療、骨移植、唾液検査などはより精度の高いTRに変換していく状況下にある。そして治療介入試験だけでなく、唾液検査のように予防的スクリーニングの介入も必要となり、治療・予防の総合的評価にも寄与するものが望まれている。TRは、臨床研究・試験の精度的分析が重要な課題であり、国民の医療の質を高め、改善するという医療本来の目的を原点として出発していることを銘記すべきである。

参考文献

1. 矢崎義雄. 臨床試験推進の基盤整備について. 学術の動向 2006;8:18-24.
2. 川上浩司. 探索医療のあり方. 学術の動向 2006;8:32-36.
3. 荒川義弘. 大学病院における臨床研究のあり方. 学術の動向 2006;8:37-42.
4. 永井良三. トランスレーショナル・リサーチ拠点を成功に導く課題と人材. 医療経営イニシアティブ. かんき出版, 2007:310-314.
5. 鴨井久一, 沼部幸博, 佐藤勉. Clinical result due to research study. SHIGAKU 2003;90:55-61.
6. 山口隆美. 医工学教育研究の基本的問題は何か. 学術の動向 2008;9:82-85.
7. 鴨井久一, 花田信弘(監著). 唾液ハンドブック. 東京:ヒョーロン, 2008:82-87.

5）厚生労働省での取り組み

厚生労働省医政局歯科保健課長
日髙勝美

I　はじめに

　厚生労働省では「今後の歯科保健医療と歯科医師の資質向上等に関する検討会」を設置し、歯科保健医療をめぐる諸課題[1]について検討を行い、平成18(2006)年12月に中間報告書（以下「報告書」）を取りまとめた。現在、報告書の提言等に基づき各種施策を推進しているところであり、厚生労働行政における歯科保健対策の方向性等を概説する。

II　今後の歯科保健医療

1．歯科保健の現状と当面の検討事項

　歯科保健に対する関心の高まりや歯科疾患予防への取り組み等による成果として、8020達成者（80歳で自分の歯を20本以上保持している者）の増加、小児のう歯数の著しい減少等が認められるなど、歯の健康状態は従来の予測を上回る速度で改善している。さらなる改善を目標とした歯科保健対策を実施していく必要があるが、歯科保健医療活動は歯科医師会等の公益事業として推進していくことが期待されており、公益法人制度改革にともなう新たな活動のあり方について、検討を行うことが近い将来の重要課題となっている。また、平成元(1989)年に提唱された8020運動は20周年を迎えており、新たな歯科保健対策の活動指針を示すことも1つの課題となっている。

2．口腔の健康と全身の健康の関係

　口腔の健康と全身の健康の関係については、高齢者への口腔ケアが誤嚥性肺炎の予防につながることが知られるようになり、介護予防の事業にも取り入れられている。また、歯周病が妊婦に及ぼす影響、歯周病と糖尿病や循環器疾患との関係等が注目されつつあり、厚生労働科学研究事業等による研究が進められている。当該分野の研究については、中長期的に対応していくべき課題であるが、歯科領域の評価にとどまらず、他の分野から高く評価される内容であることが望ましいことから、歯科保健医療関係者と他の保健医療福祉関係者が連携して研究に対応できるよう、今後の進め方を検討していくことが必要である。これにあわせ、国民の口腔の健康と全身の健康をともに向上させていくための具体的な方策を検討することも今後の課題となっている。

3．今後の歯科保健医療の予測

　平成17(2005)年度の厚生労働科学研究「新たな歯科医療需要等の予測に関する総合的研究」[2]において、歯学部・医科大学口腔外科教授および都道府県歯科医師会長を対象としたアンケート調査を実施した。その結果によると、需要が増加すると考えられる分野としては、歯科疾患の予防、インプラント、高齢者歯科、審美修復、再生歯科等の回答が多く、一方、需要が減少すると考えられる分野には、小児歯科、保存、補綴等があげられていた。需要が増加すると考えられる分野については、現在の医療保険では給付外となっている項目が多いことから、これらの歯科保健医療サービスが安全かつ質の高いものとして提供されるよう、患者の視点を重視した慎重な対応が必要と考えられる。

III　歯科医師の資質向上と需給

1．歯科医師の資質向上

　歯科医師の臨床研修は平成17(2005)年6月に施行された厚生労働省令に基づき実施されているが、臨床研修をより一層円滑に実施する観点から、平成22

5）厚生労働省での取り組み

(2010)年春を目途に当該省令の改正を予定している。そのため、厚生労働省内に設置した「歯科医師臨床研修推進検討会」において、臨床研修施設群方式の推進（歯科診療所の活用方策等）や研修管理委員会の役割の充実等について検討を進めてきたところであり、平成20(2008)年12月に報告書[3]を取りまとめた。今後、臨床研修修了後の歯科医師に対する、いわゆる後期研修のあり方についても、改めて検討が必要であると考えられる。

他方、十分な臨床経験を有する歯科医師であっても、歯科保健医療はもとより社会医学や医療安全等について、日々研鑽を重ねることは重要である。歯科医師の生涯研修の実施主体は、大学歯学部、歯科医師会、大学同窓会、スタディグループなどさまざまであるが、卒前教育・卒後臨床研修と連携した研修が可能であるといった利点を有することから、大学歯学部主催の研修が積極的に進められることが期待される。

2．歯科医師の需給

歯科医師の新規参入については、昭和61(1986)年の「将来の歯科医師需給に関する検討委員会」の報告書[4]を受け、その後、入学定員のおおむね20％削減が実施された。しかし、なおも過剰感があり、平成10(1998)年に同様の検討会において、さらに10％の新規参入歯科医師数の削減が提言[5]されたが、歯学部募集定員の削減は1.7％にとどまった。近年、医師確保が検討される中、歯科医師については改めて新規参入の削減の必要性が浮き彫りとなり、平成18(2006)年8月、文部科学大臣と厚生労働大臣が確認書に署名し、今後の方向性が示された。当該確認書を踏まえ、報告書においては、平成10(1998)年に検討会が提言した削減数（10％）の早期実現へ向け、各大学における入学定員削減への取り組み、資質向上の観点から歯科医師国家試験合格基準の引き上げ等[1]について提言を行った。

厚生労働省としては、「歯科医師国家試験制度改善検討部会」を設置し、資質向上の観点から合格基準や出題内容の見直し等について検討を行い、平成19(2007)年12月に報告書[6]を取りまとめた。現在、平成22(2010)年の運用を目指し、歯科医師国家試験出題基準の改定について検討を進めているところである。

IV 根拠に基づく歯科保健医療の推進と専門医の広告

1．歯科診療ガイドラインに関する検討状況

良質で効率的な医療の提供には、科学的根拠に基づく医療を実践することが重要であり、医科領域ではEBM手法による診療ガイドラインの作成が進められている。医科の診療ガイドラインの例を参考にしつつも、歯科固有の診療ガイドラインのあり方の検討とその普及を図っていく必要があることから、厚生労働省に「歯科診療所における歯科保健医療の標準化のあり方等に関する検討会」を設置し検討を行った。歯科分野の診療ガイドライン作成に関する基本的な考え方について整理を行い、平成20(2008)年7月に「歯科診療ガイドラインのあり方について」と題する検討会報告書[7]が取りまとめられた。今後、当該報告書を踏まえ、日本歯科医学会を中心として、歯科保健医療の各分野について、診療ガイドライン作成の検討が進められる予定となっている。

2．歯科分野における専門医の広告

患者やその家族等が適切に医療機関の選択を行えるよう、医療情報提供の推進が図られている。医療法等の規定で、病院や診療所は当該医療機関の従事者が学術団体から専門性に関する認定を受けた旨について広告ができることとされており、専門医広告はこれに該当する。専門性に関する認定を行える学術団体の要件については、厚生労働省告示によって基準が示されている。現在、歯科分野では、口腔外科、歯周病、歯科麻酔、小児歯科について専門医の広告が可能となっているが、その他の歯科関係の学術団体においても適切な歯科医療情報を提供する観点から、専門医の広告に関し、鋭意検討が進められている。

参考文献

1．厚生労働省．今後の歯科保健医療と歯科医師の資質向上等に関する検討会中間報告書．2006．
2．渡邊達夫，宮武光吉．新たな歯科医療需要等の予測に関する総合的研究，新しい歯科医療技術の予測に関するアンケート調査結果の報告（厚生労働科学研究費補助金医療技術評価総合研究事業平成17年度総合研究報告書）．2006．
3．厚生労働省．歯科医師臨床研修推進検討会報告書．2008．
4．厚生省．将来の歯科医師需給に関する検討委員会最終意見．1986．
5．厚生省．歯科医師の需給に関する検討会報告書．1998．
6．厚生労働省．歯科医師国家試験制度改善検討部会報告書．2007．
7．厚生労働省．歯科診療ガイドラインのあり方について（歯科診療所における歯科保健医療の標準化のあり方に関する検討会報告書）．2008．

6）厚生労働省での取り組み

厚生労働省医政局歯科保健課歯科保健医療調整官
小椋正之

I はじめに

　平成18（2006）年7月に閣議決定された「経済財政運営と構造改革に関する基本的方針2006」、通称「骨太の方針2006（基本方針2006）」において「医療制度改革の着実な実施に努め、（中略）生活習慣病対策、長期入院の是正等、実効性のある医療費適正化方策を国、都道府県および保険者が共同して計画的に推進する。」と示されている。また、この中で、社会保障に対する国の一般会計予算についても、今後5年間で1.1兆円の伸びを抑制することが示されており、平成20（2008）年6月に閣議決定された「経済財政改革の基本方針2008」においても、「基本方針2006」等の従前の路線を踏襲することとされている。
　これらを背景とした医療制度改革の一環として、平成20（2008）年度は大きな変曲点となっているといっても過言ではない。「高齢者の医療の確保に関する法律」の施行にともない、長寿医療制度の創設、特定健康診査・特定保健指導、生活機能評価の開始、また、「老人保健法」に基づく歯周疾患検診等の老人保健事業が「健康増進法」に基づく健康増進事業として移管されるなど、多くの制度が創設、変更されることとなっている。
　さらに、各都道府県においては、「高齢者の医療の確保に関する法律」、「医療法」、「健康増進法」、「介護保険法」等に基づいて、地域の実情に応じた医療費適正化計画、医療計画、健康増進計画、介護保険事業支援計画等を作成することが義務づけられており、これらの計画のスタートも平成20（2008）年4月となっている。各都道府県においては、地域の実情に応じて、これらの計画の中に歯科に関係する妥当・適切な文言を盛り込んでおくことが重要である。

　なお、現行の各種計画に歯科に関係する妥当・適切な文言が盛り込まれていない場合においては、今後の見直しの中で改善を図ることが期待されるところである。
　厚生労働省における歯科保健医療に関する施策においても、このような医療制度改革に対する対応を迫られており、医療制度改革にともなう歯科保健医療に関する施策について、また、従来から行ってきている歯科保健医療に関する施策について概説を行っていくこととする。

II 「安心と希望の医療確保ビジョン」について

　医療サービスの質を向上し、その量も増やしてほしいという国民の声がある一方で、医療従事者側からも厳しい勤務環境に関して改善を求める声があり、医療従事者を含めた国民の声にきちんと耳を傾け、国民の医療に対する安心を確保し、将来にわたり質の高い医療サービスを享受・提供できるよう、平成20（2008）年6月に厚生労働省は「安心と希望の医療確保ビジョン」をとりまとめたところである。本ビジョンに則って、これからも引き続き医療制度の改革を行っていくこととしており、今後は具体的な施策に向けた検討会を行うこととしている。
　「医療従事者の数と役割」に関しては、医師不足に対する医師確保対策が主題となっているものの、「歯科医師の養成」についても、文部科学省との連携の下に必要な対策を講じていくこととしており、また、「職種間の協働・チーム医療の充実」に関しては、摂食・嚥下機能等の歯科医療においても、チーム医療の下で、歯科関係職種だけでなく、医師、看護師等

との連携を推進していくこととしている。

「地域で支える医療の推進」に関して、歯科医療においては、高齢者の健康増進や誤嚥性肺炎予防の観点から、口腔機能の向上や維持管理が重要であり、在宅医療と連携した、在宅歯科診療を推進していくための人材育成や体制整備を進めていくこととしている。

III 特定健康診査および特定保健指導について

腹部に内臓脂肪がたまったメタボリックシンドローム（内臓脂肪症候群）の人は脳血管疾患や心筋梗塞などの心疾患を起こしやすいため、メタボリックシンドロームを主とした生活習慣病を予防・改善していくという観点から、特定健康診査および特定保健指導では、従来の健康診査を重視していた流れから、保健指導を重視していく流れへと大きく変化している。これには生活習慣の予防・改善について保健指導することによって、生活習慣病を減少して医療費の適正化を図るという背景がある。特定健康診査・特定保健指導は医療保険者に義務づけられ、健診実施率、保健指導実施率、改善率が目標を下回るとペナルティが課せられることとなっている。

平成19（2007）年4月、「標準的な健診・保健指導に関するプログラム（確定版）」が示され、これに基づき特定健康診査および特定保健指導が実施されることとなっているが、基本的に特定健康診査の中に歯科に関する項目は含まれていない。また、特定保健指導における計画立案および評価等は、医師、保健師、管理栄養士（5年経過措置として看護師も含む）の業務とされており、計画立案・評価等に対して歯科医師、歯科衛生士は関与することができないこととされていた。しかし、「食生活の改善指導に関する専門的知識および技術を有すると認められる者」として、規定された30時間の研修を受けた歯科医師、歯科衛生士が含まれることとなり、また、「運動指導に関する専門的知識および技術を有すると認められる者」として、規定された147時間の研修を受けた歯科医師（歯科衛生士は含まれていない）が含まれることとなり、保健指導の一部を歯科医師、歯科衛生士が担うことが可能となった。

なお、平成19（2007）年4月に示された「保健指導における学習教材集」の中では、「歯周病・噛む・歯の健康」として、また、平成20（2008）年度に示された「特定保健指導の実践的指導実施者研修教材」では「健康教育」の中の「口腔保健」として、それぞれ口腔に関する内容が含まれている。

IV 歯周疾患検診について

老人保健事業の歯周疾患検診については、平成16（2004）年度から対象がこれまでの40歳、50歳に加え、60歳、70歳へと拡大されたところであり、平成18（2006）年度における歯周疾患検診の受診者総数はおよそ18万6千人となっており、市区町村における実施率は約52％となっているところである。

平成20（2008）年4月から「高齢者の医療の確保に関する法律」の施行にともない、「老人保健法」に基づく老人保健事業は、「健康増進法」に基づく健康増進事業に移管されることとなり、老人保健事業の一環として行われていた歯周疾患検診に関しても、平成20（2008）年4月から「健康増進法」に規定する健康増進事業として実施されることとなっている。

老人保健事業の内容については、基本健康診査が特定健康診査へ移管して、生活機能評価が新たに加わったという変化はあるものの、その他の歯周疾患検診をはじめとする事業においては、従来の事業内容を引き継ぐものとしており、市町村は基本的に引き続き同様の事業を行うこととしている。

また、「老人保健法」において、市町村の行う老人保健事業に要する費用に対して、国および都道府県はそれぞれ1/3ずつ負担していたところであり、円滑な事業移管を図る観点から、また、市町村は基本的に引き続き同様の事業を行うという観点から、平成20（2008）年度以降についても、国、都道府県および市町村の従来の費用負担割合を維持することとしている。

なお、歯周疾患検診については、平成20（2008）年度以降も従来の老人保健事業の内容を引き継ぐこととしているところであるが、成人の歯科検診のあり方については、今後、検討を加えて内容を改善していく必要があり、将来的にはより効率的で、かつ、実効性の高い歯科検診の実施が望まれる。

V 「健康日本21」について

平成12（2000）年度からスタートした第3次国民健康づくり対策、通称「健康日本21」では一次予防を重視した目標値の設定とその評価を行うこととしてお

り、中間評価、最終評価によって、目標の設定と目標を達成するための具体的な諸活動の成果を適切に評価して、その後の健康づくり運動に反映することとしている。評価の目的は、これまで何をしてきたか、その結果はどうであったかを振り返ることによって、健康づくり対策の推進に資する情報を得て、今後の対策に反映させることであり、この中間評価の結果が平成19(2007)年4月に公表されたところである。

全般的な評価としては、「健康日本21」策定時のベースライン値より改善していない項目や悪化している項目が認められるなど、これまでの進捗状況は、全体として必ずしも十分でない点が見られる。しかし、「健康日本21」の9本の柱の1つである「歯の健康」に関しては、「幼児期のう蝕予防」における「フッ化物歯面塗布を受けたことのある幼児の割合(3歳児)」がベースライン値よりも悪化していたが、「学齢期のう蝕予防」、「成人期の歯周病予防」、「歯の喪失予防」におけるいずれの項目においてもベースライン値よりも改善され、あるいは、既に目標値を達成していた。このまま推移すれば、目標年度には全国平均でほとんどの項目が目標値に到達できると予測されるが、地域により達成状況に差が見られるので、それぞれの地域の特性に応じた目標値の見直しや、新たな目標値の設定等が望まれるところである。

また、策定時には、ベースラインとなるデータがなかった「間食として甘味食品・飲料を頻回飲食する習慣のある幼児の減少」についても目標値を設定して、15%以下を目標値として示したところである。

従前から、「健康日本21」全体として、目標項目が多すぎて、健康づくりのために具体的に何に取り組めばいいのかわかりにくいなどの指摘を受けており、国民に対してわかりやすい形として目標項目を示すため、「健康日本21」全体で21項目の代表目標項目を選定することとした。「歯の健康」に関しては、「1人平均う歯数の減少」、「80歳で20歯以上、60歳で24歯以上の自分の歯を有する者の増加」を21項目の代表目標項目の中の2項目として選定したところである。

VI 介護保険等の高齢者対策について

平成12(2000)年の介護保険制度創設当時と比較すると、要支援者等の軽度者は約2.5倍と大幅に増加したこと、要支援者等の軽度者には廃用症候群が多いことなどから、「予防重視型システム」への切り替えが求められており、高齢者の心身機能、活動、参加といった生活機能の低下を予防して、要介護状態の発生をできる限り防ぐ(遅らせる)、あるいは、要介護状態にあってもその悪化をできる限り防ぐため、「介護保険法」の一部改正を行い、平成18(2006)年度から新予防給付、地域支援事業を創設したところである。

この改正において、高齢者がおいしく、楽しく、安全な食生活を営むことにより、自己実現達成の支援を行うことを目的とした「口腔機能の向上」が新予防給付、地域支援事業ともに導入され、平成18(2006)年3月に「口腔機能の向上マニュアル」が示されたところである。

地域支援事業においては、対象となる特定高齢者が少ないという意見が創設当初から多く寄せられており、平成19(2007)年4月から特定高齢者の選定基準を緩和したところである。これがどのように影響したかは、厚生労働科学研究等において把握することとしている。

一方、新予防給付においても、「口腔機能の向上」はまだ十分に浸透しているとは言い難く、運動機能向上加算に比較してもかなり低迷していることから、平成19(2007)年度の老人保健健康増進等事業等において、「口腔機能の向上」が推進しない原因についての全国調査を行い、実態の把握に努めたところである。この研究成果から、新予防給付において、サービス提供手順・手続きの複雑さ、診療報酬と介護報酬の給付調整等の制度上の問題点も多く指摘され、行政としても多くの課題を認識したところである。平成20(2008)年度は、「口腔機能の向上」が推進しない制度上の問題点以外の原因を解消するためのモデル事業等を行うこととしている。これらの研究成果は、今後の新予防給付、地域支援事業に適宜、反映させていく予定としており、平成21(2009)年度の介護報酬改定においても、「口腔機能の向上」がより推進していくよう制度の更なる改善を図っていくこととしている。また、「口腔機能の向上マニュアル」についても、平成21(2009)年度の介護報酬改定に向けて、内容の更新を行うこととしている。

VII 厚生労働科学研究について

国民のニーズに的確に対応した厚生労働行政が求められており、厚生労働省が行う施策は、適切・妥当な科学的根拠に立脚して行われる必要があり、産官学の各分野が協力して新しい知見を生み出すため、

厚生労働科学研究事業により、各研究者に研究費補助を行っているところである。

歯科に関する研究として、従来から口腔と全身の関係に関する研究、医療安全に関する研究等が行われてきているところである。平成20(2008)年度に新規公募した課題としては、

① 諸外国における歯科補綴物に係る制度に関する研究で、かつ、諸外国で作製された歯科補綴物の使用実績等の実態調査等に関する研究(医政局)
② 診療ガイドラインの診療現場への一層の普及・理解・定着を促進するための研究(医政局)、
③ 歯科関係職種の臨床能力の向上に寄与する試験(問題)の在り方の研究であり、特に歯科医師国家試験の実地試験、歯科技工士試験の在り方に関する研究(医政局)
④ 未就業歯科衛生士の現状把握および、再就職希望の歯科衛生士の研修の在り方等に関する研究(医政局)
⑤ 歯周疾患等による歯の喪失を予防するために、成人において、早期介入により歯の喪失を抑制することのできる者を効率的に抽出するためのスクリーニング体制と、保健指導の在り方に関する研究(健康局)
⑥ 摂食・嚥下障害の機能改善を目的とした義歯型の補助具の使用状況等の実態把握、有効性の評価、使用に関する基準の作成等に関する研究(老健局)

があり、これらの研究が実施されることとなっている。

Ⅷ 平成20(2008)年度の新規事業について

8020運動の積極的な普及啓発および具体的な施策を推進させる観点から、都道府県が都道府県歯科医師会等と協力し、創意工夫をもって地域における8020運動に対する普及啓発を行うとともに、歯科保健事業の円滑な推進体制の整備を行うことを目的とする「8020運動推進特別事業」は、従来どおり平成20(2008)年度も実施することとしている。

平成20(2008)年度の新規事業として、高齢者への歯科保健医療の対応を推進していくため、主に高齢者・寝たきり者等の口腔ケアの推進を図り、最新の歯科保健医療に関する技術の研鑽や知見の習得、および地域における先進的な医科‑歯科連携等について講習を行うことにより、在宅歯科医療、口腔ケア等のプロフェッショナルケアに関して専門性をもつ歯科医師および歯科衛生士を養成することを目的とした「歯の健康力推進歯科医師等養成講習会」を日本歯科医師会の協力の下、実施することとしている。また、本講習会の全日程を受講した歯科医師の所属する医療機関に対して、在宅歯科診療を実施するために必要となる医療機器等に係る初度設備整備を行う「在宅歯科診療設備整備事業」を実施することとしており、医療機関に対して、国1/3、都道府県1/3の補助を行うこととしている。

さらに、平成19(2007)年4月から全ての医療機関において、医療安全に関する管理体制の整備が義務づけられたところであり、歯科医業を行う医療機関において、医療安全の確保をより効率的に推進するため、都道府県が地域の歯科医師会等と連携し、各地域の実情に応じた歯科医療安全管理体制を推進することにより、安全で安心な質の高い歯科医療提供体制を整備することを目的とした「歯科医療安全管理体制推進特別事業」を実施することとしている。

参考文献
1．閣議決定．経済財政改革の基本方針2008．2008年6月．
2．厚生労働省．安心と希望の医療確保ビジョン．2008年6月．
3．厚生労働省．標準的な健診・保健指導プログラム(確定版)．2007年4月．
4．厚生科学審議会地域保健健康増進栄養部会．「健康日本21」中間評価報告書．2007年4月．
5．口腔機能の向上についての研究班(主任研究者：植田耕一郎)．口腔機能の向上マニュアル．2006年3月．

7）日本歯科医師会での取り組み
①歯科医師会での取り組み

(社)岩手県歯科医師会会長
箱崎守男

I　8020運動から健康日本21、新健康フロンティア21

　日本歯科医師会が厚生省（現厚生労働省）とともに推進してきた「8020運動」は、わが国の保健・医療を通じてもっとも息の長い健康づくり運動であり、スローガンとしても、活動としても、20年もの間継続してきた実績がある。今後の歯科界においても引き継がれる運動であるとは思われるものの、国民運動としての8020運動は、転換期を迎えていると思われる。その転換の要因には、大きく2つの視点があげられる。1つは、「歯・口腔と全身の関連」から保健医療を推進する視点であり、1つは「地域住民主体」の保健医療を推進する視点であろう。

　すでに、健康日本21プランにおいては、EBM（Evidence Based Medicine）として数値目標の設定と目標に向けた事業の推進、引き続き制定された健康増進法においては、保健と医療の連携の根拠が示されており、特に、平成20（2008）年度からは老人保健法の廃止にともない、健康増進法の重要性が増した。この重要性は、平成20（2008）年度から実施されている特定健診、同健診に基づく保健指導が健康増進法を根拠法としていることからも明らかであろう。一方、健康増進法は、健康増進事業実施者の連携を求めると同時に、健康に向けての努力を国民に求めている。生涯を通じた健康増進は、自らの努力と切れ目ない各種の健康支援が両輪となっており、その「場」は、生活の場である。

　新たに示された新健康フロンティア21は、健康を生涯にわたる包括的な視点で捉え、自らの健康づくりの努力と、支える支援の役割を広く国民に明示したものである（図1）。その支援の1つに「歯・口腔」の役割が記載された。歯科に期待されるものとして、従前の歯科界が進めてきた役割に「包括的な健康を支援する歯科」が明示され、その実践の場は住民が生活する場である。職域を含めた「地域住民主体」と「歯・口腔と全身の関連」からの歯科保健・医療の推進は、歯科界が進めてきた「8020運動」に加えて、重視すべき取り組みを示唆している。従来の行政と歯科医師会との健康づくり計画としての8020運動に加えて、立法に取り組む政治としての政策戦略の位置づけが明確になったと見るべきかもしれない。同時に、国や地域における健康づくり対策が4疾病（癌、糖尿病、心疾患、脳血管障害）にシフトしている現状において、歯科医師会は国レベルや地域レベルでの国民・地域住民における健康づくり対策において、歯科に特化した専門家としての取り組みや健康づくり全体の中での役割を求められていると考えるべきであろう。

II　歯科医師会の今までの取り組み

　8020運動、健康日本21、新健康フロンティア21のいずれにおいても、歯科医師会は主体的かつ積極的に取り組んできた。取組推進の本体であったともいえる。日本歯科医師会が厚生労働省とともに進めてきた8020運動においては、生涯を通じた歯科保健活動として、8020推進特別事業を行政とともに推進した実績、関係団体とのヘルスプロモーション活動の成果、住民との連携した地域の特徴的な活動の実践例が多くある。特に、行政・学術関連団体・歯科医師会の連携、地域・行政・歯科医師会と地域の健康関連団体との連携事業においては、まさに生活に根ざした共同事業、協働事業の実践事例がいまだ

7）日本歯科医師会での取り組み　①歯科医師会での取り組み

に継続している。日本歯科医師会としての活動のみならず、都道府県歯科医師会が地域の特性に即した活動を実践してきたことが、いわゆる歯科医師会としての独自かつ連携した事業としての成果をあげていると思われる。このもっとも大きな要因の1つに、8020運動の特性、すなわち生涯を通じた保健活動の推進、食べることを中心として、話す、味わうなど、歯・口腔の機能が、健康そのものに直結した生きがいにつながる要因を含むことから、全国のかつ地域の健康づくり活動に役立ってきたと思われる。

　健康日本21の中間評価において、歯・口腔領域はほかの領域に比してもっとも優れた結果を残した。一方でその評価は充分であったろうか。歯科以外の生活習慣病の減少は、健康日本21中間評価ではほとんど達成できていなかった。その結果として、健康日本21のプランそのものの評価がされなかったことは明らかであり、そのため歯・口腔領域の評価を国民に求めることができなかったのかもしれない。確かに歯周病については、健康日本21の達成目標とは程遠い結果であったが、むし歯の減少は明らかであるにも関わらず、健康日本21プランの明らかな成果であったとは謳われていない。これほどむし歯が減少しているのであれば、この成果を宣言すべきであろうし、歯科医師会もその役割を果たすべきであった。疾病構造の変化についての報告が学術的になされることと両輪であるべきであったと思われる。

　新健康フロンティアについては、政策的な必要性から重要であったことは前述のとおりである。日本歯科医師会が日本歯科医学会と非常に強い連携をもつことは、過去も今後も重要であり、国民に資する保健・医療の提供体制において、この新健康フロンティアに歯科が盛り込まれたことの意義は大きい。歯科学術団体と歯科医師会の連携の重要性は、国の施策に反映されることが成果として評価される。

　歯科保健・医療の目的は何か。国民の真の、かつ1人1人の意義ある健康寿命の延伸、人生を支援する健康の維持と増進に寄与することにある。

Ⅲ　歯科医師会のこれからの取り組み

　これからの医療は、疾病対策としての4疾病、癌、

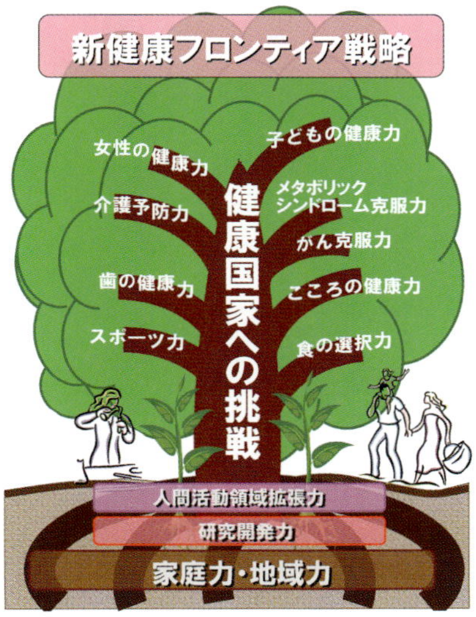

図1　新健康フロンティアの図。

脳卒中、急性心筋梗塞、糖尿病対策にシフトし、歯科医療においてもこの疾病対策が中心となる。したがって、これからの歯科のあり方、とりもなおさず歯科医師会の取り組みは、この対応が最優先課題となる。具体的な取り組みは、1つは医科・歯科の医療連携であり、1つは医療と保健をつなげる体制整備である。著者がもっとも強調したいのは、4疾病を中心とした医科と歯科との医療連携、歯科保健法を含めた医療体制における歯科の位置づけが、歯科にとって、8020運動、健康日本21、新健康フロンティアの流れからからも、今後の新たな歯科保健医療の提供体制からも最重要であることである。都道府県における医療計画、医療費適正化計画、地域ケア計画などは、臨床歯科医にとって同じ線上にあることを忘れてはならない。政策に疎い歯科医であってはならない。

　本書の意図である「口腔と全身との関わり」は、つねにインタラクティブでならなければならないし、進化しなければならない。口腔から全身を見る歯科医と同時に、全身を見る医師の理解なくしては、相互の価値の共有と医療連携の実際が図れない。

　口腔から全身を、全身からの口腔を、関わりを持ち続ける共通項、共通言語は地域住民の健康支援であり、生活を支える歯科医療の提供であると思われる。

参考文献

1．厚生労働省．平成19年度版厚生労働白書．
2．財団法人8020推進財団．都道府県歯科医師会の歯科保健活動事例集，2003．
3．日医総研．医療のグランドデザイン Annual report 2017，2003．
4．厚生労働省．「新健康フロンティア」PDF版，
　　http://www.mhlw.go.jp/shingi/2007/05/dl/s0529-4f.pdf

7）日本歯科医師会での取り組み
②新しい成人歯科保健への取り組み

深井歯科医院・深井保健科学研究所
深井穫博

I　はじめに

う蝕や歯周病に代表される口腔疾患は、食べているかぎり、生涯、発病のリスクがともなう。そのため、食べて、話して、表情を整えるという口腔機能を生涯にわたって維持するためには、各ライフステージにおける切れ目ない施策が必要である。しかしながら、成人期以降の口腔保健に関わる法制的な基盤はきわめて弱い[1]。そのうえ、制度化された数少ない事業である健康増進法に基づく歯周疾患検診を見ると、これまでその市町村実施率および受診率はいずれも低い。このような現状を改善するためには、新しい考え方に基づく成人歯科保健への取り組みが求められる[2]。

一方、2008年度からわが国においては、40歳以上を対象とした特定健診・特定保健指導と75歳以上の後期高齢者を対象とした長寿医療制度が導入された。あわせて6,900万人を対象とした保健医療制度であり、国民と医療者に与えるインパクトは大きく、これらの制度の中で、全身の健康に寄与する歯科医療・口腔保健の役割があらためて強調されるようになってきた。

そこで本稿では、今後の成人歯科保健のあり方について、これまでの日本歯科医師会の取り組みを基に、いくつかの提言を試みる。

II　8020達成型社会と成人保健

国民の歯の保存状況は、年々改善されてきている。たとえば55～59歳の年齢層を見ると、「20歯以上歯を有する者」の割合は82％であり、この30年間で倍増している結果が示されている。この年代の1人平均現在歯数は23.6歯であり、20歯以上有する者だけで見ると、26.0歯である[3]。これまでの国内外の研究報告によれば、歯科診療所において定期的な管理を受けている患者の年間喪失歯数は、0.1歯前後と推定され、今後20年の間に、歯科医療における対応や地域保健における政策が適切に行われれば、「80歳の80％以上の者が20歯以上の歯を有する」という"8020達成型社会"は、それほど非現実的なことでない[4]。

しかしながらその一方で、歯科患者数を見ると、1970年代以降大きな変化は見られず、その数は一日約120万人で推移してきた[5]。成人の口腔疾患の罹患率と有訴率を低減し、歯の喪失防止および口腔機能の生涯にわたる維持を図るためには、地域保健における口腔保健施策の充実とともに、これまでの歯科受診者像を転換していくための枠組みが必要である。

III　これからの成人歯科健診

日本歯科医師会は、2005年1月に「今後の歯科健診のあり方検討会」報告書を公表した。その中で、従来の"疾病発見型歯科健診（Case Finding）"から、一次予防を効果的に行うための「リスク発見型歯科健診（Risk Finding）」へと転換していく必要性が指摘され、具体的な指針が示された。すなわち、①一次予防に寄与する歯科健診プログラム、②受診者の満足度の向上、③効率的で効果的な歯科健診、④行動科学・健康学習理論に基づく健康教育の導入、⑤地域における行政・職域・歯科医療機関の連携と生涯保健という考え方であった[2]。ここでいうリスクとは、受診者の行動や環境を中心とした口腔疾患の発病リスクである。これらのリスクを質問紙や簡便な検査

7）日本歯科医師会での取り組み ②新しい成人歯科保健への取り組み

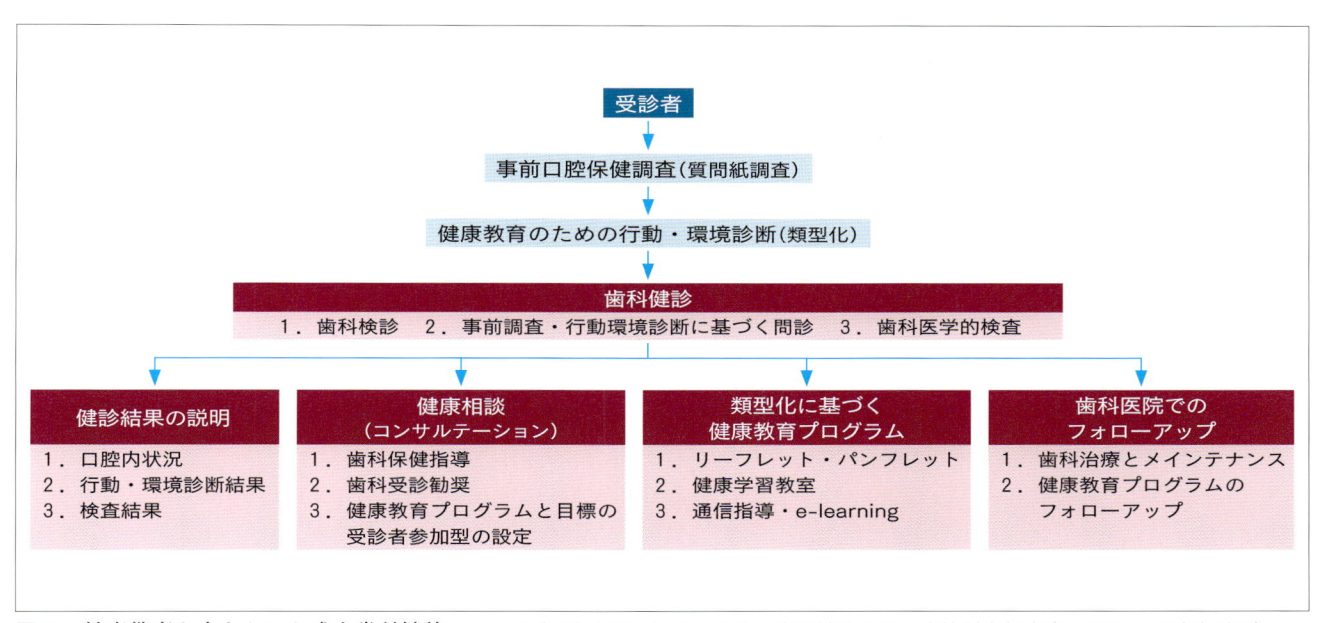

図1 健康教育を中心とした成人歯科健診システム（日本歯科医師会．今後の歯科健診のあり方検討会報告書．2005より改変引用）。

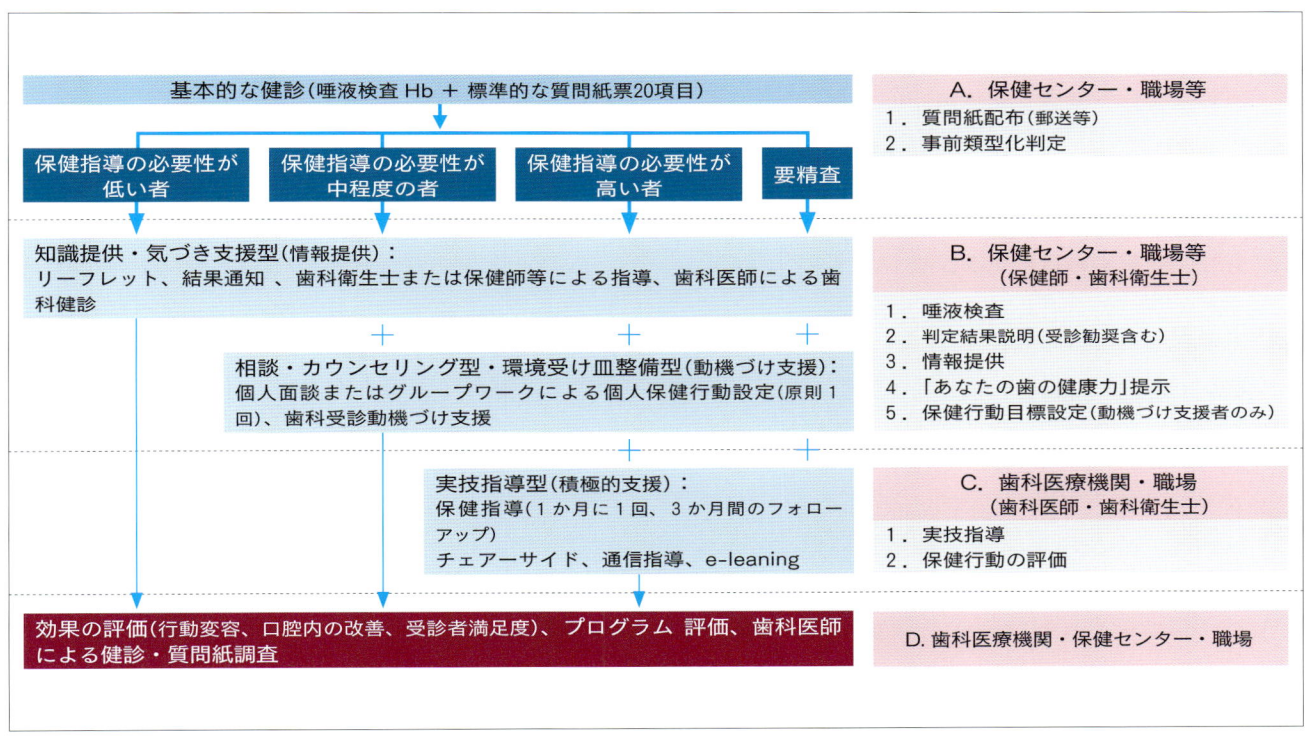

図2 成人歯科健診・保健指導における段階的アプローチ（日本歯科医師会．2008年度成人歯科健診モデル事業実施要領より改変引用）。

で事前に把握し、それを類型化[6]したうえで、職域や医療機関におけるフォローアップによって、効果的な保健指導を行うというものである（図1）。

2006年度からは、この報告に基づき、3か年のモデル事業（日本歯科医師会生活習慣病対策口腔保健モデル事業（成人歯科健診モデル事業））が行われている。2008年度以降には、これらの成果を基に、標準的な成人歯科健診プログラム・保健指導マニュアルが作成され、新しい成人歯科健診に関わる政策提言が行われていく（図2）[7〜9]。

237

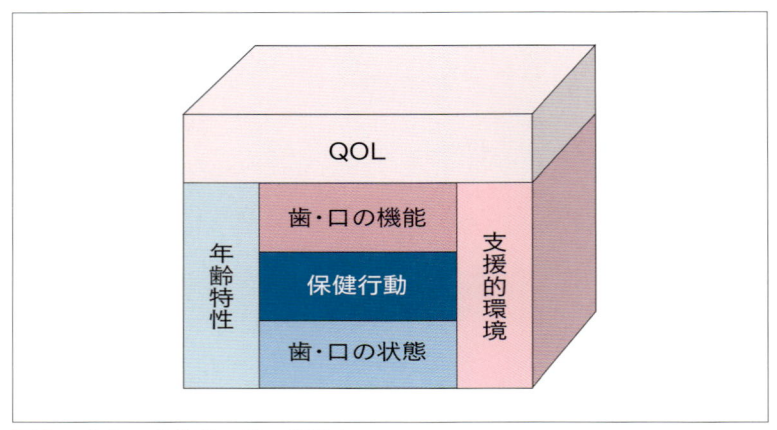

図3 成人・高齢者の歯の健康力。

IV 「歯の健康力」を高める保健指導

保健指導については、①口腔保健情報の提供、②相談・カウンセリング、③職場環境・受診医療機関選択への支援、④口腔保健行動に対する実技支援などその受診者にとって必要性の高い項目を重点的に行う方法が提案されている。実際のモデル事業においても、受診者の保健行動の変容や満足度の向上に対する成果が示された[3]。

また、保健行動の目標を受診者が設定し、自らの意思でフォローアップを受けていく効果についても確認され、歯科健診の成果を受診者が判断できるための新しい指標が提案されている。すなわち、効果に対する自己評価や回復可能性という観点から、「歯の健康」をQOL、口腔機能、保健行動、口腔疾患、支援的環境などの要素が一体化したものとして「成人・高齢者の歯の健康力」を定義していくというものである[7]（図3）。

一方、40歳以上を対象とした特定健診・特定保健指導と口腔保健との関係については、咀嚼と肥満、糖尿病や喫煙習慣と歯周病との関連性が見られることから、口腔保健もその受診者の学習教材の1つとして位置づけられている[10]。この制度の中で注目すべきことの1つは、一定の研修を受けた歯科医師・歯科衛生士が、特定保健指導の実施者として位置づけられていることである。医療の対象となる疾患には、医科と歯科との間に明確な業務分担があるが、健康増進あるいは健康教育にはその境界は明瞭ではなく、むしろ歯科医療機関が、今後、地域における健康づくりのゲートキーパーの一端を担う可能性は十分考えられる。実際に日本歯科医師会および日本糖尿病協会によって、糖尿病・歯周病の予防に医科歯科双方が努めるという取り組みなどが具体的に始まっている[11]。

V まとめ

口腔と全身の健康を考えた場合に、口腔保健状態の低下が、ある種の全身疾患のリスクファクターの1つになる一方、歯の数が保たれ、適切な咀嚼・咬合状態が維持されるか否かが、栄養摂取状態に直接影響を及ぼすばかりでなく、日常生活動作などの運動機能や、生命予後にまで影響するという科学的根拠が蓄積されるようになってきた[12~14]。

成人期における口腔保健の向上と歯の喪失リスクの低減は、地域保健における新たな生活習慣病対策の一環として位置づけられていく必要がある。特に、これまでの診療所完結型の歯科医療からの転換は、健康教育における医科歯科一元論や、医療連携における高齢者・要介護者への対応の中で推進されていくものであり、歯科医療の成果に対する新たな社会的評価を生み出していくと考えられる。口腔保健と全身の健康と関連を基盤とし、多職種や地域保健との連携を通した歯科医療・口腔保健サービスの提供体制への変革が期待される。

参考文献

1. 日本歯科医師会．これからの口腔保健のあり方に関する考え方―生涯を通じた口腔保健を推進するための法的基盤の整備を目指して―．2008．
2. 日本歯科医師会．今後の歯科健診のあり方検討会報告書．2005．
   http://www.8020zaidan.or.jp/8020/data/JDA_DentalExam_Report_200501.pdf
3. 厚生労働省．平成17年歯科疾患実態調査，2007年(歯科疾患実態調査報告解析検討委員会編：解説平成17年歯科疾患実態調査．東京：財団法人口腔保健協会，2007．
4. 深井穫博．8020達成型社会における口腔保健・歯科医療の近未来．歯界展望 2008；112(5)：913-919．
5. 厚生労働省．患者調査．2005．
6. 深井穫博．歯科健診における保健指導の4つの類型化．ヘルスサイエンス・ヘルスケア 2005；5(1)：59-64．
7. 日本歯科医師会．平成20年度生活習慣病対策口腔保健モデル事業(成人歯科健診モデル事業)実施要領．2008．
8. 相田潤，深井穫博，安藤雄一，大原里子，森岡俊介，山崎芳昭，池主憲夫．質問紙を中心とした成人歯科健診 ―歯科医師による口腔診査結果とその関連性―．口腔衛生会誌 2008；58(4)：401．
9. 深井穫博，相田潤，安藤雄一，大原里子，森岡俊介，山崎芳昭，池主憲夫．質問紙を中心とした成人歯科健診 ―保健指導の段階的アプローチ―．口腔衛生会誌 2008；58(4)：402．
10. 厚生労働省健康局．標準的な健診・保健指導プログラム(確定版)．2007；4．
    http://www.mhlw.go.jp/bunya/shakaihosho/iryouseido01/info03a.html
11. 日本糖尿病協会．日本糖尿病協会歯科医師登録医制度規定．2007．
    http://www.nittokyo.or.jp/shikatourokui_10001.html
12. Yoneyama T, Yoshida M, Ohrui T et al. Oral care reduces pneumonia in older patients in nursing homes, J Am Geriatr Soc 2002；50：430-433.
13. Fukai K, Takiguchi T, Ando Y, et al. Dental health and 15-year mortality in a cohort of community-residing older people, Geriatr Gerontol Int 2007；7：341-347.
14. Fukai K, Takiguchi T, Ando Y et al. Mortalities of community-residing adults with and without dentures. Geriatr Gerontol Int 2008；8：152-159.

7) 日本歯科医師会での取り組み
③医療計画への取り組み

長崎県歯科医師会専務理事
角町正勝

I 医療連携体制構築の背景

　医療計画における連携というキーワードは、住民の生活する場で展開される医療を医療機能で仕分けをし、シームレスなケア体制を地域の中に構築することである。長崎県では、図1のように、1つの大型医療機関が治療開始から終了までのすべての医療を行うこれまでの「医療機関完結型医療」ではなく、地域の医療機関が連携し役割を分担しつつ医療を完結させる「地域完結型医療」を目指すために、医療計画の策定を通して関係機関との協議が進められた。その結果、地域完結型の医療の中に、歯科医療機関の位置を明記することへとつながった。この長崎県における医療連携は、今回の医療計画の一部を見なおす中で、初めて動き出したわけではない。平成7（1995）年、長崎県における「寝たきり老人ゼロ戦略検討会」を通して、地域で展開されていた地域リハビリテーション協議会へ長崎県歯科医師会として参加し、県内で展開されていた高齢社会の基盤整備のための協議会の中で、大きく動き出していた長崎県の医療政策の流れに出合った時点ではじまった。当時、県の協議会に参加して感じたことは、他職種の歯科に関する理解が、「歯科は、う蝕や歯周病それに義歯などに代表される口腔内の歯の治療に限定した仕事をする分野」ということであった。そのため、障害の克服を通して人の生活の支援をすることが語られている中にあって、対象者の生活や体の問題を考慮することなしに、う蝕や歯周病の治療や義歯を入れるということのみを前面に押し出して話をしても、協議会に参加していたほかの関係者に受け入れられるはずがなかった。この時、高齢化が進む中で、社会のニーズに応え得る歯科医療の形とは、歯科における「障害」の概念を整理し、真に人の生活を支援できる臨床として、障害を有する高齢者などに提供していく歯科臨床の整理をすることであり、その重要性に気づかされた。そして、このような基本的な

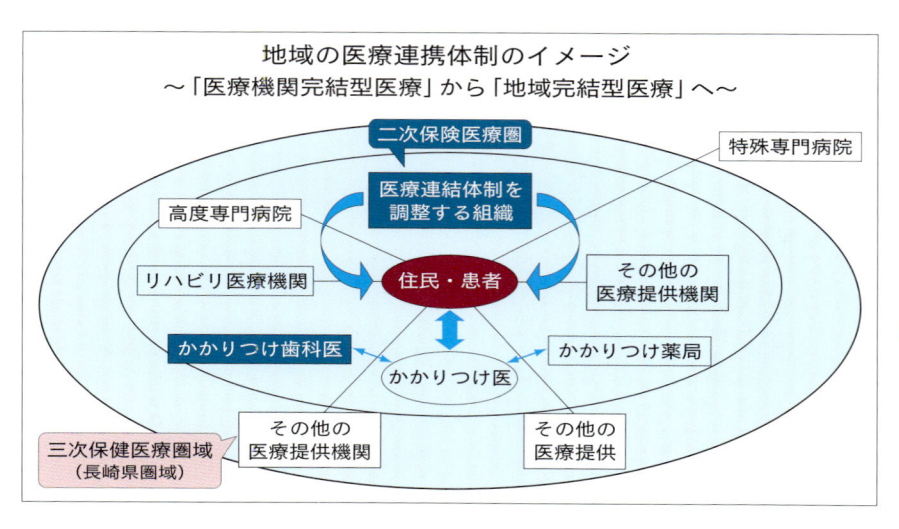

図1　「医療機関完結型医療」とは、1つの大型医療機関で治療開始から終了までのすべての医療を行うことを目標とするもの。「地域完結型医療」とは、地域の医療機関が連携し役割を分担しつつ医療を完結させることを目標とするもの。

7）日本歯科医師会での取り組み ③医療計画への取り組み

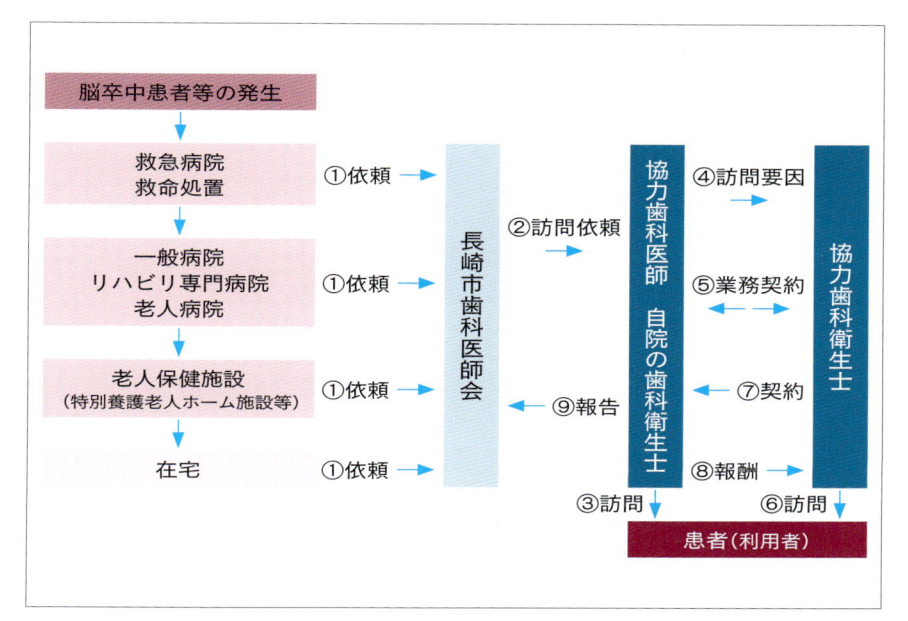

図2 脳卒中患者等の口腔ケア支援システム図。

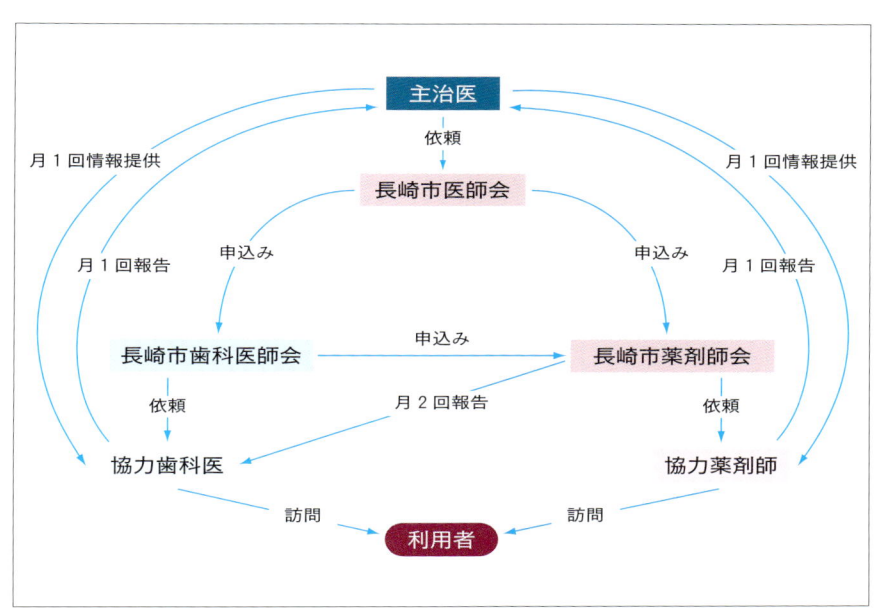

図3 三師会在宅ケアネットワークシステム（平成12年）。

障害の概念の整理なしには、歯科医療が医療として人の生活にまで関わることができないという感を強め、医療連携に向けた地域活動を展開していった。

II 新たな医療連携システムの構築へ

このような経緯の中で、平成9（1997）年、図2に示すような長崎市における脳卒中等口腔ケア支援システムを十善会病院という急性期の病院と長崎市歯科医師会との医療連携としてスタートした。そして平成12（2000）年には、図3に示すような長崎市医師会、薬剤師会との三師会連携として地域連携システムの構築をしていくことになった。しかし、介護保険スタート直後の当時は、必ずしも地域における医療連携の考え方や歯科医師が地域へ出向き訪問診療を行うという考えは、地域や会員の中に浸透していなかった。このような地域活動における経験から、歯科を口腔という口に限局した閉鎖系の医療としてとらえるのではなく、身体の一部としてほかの領域と関連づけながら他科と連携した中で歯科をとらえ直すことが必要であると感じていった。このようなことが、平成20（2008）年4月の長崎県医療計画の見直しに際して「癌、脳卒中、急性心筋梗塞、糖尿病」の4疾患に対する地域における医療連携の中に、歯科診療所の関わりを記載することへとつながったわけである。長崎県では、まず「癌、脳卒中、一般救

8 どう変わる歯科医学の未来

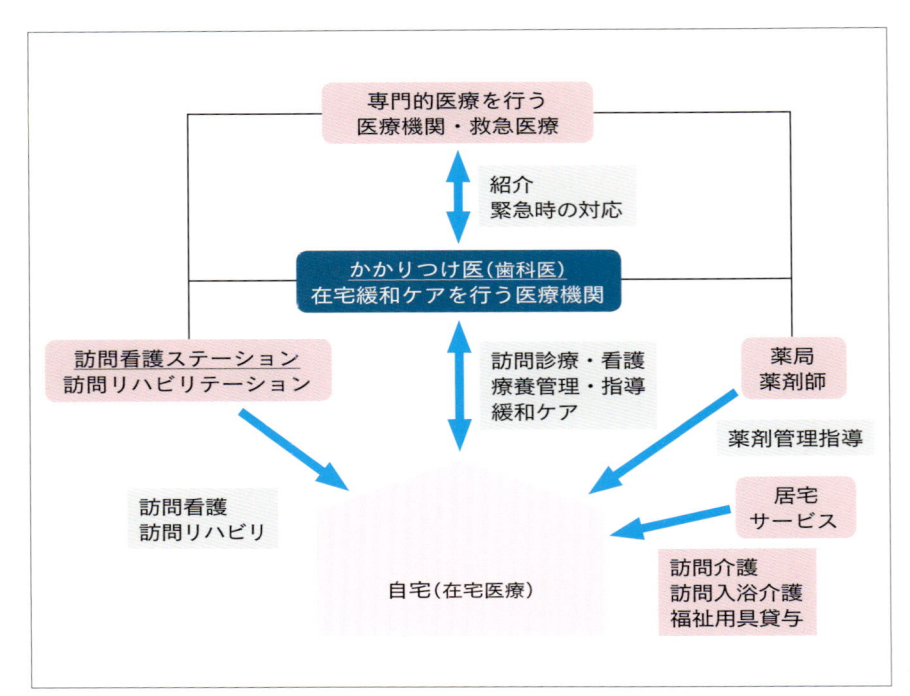

図4 在宅医療の医療連携体制。

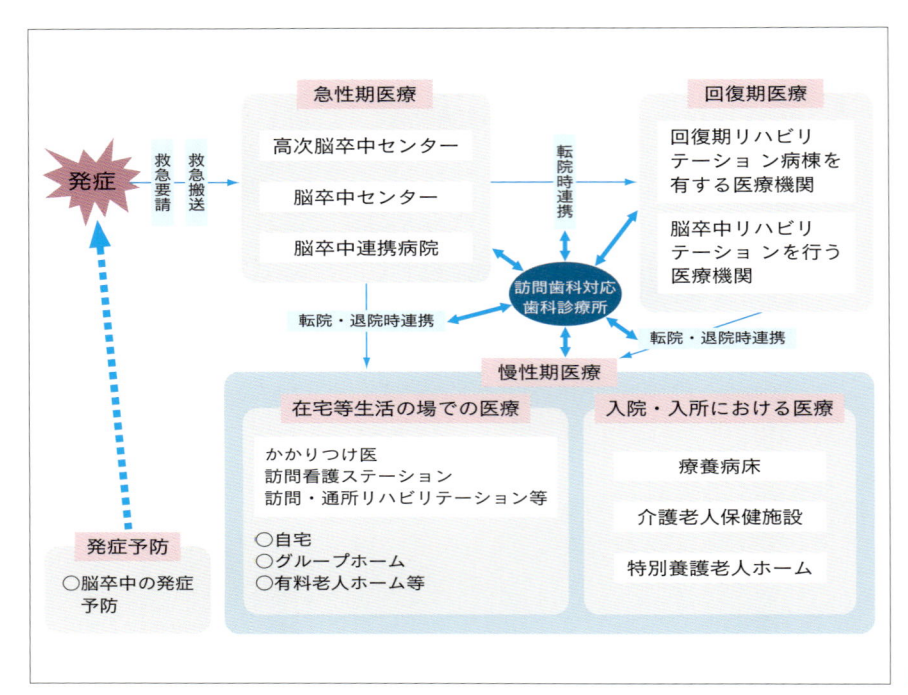

図5 脳卒中の医療体制。

急医療、離島・へき地医療」から見直しが始められた。また、この医療体制構築の動きと並行して、在宅医療に関わる医療連携の仕組みが検討された。それは、病院から地域へという医療の流れの中で医療連携が求められるため、「専門的医療を担う機関、緊急医療を担う機関、かかりつけ医、かかりつけ歯科医、在宅緩和ケアを行う医療機関、訪問看護、訪問リハビリテーション、それに福祉サービス」という在宅医療を支える要素を整理し、病院から退院する患者の流れを想定し、地域における医療連携の仕組みを検討するというものであった。現在は、療養病床再編を視野に、図4に示す在宅医療の基本的な流れを「在宅医療、介護サービス、住まいと見守り」を基本施策とした地域ケア体制整備構想において、「医療計画、医療費適正化計画、介護保険事業支援計画」を想定しながら、脳卒中における医療システムを中心に、地域連携の動きが進行している。

7) 日本歯科医師会での取り組み　③医療計画への取り組み

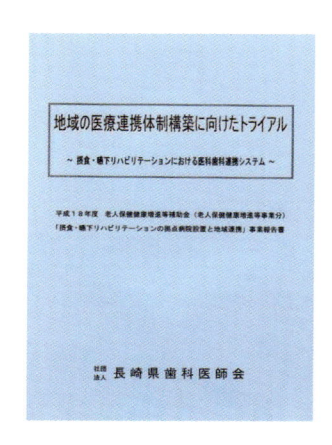

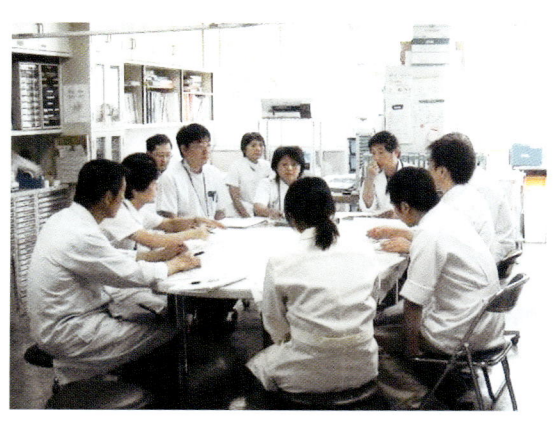

図6　報告書「地域の医療連携体制構築に向けたトライアル」。
図7　独立行政法人国立病院機構長崎病院で始まった医療連携に向けたカンファレンス現場。

Ⅲ　脳卒中に関する医療体制

　医療計画の見直しで、都道府県単位で義務づけられた県の医療計画が、最終的には都道府県単位での医療費適正化計画をにらんで進められている。国民皆保険制度を堅持するための制度の整備を含めて、効率的に医療を提供する仕組みが構築されている。長崎県でもっとも先行して進められている計画が、脳卒中医療に対する計画である。脳卒中によってもたらされる後遺症は、寝たきりの原因の第1位といわれ、生活習慣病の終末期の姿でもあるため、寝たきりの予防を通して生涯を通して生活の質の向上を図ることを目標に連携の形を構築している。長崎県における脳卒中の地域連携は、図5に示すように、急性期から回復期そして慢性医療となる施設や在宅生活の場まで、どの時点においても歯科診療所が転院、退院時の連携にかかわり、多職種とともに後遺症の重症化防止を含め、切れ目のない連携を進めていくことになった。現在、地域での医療連携を急性期から始めて行くことを視野に、平成18(2006)年度の厚生労働省の老人保健健康増進補助金事業によって、「地域の医療連携体制構築に向けたトライアル～摂食・嚥下リハビリテーションにおける医科歯科連携システム～」が県央の諫早市歯科医師会で実施されている。また、急性期からの連携体制が作られている長崎市歯科医師会をはじめ、佐世保市歯科医師会、島原南高歯科医師会、大村東彼歯科医師会それに西彼歯科医師会など、6地区の歯科医師会において医療連携の形ができ、稼動する状態になってきている。

Ⅳ　脳卒中をモデルとした地域連携パスと退院時カンファレンスの取り組み

　脳卒中に関わる医療連携の形はでき上がったが、これだけでは地域における医療連携のシステムは動かない。患者は病院から病院、そして地域の施設や在宅へと患者の身体の回復状況に応じて移動していく。その際、病院から移動する患者の口腔状態は、患者家族の口腔への強い関心や訴え、また病院現場で歯科関係者の目に入らない限り確認されないことが少なくない。そのような中で、多くの患者の口腔の状態は、う蝕や歯周病が放置され、口腔環境の破壊や口腔機能低下の進行により口の廃用が起こっている。その結果、患者の栄養摂取の状態がチューブによる栄養補給（経鼻経管栄養・胃ロウなど）という形に変化してくる。この事実は、明らかに口の問題が身体の問題とは切り離され、身体状況の変化に関わっていないという事態を示す事例となっている。現在長崎県においては、医療連携を進めるために、平成18(2006)年度、厚生労働省の老人保健健康増進事業を行い、報告書（図6）としてまとめた。そして、この経験をベースに「地域医療連携体制構築に向けたトライアル」として、摂食嚥下障害患者へのチームアプローチを展開し、地域における医療連携システムの構築により、摂食嚥下障害患者の治療の向上と、誤嚥性肺炎の予防や経口摂取による患者のQOL向上を目指す取り組みを実施している。また、平成20(2008)年度は、「回復期および維持期リハビリテーションにおける医科歯科連携ネットワーク事業」を、厚生労働省の老人保健健康増進補助金事業として企画し、地域での医療連携を普遍化できるような仕組みを構築する作業に入っている。この

8 どう変わる歯科医学の未来

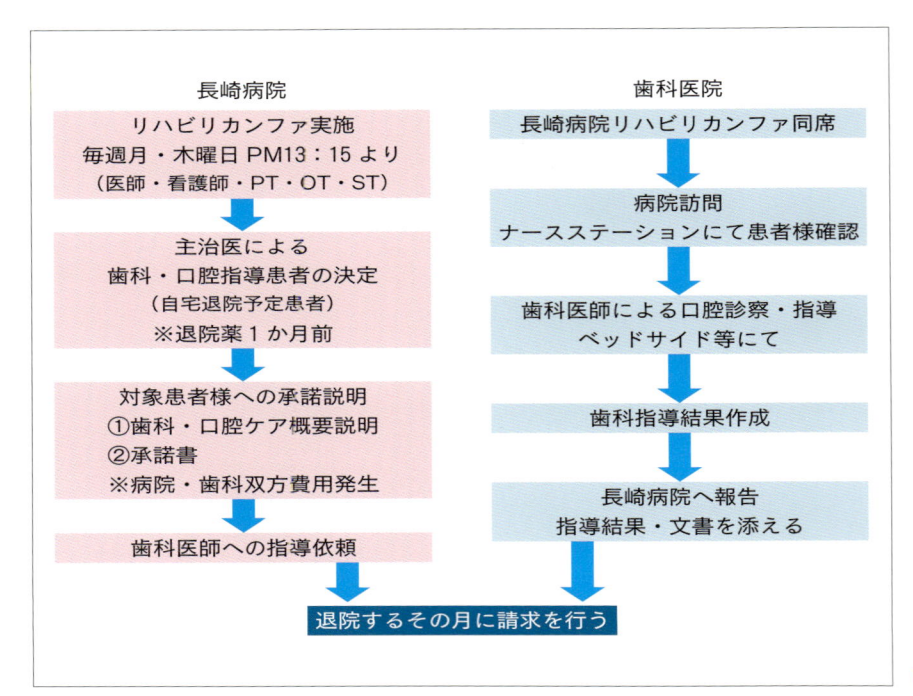

図8 退院時共同指導フロー（歯科）。

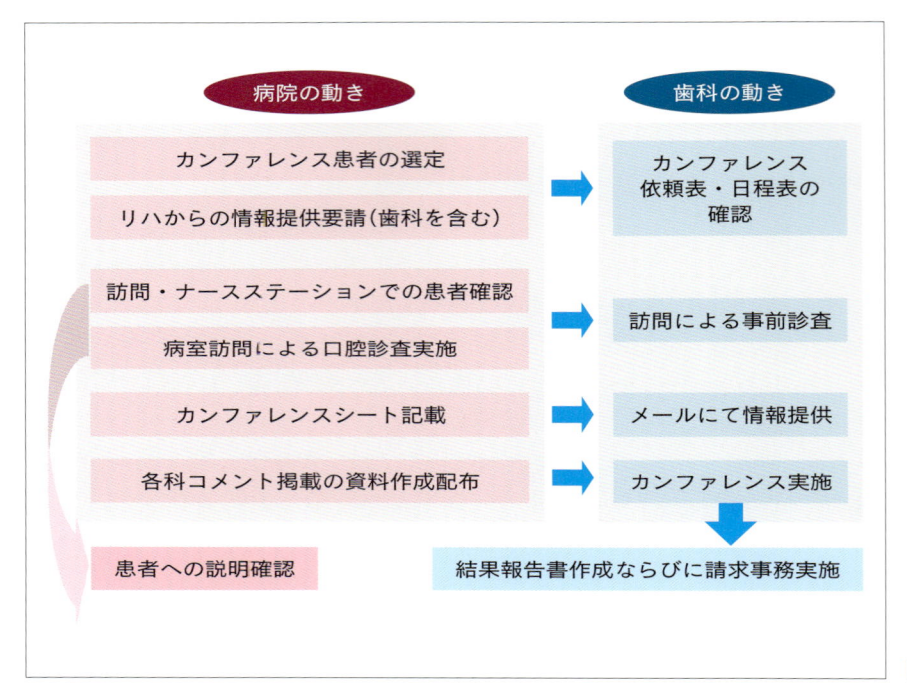

図9 カンファレンスと請求事務の流れ。

ような活動の中で、長崎県歯科医師会は、長崎市歯科医師会へ医療連携に対する情報提供を行い、同年2月に地元長崎市にオープンした「長崎リハビリテーション病院」との連携の推進を支援し、病院のオープンシステムへの取り組みを通して、退院時カンファレンス（退院時の共同指導）への参画の動きを仕組んでいる。この取り組みは、日本歯科医師会が組織連携として進めてきた、日本リハビリテーション病院・施設協会との全国レベルでの連携を目指すための動きにつながっていくものである。今回、平成20（2008）年4月の診療報酬改正で明らかにされた、退院時の共同指導料は、病院に入院している患者さんが在宅へ退院する際に患者情報を共有し退院後の生活を支える医療連携の仕組みである。歯科界が、この退院時の共同指導の仕組みにおいて考えなければならないことは、「医療連携が、カンファレンスでの他職種間の情報共有に始まり、歯科医療の提供につながる」ということであり、ここから地域での

新しい医療提供の仕組みが始まるということである。患者が歯科疾患を有したまま長期に入院したり、突然のアクシデントによって入院を余儀なくされ、口腔の確認やケアが十分に行われない場合は、口の破壊は病院に入院した時点から発生してくる。したがって、歯科界は、この病院から移動する患者の口腔の処置にかかわれる体制を医療連携を通して地域で構築していかなかければならない。このような事態を考慮し、医療連携を誘導するため、独立行政法人国立病院機構長崎病院における退院時共同指導(退院時カンファレンス)(図7)への取組みを、ほぼ1年間試行した結果、平成20(2008)年4月より本格的に退院時共同指導を図8、9のような仕組みでスタートさせた。長崎県では、この医療計画への歯科の書き込み、モデル事業としての医療連携、連携ツールとしてのカンファレンスの取り組み、地域歯科医師会と病院のオープンシステムを通して、新たな医療連携の枠組の中に歯科を位置づける活動を継続している。

参考文献
1．長崎県．長崎県保健医療計画．2006年3月．
2．長崎県歯科医師会．地域の医療連携体制構築に向けたトライアル．2007年3月．
3．長崎県歯科医師会．長崎市病診連携口腔ケアネットワークシステムマニュアル．2001年3月．

9 歯科医療の変革

1) アンチエイジングと歯科との関わり

松本歯科大学歯科薬理学講座・附属病院口腔内科教授
王　宝禮

I　アンチエイジングと予防歯科学

　LeavellとClarkが示したように、予防とは疾病の発生を防止するだけでなく、疾病の進行・再発、機能障害の阻止や機能回復までを含む広範囲のものである。

　一次予防は、病気にならないように予防知識の普及と環境作りを基本とする。二次予防は、病気が進行せず、また併発症が生じないことであり、三次予防は、機能を回復して健康な状態に近づけることである。このようなことから、抗加齢（アンチエイジング）医学とは、老化に応じて変化する筋肉、血管、神経、ホルモン、骨などの身体機能改善を生活習慣から指導し、さまざまな疾患への発症を予防するという積極的な予防医学といえよう。一方、口腔に対するアンチエイジングは、老化に応じて歯・歯周組織・顔面口腔周囲筋・摂食・嚥下機能などの改善を目的とする積極的な予防医学といえよう。新しい学問的背景の中で、老化に対する健康の基本は栄養バランスの取れた食事と毎日の運動習慣である。その中で、個人のライフスタイル上で不足しがちな栄養素をサプリメントで補う形となる。サプリメントの摂取の基本は、ベーシックサプリメントとオプショナルサプリメントに分けると理解しやすい。ベーシックサプリメントはビタミンやミネラルなどの毎日欠かさず取りたいもの、オプショナルサプリメントは生活習慣病対策としてコンスタントに取るものと体調などに合わせて摂取を勧めるものと分けられる（図1）。口腔疾患の予防へのサプリメントは、個人の口腔内状況や健康状態に加えて、体質、仕事や食生活などのライフスタイルで選択していくことになる。このように予防歯科学的にサプリメントを考えた場合には、一次予防として病気の発生予防や健康増進の位置づけが適しているものと考えられる。

II　サプリメントの波がやってきた

　近年、国民の生活水準の向上や医学・医療の進歩により、「感染症」などの急性期疾患を減らすことができ、今日において日本は、世界一の長寿国となった。しかしその一方で、癌、心臓病、脳卒中などの「生活習慣病」が増加してきた。さらに「寝たきり」や「痴呆」のように高齢化にともなう障害も増加している。生活習慣病は生命を脅かすだけでなく、身体の機能や生活の質を低下させる原因となる（図2）。2003年度の調査では、生活習慣病での死因別割合は60％を超える。また、現在の日本では急速な出生率の低下とともに、人口の高齢化が進行し、2020年には4人に1人が、2050年には3人に1人が高齢者という、超高齢社会になることが予測される。したがって、このままで行くと21世紀の日本は、病気や介護

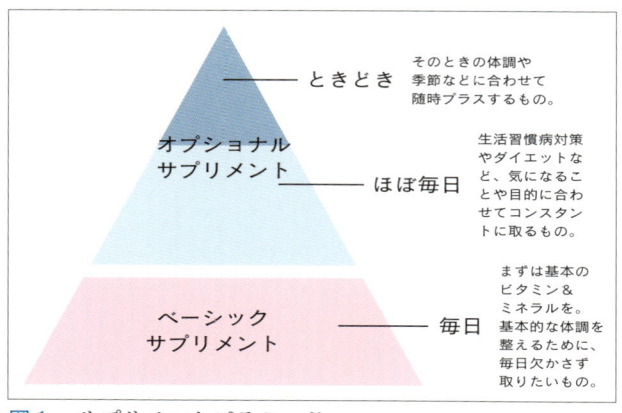

図1　サプリメントピラミッド。

1）アンチエイジングと歯科との関わり

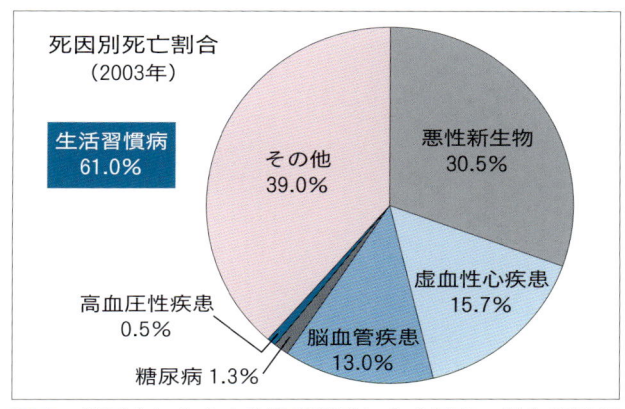

図2 総死亡に占める生活習慣病による死亡の割合（厚生労働省「人口動態統計」）。

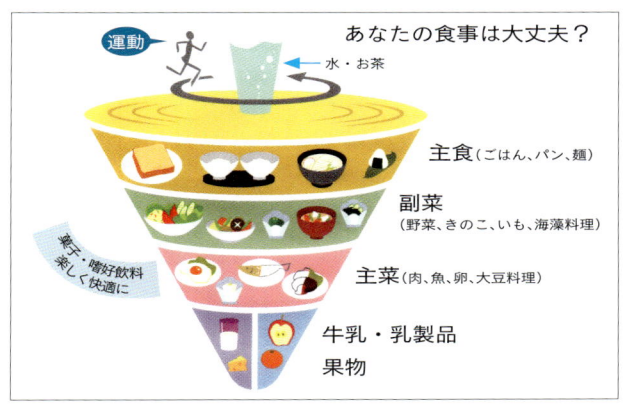

図3 食事バランスガイド（農林水産省、厚生労働省）。

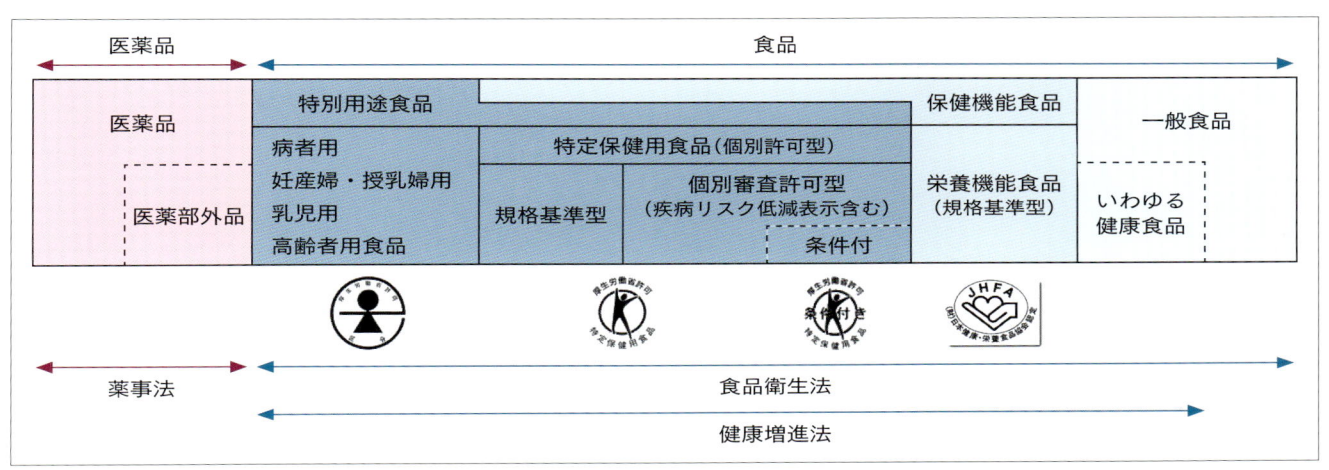

図4 食品と医薬品の分類。

による負担がきわめて大きな社会になると考えられる。このため、国民1人1人が病気や寝たきりなどにならないように、日頃から健康づくりを実践し、健康で明るく活力に充ちた社会を国民皆で目指すことが、わが国の大きな課題となっている。

近年、農林水産省と厚生労働省は健康で豊かな食生活の実現を目的に策定された「食生活指針」を具体的に行動に結びつけるものとして、「食事バランスガイド」を作成した（図3）。つまり、「食事の基本」を身につけるための望ましい食事の取り方やおおよその量をわかりやすく示している。食事バランスガイドでは、毎日の食事を主食／副菜／主菜／牛乳・乳製品／果物の5つに区分している。また、欠かすことのできない水・お茶、菓子・嗜好飲料、運動についてもイラストで表現をしている。健康で生き生きした日常生活を営むためには、適切な食事、睡眠、運動を取る必要があることが理解できる。副菜の中に含まれるビタミン、ミネラル、食物繊維など、栄養素を豊富に含む野菜は、健康維持に不可欠な食物である。野菜が不足すると栄養のバランスがくずれ、はては生活習慣の乱れにもつながり、生活習慣病が発症する。しかし、私たちの食生活は欧米化が進み、またインスタント食品や外食の機会も増え、思うように野菜を摂取できないのが現状である。2000年の厚生労働省の発表によると、成人1人あたりの野菜の目標摂取量は1日350g以上である。この量は、「ホウレンソウのおひたし」など小鉢程度の野菜料理を1皿（約70g）とすると、5皿分にも相当する量となる。また、個々の野菜に含まれる栄養素は異なるため、多種類の野菜を取らねばならず、こう考えると、毎日の食卓で野菜の量と種類を充足させるのはかなり難しいのではないだろうか。このように、野菜不足を補うためにもサプリメントの有効利用が急速な勢いで国内に普及している。注目されるサプリメントは、基本的に一般食品であり、いわゆる健康食品として分類されている（図4）。

9 歯科医療の変革

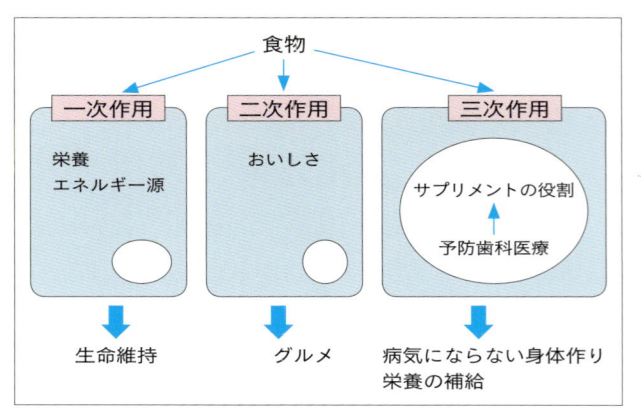

図5 ヒトに対する食物の役割。

表1 口腔内の健康に有用と思われるサプリメント。

サプリメントの種類(分類)	サプリメントの成分
歯を強くするサプリメント	ビタミンD、カルシウム(Ca)、ビタミンK₂、フッ素(F)
口臭に良いサプリメント	フラボノイド、乳酸菌、ポリフェノール(ココア)、亜鉛(Zn)、カテキン
きれいな舌にするサプリメント	マルチビタミン、アクチニジン、細菌製剤整腸剤
タバコの害を軽くするサプリメント	ビタミンA、ビタミンC、ビタミンE、セレン、亜鉛(Zn)、ウコン、松葉エキス
口腔粘膜によいサプリメント	ビタミン(ビタミンA、ビタミンB群、マルチビタミン)、ミネラル納豆(ジピコリン酸、リゾチーム)、ローヤルゼリー、乳酸菌
味覚を助けるサプリメント	亜鉛(Zn)
ドライマウスを助けるサプリメント	大豆イソフラボン、ラクトフェリン、マカ、スリッパリー・エルム、アップルペクチン
プロバイオティクス	乳酸菌
虫歯になりにくくするサプリメント	キシリトール、プロポリス、ギムネマ・シルベスタ(ギムネマ酸)、乳酸菌
歯肉炎になりにくくするサプリメント	プロポリス、CoQ10、乳酸菌

III 今、なぜサプリメントが歯科医院で必要なのか？

ヒトの口腔内に入るものを食品と医薬品に分類したとき、食品にはその作用として「生命維持」、「グルメ」、「病気にならない身体作り」、「栄養の補給」がある(図5)。サプリメントは口腔疾患に対して、健康増進、発病予防の観点から、栄養補助食品として第一次予防の特異的予防に位置づけるのが適切なのかもしれない。たとえば、インプラント処置後の栄養補給としてサプリメントは有効であるといえよう。口腔内への健康維持や身体の本来の力を高めて疾患を誘発しないために、「歯質強化」「虫歯」「歯周病」「口内炎」「舌苔」「口臭」「タバコの害」「味覚障害」「口腔乾燥症」「口腔環境」などに適すると考えられるサプリメントの知識とEBMが必要となってきた(表1)。

IV 氾濫するサプリメント

現在、何をサプリメントと定義づけるのかが難しくなってきた。健康によい食品だとして販売されているものを主に指す言葉だが、法律の定義はなく、その有効性や安全性についての基準も定められていない。「健康補助食品」「栄養補助食品」「栄養強化食品」も同じである。国の制度としてあるのは、「保健機能食品」があり、一定の条件を満たす食品に健康への効果の表示が認められる仕組みで、「特定保健用食品(トクホ)」と「栄養機能食品」の2種類に分けられている。トクホは国が有効性や安全性を審査し認められたもので、現在732品目ある。定められたマークがあり、「血圧が高めの方に適する」「おなかの調子を整える」といった健康効果を表示することができる。栄養機能食品は、ビタミンやミネラル17種類のいずれかを国の基準量含む食品。「カルシウムは骨や歯の形成に必要な栄養素です」など、栄養素のはたらきを表示できる。多く取るほどよいわ

表2 信用できるサプリメントの見分け方。

- 査読のある論文に公表されている。
- 安全性・有効性を含む基礎実験データがある。
- 価格が適切である。
- 成分表示、原材料、添加物が明示されている。
- 原材料採取場所、加工法などが明確である。
- 天然栄養素の方が無難であると考えられる。
- 問い合わせた際の対応を見る。

表3 厚労省東北厚生局(健康食品の虚偽誇大広告にだまされない方法より改変引用)。

こんな表現に注意

「万能、最高のダイエット食品」
過度の期待を思わせる書き方、万人に効く健康食品はない。
「奇跡的な治療法」「秘密の成分」
未承認の医薬品を含んでいて健康被害がでる場合も。
「驚くべき体験談」「医師など専門家によるお墨付き」
作り話の可能性、業者と関係が深い専門家かもしれない。
「厚生労働省許可、承認済み」
特定保健用食品を除いて厚労省が事前の許可、確認をしている健康食品はない。

けではなく、1日の目安量が決まっている。そのため、カルシウム摂取量などの栄養学の知識が必要である。また、民間の業界団体「日本健康・栄養食品協会」は、クロレラ、プロポリスなど59種類の健康食品に、品質規格の自主基準を作成している。合格すると「JHFAマーク」を付けられる。9月末現在、231社の607商品が許可されている。しかし最近、健康食品と思われる中から医薬品成分が含まれ、薬事法に違反した例が報告されている。氾濫するサプリメントの中で信用できるものの見分け方を表2に示した。

V サプリメント・トリックにご注意を

サプリメント商品のコマーシャルの虚偽(トリック)を見分けるために、厚生労働省東北厚生局「健康食品の虚偽誇大広告にだまされない方法」を、表3にまとめてみた。人は健康が損なわれたとき、サプリメントを使用しようと考えることは多いだろう。たとえば、「癌」になったとき、癌患者の45%が通常の癌治療以外の健康食品などを利用している。しかし、健康食品の中には、化学療法や放射線による癌治療を弱める抗酸化物質のサプリメントもある。このような場合は、患者様とともに、サプリメントを考えていかなければならない。

サプリメント利用者は確実に増えていく。私たちの日常の臨床の中で、積極的な予防歯科医学としてサプリメント利用と同時に、正確なサプリメント情報を選択できる知識が必要である。

参考文献

1. 米満正美, 小林清吾, 宮﨑秀夫ほか. 新予防歯科学(第3版). 東京：医歯薬出版, 2003.
2. 吉川敏一, 辻 智子. 医療従事者のための完全版 機能性食品ガイド. 東京：講談社, 2004.
3. 蒲原聖可. 医療従事者のためのEBMサプリメント事典. 東京：医学出版社, 2006.

2) 介護保険と今後のあり方

日本大学歯学部医療人間科学教室教授
尾崎哲則

I　はじめに

　わが国の高齢者に関わる保健医療福祉の法令は、かなりの頻度で改正されている。これは、実施されると当初の予想と異なることが多いためであるが、その原因を問いただせば、社会環境の変化が激しいのみならず、国民、行政からも十分に意識されていないことによって、いろいろな問題が生じているからである。そのような中、老人保健法はいく度かの改正がされたが、遂に平成20(2008)年4月に、高齢者の医療の確保に関する法律へと変更されていった。介護保険法も平成12(2000)年以降、1回の大きな改正がされて現在に至っている。

II　介護保険制度の推移

　介護保険制度は、急速に高齢化と少子化が進み、介護が家族だけでは支えきれなくなりつつある現状のなか、深刻化する介護問題を社会保険方式により給付と負担(保険料、利用料)の関係を明確にし、国民の理解を得ながら社会全体で支えていこうという形で平成12(2000)年度にスタートした。しかし、その背景には、高齢者の医療費の問題との関連について、当初より考えられてきた経緯があることを認識する必要がある(社会的入院などの問題)。現に、平成12(2000)年度は国民医療費が低下したが、翌年以降は増加に転じた。

1．介護費用ととりまく環境

　介護保険の要介護者数あるいは介護費用は、どのように推移してきたのだろうか(図1)。サービス受給者数および総費用の推移を見ると、平成15(2003)年4月末でサービス受給者が273万人に、19(2007)年4月末には356万人に達し、当初12(2000)年の2.4倍になった。介護保険総費用は平成12(2000)年の3.6兆円から19(2007)年には7.4兆円の2倍強に膨らんできた。制度自体は施行以降、定着してきてはいるものの、それにともなう給付費の増大が国・市町村の財政を圧迫し、利用者の自己負担および第1

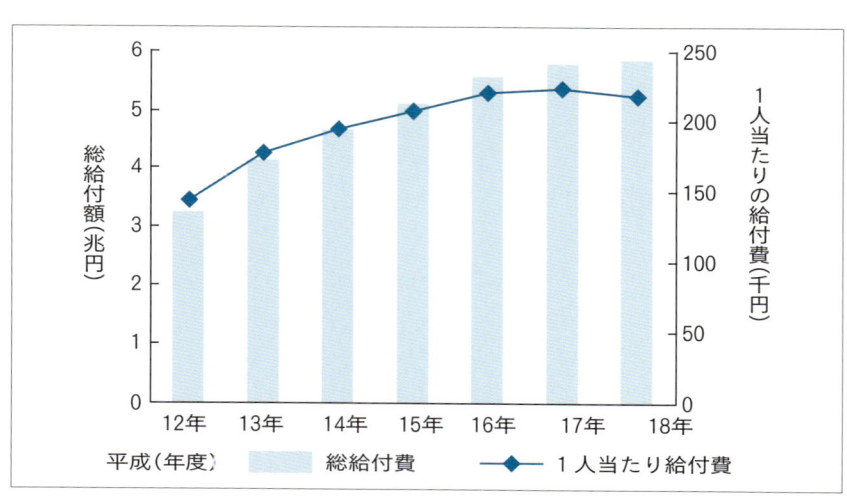

図1　給付額の年次推移。

号被保険者の介護保険料（全国平均月額・加重平均）は当初の2,911円から4,090円（平成18(2006)年から20(2008)年）と増加も著しく、それをどのように抑制していくかが大きな問題となっている。

　中でも軽度の「要支援」「要介護1」の人は、平成12(2000)年の102万人から平成19(2007)年には2倍の199万人となっており、給付費増の大きな要因となっている。また、要支援者の48.9％が2年後に重度化しているといった調査結果が報告されており、比較的介護度の軽い高齢者への支援が本当に適切なものであるかどうかをしっかりと見きわめることが必要となっている。「要支援」「要介護1」者数が伸びている背景には、高齢者本人の申請よりもむしろ、新たに介護事業に参入した事業者の需要の掘り起こしによる要因が大きいとの指摘もある。さらに、ケアプランを立てる介護支援専門員の大多数が特定の事業所に所属しているため、事業所の利益確保のために高齢者の実態に合わない不必要なケアサービスをより多く提供し、その結果、要介護度が悪化しているという実態や事業所の不正請求等の事実も指摘されている。

　また、介護支援専門員自体の質の問題もある。介護支援専門員の養成と研修のあり方が不十分であり、さらに低い報酬のためにより多くの担当利用者と契約を結ばなければならず、結果、膨大な仕事量に追われており、そのため「サービス担当者会議」の開催なしが4分の1もあるという報告もある。

　一方、在宅介護と施設介護の問題もある。介護施設に入所している高齢者は要介護度が重い者がほとんどで、居住費・食費といったホテルコストも介護保険で給付していたため、実数は在宅介護者よりも少ないが、その給付費はより大きくなっている。そのために、在宅高齢者と施設入所高齢者の負担に不公平感も生まれており、その解消も問題であった。また、施設入所者の4割は適切なサービスがあれば在宅可能なレベルにあるにも関わらず、在宅へのインセンティブがないうえに、要介護の高齢者を抱える家族には依然として強い施設志向があり、それを在宅志向へいかに方向転換させていくかも重要な問題となっている。そのためには、家族が高齢者を在宅で介護することに不安感を覚えるような介護保険外の社会サービスのあり方も問題となった。

　そこで、これらのことを考慮し、平成17(2005)年度の改正では、その大きな柱として「新予防給付」が新設された。これは「要支援」「要介護1」の高齢者を対象に筋力トレーニング等の予防サービスを提供することで、それ以上の介護度の悪化を防ぎ、給付を抑制しようとするものである。その背景には家事代行サービス等の過度の介護サービスが逆に介護度を悪化させているという認識があるが、この方針に対して利用者側はそれまでの介護サービスが抑制されることで、逆に自立した生活が維持できなくなるとして反発していた。また施設入所者のホテルコストも自己負担に代わるが、これに対しても低所得の高齢者がその負担増に耐えられるか疑問の声があがっていた。

　このような課題を抱えたなかで、介護保険制度を今後も継続可能な制度として維持していくためには、まずどう給付と負担のバランスを取っていくかを考えていくのは必要不可欠であるが、そのために「まず負担軽減ありき」の視点のみで考えていくのではなく、どうしたら高齢者が自立した生活を送れるのか、という視点を大事にする制度にしなければならない。

2．介護保険と口腔ケア

　このような中、新予防給付で歯科領域関連では口腔機能の向上が取りあげられた。また、介護などにおける口腔ケアの重要性のみならず、全身の健康に対する口腔ケアの役割の重要性が指摘されて久しい。各報告でも口腔ケアの重要性や口腔機能の維持・改善が全身の健康保持に重要な役割を果たすことが、EBMで実証されている。

　では、実際に在宅や施設で口腔ケアはどのように行われているのであろうか。一部で献身的な努力もされ、その結果、全身の健康や要介護状態に対して好結果を生んでいるが、全体としては十分に行われている状況にないと思われる。

　たとえば、施設ケアでは「介護老人福祉施設などにおいては、摂食・嚥下機能の評価や診断が適正に行われていない場合が多く、また、低栄養が引き起こす問題点等に対する施設職員の知識も乏しい」また、「要介護高齢者に対して行う専門的口腔ケアは、気道感染予防を目的とした器質的口腔ケアに注目が集まっている。これに加え、食べる機能の賦活化を目的とした機能的口腔ケアは、高齢者の栄養改善のストラテジーとして重要である」といわれていることから、このような施設介護においても専門的な口腔ケアが必要であろう。

　一方、介護保険の居宅療養管理指導の前提である在宅歯科医療についても、「医科診療所の往診・訪

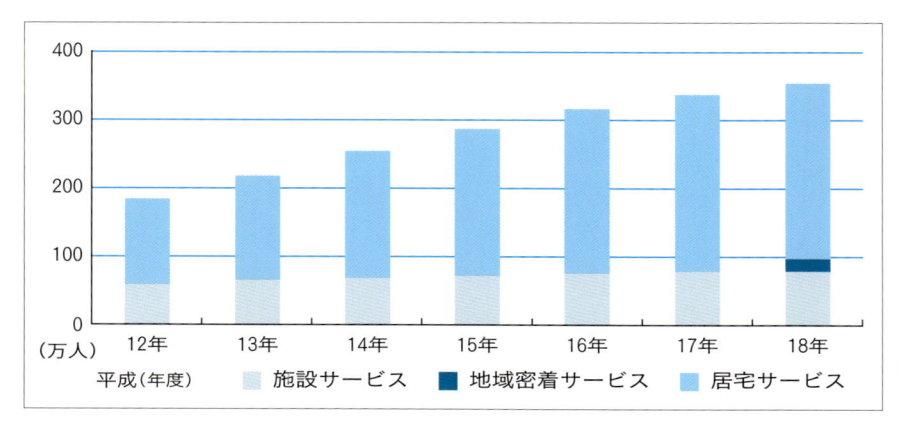

図2 サービスの種類別の受給者の年次推移。

問件数は、歯科診療所のおよそ数倍の件数である」といわれているが、在宅においても歯科の専門的な口腔ケアは十分行われていない。

「歯科医師・歯科衛生士の行う居宅療養管理指導の請求状況」(日本歯科医師会調べ)によれば、1か月あたりの居宅療養管理指導費の請求歯科医療機関数は少なく、在宅における口腔ケアが十分に行われていないことがうかがえる。その主な原因としては、在宅歯科訪問診療の評価が実態と異なり、制限が強化され、在宅歯科訪問診療を望む患者などの要望にこたえられない問題がある。ついで、歯科領域からの在宅口腔ケアに対する評価が低いことである。そして、介護保険では、介護認定における歯科医の主治医の意見書が出せない問題、認定調査票における口腔に関する調査項目の不十分さの問題がある。認定調査票における口腔に関する調査項目は、洗顔、整髪、つめきりなど身の回りに関する項目と一緒にされて口腔清潔が盛り込まれている。これは、介護保険法見直しのために行われた介護予防市町村モデル事業の口腔ケアにおける「口腔アセスメント」と比べてみると格段の差である。

3．介護予防における口腔ケア

介護予防における口腔機能の向上の実施状況は低いのが現状である。これは、選択されるサービスとしての意味が、利用者や家族によく伝わっていないこともあろう。食べることが人として生きていく重要なポイントであるにもかかわらずである。「口腔ケア」は「歯磨き」と同程度の認識であり、この意義や介護における意味については、歯科界でも十分な理解が得られていないと考えられる状況であり、一般の方への周知はさらに低いようである。

口腔機能を真に維持・向上させるためには、公衆衛生としての予防、手技の保障としての診療報酬、ケアとしての介護保険のそれぞれの範囲を明確にするとともに、互いに連携を強めながら改善が必要である。これらを総合的・有機的に結合し、展開できることによって、真の口腔機能の向上が保障できるのである。

サービスの内容は、介護度の悪化を防ぐことを目標にするのではなく、その都度の個々のニーズや希望に寄り添いながら、自立のための支えとなることを目標とする必要がある。そのため、保険者としてはより身近な市町村が担うことが望ましいが、地域格差の是正をしていくために国も適切な補助・助言をしていく必要である。さらに、「在宅か施設か」ではなく、小規模多機能施設のようなサービスに代表される多様なサービス体系を充実・整備し、地域の中で介護を支えていくことが重要である。その結果として、介護度の悪化の予防や介護給付の抑制にもつながっていくと考えられる。また介護に従事する家族へのサポート、介護従事者の待遇改善も重要な課題である。つまり、これからの介護保険制度のありようとは、高齢者の自立を支えるものであり、介護にかかわるすべての人々に安心を提供していくものでなければならない(図2)。

Ⅲ　まとめ

後期高齢者医療制度が平成20(2008)年4月からスタートした一方、社会保障国民会議が年金だけではなく介護や医療など社会保障のあるべき姿と消費税の増税問題を検討し始めている。また前述のように介護保険がスタートして8年、当時と現在とでは大きく介護保険制度も変わってきた。そこで、今後の介護保険の将来を考えるにあたり、一歩踏み込んで、わが国が抱える根本的な財政上の問題点とその解決

2) 介護保険と今後のあり方

策が討議されている。介護保険は後期高齢者医療制度と統合化するのかといった根本的な問題も見え隠れする現状で、今後のあり方を見据えていく必要があろう。

参考文献

1. 宮武剛. 医療を変える・福祉も変える. 介護保険の再出発. 東京：保険同人社, 2006.
2. 土田武史, 田中耕太郎, 府川哲夫(編). 社会保障改革―日本とドイツの挑戦―. 京都：ミネルヴァ書房, 2008.

3）国際医療貢献の現状と展望

(特活)歯科医学教育国際支援機構理事長
宮田　隆

I　国際化と国際医療貢献

　われわれ日本人は歴史的、地勢的にきわめて閉鎖的な「ムラ」社会を社会構造の核として生活してきた。「ムラ」はせいぜい近隣とのささやかな交流や農閑期の寺社仏閣巡りが外に出られる大きなイベントであり、それをポジティブに考えれば、文化、伝統あるいは慣習が正しく伝承される素地を作ったともいえる。一方、ネガティブに観察すれば、正に「異文化」の排除であり、異なった価値観への嫌悪という形で現れる。そのような「ムラ」文化のDNAが国際化という意味をしばしば歪めて理解してきた。わが国の愚直な外交は、つねに外国の脅威に曝されてきたアラブ諸国や中国、北朝鮮などのしたたかな外交と比較すると、明確にその傾向が見て取れる。そのような視点で見ると国際化という意味は立場によってまったく異なってくるものである。その端的な例がヨーロッパである。ヨーロッパでは15世紀頃から海外に進出し、まずキリスト教を布教し、続いて軍隊、商人そして売春婦までが新天地に移住し、そこをコロニーとしていったのである。したがって、ヨーロッパ人にとって国際化（Internationalization）は植民地化（Colonialism）と同意で、「国際」の中心は彼ら自身であったから、自身が国際化する必要がなかったのである。一方、われわれが使う国際化は、欧米諸国を模倣することから始まり、つねに欧米先進国に近づくことを意味していた。それはいうまでもなくわが国が欧米型民主主義、経済構造、文化を「グローバル化」と言葉を変えて、節操もなく受け入れ続けたのにほかならない。しかしすべての国がこれを歓迎したわけではなく、アラブ諸国では自ら綿々と築いてきた独自の宗教観、国家感をもった民衆の反発を買い、新たな抗争の原因となっている。この傾向はイスラム国家、あるいはアフリカ諸国でも最近顕著となってきている。ここで、われわれが慎重に考えなくてはいけないのは、異なった価値観で語られている国際化の中での国際医療貢献のあり方である。たとえば、欧米の途上国に対するボランティア活動の多くは宗教団体が関係している。これも形を変えた植民地主義が背景にある。欧米人（特に米国）は自らが築き上げた民主主義と自由経済の価値観が絶対であり、これを世界のスタンダードにすべきであるということを国是と考えている。だから15世紀にアメリカ大陸に宣教師たちが命がけで「奉仕」していた構図とよく似ているのである。つまり、ボランティア活動の次にあるのは、「欧米型価値観」による支配（文化的植民地化）なのである。翻ってわが国の海外でのボランティア活動を総覧してみると、多くは純粋のAnthropology（人類愛）とHumanitarianism（人道主義）に基いて活動しており、宗教系のNGOに見られるようなRedemption（教義に基く贖罪意識）がないのが大きな特徴である。また、欧米型の国際医療貢献活動が、自分たちの医療に対する考え方を有無もいわさず押しつける覇権主義型であるのに対して、日本の国際医療貢献は、現地の医療事情や伝統、習慣などにも配慮しているのも特筆すべきことといえる。しかし、その一方で、日本の閉鎖性あるいは誤ったグローバル化によって「利他主義：Altruism（利己主義の反対、得られた利益を他人のために使うという考え方。最近は優良企業の評価方法に使われている）」が排除され、ボランティア活動を寄付金などによって支援する習慣が日本ではほとんど定着していない。これはキリスト系宗教がもつ「イエスの死は人間が生まれながらにもっている罪（原罪）をつぐな

表1　川崎市福祉協議会の海外研修事業の助成金の一例。

海外研修事業　（社）○○基金	
民間社会福祉法人において、障害児・者の処遇等に従事しており、海外の施設において先進的な課題をもち、意欲的に挑戦する方	
Aコース（3か月） 3名：1人当り160万円以内	実務経験3年以上、27～50歳未満、日常的な英会話能力および専門知識を有し、勤務先法人代表者の推薦を得た方
Bコース（1か月） 3名：1人当り80万円以内	実務経験1年以上、20～40歳未満、日常的な英会話能力を有し、勤務先法人代表者の推薦を得た方 ※選考方法：語学・小論文テスト、選考委員による面接

うものであった(贖罪)という考え方、つまり、人間そのものが穢れた存在であり、他人に尽くすことで罪が許される(贖罪意識)」による欧米人の「寄付」の考え方や積極的な社会奉仕活動(狭義のボランティア)への参加とは対極にある。したがって、日本のNGOは本来のボランティアイズムの本道にあるにもかかわらず、経済的にも、人材的にも、あるいは活動の規模でもきわめて脆弱であり弱小である。

II　歯科系NGOの現状

国際医療貢献に関わる歯科系のNGOも、日本のほかのNGO同様、予算、人材の規模も小さく、活動範囲も限定的である。多くは夏休みや正月休みを利用して短期間活動地域に出向き、検診や簡単な医療行為を行う「イベント型」であり、現地事務所を構え、長期的に対象地域に対して医療支援をする「定着型」は、著者の知る限りきわめて少ない。それはいうまでもなく予算規模が小さく、歯科医療関係者にそのような活動を積極的に行いたいというボランティアが少ないことが影響している。活動地域についても、資料はやや古いが、2002年の歯科保健医療国際協力協議会発行のダイレクトリーによると、29団体ある歯科系NGOのうち、カンボジアを中心としているNGOがもっとも多く7団体、ラオス2団体、ミャンマー2団体、その他フィリピン、ブータン、スリランカ、トンガ、南太平洋諸国、タイ、モンゴル、ネパールなどが各1団体と、アジア・大洋州地域に限定されている。アフリカや中南米などでもニーズが多いにもかかわらず、歯科系NGOの活動は少ない。これもやはり経済的な問題がネックになっている。

III　わが国のNGOに対する助成の現状

それでは、わが国のボランティア活動を経済的に支援する体制はどうなのであろう。基本的には国あるいは地方自治体による支援と民間による支援がある。その数はインターネットで検索するだけでもおびただしい数にのぼる。問題はその支援額であるが、たとえば川崎市福祉協議会のホームページで公開している助成事業を見てみると、8つの福祉関係の助成事業が公募しているが、そのほとんどが100万円以下である。唯一、海外に関係する事業があり、応募要件は表1のようになっている。まず、応募資格が非常に厳しく、また、選考も厳格に行っているが、助成される額は3か月でわずか80～160万円という少額である。

この額ではとても3か月というプロジェクトを実施することは不可能であり、まさに、費用の「ごく一部」を助成しましょうという考え方である。欧米の似たようなサイトでは、たとえばエイズ関連の基金は数ページにおよび、運用資金を公開している団体を見るとおおむね数億円単位である。イギリスの歌手として有名なElton John Aids Foundationでは180億円の資金を集めている。わが国の民間あるいは公益法人などが助成しているものにはもう1つ特徴があり、その民間企業あるいは公益法人が扱っている主たる事業に対して助成するという仕組みである。上記の川崎市の場合は障害者を中心とした福祉事業を対象としているし、わが国としては比較的大きな予算規模で各種団体に助成している日本財団(日本船舶振興会)も収益の根拠の関連から海や船舶に関連した事業助成が大きな特徴となっている。一方、医療に関係する補助金・助成金は多くが研究助

9 歯科医療の変革

図1 著者は2004年よりカンボジア・ヘルス・サイエンス大学歯学部において歯周病専門医コースを主宰、カンボジア政府から認定された歯周病専門医を22名育てた。このコースは、現地の歯周病専門医に引き継がれ現在も研修が行われている。写真は歯周外科手術の実習風景。術者が著者。

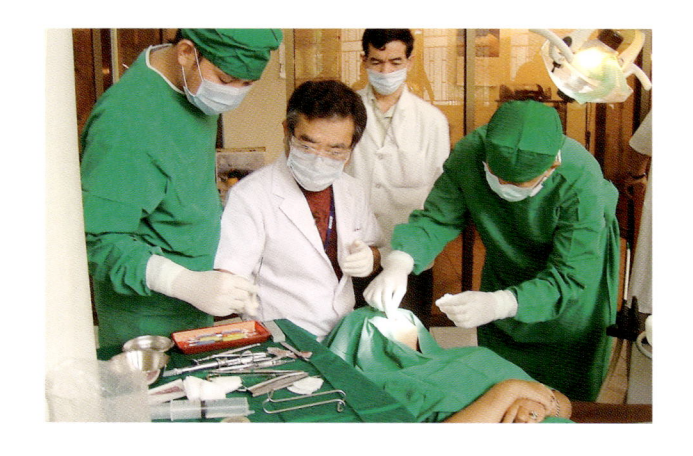

成であり、国際医療貢献に特化した活動助成は意外なほど少ない。インターネットで検索してもそう多くはヒットしない。また、詳細を見ても額が少なく、とてもその助成金のみでプロジェクトを実施することは無理である。このように、わが国の海外での医療ボランティア活動は基本的に寄付や会費などによる自己資金による活動を余儀なくされており、それが活動規模を小さくする要因となっている。そこで、然るべき規模で国際医療貢献活動をするとなるとどうしても公的資金に頼るしかなくなるのである。公的資金は現在のところ大きなものは2つある(以前は郵政省のボランティア貯金が大きな活動支援金となっていたが、金利の低下と民営化にともなって支援額が著しく少なくなっている)。1つは外務省の日本NGO連携無償支援資金協力というスキームであり、もう1つがJICA(国際協力機構)の草の根技術協力というものである。両方とも基本的にはODA(政府開発援助)の1つとして運用されている。両者とも基本的なプロジェクトに対するコンセプトは類似しているが、運用の考え方はまったく違う。外務省の日本NGO連携無償支援資金協力は、基本的にNGOとの連携を図りつつ無償で資金を援助するものであり、JICAの草の根技術協力は、本来JICAが行うべき事業をNGOなどに「委託」する事業という位置づけである。したがって前者はプロジェクト・サイトの事業の必要性(主にハードの部分)、成果あるいは裨益者の実態などが詳細に検討され、国民の税金を投入するに値するか否かが採否のポイントとなる。JICAの草の根技術協力は「本来JICAが行うべき事業」でソフトの部分に重心があり、プロジェクト・サイトを管轄するJICAの現地事務所が実際行っている事業との整合性が問われる。著者自身も、カンボジア(図1)でJICAの草の根技術協力を申請した

ときに、「歯科のプライオリティの低さ」を理由にまさに取りつく島もない扱いを受けた経験がある(この案件はその後採択され、著者自身が約1年半カンボジアに赴任した)。

IV 歯科系NGOによる国際医療貢献の実態

歯科系NGOは医科系NGOと比較してネットワークが弱く、どちらかというと一匹狼型の団体が多い。それは歯科という業界に共通した特徴ともいえる。つまり、歯科は単科であり、医科のように他科との連携、協調によって医療が成り立っている医療システムとは根本的に違っているのが1つの理由であろう。さて、歯科系NGOの活動としては、大きく分けて3つのパターンがあるようである。1つは歯科疾患(主にカリエス)の予防やプライマリー・ヘルスケアーを中心にしている活動。2つ目は口唇口蓋裂など口腔外科領域の医師たちが中心となって技術移転するグループ。そして3つ目は母子保健や学校歯科・口腔保健などに特化した活動などである。それぞれに国際医療貢献として重要な仕事であるが、それらの活動に共通しているのは、実際にプロジェクトを実施する国での医療法の壁である。つい最近までは日本から医療団が来たというだけで大歓迎を受け、実際の治療行為にも寛容であった。しかし、現在は多くの途上国にも厳密な海外のNGO活動に対するガイドラインのようなものができ、ほとんどの国で外国人医師による治療行為を制限する傾向になっている。また、現地の日本大使館も治療行為については慎重な対応をNGOに求めている。そのような傾向が歯科医療の技術移転をいよいよ困難にしているのが現状である。

V 国際医療貢献の展望

　将来の展望を見据えて著者は2つの提言をしたい。まず、大学教育に国際医療貢献を取り入れ(社会歯科学などで教科として扱っている学校はあるが)、学生の実体験教育を途上国において行うこと。これらは歯科医師としての人間性を高めるのに非常に意義があるし、社会性を養うのにも効果がある。もう1つは歯科業界がボランティア活動にも積極的に参加する雰囲気を構築することである。前述してきた通り、わが国は寄付をしたりボランティアに参加するという習慣がない。しかし、少し視点を変えると、たとえば、著者らの団体が実施している廃棄金属を寄付することでも間接的に国際医療貢献に寄与したことになる。あるいは地区の歯科医師会や保険医協会のような組織で国際ボランティア活動を支援すると、歯科のステータス、ひいては国民の歯科に対するイメージアップになるのではないかと思うのである。

参考文献
1. 大塚吉兵衛(編). 国際貢献―医療に携わる人たちのために. 東京：ヒョーロン・パブリッシャーズ, 2008.

10 歯科保健医療の課題と展望

財団法人　口腔保健協会理事
宮武光吉

歯科保健医療は、広義には保健医療の一分野であるが、歯科保健医療担当者の専門教育および資格免許などの点で一般の保健医療とは異なる領域として発展してきた。しかし、国民の健康を守ることにおいて、その目的は同じであるところから、将来的には保健医療と歯科保健医療は、連携・統合の方向に向かうことが考えられる。

I　公衆衛生における歯科保健医療

公衆衛生学は、「人間集団の健康を考える学問である（渡邊）」とされているが、その分野は多岐にわたっており、担当する関係者の職種も多様である[1]。たとえば、日本公衆衛生学会に設けられた「21世紀の公衆衛生研究戦略委員会」においては、次のような課題があげられている（表1）[2]。

表1　わが国における公衆衛生の課題。

1．疫学・統計・情報科学	12．感染症
2．健康教育	13．公衆栄養
3．ヘルスプロモーション・ライフスタイル	14．食品衛生・薬事衛生
4．保健行政	15．産業保健
5．地域保健・地域医療	16．環境保健
6．循環器疾患	17．国際保健
7．悪性新生物	18．社会保障・社会福祉
8．母子保健・学校保健	19．人材養成
9．高齢者保健・介護	20．酒・タバコ・依存性薬物
10．精神保健福祉	21．健康危機管理
11．口腔保健	

また、現在の日本公衆衛生学会の会員構成を職能別にみると次のとおりである（第13回役員選挙における職能別登録者数・2008年2月による、表2）。

表2　職能別にみた日本公衆衛生学会会員の分布。

医師	43.7%
保健師・看護師など	23.0%
健康教育系	5.8%
歯科医師・歯科衛生士など	3.9%
管理栄養士・栄養士	4.7%
社会科学系	3.5%
薬剤師	1.5%
その他	13.9%

このように、口腔保健や歯科保健医療関係者は、公衆衛生において必要欠くべからざる分野となっていることがわかる。

2008年4月、新潟県福祉保健部長に石上和男が歯科医師として初めて就任したことが「日歯広報」（第1440号：2008年4月15日）に報じられていたが、地方の保健行政の責任者に歯科医師がなったことは画期的なことであり、1974年に筆者が歯科医師として初めて山形県衛生部保健予防課長に就任したことにつづく事柄である。このことは、歯科医師は口腔のみならず、全身の健康について行政官として担当する能力をもっていることを示している。

1．衛生学・公衆衛生学教育

このような点から、歯学部の課程においては衛生学・公衆衛生学に関する教育を行うことが必須とさ

れ、実施されてきたところであり、国家試験においてもこれらに関連する問題が出題されている。今後はこれらの領域に参加する歯科医師や歯科衛生士が増加する傾向にあることから、これらに関連する教育を充実させることが必要と考えられる。また、将来歯科医療に従事する歯科医師にとっても、公衆衛生の素養や保健行政に関する知識をもつことは、地域において実際の業務を行うにあたって必要とされることからも、歯学部の教育の中でこれらが必須科目の1つとなっている。

公衆衛生学の分野は多岐にわたり、学際的な領域であることから、多くの分野が関係していることも特徴である。たとえば、総論として、疾病予防、健康増進、保健医療福祉関係法規、保健医療情報、医療経済、医の倫理、疫学、チームワークとコミュニケーションが、また各論として、栄養・食品保健、環境保健、感染症対策、生活習慣病対策、地域保健、保健活動、口腔保健、母子保健、学校保健、産業保健、高齢者保健、要介護高齢者保健、障害者保健、精神保健、国際保健、医療機関の開設・管理などがあげられている[1]。そして、これらの分野はそれぞれ独立した学問領域であると同時に、相互に強い関連性をもっていることも特徴の1つであるといえる。個人のライフステージを考えても、また地域社会における人間集団のもっている健康課題を見ても、これらが相互に関連していることがわかる。

このことは、口腔が身体の一部であり、口腔のみの健康または疾病ということは少ないのであって、全身の状態と相互に影響し合っていることは、本書の別項で述べられているとおりである。

2．地域保健分野で活動する歯科医師の役割

歯科医師が公衆衛生の分野で活躍している地域保健の分野においては、保健所が重要な役割を果たしている。保健所の機能が充分に発揮されるには、公衆衛生分野で働く医師の確保が重要であり、このため厚生労働省は、保健所などにおいて公衆衛生に従事する医師の確保推進を図るため、公衆衛生医師確保推進登録事業を行っている。しかし、臨床現場における医師が慢性的に不足している状態の中で、公衆衛生の分野ではたらく医師を振り当てることは容易ではない。そこで、医学教育にもっとも近いところで教育がなされ、すでに健康づくりの担い手としての実績がある歯科医師が公衆衛生医になることが望ましいが、そのためには、解決しなければならぬいくつかの法律上の課題があることも事実である。

II 臨床の場における医療安全対策

2007年の医療法の改正により、病院・診療所において医療安全を確保することに努めることが、医療施設の管理者に求められることとなった[3]。医療安全対策には、次の4つの項目が含まれている。すなわち、医療事故防止対策、院内感染防止対策、医薬品安全確保対策、医療機器安全確保対策である。

1．医療安全確保対策

医療事故防止対策、すなわち医療安全管理体制としては「医療安全管理指針」を整備して医療安全管理者を設置し、従業者に対して年2回程度の研修を行うとともに「医療事故防止・緊急時対応マニュアル」を作成しなければならないとされている。

2．院内感染防止対策

院内感染防止対策としては「院内感染対策指針」を整備し、従業者に対し年2回程度の研修を行うとともに「院内感染防止マニュアル」を作成しなければならないとされている。

3．医薬品安全確保対策

医薬品安全確保対策としては「医薬品業務手順書」を整備して医薬品安全管理責任者を設置し、必要に応じて従業者に対して研修を実施するとともに「医薬品管理簿」を作成しなければならないとされている。

4．医療機器安全確保対策

医療機器安全確保対策としては「医療機器保守・点検計画」を作成し、医療機器安全管理責任者を設置し、新しい医療機器の導入時には従業者に対して研修を実施するほか、医療機器の適正使用・保守点検・情報管理等の包括的管理を行うことが必要とされている。

以上の事柄は、当初は病院のみに適用されてきたが、今回の改正により、歯科診療所を含む診療所においても実施されることになったものである。これにより、これまで局所的な歯科・口腔領域における医療を担当するとされてきた歯科医師に、全身的な観点に立って医療安全対策を講じることが求められることになった。

III 新健康フロンティア戦略における歯の健康力

2007年4月18日に「新健康フロンティア戦略賢人会議」（座長：黒川清内閣特別顧問）から「新健康フロンティア戦略〜健康国家への挑戦〜」が報告された[4]。

この中で、国民自らがそれぞれの立場に応じて行う健康対策として、次の9分野があげられている。
(1) 子どもを守り育てる健康対策(子どもの健康力)
(2) 女性を応援する健康プログラム(女性の健康力)
(3) メタボリックシンドローム対策の一層の推進(メタボリックシンドローム克服力)
(4) 癌対策の一層の推進(癌克服力)
(5) 心の健康づくり(心の健康力)
(6) 介護予防対策の一層の推進(介護予防力)
(7) 歯の健康づくり(歯の健康力)
(8) 食育の推進(食の選択力)
(9) 運動・スポーツの振興(スポーツ力)

また、新健康フロンティア戦略を推進する家庭・地域・技術・産業として次の3分野があげられている。
(1) 健康を家庭・地域全体で支援(家庭力・地域力)
(2) 人間の活動領域の拡張に向けた取り組み(人間活動領域拡張力)
(3) 医療・福祉技術のイノベーション(研究開発力)

1. 歯の健康力(歯の健康づくり)

これらの中で「歯の健康力」は次のように述べられている。

歯の健康づくり(歯の健康力)

歯の健康は、おいしく、楽しく食事をして、健康的な生活を維持・向上するうえで、きわめて重要である。また、口腔内を清潔に保つことは生活機能を維持するために重要であり、特に高齢者や寝たきりの場合には、介護予防あるいは肺炎予防にも効果がある。

8020達成者(80歳で自分の歯を20本以上有している者)の増加や子どもの虫歯の減少など、国民の歯の健康状態は着実に向上している。近年では、生活習慣病と歯周疾患との関連や妊産婦と歯周疾患の関係など、歯・口腔の健康と全身との関係が注目されている。

(1) 幼児期・学齢期のう蝕予防対策
　①家庭における子どもの丈夫な歯づくりに関する知識の普及と実践
　②学校での口腔に関する健康教育の実施
　③歯の生え替わりの時期における丈夫な歯と噛み合わせに関する知識の普及と予防の勧奨

(2) 主に成人期の歯周疾患対策
　①妊産婦に対する予防の勧奨、乳幼児から生涯にわたる口腔に関する健康教育の実施
　②喫煙と歯周病に関する知識の普及

　③成人期の歯周病に対する早期発見と進行抑制に関する知識の普及

(3) 主に高齢期・寝たきり者等の口腔ケア
　①噛む機能と食べる機能の維持・確保に関する知識の普及
　②寝たきり者等に関する口腔清掃知識の普及
　③高齢者の口腔内や入れ歯の状態の定期的なチェックの推奨

(4) 生涯を通じた8020運動の推進
　①個人が行うセルフケアと歯科医師などが行うプロフェッショナルケアの推進
　②食育対策や生活習慣病対策との連携
　③噛む機能と食べる機能を維持するための研究の推進

2. 歯の健康力についての指標

新健康フロンティア戦略には項目ごとに指標が示されているが、歯の健康力には、次の2つの指標があげられている。
　①12歳児の1人平均う歯数(実績値：1.71；平成18年学校保健統計調査)
　②80歳で20本以上の歯をもつ人の割合(実績値：24.1%；平成17年歯科疾患実態調査)

なお、本戦略の実施期間は2007年度から2016年度までの10年間とされており、その間に政府は健康国家の実現を図るため、本戦略の内容を踏まえ、今後、具体的な実施計画(アクションプラン)を策定し、政府一体となって、国民運動の展開など具体的な施策の実施を図るべきであるとされている。この戦略は、2000年に提案された「健康日本21」と重なる部分が多いが、いくつかの新しい分野が追加されていることと、より多面的な提言となっていることがその特徴である。

IV 新たな歯科医療需要等の予測

今後のわが国における歯科医療需要についての予測を行うために、2006年度の厚生労働科学研究において調査が行われた[5,6]。その概要は、次のとおりである。

わが国における歯科医療需要の動向は、少子高齢化、疾病構造の変化および国民の健康志向の向上などにより大きく変化している。少子高齢化に加えてう蝕の減少は、これまでの歯科医療の主要な領域であった歯科保存処置、歯科補綴治療の需要の減少をもたらし、歯科医療の今後に不安を与える理由の1

つになっている。

このような状況下で、大学歯学部・歯科大学の教授および大学医学部・医科大学の歯科口腔外科学の教授並びに都道府県歯科医師会長のすべてを対象としたアンケート調査が行われた。回答率は41.7%（大学教授群：40%、歯科医師会長群：59.5%）であった。

1．現在不足している分野

その結果、現在不足している分野の第1位は、歯科疾患の予防（予防歯科）であり、この分野がますます重要となってくると予測されている。その理由として、国民の健康に対する意識の向上が歯科医師会長群では60%を超えており、これを実現するためには、医療保険に予防給付の導入が必要であるとされている。現在は、健康と疾病とは連続しているとの理論が定着しているところから、健康と疾病との間に境界を定めること自体が不合理なことであると考えられている。

国民の意識は、単に健康の保持のみにとどまらず、健康の増進を求めている。このことは、疾病を治療あるいは予防することから、健康を積極的に増進するにはどうすればよいかということが求められているということができる。いわば Disease-oriented Concept から、Health-oriented Concept に変化しつつあることになる。このような国民の意識の変化に歯科保健医療担当者がいかに対応するかが、今問われているといっても過言ではない。

そのような意味では「8020運動」に代表される、一生自分の歯で食べられる国民を増加させることが、高齢社会における QOL の確保につながるとして期待されているが、これなどは正に Health-oriented Concept に基づくものということができる。

2．新たな歯科医療技術

一方、新たな歯科医療の技術として研究開発されているものとして、歯科インプラントがあげられている。今後この分野は一般の歯科医療の中にもっと取り入れられると専門家は予測しているが、そのためには大学における研究の充実とともに、医療保険の中において有効性とともに安全性を確保することが課題であると指摘されている。

また、高齢者に対する歯科医療需要は、大学教授群では今後その需要が大きくなるとしているが、歯科医師会長群ではそれほど需要は伸びるものではなく、また現在も不足している分野であるとは認識されていない。しかし、在宅要介護者に対する訪問歯科医療の充実をあげているものは多かった。

3．口腔保健の向上と全身の健康との関係

口腔保健の向上が、全身疾患の予防やその進行阻止に寄与している事例として、歯周病をあげている者が多く、これらの歯科疾患と全身疾患との関連について歯科保健医療担当者の認識を高めるとともに、このことを一般の保健医療関係者はもとより広く国民に認知させることが必要である。そのためには、マスメディアによる国民への啓発、医科とのさらなる連携とともに、政策的に推進していくことが必要とされる。また、誤嚥性肺炎などの予防と専門的口腔清掃との関連についてのわが国の研究と実践は、国際的にも先行しており、これらの成果をさらに普及していくことが重要とされている。また、咀嚼・嚥下を含む要介護高齢者・有病者に対する口腔領域のリハビリテーションは、現在不足している分野であり、これらを充実させていくためには、行政などによる施策の推進が望まれる。

先端医療の分野である再生医療技術の研究開発とこれらの歯科医療への導入を期待している者も多い。しかし、この分野については、その適応症と費用の負担とともに保険医療への導入が問題となっていることは、歯科インプラントの場合と同様である。

このように、今後の歯科保健医療の需要は多岐にわたっているが、その実現には政府、学会さらに歯科医師会の連携により、さらに進展していくことが期待される。

Ⅴ　社会保険医療における歯科医療

1．わが国の医療保険の特徴

わが国の医療保険の特徴は次のような点であるとされている。

（1）国民皆保険体制である。
（2）被用者保険と地域保険など制度が分立され、制度間に格差がある。
（3）出来高払いが原則であるが、急性期病院には包括払い（DPC）が導入されている。
（4）患者の一部負担が、原則3割と高率である。
（5）原則として混合診療は禁止されている。
（6）自由開業医制である（保険医と保険医療機関の二重指定である）。
（7）患者からみて、フリーアクセス制となっている。
（8）医療機関による機能分化と連携が不十分である。

10 歯科保健医療の課題と展望

表3 医療保険制度の沿革。

年　月	事　項	年	関連事項
1922. 4	「健康保険法」が成立する		
1927. 1	「健康保険法」が施行される(団体自由選択・人頭割請負方式)	1928	ムシ歯予防デー(6月4日)を定める
4	歯科診療の給付のうち補綴診療を定額制とする		
1927.10	歯科診療の給付のすべてを定額制にする		
1933.10	歯科診療の給付を人頭割請負形式に再び変更する	1937	保健所が設置される
1938. 1	厚生省(現厚生労働省)が創設される		
4	「国民健康保険法」が公布される		
1939. 4	「職員健康保険法」が成立する(40年6月から施行)		
1943. 4	健康保険に職員健康保険を統合する		
1945. 8	ポツダム宣言を受諾する(敗戦)		
1945. 8	診療報酬の単価を8回にわたり改定(1951年12月までの間)	1947	(新)「保健所法」制定
1950. 4	中央社会保険医療協議会が設置される	1957	第1回歯科疾患実態調査(以後、6年ごとに実施)
1955. 5	歯科差額に関する通知が出される		
1958. 6	「国民健康保険法」改正、国民皆保険となる(1961年4月から)	1961	3歳児歯科健康診査 へき地歯科巡回診療事業
1967.11	歯科診療における差額の取り扱いについての通知が出される		
1971. 6	日医、日歯が保険医総辞退届を出す		
1972. 9	日歯代議員会が「脱保険・計画診療」を決議する		
1976. 6	歯科差額徴収の廃止についての通知が出される	1977	1歳6か月児歯科健康診査
1978. 1	歯科材料差額についての通知が出される	1987	歯の重点健康教育、重点健康相談開始(老人保健事業)
1982.11	「老人保健法」が成立する(1983年2月施行)	1988	在宅寝たきり老人歯科保健推進事業開始
1984. 8	「健康保険法」等の改正(本人10割→9割給付、特定療養費創設)	1989	「8020」運動提唱
1997. 6	「介護保険法」が成立する(2004年4月施行)	2000	「健康日本21」運動開始
2001. 1	「厚生労働省設置法」が施行される	2002	「健康増進法」制定
2008. 4	「高齢者の医療の確保に関する法律」が施行され、後期高齢者医療制度が開始される	2007	「新健康フロンティア戦略」提唱

(榊原悠紀田郎．社会保険歯科医療小史．口腔保健協会，1989および、国民衛生の動向．厚生統計協会，2008より改変引用)

2．医療保険の沿革と課題

わが国の医療保険の沿革は、表3のとおりである。
医療保険からみた歯科医療の特徴は、土田によれば、次のとおりである[7]。

(1) 歯科診療所(開業歯科医)中心の診療形態であり、外来診療が主体である。
(2) 需要の特性としては、①需要と供給における情報の非対称性が少ない ②需要の価格弾力性が高く、需要の階層性が見られる ③需要が比較的画一的である。
(3) 画期的な診療技術の開発が少なく、医療保険に導入されるものも少ない。
(4) 歯科医療関係者の保険診療(患者)に対するシンパシーが少なく、差額徴収(混合診療)の部分的容認や「脱保険」志向が見られる。
(5) 患者の視点への歯科保健医療関係者の対応が相対的に希薄である。

そして、これらを改革していくためには、①歯科医療需要の確保を図る ②歯科保健医療関係者は患者の視点の重視を図る ③歯科疾患の予防を重視する ④急性期疾患対応から慢性期疾患／健康維持対策への対応を推進することなどが必要であると述べている。これらは、今後の主要な課題であろう。

VI　新しい「歯科医学教授要綱」の内容と課題

2007年に「歯科医学教授要綱」が13年ぶりに改訂され、公表された[8]。今回の改訂は前回(1994年)の改訂以後、「歯科医学教育モデル・コア・カリキュラム－教育内容ガイドライン－」(2001年)が提示されるとともに、「臨床実習開始前の共用試験」が実施され、さらに2006年からは「歯科医師臨床研修の必修化」が開始されるなど、歯科医師の養成をめぐる環境の変

化が著しいことなどを踏まえてなされたものである。

1．歯科医学教授要綱の概要

その内容は、次の4領域に分けられている。

（1）基礎系歯科医学領域：解剖学、生理学、微生物学、病理学、生化学、歯科理工学の各分野

（2）臨床系歯科医学領域：歯科放射線学、歯科麻酔学、口腔外科学、保存修復学、歯内療法学、歯周病学、歯科補綴学、歯科矯正学、小児歯科学の各分野

（3）社会系歯科医学領域：社会歯科、口腔衛生学、歯科法医学、障害者歯科学、スポーツ歯学、高齢者歯科学、歯科医療統計学の各分野

（4）総合医学系領域：内科系、外科系、耳鼻咽喉科系の各分野

2．歯科医学教授要綱の課題

この教授要綱は、歯科医学生として教育されている、あるいは教育すべき内容を再度整理し、今後の歯科医師養成のための参考に資するとともに、国民に対して歯科医学教育の内容を明確化し、歯科医師の有する幅広い保健医療福祉担当者としての教育背景を明示することを目的として改訂されたとしている。しかし、今回の改訂では、それぞれの科目における方針や歴史的経緯などを重視し、全体を通じたいい回しや用語の統一は行っておらず、歯科医学教育における用語統一については、今後の課題としたいと述べている。

今回の改訂は、歯科医学・歯科医療の進歩発展の著しいことを背景にして、歯科医学教育の充実を意図したものであることは理解できるが、あまりに総花的・各論的になり、科目相互の調整が十分図られておらず、全体としての統一性・整合性に欠けている。また、衛生学・公衆衛生学の基本的な事項が少ないことも、課題の1つであると考えられる。

今後は各歯科大学・大学歯学部において、改訂された新しい「教授要綱」に基づいて歯科学生に対する教育が行われるとともに、それらの知識や技能が習得されているか否かについては「臨床実習開始前の共用試験」や「歯科医師国家試験」などにより確認され、さらに充実されることが期待される。

Ⅶ　歯科保健医療の展望

21世紀における歯科保健医療の展望をすることは、楽しいことである反面、とても勇気のいることである。ここでは、20年後の歯科保健医療の姿を予測することにした。かつて、榊原は「2001年の日本」の中で、歯科保健医療の予測を行っているが[9]、これらを参考にして2030年の推計値を示した。

（1）人口：115,000（千人）
（2）歯科医師数：95,200人（人口10万対82人）
（3）歯科大学・歯学部数：25
（4）年間新規参入歯科医師数：2,000人
（5）歯科衛生士数：126,000人
（6）歯科技工士数：28,000人

今後は人口の減少と少子高齢社会に合わせて、歯科保健医療の姿も変化せざるを得ないと考えられる。疾病構造の変化から歯科保健医療の需要をみると、多数の軽症の患者と、少数の重症または稀な疾病の患者とに二極化すると考えられる。そして、歯科保健医療の供給も多数を占める一般歯科医（家庭医）と少数の専門医に分かれることになる。一般歯科医は、現在の歯科治療主体から歯科疾患の予防、さらに住民の健康管理を担うこととなり、外来診療から訪問診療への比重が増加するなど診療形態も変化するであろう。さらに、病診・医歯連携が強く求められ、口腔と全身の関連についての知識と的確な対応が必要となる。また、専門医は、病院における入院患者の診療や、地域における特殊・専門的な歯科医療需要に応えることがその主な任務となると考えられる。これらの他に、研究や行政分野に従事する歯科医師も増加すると思われる。

参考文献

1．宮武光吉, 渡邊達夫, 雫石　聡, 川口陽子（編）　衛生学・公衆衛生学. 東京：医歯薬出版, 2008.
2．日本公衆衛生学会. フォーラム2記録「21世紀の公衆衛生研究戦略を考える」2007.
3．基本医療六法編纂委員会編. 基本医療六法（平成20年版）. 中央法規出版, 2007.
4．新健康フロンティア戦略賢人会議. 新健康フロンティア戦略～健康国家への挑戦～, 2007年4月18日.
5．厚生労働科学研究費・医療技術評価総合研究事業. 新たな歯科医療需要等の予測に関する総合的研究（平成17年度総合研究報告書）口腔保健協会, 2006.
6．渡邊達夫, 竹内倫子, 友藤孝明, 山本龍生. 今後の歯科医療需要を読む, 日本歯科評論；2006；768：145～155.
7．土田武史. 日本の医療保険制度と歯科医療, 社会歯科学研究会雑誌；2008；1（1）：6～13.
8．歯科大学学長・歯学部長会議. 歯科医学教授要綱（平成19年改訂）. 医歯薬出版, 2008.
9．加藤秀俊他（編）. 2001年の日本. 東京：朝日新聞社, 1969.

編集後記

本書が上梓するまでの過程と将来に寄せて

本企画を意図したのは、2005年に遡ります。2005年定例1月教授会の前に、中原泉学長が突然教授室に来室され、「2006年4月から学部名称の変更をしたい。その理由は『歯学部』というのは『口腔の生命体』を表現していない。先生の考えを問う」ということでしたが、歯周領域では「ペリオドンタルメデシン」の用語が世界的に流布していた時代でした。私は即座に学長のご意見に賛同ですと申し上げて、翌月（2月）に定年退職をしました。歯科大学・歯学部も「名称が変わる」、「教育も変わる」、「再生するのだ」という熱き想いを胸に大学を去りました。その後、生命体を位置づけた口腔領域から発信する著作物を期待しましたが、皆さん多忙という理由で手をあげてくれる方は少なかった。それでは鴨井がやるぞということで、中原学長に企画主旨を申し述べ、編集と執筆の労をお願いしました。

2007年11月11日P&G社（プロクタ・アンド・ギャンブル・ジャパン）主催で「オーラルヘルスと全身疾患」という講演会が開催され、自治医科大学学長高久史麿先生が基調講演をされました。ご専門の内科呼吸器系や血液研究などに触れられ、口腔の果たす役割、消化器系、呼吸器系への役割などを的確にお話をされ、一同深い印象と感銘を受けました。その中で、口腔内から伝播する微慢性炎症は、体内臓器の疾病に大きなトリッガーとなることを強調され、オーラルヘルスの重要性に言及されていました。その後、機会があって学長にお会いしたときに、口腔から体内外臓器への関わりを発信したいという構想をお話したところ、ご賛同され、2008年の1月初旬に口腔と呼吸器系の関わりの原稿を早くもいただきました。企画も十分でなく構想だけの話に原稿をいただき、内心冷や汗ものでした。その後も陰に陽に本企画に対し暖かいご援助をいただき心から感謝申し上げる次第です。

クインテッセンス社の佐々木一高社長に企画主旨を述べ「口腔と全身疾患」の刊行物としての意向と打診をしました。クインテッセンス社は、どちらかというと臨床現場でのスキルや実践的な臨床応用の著作物が多く、歯科医療のコンセプトを主体とした著作物を取り扱ってもらえるのか危惧したところでしたが、「先生！その企画やりましょう」と快諾をいただき、ホットした安堵感に浸ったことが思い出として残りました。佐々木さん、秘書の奥山路子さんら

のご協力で企画作成に入り、医科関連の先生方からは、十分な企画書も作成しないで原稿依頼は何事だ、と何回かご叱責をいただき、企画調整の難しさを肌で感じた次第でした。しかし、多くの先生方のご協力で本書が日の目をみることができるようになりました。

　この本を読んでも、臨床の how to ではないので、若い先生方は明日からの実利的糧にはならないと思うかもしれません。研修会などで、現在の歯科医療の落ち込みはわれわれ（鴨井ら）世代の先生方に先明性、予測性がなかったため悪化したという話しをよく耳にしますが、これは間違っています。私が申し上げたいことは、過去の栄華を妄想し、よき歯科医療界を創ろうとしないのは、誰でもなく皆さん方の責任だということです。生活がかかっているから、1点10円の診療点数で朝早くから夜遅くまで頑張って何が悪い。「生活の質」をどうやって担保してくれるんだという声も多く聞いています。こういう状況で、多くの先生方は一方で諦観と誰かがよい歯科界を改善してくれるだろうという仄かな期待を持っていませんか。私は歯周病学に携わって40有余年経ちますが、この疾病の中で教えられてきたものが2つあります。1つは、歯周治療のなかの「メインテナンス治療」です。これは、歯周組織を生涯にわたって、自分の歯で維持管理するには、自助努力・自己管理が必要ということです。もう1つは、「歯周病原性細菌」で、感染症の原因として各臓器へ伝播しますが、完全に絶滅することはできません。俗にいう悪玉菌と善玉菌の調和の問題です。バランスの取れた医療を社会が国民が要求しています。社会構造に対応して、歯科医療も臨機応変に対応すべきです。対処方法には、how to の研修だけでなく、歯科医師としての品性、倫理観の醸成を基盤としたリベラルアーツが要求されます。「智の力」を集積し、学術に立脚した歯科医師像が今こそ求められています。その意味で本書は、日本の歯科医療界を代表するトップバッターたちが、自分の専門領域で最大限に未来の歯科医療の方向性を示唆したものです。本書は、約3年の経過を経て上梓したもので、従来の「詰めて」「被せて」「抜いて」「入れ歯を入れて」という発想から一歩進んで口腔機能のあり方、予防の方法、全身との関連などを記載し、歯科医療の実際に進む方向性を示しています。多くの先生方に読んでいただき、これからの歯科医療のあり方を考えていただければ幸いです。

　　緑、豊かな春の信濃路、追分にて（2009年4月）

　　　　　　　　　　　　　　　　　鴨井　久一

索引
(欧文・和文の順)

欧文

A
Actinomyces naeslundii ……………………… 98
Actinomyces viscosus ……………………… 106
ADA ……………………………………………… 127
ADL ……………………………………………… 146
Advanced Glycation Endproducts ………… 130,183
AGE タンパク …………………………………… 183
Aggregatibacter actinomycetemcomitans …… 151,181
Aggressive Periodontitis …………………… 114
Antagonism …………………………………… 100
Antigen Presenting Cell ……………………… 44
ANUG …………………………………………… 94
apoE 遺伝子 …………………………………… 149
ARC ……………………………………………… 69
Auto Inducer ………………………………… 102

B
basic Fibroblast Growth Factor …………… 165
bFGF …………………………………………… 165
BMI(Body Mass Index) ……………………… 184
BMP …………………………………………… 62,165
Bone Morphogenetic Protein …………… 62,165
BP ……………………………………………… 164
Bruxism ……………………………………… 110

C
Campylobacter rectus ……………………… 15
Campylobacter 菌種 ………………………… 94
Candida albicans …………………………… 94
Capnocytophaga 菌種 ……………………… 94
Case Finding ………………………………… 230
CBT …………………………………………… 212
Chronic Priodontitis ………………………… 114
Clinical Research Coordinator …………… 224
COPD ………………………………………… 140
Corncob ……………………………………… 100
CRC …………………………………………… 224
CRP …………………………………… 114,153,183
C 反応性タンパク …………………………… 114

D
DEBUT ………………………………………… 212
Dental Pulp Stem Cells ……………………… 191
DEXA(Dual Energy X-ray Absorptiometry) …… 166
Disease Activity ……………………………… 114
Disease Sensitivity …………………………… 114
Disease-oriented Concept ………………… 260
DIT ………………………………………………… 7
DNA 結合ドメイン …………………………… 16
DOS …………………………………………… 212

DPSCs	191	**J**	
D-REIS	214	JHFAマーク	249
Drug-induced Gingival Overgrowth	113	JICA	256

E
e - Learning	213
Embryonic Stem Cell	189
Endotoxin	104
ER	168
E - selectin	153
ES細胞	189,192

F
Faculty Development	212
Failure Mode and Effects Analysis	195
FD	212
Fibroblast Growth Factor	52
FMEA	195
FMSRP	136,137
4M - 4E	196
Fusobacterium nucleatum	151
Fusobacterium 菌種	98

G
GCP	224
General Instructional Objective	212
Gingival Crevicular Fluid	92,134
Gingival Index	92
GI値	92
GLUT - 4	138
Glycoprotein	102
Good Clinical Practice	224
GTR法	188,222

H
HbA_{1c}	126,183
Health - oriented Concept	261
Heat Shock Protein	104
Helicobacter pylori	150
Hematopoietic Stem Cells	189
HSCs	189
human cytomegaloviruc(HCMV)	150

I
IC	226
IF	223
IgA腎症	104
IGT	126
Induced Pluripotent Stem Cell	189
Insulin-Like Growth Factor	62
iPS細胞	188,189,192
IRB	224

K
KYT	195

L
Lacoferrin	101
Lactobacillus 属	106
LDH	225
LDL	149
Learner Centered Education	212
LipopolySaccharide	104
Lysozyme	100

M
Macrophage Colony - Stimulating Factor	166
M - CSF	166,168
Mesenchymal Stem Cells	189
METIS	223
MMP	167
MS	180
MSCs	189
Mucin	100

O
ODA	256
One - stage Fullmouth Scaling and Root Planing	136
OR	150
OSCE	212
Osteoprotegirin(OPG)	167
Osterix	165

P
PBL	211,213
PCR	148
PGE_2	134,156
Platelet - derived Growth Factor	62
PMDA	224
POHC	143
Porphyromonas gingivalis	98,151,158,181
POS	212
pQCT法	169
Prevotella 菌種	98
Probiotics	104
Problem Based Learning	211,213
Prostaglandin E_2	134

Q
QCT法	169

QOL	200
QS シグナル	102,181
Quality of Life	200
Quorum Sensing Signal	102

R

RANK	64,166
RANKL	64,166
RCA	196
Receptor Activator of Nuclear Factor κB	166
Resident Bacteria	98
Risk Finding	236
Root Cause Analysis	196
Runx 2	165

S

Secretin	16
Selenomonas 菌種	98
SHEL 分析	196
Simulated Patient	213
Specific Behavioral Objectives	212
SPT	226
stomatology	217
Streptococcus mutans	98,106
Streptococcus salivarius	98
Streptococcus sanguinis	98
Streptococcus sobrinus	98,106
Substance P	57
SXA 法	169

S 状結腸	17

T

T cell	149
Tannerella forsythia	151,181
Taxonomy	212
Teacher Centered Education	212
TGF-β	52,62
Th 1 type cytokine	152
Th 1 細胞	149
TLR	104
TNF-α	104,156
Toll-like Receptor	104,152
TR	222
Transforming Growth Factor	52
Transient Bacteria	98
Treponema denticola	151,181
Tumor Necrosis Factor α	104,152

U

UKPDS	183

V

Volatile Sulfur Compounds	88

W

Web Based Learning	213
WHO	127
Wnt 経路	166

和文

あ

青山千代次 … 179
赤星研造 … 177
悪性腫瘍 … 122,123,219
アクチン … 60
足場 … 188
アタッチメントロス … 110
アデノイド肥大 … 78
アテローム性動脈硬化症 … 148
アミノ酸 … 16
アミン類 … 90
アメリカ糖尿病学会 … 127
α-アミラーゼ … 70
アレルギー性接触皮膚炎 … 44
アレンドロン酸 … 172
アロマターゼ異常症 … 165
安静時唾液 … 67
安全管理教育 … 197
安全管理のコスト … 197
アンチエイジング … 246
アンモニア … 90

い

医科医術開業免状 … 179
胃角 … 14
イギリスの前向き糖尿病研究 … 183
医歯一元制 … 176,217
石黒忠悳 … 177
医師試験 … 177
医歯二元制 … 179,217
医歯分水嶺時代 … 176
医師法 … 179
医師免許規則 … 178
医術開業試験規則 … 178
位相差顕微鏡 … 93
胃体部 … 14
1型コラーゲン … 167
1型糖尿病 … 128
胃底腺 … 15
遺伝因子 … 126
遺伝子の発現 … 54
いびき … 78
医薬品 … 222
医薬品安全確保対策 … 259
医薬品安全管理責任者 … 197
医薬品機器総合機構 … 224
医療安全 … 194,196
医療安全確保対策 … 259
医療安全管理 … 196
医療安全管理委員会 … 196
医療機関完結型医療 … 240
医療機器安全確保対策 … 259
医療機器安全管理責任者 … 197
医療技術産業戦略コンソーシアム … 223
医療計画 … 235
医療事故 … 195
医療の質 … 194
医療費適正化計画 … 235
医療法 … 230
医療保険 … 262
医療倫理 … 210
医療連携 … 235,240,241,243
医療連携体制構築 … 240,243
インスリン様成長因子 … 62
インターロイキン-1 … 44,104
インターロイキン-1β … 134
インターロイキン-2 … 44
インテグリン$α_6β_4$ … 60
咽頭 … 13,18
咽頭細菌叢 … 143
インドール … 90
院内感染対策委員会 … 197
院内感染防止対策 … 259
院内発症型肺炎 … 140
インパクトファクター … 223
インフォームド・コンセント … 201,226
インプラント … 190,228
インフルエンザ … 144

う

う蝕原性細菌 … 106
う蝕象牙質 … 108
う蝕治療 … 107
運動性桿状菌 … 93
運動性微生物 … 93
運動誘発性体熱産生 … 70

え

永久歯 … 53
衛生行政 … 176
疫学研究 … 159
壊死性歯周疾患 … 114
エストロゲン … 165
エストロゲン補充療法 … 172
エストロゲンレセプター … 168
エナメル器 … 55
エナメル基質タンパク … 62,188
エナメル質 … 52,58
エナメル上皮腫 … 124
エフェクターT細胞 … 45
エブネル腺 … 51
エムドゲイン® … 62,189

嚥下3期	75	角膜	30
嚥下障害	75	顎裂部骨移植	190
嚥下反射	143	下行結腸	17
エンケファリン	16	ガスクロマトグラフィ	91
炎症性サイトカイン	134	学校歯科・口腔保健	256
炎症性サイトカイン産生	114	活性型ビタミンD_3製剤	172
炎症性物質	156	カテプシン	167
炎症性メディエーター	59	下半身肥満	182
炎症マーカー	183	下鼻甲介	87
塩味	25	硝子体	31
		顆粒細胞	49
お		顆粒層	42
横行結腸	17	カルシトニン製剤	172
欧米型価値観	254	加齢臭	88
オーラルヘルス	180	眼窩	32
小幡英之助	176	感覚器官	24
温度的受容器	24	感覚受容器	184
オンライン評価システム	214	眼窩前頭皮質	82
		眼球運動	34
か		眼球付属器	32
外エナメル上皮	56	環境倫理	205
介護保険	232,250	眼筋	32
開散	34	眼瞼	32
外耳	36,38	幹細胞	188,191,192
咳嗽反射	143	間質性肺炎	22
回腸	15	患者中心主義	212
外毒素	111	癌腫	122
ガイドライン	256	環状・半環状線維	60
介入研究	159,160	環状間線維	60
外胚葉性間葉組織	54	眼神経	87
外鼻	39	関節炎	104
回盲弁	16	関節症	192
下顎骨	48	汗腺	44
化学的受容器	24	感染症	181
化学療法	122	感染性心内膜炎	18
蝸牛	36	完全咀嚼法	70
角化細胞	42	感染の窓	109
顎下腺	12,51	癌治療誘発性骨粗鬆症	164
顎関節	48	冠動脈疾患	18
顎関節症	38,117	カンファレンス	243
顎骨壊死	170	甘味	25
顎骨欠損	192	甘味刺激	82
顎骨腫瘍	122	顔面神経	76,81
角質	49	間葉系幹細胞	189
角質細胞	42,43	管理型研修施設	213
角質細胞間脂質	43	緩和ケア	242
角質歯	52,53		
学習者中心型教育	212	**き**	
獲得ペリクル	102	機械受容器	83
獲得免疫物質	101	機械的受容器	24
学部教育	212	気管	13,20
顎変形症	77	気管支	20

危険予知トレーニング	196
偽食	70
偽性球麻痺	77
基礎研究	222
基礎歯科学	222
喫煙	88,159,181
拮抗作用	100
基底細胞	49
基底膜	20
機能回復医学	217
揮発性硫黄化物	88
客観的臨床能力試験	212
嗅覚	40
救急救命研修事件	219
嗅細胞	86
弓状核	69
嗅上皮	87
嗅神経	87
急性壊死性潰瘍性歯肉炎	94
臼磨	66
球麻痺	77
穹窿部	14
教育改革	208
教育者中心型教育	212
教育入院	132
教育法	212
教育目標の分類	212
教育理論	211
教育レベル	181
胸腔	23
頰腺	51
共同臨床試験	225
頰粘膜	48
強膜	30
共鳴	40
共用試験	211,212
協力型施設	213
棘細胞	49
巨舌症	78
居宅療養管理	251
筋萎縮性側索硬化症	76
筋芽細胞	192
筋感覚	24,28
菌血症	148
菌交代症	102
筋上皮細胞	51
筋肉細胞	183
筋肉腫	122

く

| 隅角 | 31 |
| 空腸 | 15 |

草郷清四郎	177
屈折	33
グラインディング	116
グリコカリクス	181
グリコサミノグリカン	45
クリニカルアタッチメントレベル	128
グルコース	69,183
グルコーストランスポーター（糖輸送担体）	138
グレリン	69
クレンチング	116

け

ケアプラン	251
頸管熟化	156
形質転換成長因子	62
形質転換成長因子β	52
頸動脈内膜切除術	151
血管内皮細胞	149
血小板	149
血小板由来成長因子	62
血糖	136
結膜	32
血流依存性血管拡張反応	153
見学型	212
健康増進法	180,230
健康日本21	180,231,234

こ

構音障害	77
口科	176
高回転型骨粗鬆症	164
口蓋扁桃	12
光覚	33
交感神経	67
後期高齢者医療	252
抗菌剤	103
抗菌作用	13
口腔	12,48
口腔アセスメント	252
口腔衛生状態	140
口腔科	8,216
口腔顎顔面領域	216
口腔管理	109
口腔機能の向上	232
口腔機能の低下	117
口腔機能リハビリテーション	143
口腔外科専門医	218
口腔外科領域	256
口腔細菌	98
口腔腫瘍	122
口腔上皮	49,58
口腔清掃	77

項目	ページ
口腔内環境	100
口腔内清掃不良	181
口腔内バイオフィルム	98
口腔内微生物	98
口腔粘膜	49
口腔粘膜上皮	48
口腔保健	210,231
高血圧	126
高血糖	134
抗原呈示細胞	44
咬合	116
咬合障害	116,119
咬合性外傷	117
咬合の機能的異常	116
咬合の形態的異常	116
口呼吸	88
虹彩	30
口歯科	8,176
高脂血症	126
口臭	88,90,110
公衆衛生	258
口臭消臭錠剤	95
口臭消臭スプレー	96
口臭消臭リンス剤	96
口臭探知器	91
口臭の分類	90
口唇	48
口唇腺	51
抗生物質	94
厚生労働科学研究	232
厚生労働省	228
咬断	66
口中科	176,217
喉頭	13,18
喉頭蓋	18
行動目標	212
高反応性タンパク	183
肛門	12
高齢期・寝たきり者等の口腔ケア	260
高齢者歯科	228
高齢者の医療の確保に関する法律	230
高齢者肺炎	140
誤嚥	13
誤嚥性肺炎	18,76,140
コーチング技法	214
コーンコブ（Corncob）	103
五感	24
呼吸	40
呼吸器官	18
呼吸器疾患	18
呼吸細気管支	21
呼吸調節	23

項目	ページ
呼吸停止	78
国際医療貢献	254
国際協力機構	256
鼓室	36
コステン症候群	38
弧束核	81
骨移植法	189
骨壊死	173
骨芽細胞	62,134,165,192
骨原性細胞	62
骨線維腫	122
骨粗鬆症	134,164,192
骨代謝	134,167
骨肉腫	122
骨膜・歯肉線維	60
骨密度	134
骨誘導タンパク	62
骨量評価法	169
骨露出	173
鼓膜	36
固有歯槽骨	63
コラゲナーゼ	134
コレステロール	16
コンプライアンス	200
根本原因分析法	196
根面う蝕	99

さ

項目	ページ
細気管支	21
細菌感染症	106
細菌性膣炎	156
細小血管障害	134
再生医療	188
再生歯科	228
再石灰化	106
在宅医療	241
在宅高齢者	251
サイトカイン	59,64
再発防止策	196
細胞外脂質	150
サブスタンスＰ	57,144
サプリメント	246
三叉神経	76,81,87
三師会連携	241
酸味	25

し

項目	ページ
歯科医学教授要綱	262,263
歯科医師の需給	229
歯科医師の倫理	200,204,207
歯科医師の倫理綱領	207
歯科医師法	179

項目	ページ
歯科医師臨床研修	213,214
歯科医療技術	261
歯科医療需要	260
視覚器	30
視覚情報	30
視覚路	32
歯科系NGO	255
歯科口腔外科	216
歯科口腔保健	66
歯科疾患の予防	228
歯牙腫	124
耳下腺	12,51
歯科保健医療	228,229,258
耳管	36
歯間水平線維	60
歯間乳頭再生術	191
歯冠の破折	117
色覚	33
色素細胞	44
子宮収縮	156
糸球体腎炎	104
刺激唾液	67
歯鍵	177
歯原性腫瘍	122,124
自己決定権	201
篩骨蜂巣	39
自己誘導	102
歯根の破折	117
歯根膜	27,58,60,61
歯根膜感覚	24,27
脂質沈着	150
歯周疾患検診	231
自臭症	90
歯周組織再生誘導法	222
歯周病	110,127,180,190,192
歯周病原性細菌	111,148,151,152,158,225
歯周ポケット	110
歯周ポケットの深さ	92
視床下部	69
糸状乳頭	48
視床味覚中継核	81
視神経	32
歯髄	56
歯髄炎の誘発	116
歯髄幹細胞	191
シスタチン	101
システイン	88
システインプロテアーゼ	59
歯性病巣感染	10
耳石器	36
施設居住者肺炎	140
自然免疫物質	100
歯槽硬線	63
歯槽骨	58,63
歯槽骨吸収	128
歯槽膿漏症	180
市中発症型肺炎	140
疾患感受性	112
失敗モード影響分析法	195
疾病活動度	112
疾病発見型歯科健診	236
歯肉	58
歯肉炎	110
歯肉横断線維	60
歯肉血管叢	59
歯肉溝上皮	58
歯肉溝滲出液	58,100,134,183
歯乳頭	56
脂肪細胞	183
死亡診断書	9,217
ジメチルサルファイド	91
視野	33
社会保険医療	261
縦隔	23
重層扁平上皮	18
十二指腸	14,15
終末細気管支	21
終末糖化産物	130,183
終末糖化物質	134
絨毛羊膜炎	156
樹状突起	86
腫瘍壊死因子α	104,134
主要組織適合性抗原	44
情意領域	212
消化液	68,70
消化管	12
消化器官	18
上顎骨	48
上顎神経	87
上顎洞	39
上行結腸	17
常在菌	98
鐘状期	55
茸状乳頭	48
小脳	76
上半身肥満	182
上鼻甲介	87
症例中心主義	212
食育基本法	71
贖罪意識	254
食細胞	101
食事誘発性体熱産生	70
食道	13,14
食道固有腺	14

項目	ページ
食道噴門腺	14
食塊	69
視力	33
心冠動脈疾患	148
神経細胞	192
新健康フロンティア21	234
新健康フロンティア戦略	259
人工多能性幹細胞	188,189
真菌	53
ジンジパイン	152
侵襲性歯周炎	114
人道主義	254
真皮	42,45
深部感覚	24
心不全	192
新予防給付	232
診療ガイドライン	229
診療参加型	212

す

項目	ページ
水晶体	31
垂直感染	109
水不溶性グルカン	103
睡眠時無呼吸症候群	77
スカベンジャーレセプター	149
スケーリング	153
スケーリング・ルートプレーニング	136
ステロイド性骨粗鬆症	164
ストレス	181
スピロヘータ	93
スリピ	101
スルフォニル尿素剤	132

せ

項目	ページ
生活習慣病	106,127,180
精神運動領域	212
成人歯科健診	236
成人歯科保健	236
声帯	18
生体防御機構	103
成長ホルモン	69
西洋梨腹	182
生理学的透過性関門	49
生理活性物質	188
世界保健機構	127
脊髄損傷	192
脊柱湾曲	119
セクレチン	16
舌	48,74
舌咽神経	76,81
舌下神経	76
舌下腺	12,51

項目	ページ
赤血球	192
接合上皮	181
舌骨上筋群	66
摂食	66
摂食・嚥下機能	251
摂食・嚥下障害	140
摂食行動	69
摂食中枢	69
接着性タンパク	60
接着斑	59
舌の運動機能	75
切迫早産	158
舌扁桃	12
セメント芽細胞	56
セメント質	52,63
セメント質腫	124
線維芽細胞	61
線維芽細胞成長因子	52,62
腺癌	124
前癌病変	123
全身麻酔	216
前庭器	36,38
前庭反射	38
前庭部	14
先天的形態異常	77
前頭洞	39
腺房細胞癌	51,124
線毛円柱上皮	18
専門的器質的口腔ケア	143
腺様嚢胞癌	124
前梨状皮質	87
前臨床研究	223

そ

項目	ページ
臓器移植後性骨粗鬆症	164
象牙芽細胞	56
象牙細管	57
象牙質	52,56,57
象牙質・歯髄複合体	57,106
造血幹細胞	189
総合的機能回復	216
早産	156
増殖網膜症	130
速順応型受容器	83
組織再生誘導法	188
咀嚼	66
咀嚼機能	27
咀嚼筋群	66
咀嚼受容器	184
咀嚼粘膜	48
卒後臨床研究	213
卒前卒後教育	212

ゾレドロン酸 172

た
体格指数 184
体性感覚 24
体性幹細胞 189,192
代生歯堤 54
大腸 16
耐糖能異常 126
大脳 76,185
大脳皮質 81,82
大脳皮質眼窩回 87
胎盤 156
体部 14
多因子疾患 159,181
唾液 13,50,51,101
唾液検査 225
唾液腺 12,48,51,67
唾液腺腫瘍 122,124
唾液分泌 67
多形核白血球 132
多形性腺腫に由来する癌 124
多生歯性 53
脱灰 106
タッピング 116
多糖体 103
多列検出器CT 20
探索医学 222
単独型研修施設 213
タンパク分解酵素 111

ち
地域完結型医療 240
地域ケア計画 235
地域連携パス 243
知覚過敏 116
知覚神経 12
治験コーディネータ 224
遅順応型 83
中耳 36,38
チュートリアル 211
中鼻甲介 87
聴覚 38
蝶形骨洞 39
長寿医療制度 230
腸内細菌群 17
直腸 17

つ
椎骨骨折 169
ツゥースエッテ® 144
通過菌 98

て
低体重児出産 156
低比重リポタンパク 149
テーラーメイド医療 188
デスモソーム 42,59,181
デフェンシン 101
転写因子 189
デンタルプラーク 98,102,107,110

と
糖衣 103
導管細胞 51
同形歯性 53
頭相 68
糖タンパク質 102
糖尿病 18,126,127,128,129,148,192,219
糖尿病の3大合併症 127
動脈硬化症 148,192
動脈硬化性疾患 130
特殊粘膜 48
独占禁止法 206
特定健康診査 231
特定保健指導 231
トライポッド理論 196
ドライマウス 99
トランスレーショナルリサーチ 222
トリグリセリド 16

な
内エナメル上皮 56
内耳 36,38
内臓脂肪型 182
内毒素 104,111
長與專齋 177
軟口蓋肥大 78
軟骨細胞 192
軟骨層 21

に
2型糖尿病 126,128
苦味 25
肉腫 122
二生歯性 53
日中過眠 77
日本医師会 207
日本学術会議 219
日本公衆衛生学会 258
日本歯科医師会 206,207
日本歯周病学会 132,219
日本腎臓学会 132
日本糖尿病学会 132
日本糖尿病眼学会 132

日本弁護士連盟……207
乳酸桿菌……98
乳酸菌……104
乳酸脱水素酵素……225
乳歯……53
乳歯幹細胞……191
乳頭間線維……60
乳突蜂巣……36
妊娠糖尿病……127
認知領域……212

ね
熱ショックタンパク質……104
粘着性多糖体……102
粘表皮癌……124
粘膜固有層……21
粘膜上皮層……20

の
脳幹……76,185
脳機能……27
脳血管障害……76
脳卒中……192,242
ノネナール……88
ノブレス・オブリージュ……210

は
歯・骨膜線維……60
歯・歯肉線維……60
パーキンソン病……192
肺炎クラミドフィラ……150,151
バイオフィルム……102,110,111,148,181
胚性幹細胞……189
肺胞……21
ハインリッヒの法則……195
ハヴァース管……170
歯原性角化腫瘍……124
破骨細胞……64,165
8020運動……180,228,234,260,261
発音障害……77
白血球……192
白血病……192
ハッチンソン氏歯……177
鼻呼吸……18
鼻マスク式持続陽圧呼吸……78
歯の健康づくり……260
歯の健康力……237,260
歯の構造……55
歯の動揺……110
歯の破折……117
歯の発生……52,55
ハプテン……44

林了……217
半規管……37,38
万能細胞……189

ひ
皮下脂肪型……182
皮下組織……42,45
鼻腔……39
微小血管……183
ヒスタチン……101
ヒスタミン……70
ビスホスホネート（BP）系薬剤……164
鼻前庭……39
ビタミンK製剤……172
鼻中隔……39
ヒトサイトメガロウイルス……150
皮膚……42
被覆粘膜……48
被覆表皮……42
皮膚病……104
皮膚付属器……43
ピマインディアン……130
肥満……127,180,184,185
ヒヤリ・ハット……195
ヒューマンエラー……195
表皮……42
表面感覚……24
非臨床試験……223
貪食能……59

ふ
フィブロネクチン……101
フィブロネクチンレセプター……134
フォルクマン管……170
複合型研修施設群……213
副交感神経……67
福祉サービス……242
輻湊……34
副鼻腔……39
不顕性誤嚥……77,141,143
付着上皮……58,181
付着上皮DAT細胞……60
ブドウ球菌……98
ぶどう膜……30
プラーク……92
プラークコントロール……93
プラーク性歯肉炎……113
プライマリー・ヘルスケアー……256
プライマリーケア……210
ブラキシズム……116
ブラックトライアングル……191
フレッチャーリズム……70,186

プロスタグランジン	64,134	マトリクスプロテアーゼ	150
プロスタグランジン E₂	134	マトリックスメタロプロテアーゼ	59,167
プロテオグリカン	45	マラッセ上皮遺残	61
プロバイオティックス	104	慢性炎症	134
プロフェッショナル・オーラル・ヘルス・ケア	143	慢性炎症疾患	110
分化誘導	192	慢性細菌感染症	114
分泌型 IgA	101	慢性歯周炎	114,130
分娩発来	156	慢性紫斑病	104
噴門部	14	慢性閉塞性肺炎疾患	140
		満腹中枢	69

へ

平滑筋	18
閉経後性骨粗鬆症	164
平衡覚	38
米国型医療	209
ペプチド	16
ヘミデスモソーム	42,181
ヘモグロビン	225
ペリオドンタルメデシン	180
ペリクル形成	102
ペルオキシダーゼ	101
ヘルトヴィッヒ上皮鞘	52,56
ヘルパーT細胞	149
扁桃	78
扁桃核	87
扁桃体	82
扁平上皮癌	122,123,124

ほ

帽状期	55
房水	31
泡沫細胞	149
訪問看護	242
訪問診療	241
訪問リハビリテーション	242
ボーマン腺	86
保健医療福祉	228,250
保険外診療	201
保険指導	206
保健指導	237
放射線療法	122
ホスト-パラサイト病	112
補体成分	101
骨太の方針2006(基本方針2006)	230
ボランティアイズム	255
ボランティア活動	254,255
ボンペシン	16

ま

マクロファージ	149
末梢脳神経障害	76
マッチング	214

み

味覚	12,24,50,74
味覚受容器	25
味覚障害	74
味覚情報伝道経路	80
味覚神経	80,81
味覚の刷り込み	84
味覚野	74
味細胞	74
味質	24
味神経	74
未然防止策	195
ミノサイクリン	153
未分化癌	124
脈絡膜	30
三宅秀	177
味蕾	12,48,50,81
三輪光五郎	177

む

無細胞性セメント質	62,190
ムチン	100

め

迷走神経	76,81
メインテナンス治療	226
メタアナリシス	159,160
メタボリックシンドローム	127,180,182
メチオニン	88
メチルメルカプタン	90
メラノサイト	44
免疫グロブリン	101
メンデルソン症候群	141

も

盲腸	16
毛包脂腺系	43
網膜	30
網膜症	130
模擬患者	213
模擬体験	213

木床義歯 …… 217
モチベーション …… 226
モチリン …… 16
問題基盤型学習 …… 213
毛様体 …… 30

や
薬物性歯肉増殖症 …… 113
薬物療法 …… 172

ゆ
有郭乳頭 …… 48
有棘細胞 …… 49
有棘層 …… 42
有細胞セメント質 …… 190
幽門部 …… 14
幽門輪 …… 14

よ
要介護１ …… 250
要支援 …… 250
葉状乳頭 …… 48
予防歯科学 …… 246
四基本味 …… 84

ら
蕾状期 …… 55
ライフサイエンス …… 222
ライフステージ …… 236
ラクトフェリン …… 101
ラミニン－5 …… 60
ランゲルハンス細胞 …… 44
卵巣摘出 …… 169

り
梨状皮質 …… 88

リスクコントロール …… 194
リスク発見型歯科健診 …… 236
リスクファクター …… 238
リスクマネージメント …… 195
リセドロン酸 …… 172
リゾチーム …… 100
リポ多糖 …… 104
リモデリング …… 165
硫化水素 …… 90
両眼視 …… 34
良性腫瘍 …… 122
リンゴ腹 …… 182
リン酸水解酵素 …… 59
臨床研修 …… 222
臨床研修施設 …… 213,229
臨床研修登録証 …… 214
臨床試験 …… 223
輪状軟骨 …… 20
倫理審査委員会 …… 224

る
涙器 …… 32
ルートプレーニング …… 93,153
ルフィニ小体 …… 83

れ
レクチン様タンパク質 …… 102
レトロウイルスベクター …… 189
レプチン …… 69,70
レンサ球菌 …… 98

ろ
瘻孔 …… 174
老人性骨粗鬆症 …… 164
老人性肺炎 …… 140
老人保健法 …… 230